呼吸器疾患
診断治療アプローチ

3

肺 癌

総編集 三嶋理晃
専門編集 髙橋和久

Advanced Approach to Respiratory Practice

中山書店

〈呼吸器疾患 診断治療アプローチ〉

総編集

三嶋　理晃　　大阪府済生会野江病院/京都大学名誉教授

編集委員（五十音順）

吾妻安良太　　日本医科大学
井上　博雅　　鹿児島大学
金子　　猛　　横浜市立大学
髙橋　和久　　順天堂大学*
藤田　次郎　　琉球大学

*本巻担当編集

シリーズ刊行にあたって

　このたび中山書店から「呼吸器診療のスタンダードとアドバンスをきわめる」という
ねらいを合言葉に，シリーズ《呼吸器疾患 診断治療アプローチ》が刊行されることに
なった．

　本シリーズは，「気管支喘息」，「呼吸器感染症」，「肺癌」，「間質性肺炎・肺線維症」，
「COPD」といった臨床ニーズの高い重要疾患を中心に構成され，各巻については日本の
呼吸器分野を代表する碩学の先生方に編集をお願いした．写真・イラスト・フロー
チャート・図表を多用し，視覚的にも理解しやすいように工夫され，さらに，コラムや
サイドノートなどの補足情報も充実させ，呼吸器病学の「面白さ」を伝えようという情
熱にあふれている．

　このシリーズの読者対象は，呼吸器専門医および，専門医を目指す若手医師を中心と
している．したがって，呼吸器診療における主要疾患の臨床をサポートする実践書であ
るとともに，専門医のニーズに応える学術性を備えた基本文献としての役割を目指して
いる．診療ガイドラインをふまえたスタンダードな内容を核としながらも，臨床現場
からの新たな提言や最新のエビデンスの紹介など，先進性を併せもつ幅広い情報を提供す
ることを旨としている．

　呼吸器疾患は多様性に富み，診断の手段や治療法も多岐にわたっており，非常に魅力
のある領域である．一方，循環器系や消化器系と同程度の患者数を有するにもかかわら
ず，専門医が少ないのが現状である．しかしこのことは逆に，将来にわたって呼吸器専
門医の需要が継続することを示している．まだ進路を決めていない医学部卒業前後の若
い方々にも，このシリーズを読まれることをお勧めする．そして呼吸器診療の魅力を満
喫されたら，多くの方々に呼吸器専門医の道に進んでいただきたい．その道の先には素
晴らしい未来が拓けていると確信する．

2017年6月

総編集 三嶋理晃
大阪府済生会野江病院 病院長
京都大学 名誉教授

序

　肺癌における近年の診断と治療の進歩は目を見張るものがある．診断についてはドライバー変異が次々と見つかり遺伝子診断の重要性が強調されている．遺伝子診断は，薬と紐づけされているコンパニオン診断薬，有効性を示唆する補助診断薬（コンプリメンタリー診断薬）から最近では次世代シークエンサー（NGS）を用いた網羅的遺伝子解析，いわゆるクリニカルシークエンスの時代に突入しようとしている．さらに血液診断（liquid biopsy）が臨床導入されその検査侵襲の少なさから急速に広まっている．

　肺癌の治療もここ数年で飛躍的な進歩を遂げている．外科治療で特筆すべきことはCT画像所見に基づき小型肺腺癌の術式が選択されつつある点である．すなわち腫瘍内のsolid結節のサイズがより予後を反映することが明らかになり，第8版のTNM分類ではsolid結節を基準としたT因子に変更になった．また，N2症例はsingle stationからbulky N2まできわめてヘテロな集団であり，N2症例に対する最適な集学的治療については意見が分かれる．

　放射線治療においては呼吸同調を併用した高精度放射線治療の技術の進歩が顕著であり，小型肺癌に対する外科治療との比較試験も行われている．

　進行・再発非小細胞肺癌の薬物治療に関してはここ10年の原因遺伝子の同定と阻害薬の臨床導入などにより，いわゆる個別化治療，precision medicineが多くの施設で導入されており，半年に一度，薬物治療のガイドラインが改訂されるなど進歩が早い．*EGFR*あるいは*ALK*陽性の肺癌に関しては，各々EGFR-TKI，ALK-TKIが複数承認され上市されている．また，最近，腺癌の1％に陽性である*ROS1* rearrangementに対してもクリゾチニブが使用可能になった．さらには，*BRAF*の遺伝子異常も同定され，阻害薬が使用可能になっている．これら分子標的治療薬の登場により，Ⅳ期非小細胞肺癌の予後は飛躍的に改善した．一方，これら分子標的治療薬は1年前後で耐性になることが知られ，その耐性克服は臨床的に急務である．2年前にEGFR-TKIの約半数の耐性に関与するT790M遺伝子変異に対する特異的阻害薬である第3世代のEGFR-TKIであるオシメルチニブが登場し高い臨床的有用性を発揮している．しかし同薬も1年程度で耐性となりその後の治療については一定の見解がない．

　2年ほど前から進行非小細胞肺癌に免疫チェックポイント阻害薬が承認され，2次治療（ニボルマブ，ペンブロリズマブ）で高い効果を示している．さらにはPD-L1強陽性例に対して1次治療でペンブロリズマブが使用可能となった．免疫チェックポイント阻害薬は2次治療での奏効率は20％前後だが長期生存例も多くみられ5年生存率が16％と報告されている．今後は，PD-L1以外の効果予測因子の同定が待たれるとともに，従来の殺細胞性抗癌薬や分子標的治療薬ではみられなかった「免疫関連有害事象」の対応に対して，代謝内分泌科，消化器内科，皮膚科などの多科連携の重要性も強調されるようになってきた．

新しい血管新生阻害薬であるラムシルマブもドセタキセルとの併用2次治療で使用可能となった．しかしながら，このような非小細胞肺癌に対する目覚ましい治療の進歩が見られるのに対して，小細胞肺癌に関する治療の進歩はいまだ乏しいのが現実である．
　また，緩和ケアのより早期からの導入が患者予後とQOLの向上に寄与していることも強調したい．
　最後に，昨今の抗悪性腫瘍薬はいずれも高額であり医療費の高騰が問題となってなり，その対応が議論されている．
　今回『肺癌』を上梓するにあたり，上記のようなテーマに沿って詳細な解説を試みた．日本を代表するオピニオンリーダーの先生方に最新の肺癌診断，治療についてご執筆いただいた．本書がこれから呼吸器科医を目指す若手のみならず専門医にとっても有用であることを期待している．

2018年1月

髙橋和久
順天堂大学大学院医学研究科呼吸器内科学

呼吸器疾患 診断治療アプローチ ─────── 肺癌

CONTENTS

1章　肺癌の全体像と現況

肺癌の疫学	堀芽久美，片野田耕太	2
原発性肺癌の病理組織分類	石川雄一，二宮浩範	5
原発性肺癌における遺伝子異常	谷田部恭	13
原発性肺癌の病因	島津太一，津金昌一郎	18

2章　原発性肺癌の診断

画像診断

胸部単純X線撮影	酒井文和	28
胸部CT	飛野和則	41
アイソトープ診断	村上康二	55
MRI	鈴木一廣	61

病理診断

細胞診断	廣島健三	66
組織診断	坂下信悟，野口雅之	70
遺伝子診断	西尾和人，坂井和子	77
Column　clinical sequencing	永井宏樹，武藤　学	82
血液診断─liquid biopsy	荒金尚子	83
Mini Lecture　second biopsy	野崎　要，瀬戸貴司	89

診断方法

気管支鏡	浅野文祐	92
Mini Lecture　気管支鏡の最新のナビゲーションシステムについて	浅野文祐	96
胸腔鏡	石井芳樹	100
CTガイド下生検	白石昭彦	104
超音波ガイド下生検	関谷充晃	108
腫瘍マーカー	久金　翔，清家正博	113

CONTENTS

バイオマーカー	十合晋作, 髙橋和久	118

病期診断
TNM分類	中島 淳	126

3章　原発性肺癌の治療方針

治療のアルゴリズム―日本肺癌学会	赤松弘朗, 山本信之	136
治療のアルゴリズム―NCCN	新井誠人, 滝口裕一	142
肺癌の個別化治療	髙野夏希, 西尾誠人	148
Debate　コンパニオン診断薬	萩原弘一	156
肺癌の集学的治療	堀之内秀仁	157
高齢者肺癌	大橋圭明, 久保寿夫, 木浦勝行	163
併存症合併肺癌―間質性肺炎を中心に	岸 一馬	169
oncologic emergencyに対する対応	村木慶子, 津端由佳里, 礒部 威	174

4章　原発性肺癌治療の実際

手術療法	坂入祐一, 吉野一郎	184
Column　da Vinci手術	河野 匡	191
放射線療法	唐澤克之	193
薬物療法		
分子標的治療薬	高 遼, 髙橋和久	201
殺細胞性抗癌薬	米嶋康臣, 岡本 勇	208
血管新生阻害薬	原田大二郎, 野上尚之	216
免疫チェックポイント阻害薬	高濱隆幸, 中川和彦	224
その他の免疫療法	後藤重則	230
非小細胞肺癌の1次治療	峯岸裕司, 弦間昭彦	235
Mini Lecture　oligometastasis	津谷康大, 岡田守人	246
非小細胞肺癌の2次治療以降の治療	齋藤良太, 井上 彰	248
Mini Lecture　beyond PD	東内理恵, 里内美弥子	260
小細胞肺癌の1次治療	梅村茂樹	262
小細胞肺癌の2次治療以降の治療	村上晴泰	268

内視鏡治療
- PDT .... 前原幸夫, 池田徳彦 273
- ステント .... 前原幸夫, 池田徳彦 277
- その他の内視鏡治療 .... 半田 寛, 峯下昌道 281

支持療法 .... 豆鞘伸昭, 高橋利明 285

先進医療 .... 唐澤久美子 293

5章　緩和ケアとインフォームドコンセント

緩和ケアの考え方 .... 三宅 智 300

疼痛緩和 .... 野里洵子, 三宅 智 305

精神的ケア .... 菅野康二 310

インフォームドコンセント .... 久保田馨 317

6章　肺癌の予防対策

肺癌検診 .... 新井誠人, 滝口裕一 324

禁煙指導 .... 嶋田奈緒子, 瀬山邦明 330

化学予防 .... 武藤倫弘, 藤井 元, 津金昌一郎 335

7章　肺癌治療の費用対効果

肺癌治療の費用対効果 .... 後藤 悌 340

付録　肺癌治療薬一覧表 .... 松本直久 348

付録　肺癌診療に役立つガイドラインと関連webサイト 354

索引 356

執筆者一覧(執筆順)

堀 芽久美	国立がん研究センターがん対策情報センター	白石 昭彦	順天堂大学大学院医学研究科放射線診断学
片野田耕太	国立がん研究センターがん対策情報センター	関谷 充晃	埼玉県済生会川口総合病院呼吸器内科/順天堂大学医学部呼吸器内科
石川 雄一	がん研究会がん研究所病理部	久金 翔	日本医科大学大学院医学研究科呼吸器内科学分野
二宮 浩範	がん研究会がん研究所病理部	清家 正博	日本医科大学大学院医学研究科呼吸器内科学分野
谷田部 恭	愛知県がんセンター中央病院遺伝子病理診断部	十合 晋作	順天堂大学大学院医学研究科呼吸器内科学
島津 太一	国立がん研究センター社会と健康研究センター	髙橋 和久	順天堂大学大学院医学研究科呼吸器内科学
津金昌一郎	国立がん研究センター社会と健康研究センター	中島 淳	東京大学医学部附属病院呼吸器外科
酒井 文和	埼玉医科大学国際医療センター画像診断科	赤松 弘朗	和歌山県立医科大学呼吸器内科・腫瘍内科
飛野 和則	飯塚病院呼吸器内科	山本 信之	和歌山県立医科大学呼吸器内科・腫瘍内科
村上 康二	順天堂大学大学院医学研究科放射線診断学	新井 誠人	千葉大学医学部附属病院腫瘍内科
鈴木 一廣	順天堂大学大学院医学研究科放射線診断学	滝口 裕一	千葉大学医学部附属病院腫瘍内科
廣島 健三	東京女子医科大学八千代医療センター病理診断科	髙野 夏希	日本医科大学大学院医学研究科呼吸器内科学分野
坂下 信悟	筑波大学医学医療系診断病理	西尾 誠人	がん研究会有明病院呼吸器内科
野口 雅之	筑波大学医学医療系診断病理	萩原 弘一	自治医科大学内科学講座呼吸器内科学部門
西尾 和人	近畿大学医学部ゲノム生物学教室	堀之内秀仁	国立がん研究センター中央病院呼吸器内科
坂井 和子	近畿大学医学部ゲノム生物学教室	大橋 圭明	岡山大学病院呼吸器・アレルギー内科
永井 宏樹	京都大学大学院医学研究科腫瘍薬物治療学講座	久保 寿夫	岡山大学病院腫瘍センター
武藤 学	京都大学大学院医学研究科腫瘍薬物治療学講座	木浦 勝行	岡山大学病院呼吸器・アレルギー内科
荒金 尚子	佐賀大学医学部血液・呼吸器・腫瘍内科/同附属病院呼吸器内科	岸 一馬	虎の門病院呼吸器センター内科
野崎 要	国立病院機構九州がんセンター呼吸器腫瘍科	村木 慶子	順天堂大学医学部呼吸器内科
瀬戸 貴司	国立病院機構九州がんセンター呼吸器腫瘍科	津端由佳里	島根大学医学部内科学講座呼吸器・臨床腫瘍学
浅野 文祐	岐阜県総合医療センター呼吸器内科	礒部 威	島根大学医学部内科学講座呼吸器・臨床腫瘍学
石井 芳樹	獨協医科大学呼吸器・アレルギー内科	坂入 祐一	千葉大学大学院医学研究院呼吸器病態外科学

吉野一郎	千葉大学大学院医学研究院呼吸器病態外科学	梅村茂樹	国立がん研究センター東病院呼吸器内科
河野　匡	虎の門病院呼吸器センター外科	村上晴泰	静岡県立静岡がんセンター化学療法センター/呼吸器内科
唐澤克之	がん・感染症センター都立駒込病院放射線診療科	前原幸夫	東京医科大学呼吸器・甲状腺外科学分野
高　遼	順天堂大学大学院医学研究科呼吸器内科学	池田徳彦	東京医科大学呼吸器・甲状腺外科学分野
米嶋康臣	九州大学病院呼吸器科	半田　寛	聖マリアンナ医科大学呼吸器内科
岡本　勇	九州大学病院呼吸器科	峯下昌道	聖マリアンナ医科大学呼吸器内科
原田大二郎	国立病院機構四国がんセンター呼吸器内科	豆鞘伸昭	静岡県立静岡がんセンター呼吸器内科
野上尚之	国立病院機構四国がんセンター呼吸器内科	高橋利明	静岡県立静岡がんセンター呼吸器内科
高濱隆幸	近畿大学医学部内科学講座腫瘍内科部門	唐澤久美子	東京女子医科大学放射線腫瘍学講座
中川和彦	近畿大学医学部内科学講座腫瘍内科部門	三宅　智	東京医科歯科大学大学院医歯学総合研究科臨床腫瘍学分野
後藤重則	瀬田クリニック東京/順天堂大学大学院次世代細胞・免疫治療学	野里洵子	東京医科歯科大学医学部附属病院腫瘍センター
峯岸裕司	日本医科大学大学院医学研究科呼吸器内科学分野	菅野康二	順天堂大学医学部附属順天堂東京江東高齢者医療センター呼吸器内科，緩和ケアチーム
弦間昭彦	日本医科大学大学院医学研究科呼吸器内科学分野	久保田馨	日本医科大学大学院医学研究科呼吸器内科学分野
津谷康大	広島大学原爆放射線医科学研究所腫瘍外科	嶋田奈緒子	順天堂大学大学院医学研究科呼吸器内科学
岡田守人	広島大学原爆放射線医科学研究所腫瘍外科	瀬山邦明	順天堂大学大学院医学研究科呼吸器内科学
齋藤良太	東北大学大学院医学系研究科呼吸器内科学分野	武藤倫弘	国立がん研究センター社会と健康研究センター
井上　彰	東北大学大学院医学系研究科緩和医療学分野	藤井　元	国立がん研究センター研究所RI実験施設
東内理恵	兵庫県立がんセンター呼吸器内科	後藤　悌	国立がん研究センター中央病院呼吸器内科
里内美弥子	兵庫県立がんセンター呼吸器内科	松本直久	順天堂大学大学院医学研究科呼吸器内科学

【読者の方々へ】

本書に記載されている診断法・治療法については,出版時の最新の情報に基づいて正確を期するよう最善の努力が払われていますが,医学・医療の進歩からみて,その内容が全て正確かつ完全であることを保証するものではありません.したがって読者ご自身の診療にそれらを応用される場合には,医薬品添付文書や機器の説明書など,常に最新の情報に当たり,十分な注意を払われることを要望いたします.

中山書店

肺癌の全体像と現況

1章

肺癌の疫学

肺癌の統計

■罹患率

- 2013年の日本の肺癌罹患数（全国推計値）は111,837人（男性75,742人，女性36,095人）で全がん罹患の13％を占めた（男性15％，女性10％）．部位別の罹患順位は，男性で第2位，女性で第4位であった[1]．
- 人口10万人あたりの罹患率は87.9で，男性で122.3，女性で55.2であり，女性に比べて男性で高い．
- 年齢階級別罹患率は男女とも高齢になるにつれて高くなり，40歳未満での罹患はまれである．
- 組織型分布をみると，男性では腺癌の割合が最も大きく，肺癌全体の約45％を占める[2]．次に扁平上皮癌，小細胞肺癌と続き，それぞれ肺癌全体の30％，15％程度を占める．大細胞癌および肉腫の割合は小さい．女性も男性と同様に，腺癌の割合が最も大きく，女性肺癌全体に占める割合は約70％で，男性よりもさらに大きい．扁平上皮癌，小細胞癌の割合はそれぞれ13％，10％で，男性に比べて割合が小さい．

■死亡率

- 2016年の日本の肺癌死亡数は73,838人（男性52,430人，女性21,408人）で全がん死亡の約20％（男性24％，女性14％）を占めた[3]．部位別の死亡順位は，男性では第1位，女性では大腸に続く第2位であり，男女ともに死亡数の多い癌である．
- 2016年の肺癌の死亡率は人口10万人あたり59.1，男性86.1，女性33.4で，女性と比較して男性で2倍以上高い．
- 年齢階級別にみると，男女とも高齢になるにつれて高くなり，40歳未満の若年の死亡率は低い．

■年齢調整罹患率・死亡率

- **1** に人口の高齢化の影響を取り除いた場合の罹患率（以降，年齢調整罹患率）および死亡率の推移を示す．男性肺癌の年齢調整罹患率は1980年代から1990年代の後半まで増加傾向を示したが，近年は横ばいである．女性の年齢調整罹患率は1980年代から一貫して増加傾向にある．
- 組織型別にみると，男女ともに1990年前後から扁平上皮癌，小細胞癌で減少傾向，腺癌では1970年代から増加傾向が続いている[2]．
- 人口の高齢化の影響を取り除いた場合の死亡率（以降，年齢調整死亡率）をみると，男性では1950年代後半から続いた増加傾向が，1990年代なかばに減少傾向に転じた．女性では，1990年代後半に，それまでの増加傾向が減少に転じた．

■有病数

- **2** に全国肺癌有病数将来推計値を示す．罹患数がその年に新たに診断されたがんの数を表すのに対し，有病数はその年に存在しているがん患者の数を表す．過去5年以内にがんと診断され，推計対象年に生存しているものの数を有病数として定義した場合，2015～2019年のあいだの肺癌有病数（年平均）は，男性で約160,160人，女性で約110,760人と推計された．
- 肺癌の有病者数は2025～2029年ごろにピークを迎え（男性：約177,730人，女性：約131,870人），その後は緩やかに減少すると推計されている．

1 肺癌罹患死亡率および罹患率の年次推移

男性／女性の年齢調整率（人口10万人対）グラフ

（死亡率(1958年〜2016年)：人口動態統計，罹患率(1985年〜2013年)：国立がん研究センターがん情報サービス「がん登録・統計」より）

2 全国肺癌5年有病数将来推計値（2015〜2039年の年平均）

男性／女性の有病数グラフ（75歳以上，65〜74歳，55〜64歳，45〜54歳，15〜44歳，0〜14歳）

（平成28年度科学研究費補助金基盤研究(B)(一般)日本人におけるがんの原因・寄与度：最新推計と将来予測：国立がん研究センターがん情報サービス「がん登録・統計」より）

- 2020年代までの有病者数は，高齢者の増加による肺癌罹患数増加に起因すると考えられる．2040年前後では，高齢者人口の増加が収束し，有病者数は減少傾向に突入することが予測される．

■生存率

- 3 に1993〜2008年診断例の5年相対生存率を示す．2006〜2008年診断例を対象とした肺癌患者の5年相対生存率（以降，生存率）は約32％で，性別では男性約27％，女性約43％であった．
- 早期診断例における生存率は約81％，遠隔転移のある進行癌では約5％で，診断時の進行度によって差が大きいことが明らかである．1993年以降，肺癌患者の生存率は診断時の進行度にかかわらず改善傾向を示している．

3 肺癌の進行度別5年相対生存率（1993〜2008年診断例）

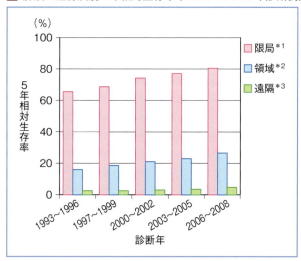

*¹原発臓器に限局している，*²所属リンパ節転移（原発臓器の所属リンパ節への転移を伴うが，隣接臓器への浸潤なし）または隣接臓器浸潤（隣接する臓器に直接浸潤しているが，遠隔転移なし），*³遠隔臓器，遠隔リンパ節などに転移・浸潤あり．
（全国がん罹患モニタリング集計　2006-2008年生存率報告．国立研究開発法人国立がん研究センターがん対策情報センター；2016，独立行政法人国立がん研究センターがん研究開発費「地域がん登録精度向上と活用に関する研究」平成22年度報告書より）

喫煙の統計

■ 喫煙率

- 国民健康栄養調査によると，2016年のわが国の喫煙率（現在習慣的に喫煙している者の割合）は18.3％で，男性30.2％，女性8.2％であった[4]．男女とも喫煙率は減少傾向にあり，2016年までの10年間に，男性で約10ポイント，女性で約2ポイント低下している．男性では1990年代後半に罹患率の増加傾向が横ばいに（扁平上皮癌，小細胞癌は減少に）転じているが，喫煙率の減少はその要因の一つと考えられる．しかしながら，他の先進諸国と比較すると日本の成人男性の喫煙率はいまだ高率である．また，近年は男女ともに喫煙率の減少が鈍化している．
- 日本では1960年代にフィルターなしのたばこからフィルター付きのたばこにほぼ入れ替わったが，この変化が腺癌の増加に関与していることが示唆されている[5,6]．

（堀芽久美，片野田耕太）

文献

1) 国立がん研究センターがん情報サービス．がん登録・統計．がんに関する統計データのダウンロード．地域がん登録全国推計によるがん罹患データ（1975年〜2013年）．http://ganjoho.jp/reg_stat/statistics/dl/index.html．(Accessed 2017年11月24日)
2) Kinoshita FL, et al. Trends in Lung Cancer Incidence Rates by Histological Type in 1975-2008：A Population-Based Study in Osaka, Japan. J Epidemiol 2016；26：579-86.
3) 国立がん研究センターがん情報サービス．がん登録・統計．がんに関する統計データのダウンロード．人口動態統計によるがん死亡データ（1958年〜2016年）．http://ganjoho.jp/reg_stat/statistics/dl/index.html．(Accessed 2017年11月24日)
4) 厚生労働省．平成28年国民健康・栄養調査．http://www.mhlw.go.jp/file/04-Houdouhappyou-10904750-Kenkoukyoku-Gantaisakukenkouzoushinka/kekkagaiyou_7.pdf．(Accessed 2017年11月24日)
5) Ito H, et al. Nonfilter and filter cigarette consumption and the incidence of lung cancer by histological type in Japan and the United States：analysis of 30-year data from population-based cancer registries. Int J Cancer 2011；128：1918-28.
6) US Department of Health and Human Services. The Health Consequences of Smoking：50 Years of Progress：a Report of the Surgeon General. 2014. Atlanta, US.

肺癌の全体像と現況

原発性肺癌の病理組織分類

はじめに

- 肺癌の分類は，長く病理組織学的分類が最も信頼できるものとして用いられてきた．この分類法により，癌の生物学的性質，原因などを大まかに知ることができる．
- 近年，EGFR遺伝子変異やALK融合遺伝子など，薬剤治療の標的となる遺伝子の変化が発見された．それ以降，遺伝子名を冠した分類法も行われるようになってきた．確かに，癌は遺伝子の病気であり，最終的には遺伝子の変化・遺伝子制御の変化によって癌を説明できる可能性があり，それに基づく分類が有用となる日も来るであろう．しかし，ドライバー変異を冠した分類名に限れば，その有効性は今のところ限定的である．最もよくわかっている肺腺癌を例にとっても，日本人の肺腺癌の4分の1で，欧米人では約半分で，いまだドライバー変異が判明していないのである．
- 癌の原因という観点からみると，EGFR，ALK，ROS1など，ドライバー変異が確定している肺癌はいずれも非喫煙者に生じることの多い癌であり，喫煙者肺癌の多くでドライバー変異は不明である．腺癌以外の癌，たとえば扁平上皮癌や小細胞癌では，ドライバー変異がわかっているのはほんのわずかである．そこで，いまだに最も信頼に足る肺癌の分類は，組織学的分類ということになる．
- 病理組織学は，日進月歩とはいえないが「月進年歩」といえる程度に進展しており，WHO2015分類（以下，新WHO分類）にもそれが反映されている[1]．今回の改訂では，腺癌に浸潤の概念を取り入れた．また，免疫染色の導入により腺癌と扁平上皮癌の定義が少し改訂され，その範囲が広がった．その分，大細胞癌が減少する．さらに，4大組織型はこれまで，「腺癌，扁平上皮癌，小細胞癌，大細胞癌」であったが，小細胞癌の代わりに神経内分泌腫瘍が入って，「腺癌，扁平上皮癌，神経内分泌腫瘍，大細胞癌」となり，小細胞癌は神経内分泌腫瘍の亜型となった．

腺癌

- 腺癌では，浸潤の有無・度合いにより全体を大きく3つに分類すること，浸潤癌の亜型の変更，特殊型の変更の3項目が，主たる改訂点である．以下，詳しく解説する．
- 新WHO分類では，腺上皮性病変を前浸潤性病変，微少浸潤腺癌，浸潤性腺癌に分けることになった．

■ 前浸潤性病変 (preinvasive lesions)

- 異型腺腫様過形成 (atypical adenomatous hyperplasia：AAH) と上皮内腺癌 (adenocarcinoma in situ：AIS) が含まれる．
- 新WHO分類では，AISをlepidic patternのみからなる3cm以下の腺癌と定義している．このAISは野口分類[2]ではタイプAまたはタイプBに相当し，完全切除されれば5年無再発生存率はAAHと同じく100％である．肺胞構造を壊さずに肺胞が縮小して，気腔が肺胞壁よりも狭くなった場合には，筆者らは硬化型AISとしている（1）．これは，野口分類type Bにほぼ相当するであろう．
- 腫瘍がlepidic patternのみからなっても，腫瘍径が3cmを超える場合はAISと断定せず，lepidic predominant adenocarcinoma, suspect adenocarcinoma in situと診断する．これは3cmを超えるAISはまれであり，十分なエビ

1 上皮内腺癌の組織像

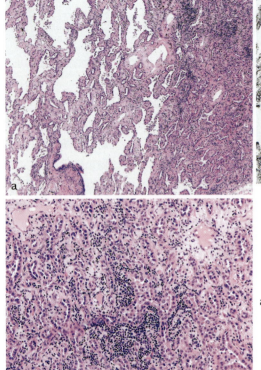

a. HE染色，b. 弾性線維（EVG）染色：写真の右半分では肺胞腔が狭窄しているが，EVG染色で見るといまだ上皮内癌であることがわかる．肺胞腔の幅が組織部分よりも狭くなった場合に，筆者らは硬化型（sclerosing）AISとよんでいる．

c：肺胞腔の幅が組織部分よりも狭くなった場合に，筆者らは硬化型（sclerosing）AISとよんでいる．

2 浸潤径の計り方

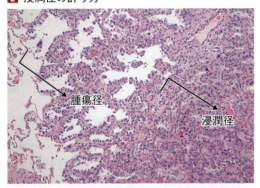

腫瘍径はlepidic部分を含む全体径，浸潤径はlepidic部分を除く部分の大きさ．

デンスがないためである．細気管支肺胞上皮癌（bronchioloalveolar carcinoma：BAC）は，肺癌に特徴的な名称であったが，浸潤成分があってもlepidic patternが優位な場合に使われることがあったので，廃止となった．

■ **微少浸潤性腺癌**（minimally invasive adenocarcinoma：MIA）
- 径3 cm以下のlepidic patternが優勢像を占める浸潤癌のうち，浸潤径が5 mm以下の病変である．浸潤径は，lepidic部分を除いた部分と定義される（**2**）．
- 腫瘍の最大割面（または固い部分）で検索し，lepidic pattern以外の亜型（浸潤成分）の径が5 mm以下でなければならない．腫瘍径が3 cm以下の病変であっても，脈管侵襲像，胸膜侵襲像，腫瘍壊死などがあるものは除外される．
- もし浸潤径が5 mm以下でも腫瘍径が3 cmを超える場合は，lepidic predominant adenocarcinoma, suspect minimally invasive adenocarcinomaと診断する．これはAISの場合と同様に，3 cmを超えるMIAはまれであり，十分なエビデンスがないためである．

- AIS, MIAは完全切除されれば, 無再発生存率は100%である. 微少浸潤癌も転移はないと考えられるため, 上皮内癌および微少浸潤癌は部分的な切除でよいことになる.
- 微少浸潤癌も完全切除されれば再発の可能性はなく, 5年生存率は100%と考えられる.

■ 浸潤性腺癌 (invasive adenocarcinoma)
- 浸潤性腺癌の亜型は優勢像に基づく分類を行い, 置換型腺癌 (lepidic adenocarcinoma), 乳頭型腺癌 (papillary adenocarcinoma), 腺房型腺癌 (acinar adenocarcinoma), 充実型腺癌 (solid adenocarcinoma), 微小乳頭型腺癌 (micropapillary adenocarcinoma) の5つの亜型を定めた. これまでの混合型 (mixed subtype) は廃止となった.
- 浸潤性腺癌の亜型は予後と相関しており, 3つの群に分けられる. すなわち, 良好群：置換型 (ステージ1の5年無再発生存率90%), 中間群：乳頭型 (同83%)；腺房型 (同84%), 不良群：微小乳頭型 (同67%)；充実型 (同70%) の3群である[3].
- 予後不良群の微小乳頭型, 充実型の場合には, 積極的な術後治療が考慮されるべきであろう. 浸潤性腺癌の亜型は構成比率を5～10%ごとで表し算定する方法が提唱されているが, これは現実的にはなかなか難しいかもしれない. 5%という数字が出てきたのは, 微小乳頭パターンが5%あれば, 予後に影響を及ぼすことが示されていることも理由のひとつである[4].
- 微小乳頭パターンが優勢となる腺癌 (微小乳頭型腺癌) はまれである. 微小乳頭パターンの重要性は, 本当はこのようなまれな腺癌の場合ではなく, たとえ少量でも予後不良因子となるということにある. ステージ1の肺腺癌において微小乳頭パターンが5%以上を占めれば, リンパ節転移しやすく予後不良であるため[4], 微小乳頭成分を認めた場合には, たとえ少量でも付記すべきである. 充実成分も同様である.

■ 特殊型腺癌 (variant)
- 粘液産生性細気管支肺胞上皮癌 (mucinous BAC) とよばれていたものの多くで, 浸潤成分があることが確実なことから,「肺胞上皮癌」とよばず浸潤性粘液性腺癌 (invasive mucinous adenocarcinoma) と分類し, 上皮内癌の場合には, AIS粘液型 (adenocarcinoma in situ, mucinous type) として区別することとなった.
- 大腸癌転移と類似した組織像を呈する腸型腺癌 (enteric adenocarcinoma) が, 特殊型に追加された. 腫瘍最大割面の50%以上で大腸癌類似成分がみられるものと定義され, 腸分化の転写因子CDX2が免疫染色で陽性となることが多い[5].
- これまで特殊型に含まれていた印環細胞腺癌 (signet ring adenocarcinoma) と淡明細胞腺癌 (clear cell adenocarcinoma) は, 組織学的な亜型というよりは細胞亜型であるとみなされ, 特殊型からは除かれた. 細胞の特徴として記載することが勧められる.
- 膠様 (コロイド) 腺癌と粘液囊胞腺癌はコロイド腺癌 (colloid adenocarcinoma) に統一された. その他の特殊型としては胎児型腺癌 (fetal adenocarcinoma) がある.

■ 腺癌の定義の変更 (充実型腺癌)
- 旧分類までは, 腺管形成や乳頭状構造といった腺上皮構造をもつものや粘液を産生するものを腺癌とし, それらをもたない低分化癌は大細胞癌に分類されていた. 今回の改訂では, 腺上皮の構造や粘液をもたずに充実性増殖している非小細胞癌で, 免疫染色で腺癌マーカーであるTTF-1ないしNapsin Aが陽性のものは, 充実型腺癌 (solid adenocarcinoma) と分類することとなった (**3**). これにより, 大細胞癌の一部は腺癌 (充実型) に移行することになった.

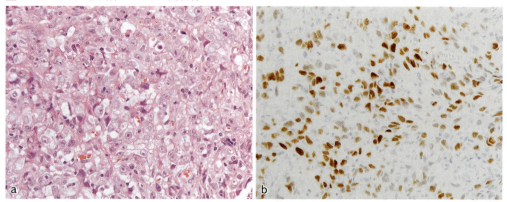

3 充実型腺癌の組織像とTTF-1陽性像

a. 充実性の低分化非小細胞癌：腺管形成・乳頭状構造・粘液産生がなく、これまでは大細胞癌と診断されていた。
b：本腫瘍はTTF-1陽性であり、新分類では充実型腺癌と診断される。なお、非小細胞癌と確認されない場合は、TTF-1陽性のみで腺癌と診断してはならない。小細胞癌は高頻度でTTF-1が陽性となるからである。

扁平上皮癌

■扁平上皮癌の定義の変更

- これまで、扁平上皮癌は角化または細胞間橋がある非小細胞癌と定義されていた。今回の新WHO分類では、これまで大細胞癌とされてきた、角化も細胞間橋もない非小細胞癌でも、免疫染色で扁平上皮癌マーカーが陽性であれば、非角化型の扁平上皮癌と分類されるようになった。扁平上皮癌マーカーとしてはp40, p63, CK5/6, CK34βE12があげられるが、p40が感度、特異度ともに最も優れており有用である[6]。
- なお、「扁平上皮癌マーカー」とは基本的に基底細胞マーカーであることに留意すべきである。これは、扁平上皮癌のほとんどすべてが基底細胞の性質をもっていることに基づく。腫瘍が扁平上皮へ分化してくると、p40, p63などは陰性となるので、くれぐれも、「扁平上皮への分化マーカー」ではないことに注意すべきである（**4**）。因みに筆者らは原則として、p40とCK5/6が両方とも陽性のときに、扁平上皮癌と診断することにしている。

■扁平上皮癌の亜型

- 扁平上皮癌の亜型として、角化型扁平上皮癌（keratinizing squamous cell carcinoma）、非角化型扁平上皮癌（non-keratinizing squamous cell carcinoma）、類基底細胞型扁平上皮癌（basaloid squamous cell carcinoma）があげられている。非角化型は、上述のようにこれまで大細胞癌に分類されていたものである。類基底細胞型は、基底細胞癌に類似するが角化のない低分化の成分が優位なものであり、旧分類では、角化のないものはbasaloid carcinomaとして大細胞癌の特殊型に、一部に角化のあるものは扁平上皮癌の亜型に、それぞれ分類されていた。基底細胞癌に類似する角化のない成分でも、免疫染色で扁平上皮癌マーカー（基底細胞マーカー）が陽性となることから、新WHO分類では両者とも類基底細胞型の扁平上皮癌にまとめられた。

大細胞癌

- 大細胞癌は旧分類では、他の3大組織型（腺癌、扁平上皮癌、小細胞癌）への分化を示さない、未分化な悪性上皮性腫瘍と定義されていた。今回の改訂では、定義に免疫染色が導入され、腺癌マーカー（TTF-1, Napsin A）

4 扁平上皮癌マーカーp40の発現

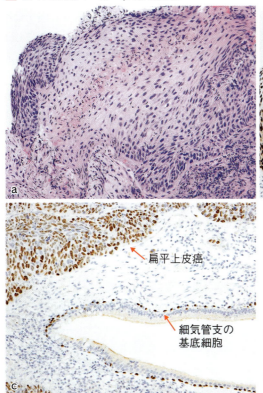

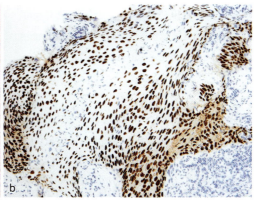

a, b：角化が進むとHE像では細胞質が好酸性となるが（a），p40の発現は減少する（b）．p40は基底細胞のマーカーである点に留意する必要がある．
c：扁平上皮癌で発現しているが，細気管支の基底細胞でも陽性となっている．

および扁平上皮癌マーカー（p40，CK5/6など）が陰性であることが条件として加わった．
- また，新WHO分類では，大細胞癌は腫瘍全体が観察できる手術検体でなければ診断できないことが明示された．全体の観察が不可能である生検または細胞診検体では，大細胞癌という診断名はつけるべきではない．ただし，免疫染色や粘液染色が実行できない場合は，HE染色のみでも診断できることになっており，その場合は，large cell carcinoma with no special stains availableという亜型に入る．これは暫定的な診断名であるから，免疫染色施行後は，たとえばTTF-1が陽性となれば，充実型腺癌に移行することになる．
- 新分類では，旧分類に含まれていた大細胞神経内分泌癌（large cell neuroendocrine carcinoma：LCNEC）が神経内分泌腫瘍へ，類基底細胞癌（basaloid carcinoma）が扁平上皮癌の類基底細胞型扁平上皮癌（basaloid squamous cell carcinoma）へ，リンパ上皮腫様癌（lymphoepithelioma-like carcinoma）は分類不能癌へ移行した．また，淡明細胞癌（clear cell carcinoma）とラブドイド形質を伴う大細胞癌（large cell carcinoma with rhabdoid phenotype）は，組織亜型ではなく，細胞亜型として記載することに変更された．
- 免疫組織化学的に腺癌マーカーや扁平上皮癌マーカーが陽性であれば，大細胞癌と診断しなくなったことから，大細胞癌は今回の改訂で20％くらいに減少するだろうといわれている．

神経内分泌性腫瘍

- 新WHO分類では，主要な組織型として神経内分泌腫瘍という新しいカテゴリーが導入された．神経内分泌腫瘍は以下の4つの亜型か

らなるが，各亜型の診断基準については今回の改訂での変更はない．①小細胞癌（small cell carcinoma），②大細胞神経内分泌癌（large cell neuroendocrine carcinoma：LCNEC），③定型/異型カルチノイド（typical/atypical carcinoid），④（非浸潤性病変である）びまん性特発性肺神経内分泌細胞過形成（diffuse idiopathic pulmonary neuroendocrine cell hyperplasia：DIPNECH），である．

- 神経内分泌癌（小細胞癌と大細胞神経内分泌癌）とカルチノイドの鑑別は臨床的にも病理診断においても重要である．神経内分泌癌とカルチノイドでは悪性度が大きく異なり，治療の方針もまったく違ってくる．カルチノイドは，外科的切除により完治することが多いのに対し，小細胞癌は発見時にすでに転移していることが多く，切除適応例はまれで，通常は化学療法が第一選択となる．原因の面では，カルチノイドの約半数が非喫煙者にみられる（すなわち，一般集団とほぼ同じである）のに対して，神経内分泌癌はほぼ全例が喫煙者である．

腺扁平上皮癌

- 腺扁平上皮癌（adenosquamous carcinoma）の定義自体は今回の改訂により変わっておらず，腺癌成分と扁平上皮癌成分が混在し，両成分が少なくとも全体の10％以上を占めるものと定義される．
- 注意すべき点は，新WHO分類では，腺癌と扁平上皮癌の定義が変わったということである．すなわち，充実性成分（低分化成分）があった場合，免疫染色でp40・CK5/6陽性であれば低分化扁平上皮癌ということになり，TTF-1・Napsin A陽性であれば，低分化腺癌ということになるので，その成分が腫瘍全体の10％を超えれば腺扁平上皮癌の診断になる．
- 腺扁平上皮癌の診断には腫瘍全体の観察が必要であり，切除検体によってのみ診断でき，生検または細胞診検体では腺扁平上皮癌とは断定できない．また，腺癌成分と扁平上皮癌成分とが截然と分けられず，かなり混じっている場合が問題となるが，筆者らはかなり混じっていても腺扁平上皮癌と診断している．それは，腺扁平上皮癌の本質は，分化の多様性にあると考えるからである．

その他の腫瘍

- これまで硬化性血管腫（sclerosing hemangioma）とよばれてきた腫瘍は，肺胞上皮起源の腫瘍であることが判明したことから，新WHO分類では硬化性肺胞上皮腫（sclerosing pneumocytoma）と名称が変更された．
- *NUT*融合遺伝子を有する*NUT*癌（*NUT* carcinoma）が新たに追加された．*NUT*癌は若年者にも発生し，体幹の中心に発症発生することが多く，侵襲性も致死性も高い低分化癌である[7]．そのほかには，*EWSR1-CREB1*転座肺粘液腫様肉腫（pulmonary myxoid sarcoma with *EWSR1-CREB1* translocation）が新しく加わった[8]．
- 肺過誤腫（pulmonary hamartoma）は，少なくとも脂肪成分に関しては，病理学的な意味での「過誤腫」ではなく腫瘍性であることが判明しているので，次の改訂では名称が変更されるかもしれない．

生検診断について

■生検材料での診断法の必要性

- 新WHO分類の要点のひとつは，生検組織の診断法を明確にしたことである．肺癌に限らず，すべてのWHO分類は外科的切除検体ないし剖検例に対する分類であったが，肺の新WHO分類では初めて，生検材料の診断法を明確にした．
- 発見時に切除不能である症例が半分以上を占める肺癌においては，少量の検体を用いて的確な病理診断および遺伝子検索をする必要性が，消化器などの癌よりも高い．これは，腺

癌に特徴的な新規遺伝子異常の発見と有効な分子標的治療薬の出現，および扁平上皮癌に禁忌の分子標的薬や抗癌薬の出現など，臨床的要望に応えようとするものである．

■ 腺癌マーカーと扁平上皮癌マーカー

- 腺腔・管腔形成や粘液産生などがみられる場合に腺癌と診断し，角化や細胞間橋などがみられる場合に扁平上皮癌と診断することは難しくない．新WHO分類の特徴は，明らかな腺上皮や扁平上皮への分化を示さない充実性癌の，特に生検検体における診断方法が明記されている点である．
- 免疫染色で用いる腺癌マーカーとしてはTTF-1，Napsin Aがあり，扁平上皮癌マーカーとしてはp40，p63，CK5/6，CK34βE12があげられている．扁平上皮癌マーカーの中ではp40が最も特異性が高いので，有用とされる[6]．
- 腺癌マーカー陽性または粘液染色陽性のものは，non-small cell carcinoma, favour adenocarcinomaと診断し，扁平上皮癌マーカー陽性で，腺癌マーカー陰性かつ粘液産生陰性のものを，non-small cell carcinoma, favour squamous cell carcinomaと診断することになった．旧分類では，形態学的に腺上皮への分化も扁平上皮への分化もわからなかったものは，大細胞癌に分類されていた．
- 注意すべき点として，腺癌マーカーでは，陰性でも腺癌を否定することにはならないことである．腺癌マーカーが陽性の腺癌は，日本では腺癌全体の3分の2程度である．扁平上皮癌マーカーでは，p40，p63は扁平上皮へと分化するにつれ発現が失われることに注意したい．扁平上皮癌マーカーは，基底細胞マーカーなのである．また，TTF-1は腺癌マーカーであるとともに，小細胞癌でも陽性となることを忘れてはならない．
- TTF-1とp40の蛋白質発現は，ほぼ相互排他的であり，同一腫瘍内に陽性成分が領域をもって存在していた場合，腺扁平上皮癌である可能性がある．しかし，腺扁平上皮癌は上記で説明したとおり，切除検体においてのみ確定でき，生検検体では確定できないことに留意しなければならない．

おわりに

- 本稿では，2015年に出版された肺癌の新WHO分類について要点をまとめた．日本の「肺癌取扱い規約」も，この線に沿って改訂された．この新分類は，最近の新規分子標的治療薬や新規抗癌薬などの導入に応える形で改訂された部分も多く，免疫染色の大幅な導入と，微小検体の診断の明確化が特徴的である．本改訂で臨床医学の実践に病理分類がより役立つものになることが期待される．しかし，新分類でも，腺癌の浸潤径の問題，粘液癌の問題など，いまだ問題点が指摘されており，さらなる改訂も視野に入れなければならない．その際には，より腫瘍の本質を表す病理分類となることが望まれる．

（石川雄一，二宮浩範）

文献

1) Travis WD, et al. WHO Classification of Tumours of the Lung, Pleura, Thymus and Heart, 4th ed. IARC Press；2015.
2) Noguchi M, et al. Small adenocarcinoma of the lung. Histologic characteristics and prognosis. Cancer 1995；75：2844-52.
3) Yoshizawa A, et al. Impact of proposed IASLC/ATS/ERS classification of lung adenocarcinoma：prognostic subgroups and implications for further revision of staging based on analysis of 514 stage I cases. Mod Pathol 2011；24：653-64.
4) Miyoshi T, et al. Early-stage lung adenocarcinomas with a micropapillary pattern, a distinct patho-

logic marker for a significantly poor prognosis. Am J Surg Pathol 2003 ; 27 : 101-9.
5) Inamura K, et al. Pulmonary adenocarcinomas with enteric differentiation : histologic and immunohistochemical characteristics compared with metastatic colorectal cancers and usual pulmonary adenocarcinomas. Am J Surg Pathol 2005 ; 29 : 660-5.
6) Bishop JA, et al. p40 (DeltaNp63) is superior to p63 for the diagnosis of pulmonary squamous cell carcinoma. Mod Pathol 2012 ; 25 : 405-15.
7) Bauer DE, et al. Clinicopathologic features and long-term outcomes of NUT midline carcinoma. Clin Cancer Res 2012 ; 18 : 5773-9.
8) Thway K, et al. Primary pulmonary myxoid sarcoma with EWSR1-CREB1 fusion : a new tumor entity. Am J Surg Pathol 2011 ; 35 : 1722-32.

肺癌の全体像と現況

原発性肺癌における遺伝子異常

はじめに

- 近年肺癌に対する新薬・分子標的薬の開発が進み，実臨床に導入されると同時に目覚ましい効果をあげている．特に分子標的薬の効果に目を見張る展開があり，臨床の現場で遺伝子テストの結果がなければ治療戦略を決定できないまでになっている．
- 肺癌における遺伝子変異は **1** に示すように多岐にわたるが，本稿では分子標的治療の中心となっている*EGFR*, *ALK*, *ROS1*についての遺伝子異常について概説する．

EGFR

- EGFR（epidermal growth factor receptor）阻害薬であるゲフィチニブは本邦において世界に先駆けて認可された．この分子標的薬では，一部の患者には劇的な治療効果が認められるにもかかわらず，まったく効果が認められない肺癌症例も多く存在し，非小細胞肺癌を対象にした多くの臨床第Ⅲ相試験ではその効果が証明されることはなかった[1]．
- そのため，効果予測因子について種々の検討がなされたが，女性，非喫煙者，腺癌という因子のみがあがってくるだけであった．標的となるEGFRの発現は腺癌よりも扁平上皮癌に高く，その効果の違いはしばらくのあいだ疑問であった（**2**）．
- 2004年に*EGFR*遺伝子変異が同定され[2]，その変異が実は効果を規定する因子であることが報告された[3,4]．変異の存在はEGFR発現とは関連がなく，生物学的な特徴についても明らかとなった（**3**）．
- 現在は，EGFR-TKI後に獲得される耐性メカニズムについても明らかとなり[5]，その半数を占めるT790 M（**4**）に対するオシメルチニブも認可されている．

ALK

- *ALK*は未分化大細胞型リンパ腫（anaplastic large cell lymphoma）において同定された遺伝子であり，その名前の由来になっている（anaplastic lymphoma kinase：ALK）．リンパ腫では*NPM-ALK*転座がそのリンパ腫の発症と関連していたが，2007年に曽田，間野らがこの*ALK*が肺癌において*EML4*と融合遺伝子を形成し，腫瘍化に深く関わっていることを報告した★[16]．
- これまでにわかっている*ALK*再構成の特徴

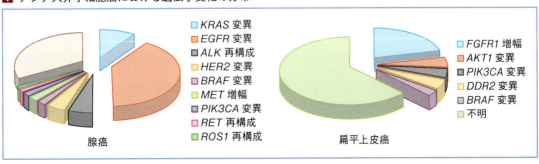

1 アジア人非小細胞癌における遺伝子変化の分布

2 EGFR蛋白の発現の違い

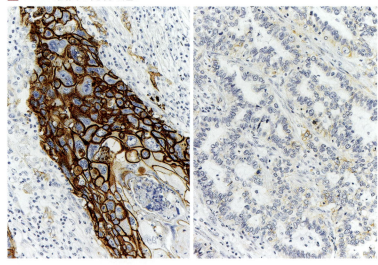

一般に扁平上皮癌にEGFR蛋白の発現は高いものの，*EGFR*遺伝子変異はほとんど認められない．

3 *EGFR*変異肺癌の特徴

- キナーゼ領域の変異はリガンド刺激なしで恒常的な活性化シグナルを下流分子に伝達する．
- 女性，非喫煙者に頻度が高く認められるが，どちらの因子がより関連するかは報告によって異なる．
- 典型的変異として，コドン858（L858R）およびエクソン19のインフレーム遺伝子欠失の2つが肺癌*EGFR*変異の90%を占める一方で，コドン719（G179A/2）やエクソン20インフレーム遺伝子挿入も存在する．
- 悪性転化をもたらす活性は変異によって異なることが知られており，実臨床でみられるEGFR阻害薬の応答にもかかわるのではないかと推察されている．
- 他のドライバー変異（*KRAS*，*ALK*，*ROS1*，*BRAF*，*NTRK1*，*NRG1*）とは排他的であり，どれか1つのドライバー変異を有することで十分に腫瘍を形成すると考えられている．
- 肺癌を発症するリスクの高い胚細胞変異が報告されており，家族性腫瘍の1つのこともある．
- 人種差があることが知られており，白人では肺腺癌の10～15%なのに対し，アジア人では30～40%を占める．
- *EGFR*変異は，治療反応性予測因子であると同時に，予後因子でもある．
- *EGFR*変異は，肺胞置換性増殖や乳頭状増殖を示す腺癌に多く検出される．
- *EGFR*変異は，そのほとんどがTTF-1陽性肺腺癌に見いだされる．

4 第1世代EGFR-TKI後の耐性変異の頻度

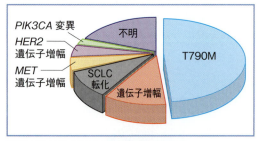

耐性変異の多くはT790M変異が占める．
（Camidge DR, et al. Nat Rev Clin Oncol 2014；11：473-81[4]）より）

を 5 にまとめた．

- 遺伝子変異としては*EGFR*変異とは異なり，遺伝子再構成を示し，その融合パートナーとしては5つの遺伝子が知られているが，*EML4*が大部分を示す（6 a）．
- 分子標的薬としては当初未分化大細胞型リンパ腫を標的として臨床第Ⅰ相試験がすでに先行していたが，曽田，間野らの発見をもとに急遽*ALK*陽性肺癌にも広げられ，遺伝子変

★1 これまで転座のような染色体異常を示す固形腫瘍は極めてまれであるとされており，前立腺癌や唾液腺癌などの一部に例外的に存在するのみと考えられていたため，主要癌腫である肺癌での存在は驚きをもって受け入れられた．

5 *ALK*再構成肺癌の特徴

- 未分化大細胞リンパ腫，炎症性筋線維芽細胞腫瘍にも*ALK*再構成は見いだされるが，*EML4-ALK*，*KIF5B-ALK*は肺癌以外ではまれである．
- *EML4-ALK*は肺癌における*ALK*再構成の90％を占めるが，*KIF5B*や*TFG*など他のパートナー遺伝子との転座も報告されている．
- *EML4*との融合遺伝子の形成に関して，13以上もの融合パターンが報告されているが，どれも*ALK*のキナーゼ領域（エクソン20-28）を保った融合パターンを示す．
- *EGFR*同様，*ALK*再構成も非喫煙者に高頻度に見いだされるが，女性との関連は薄い．
- *ALK*陽性肺癌患者の年齢中央値は，陰性肺癌に比べておよそ10年低い．
- *ALK*陽性肺癌は非小細胞癌の4〜5％を占め，人種差は報告されていない．
- *ALK*再構成は，形態学的に腺房細胞腺癌や充実性腺癌で頻度が高く，しばしば印環細胞癌の成分を伴っている．
- *ALK*再構成は，治療反応性予測因子であるが，予後因子ではない．

6 *ALK*融合パターン（a）と耐性変異（b）

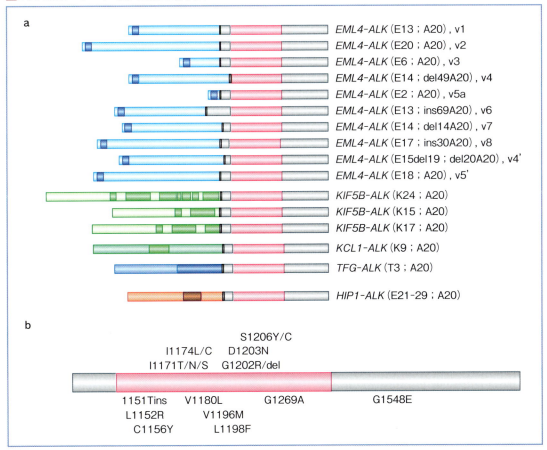

異同定後半年にもかかわらず肺癌9例がALK阻害薬で治療されていずれも良好な反応を示し，それを引き継いだ第Ⅱ相試験では奏効率は57％，投与後8週の病勢制御率は87％であった[6]．このような良好な結果により第Ⅲ相試験の結果を待たずして保険承認され，これからの分子標的治療開発のよいモデルとされている．

- 現在では，クリゾチニブ，アレクチニブ，セリチニブが認可されており，それぞれのコン

7 ROS1融合パターン（a）と耐性変異（b）

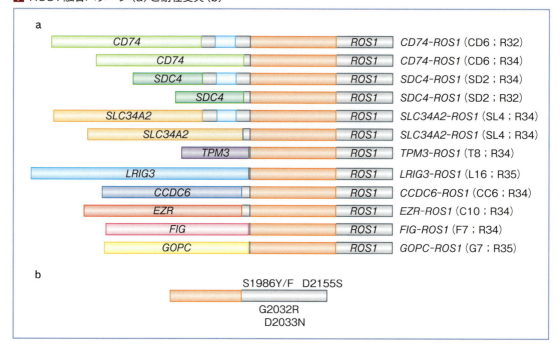

8 ROS1陽性肺癌の例

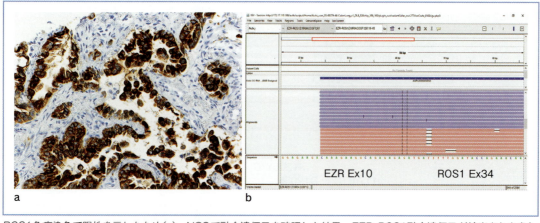

ROS1免疫染色で陽性を示したため（a），NGSで融合遺伝子を確認した結果，EZR-ROS1融合遺伝子が検出された（b）．

パニオン診断薬が異なることから，そのスクリーニングについて問題となっている．これら薬剤に対しての耐性メカニズムも報告されており（6 b），そのメカニズムによる再発治療も議論されている[5]．

ROS1

- ROS1遺伝子は6 p22に位置し，遺伝子的にALK受容体とホモロジーの高いチロシンキナーゼを有している．ROS1融合遺伝子はFIG-ROS1融合としてグリオーマ細胞株にお

いて初めて見出され[7]．その後，胆管癌と肺癌でも同様の融合遺伝子の存在が示された[8]．
- 現在までに肺癌においては7 に示す融合遺伝子パートナーとの転座が知られており，最も頻度の高い CD74 でも40％程度と，EML4 が主体を占める ALK 融合パターンとは対象的である．遺伝子的に ALK とのホモロジーの高いこともあり，ROS1 陽性肺癌においてもクリゾチニブの効果が高いことが報告され，本邦でも認可されている．
- このため，『EBMの手法による肺癌診療ガイドライン2016年版』においても，ROS1陽性肺癌に対する治療が独立して存在する．しかしながら，ROS1 融合遺伝子は非小細胞肺癌の1％であり，簡便なスクリーニング法の確率が必要である．CAP/IASLC/AMP による肺癌遺伝子検査ガイドラインでは，感度の高さから IHC 法によるスクリーニングをあげている（8）．

（谷田部恭）

文　献

1) Saijo N, et al. Reasons for response differences seen in the V15-32, INTEREST and IPASS trials. Nat Rev Clin Oncol 2009；6：287-94.
2) Paez JG, et al. EGFR mutations in lung cancer：correlation with clinical response to gefitinib therapy. Science 2004；304：1497-500.
3) Lynch TJ, et al. Activating mutations in the epidermal growth factor receptor underlying responsiveness of non-small-cell lung cancer to gefitinib. N Engl J Med 2004；350：2129-39.
4) Camidge DR, et al. Acquired resistance to TKIs in solid tumours：learning from lung cancer. Nat Rev Clin Oncol 2014；11：473-81.
5) Soda M, et al. Identification of the transforming EML4-ALK fusion gene in non-small-cell lung cancer. Nature 2007；448：561-6.
6) Kwak EL, et al. Anaplastic lymphoma kinase inhibition in non-small-cell lung cancer. N Engl J Med 2010；363：1693-703.
7) Birchmeier C, et al. Characterization of ROS1 cDNA from a human glioblastoma cell line. Proc Natl Acad Sci U S A. 1990；87：4799-803.
8) Peraldo Neia C, et al. Screening for the FIG-ROS1 fusion in biliary tract carcinomas by nested PCR. Genes Chromosomes Cancer 2014；53：1033-40.

肺癌の全体像と現況

原発性肺癌の病因

はじめに

- ある要因が肺の発癌を引き起こすかどうかについては，職業などにおいて高用量に曝露した集団における疫学研究，動物実験，メカニズムに関する科学的根拠により評価されてきた．一方，一般の生活環境中や食物などから受ける低用量の曝露の肺癌への影響が評価できるようになってきており，曝露量とリスクの大きさに関する用量反応関係に基づいて，曝露レベルを考慮してリスクの有無や大きさを示すリスク評価が近年求められている．
- 本稿では，一般環境レベルでリスクあるいは予防要因になることが確実，あるいは示唆されている要因について解説する．

原発性肺癌の病因についての系統的評価

■ 国際がん研究機関

- 国際がん研究機関（International Agency for Research on Cancer：IARC）は，1971年から環境・職業関連要因に発癌性があるかどうかについての評価を"IARC Monograph"として刊行している[★1]．
- 評価の対象は，化学物質，職業，物理的要因，生物学的要因などヒトへの曝露があるもので，かつ，発癌性をもつ可能性がある要因である．これらについて，ヒト集団を対象とした疫学研究，動物実験，発癌性を裏づけるメカニズムに関するデータに基づき，次のように5段階の判定を行っている．
  - ・グループ1：発癌性あり
  - ・グループ2A：発癌性があるのはほぼ確実
  - ・グループ2B：発癌性の可能性あり
  - ・グループ3：分類不能
  - ・グループ4：発癌性がないのは，ほぼ確実
- これまで900以上の要因が評価され，400以上がグループ2B以上と判定されている．
- この分類は，用量にかかわらず，環境要因が発癌性をもつことについての因果関係の判定（ハザードの同定）を目的としている．そのため，判定の多くは職業，事故，原爆被爆，医療行為などにより非常に高い用量の曝露を受けた集団の疫学研究データを根拠としている．したがって，通常の曝露レベルではリスクが非常に低い要因も含まれる．
- IARCは，要因ごとの評価となっているが，癌の部位ごとに評価をまとめた報告も行っている．ヒトにおける肺発癌についての十分な科学的根拠があるものを表1にまとめた．これらは，すべてグループ1に分類されている．

■ 世界がん研究基金/米国がん研究協会

- 世界がん研究基金/米国がん研究協会（World Cancer Research Fund/American Institute for Cancer Research：WCRF/AICR）は，食物，栄養，運動と癌に関する疫学研究の系統的レビューを行い，個別の要因が各癌の部位のリスクを低下あるいは上昇させる科学的根拠について，5段階で評価している[1]．
- 「確実」の判定には少なくとも2つのコホート研究，「ほぼ確実」の判定には，少なくとも2つのコホート研究あるいは5つの症例対照研究からの報告があることが必要である．また，「ほぼ確実」以上となるその他の要件として，説明のつかない結果の不一致がないこと，用量反応関係が明らかであること，実験研究からも関連性が支持されることなどがある．IARC Monographがハザードの同定を

★1 http://monographs.iarc.fr/

1 ヒトにおける肺発癌についての十分な科学的根拠がある要因（1～119巻）

化学物質ならびに関連する職業
ビス（クロロメチル）エーテル
クロロメチルメチルエーテル
コールタールピッチ
サルファマスタード
アルミニウム製造
石炭ガス化
コークス製造
鉄の鋳造
煙突掃除夫の煤曝露
塗装工
ゴム製品製造業
アチソン法に関連した職業曝露
溶接ヒューム

金属
ヒ素および無機ヒ素化合物
ベリリウムおよびその化合物
カドミウムおよびその化合物
六価クロム化合物
ニッケル化合物

粉じん，繊維
アスベスト
シリカ
ディーゼル排ガス
大気汚染
粒子状物質による大気汚染

放射線
ラドン222およびその崩壊生成物
地下のヘマタイト採掘
プルトニウム
X線，γ線

生活習慣
屋内での石炭燃焼
喫煙
受動喫煙

薬剤
MOPP（ビンクリスチン，プレドニゾン，ナイトロジェンマスタード，プロカルバジン混合物）

(IARC monographs on the Evaluation of Carcinogenic Risks to Humans. List of Classifiations/Volumes 1-119 http://monographs.iarc.fr/ENG/Classification/index.php)

2 世界がん研究基金/米国がん研究協会による肺癌の危険因子のエビデンス評価

判定	リスク低下	リスク上昇
確実		飲料水中のヒ素 β-カロテンのサプリメント
ほぼ確実	果物 カロテノイドを含む食品	
限定的だが示唆される	非でんぷん質の野菜 セレンを含んだ食品 ケルセチンを含む食品 セレン 身体活動	赤肉 加工肉 脂肪 バター レチノールのサプリメント やせ

(World Cancer Research Fund/American Institute for Cancer Research：Food, Nutrition, Physical Activity, and the Prevention of Cancer：a Global Perspective. AICR：2007[1]より)

- 肺癌リスクを増加させるものとして，「確実」なものは，飲料水中のヒ素，β-カロテンのサプリメント，「ほぼ確実」なものはなく，「限定的―示唆的」なものとして，赤肉，加工肉，脂肪，バター，レチノールのサプリメント，やせがあげられている．
- リスクを低下させるものとして「確実」なものはなく，「ほぼ確実」なものとして，果物，カロテノイドを含む食品，「限定的―示唆的」なものとして，非でんぷん質の野菜，セレンならびにセレンを含んだ食品，ケルセチンを含む食品，身体活動が示されている（**2**）．

■科学的根拠に基づく発がん性・がん予防効果の評価とがん予防ガイドライン提言に関する研究班

- 疫学研究の系統的レビューによる国際的な評価では，欧米からの論文が多くを占める．日本人は欧米人とは食習慣などがかなり異なるため，日本で行われた疫学研究の結果について系統的レビューを行い，日本人の曝露レベルでさまざまな要因が実際にリスクとなるかどうかを評価する必要がある．国立がん研究センター研究開発費による「科学的根拠に基

目的としているのに対して，一般健常集団における食事，運動と癌との関連を検討した疫学研究が主なレビューの対象となっており，通常の曝露量でもリスクあるいは予防要因になりうるかどうか評価したものといえる．

づく発がん性・がん予防効果の評価とがん予防ガイドライン提言に関する研究班」（以下，がん予防研究班）では，食事，運動など生活習慣，感染などと癌のリスクについて評価を行っている[★2]．
- 評価の中心となるのは，日本人におけるコホート研究，症例対照研究の系統的レビューである．各テーマについて，科学的根拠としての信頼性の強さを4段階で評価している．
- 肺癌については，リスク上昇について，「確実」なものは喫煙，受動喫煙，「ほぼ確実」として職業性のアスベスト曝露，「可能性あり」として肺結核の既往歴があげられている．
- リスクを低下させる「可能性あり」のものとして，果物摂取があげられている．果物以外の食習慣については，「データ不十分」となっている．

各要因についての解説

■喫煙

概要

- たばこ煙からは，5,300以上の化合物が同定されている．たばこ由来の成分で，IARC発癌性分類グループ1と判定されているのは，ベンゾ[a]ピレン，N-ニトロソアミン類（2物質）[★3]，芳香族アミン類（2物質）[★4]，ホルムアルデヒド，揮発性炭化水素（3物質）[★5]，エチレンオキシド，ヒ素，ベリリウム，ニッケル化合物，六価クロム，カドミウム，ポロニウム-210の16物質である．NNN，NNKはたばこ特異的N-ニトロソアミン類であり，ニコチン等のたばこアルカロイドに由来する．

海外でのエビデンス

- IARCの評価では，「喫煙と肺癌との因果関係が成立するのに十分な証拠がある」とされている．2004年の米国Surgeon General's Report でも「科学的証拠は，喫煙と肺癌との因果関係を推定するのに十分である」と結論されており，さらに「喫煙は肺細胞の遺伝子変化を引き起こし，この変化が最終的に肺癌発生につながる」と発癌メカニズムにも言及している．

日本でのエビデンス

- 日本では，コホート研究8件，症例対照研究14件の報告に基づき2006年にがん予防研究班での評価が行われ，「日本人において喫煙は確実に肺癌リスクを上昇させる証拠がある」と判定された[2]．メタアナリシスによる未喫煙に対する現在喫煙の肺癌相対リスク（95％信頼区間）は，男性で4.39（3.92-4.92），女性では，2.79（2.44-3.20）であった．
- また，肺癌組織型別の未喫煙に対する現在喫煙相対リスク（95％信頼区間）は，男性の扁平上皮癌で11.7（8.31-16.6），腺癌で2.30（1.89-2.79），小細胞癌で14.0（6.64-29.4），女性の扁平上皮癌で11.3（7.15-17.9），腺癌で1.37（1.08-1.76）という結果であった．
- 厚生労働省の『喫煙の健康影響に関する検討会報告書』（平成28年8月，喫煙の健康影響に関する検討会編）においては，2006年のがん予防研究班での評価から新たに発表されたコホート研究2件，症例・対照研究1件の結果も含めて再評価を行った結果，判定は「確実」で変わらなかった．
- 日本における喫煙の肺癌に対する寄与割合は，男性で69.1％（能動喫煙：67.5％，受動喫煙：1.6％），女性で36.5％（能動喫煙：23.9％，受動喫煙：12.6％）と推計されている[3]．これは，たばこがないと仮定した場合に，男性の肺癌の7割，女性の肺癌の4割が予防可能であることを意味する．

[★2] http://epi.ncc.go.jp/can_prev/index.html

[★3] 4-(メチルニトロソアミノ)-1-(3-ピリジル)-1-ブタノン（NNK），N'-ニトロソノルニコチン（NNN）．

[★4] 4-アミノビフェニル，2-ナフチルアミン．

[★5] 1,3-ブタジエン，ベンゼン，ビニルクロライド．

■受動喫煙
概要
- IARCの臓器別評価では，肺癌が「受動喫煙との因果関係について十分な科学的証拠がある」と判定されている．受動喫煙と肺癌との関連については，1981年に平山雄国立がんセンター研究所疫学部長（当時）が世界で初めて報告し[4]，以来数多くの疫学研究結果が報告されている．

海外でのエビデンス
- 2007年に報告された7コホート研究，48症例対照研究のメタアナリシスでは，配偶者からの受動喫煙がある非喫煙女性の肺癌相対リスク（95％信頼区間）は，1.27（1.17-1.37）であった[5]．

日本でのエビデンス
- 日本の個々の研究からの報告は肺癌のイベント数が少なく受動喫煙による肺癌リスクの上昇は統計学的に有意でなかったため，これまでのがん予防研究班での判定は「ほぼ確実」となっていた．非喫煙者を対象としたコホート研究，症例対照研究9件のメタアナリシスの結果，受動喫煙による肺癌リスク（95％信頼区間）は1.28（1.10-1.48）と統計学的に有意に増加していた[6]．この報告を受けて，2016年に受動喫煙による肺癌リスクの増加は「確実」と変更された．

■大気汚染
概要
- 大気汚染は，天然あるいは人為的に発生する汚染物資による[7]．人為的なものとしては，輸送，発電，産業活動，焼畑，森林火災などのバイオマス燃焼，家庭での暖房や調理などがあげられる．
- 大気汚染の測定には，さまざまな試みがなされており，国によっては，PM10（直径10μm未満の粒子状物質particulate matter：PM），PM2.5（直径2.5μm未満の粒子状物質），二酸化窒素，二酸化硫黄，オゾンなどをモニタリングする体制を整えている．PM2.5は，大気汚染の指標としてよく使われるようになってきている．
- 職業曝露のあるヒトでの観察研究や動物実験において，大気汚染の発癌性が示されている．大気汚染物質への曝露により，ヒトの発癌に関係する細胞遺伝学的異常，体細胞・生殖細胞の変異，遺伝子発現の変化などが，いくつかの生物種において認められている．

海外でのエビデンス
- 大気汚染による肺癌リスクの増加は，欧米，アジアのコホート研究，症例対照研究で一致してみられている．対象者数が31万人を超えるヨーロッパの17コホート研究の統合解析結果では，PM2.5の曝露が5μg/m^{3}増加した場合の肺腺癌発生の相対リスク（95％信頼区間）は，1.55（1.05-2.29）であった[8]．

日本でのエビデンス
- 宮城，愛知，大阪の3府県の都市部と対照地域に住む6万人を平均8.7年間追跡したコホート研究では，PM2.5（μg/m^3），二酸化硫黄（ppb），二酸化窒素（ppb）の10単位増加に対しての肺癌死亡相対リスク（95％信頼区間）は，1.24（1.12-1.37），1.26（1.07-1.48），1.17（1.10-1.26）であった[9]．

■ラドン
概要
- ラドンは天然に存在する放射性の気体であり，ウラニウムとトリウムの崩壊により生じる．少量ながらすべての岩石や土壌に含まれているが，グラナイト，リン鉱石，ミョウバン頁岩などでは，ラドンのもとになる元素が多く含まれる．
- いくつかあるラドンの同位体の中で重要なものは，ウラニウム238の放射性崩壊で生じるラドン222，トリウム232からできるラドン220である．ウラン鉱石の採掘で問題となるのはラドン222である．ラドン220はラドン総量のうち20％以下を占めるにすぎないので，通常ラドンといえばラドン222を指す．
- 屋内でのラドン222濃度は大きな幅があり，

10 Bq/m^{3}未満から100 Bq/m^{3}を超えることもあるが，閉鎖された環境で蓄積するため換気が不十分な場合さらに高い濃度になることもある．地下室では，1階と比較して50％ラドン濃度が高いという報告がある．
- 職業曝露としては，地下での採掘によるラドン曝露と肺癌との関連が産業衛生上の関心を呼んでからは，換気がなされ，通常，職業曝露のガイドライン以下に抑えられている．

海外でのエビデンス
- 現在のラドン曝露と肺癌についての主な関心は，住環境における曝露である．ヨーロッパの13の症例対照研究の統合解析では，ラドン曝露と肺癌との関連については，直線的な関連性があり，屋内のラドン濃度100 Bq/m^{3}の増加に対する肺癌の相対リスク（95％信頼区間）は1.084（1.030-1.158）であった[10]．この研究では，屋内のラドン曝露による肺癌の寄与割合は9％と推定しており，北米でも肺癌のうち8〜15％が屋内のラドン曝露によるものと推計されている．

日本でのエビデンス
- 日本では，鳥取県三朝町のラドン濃度が高い地域（平均60 Bq/m^3）の住民3,083人と対照地域（平均20 Bq/m^3）の住民1,248人を対象とした後ろ向きコホート研究が報告されている．対照地域と比較しラドン濃度が高い地域で，全死亡，全癌罹患リスクに差はなかったものの，男性において肺癌リスクのみ上昇していた[11]．しかしながら，同地域において個人レベルでのラドン曝露評価，喫煙などを考慮した症例対照研究では，肺癌リスクの上昇は観察されなかった[12]．

■ アスベスト

概要
- アスベストは，天然に存在する繊維状のケイ酸塩鉱物の総称である．蛇紋石系のクリソタイル（白石綿），角閃石系のアクチノライト，アモサイト（茶石綿），アンソフィライト，クロシドライト（青石綿），トレモライトに分けられる．
- アスベストの商業的な使用は100年以上にわたり，毎年世界で1億2,500万人が職業的に曝露されていると推計される．吸入や程度は低いが，その摂取はアスベストの採掘・粉砕，アスベスト含有製品の使用・製造，建築，自動車産業，処理産業に従事することにより起こる．喫煙習慣のない一般住民では，外気からアスベスト繊維を吸入することが主要な曝露経路となる．
- アスベスト繊維はフリーラジカルを産生し，DNA切断，DNA塩基などの遺伝毒性を誘発する．また，細胞分裂装置に物理的に直接作用し，異数性，倍数性を引き起こす．動物実験では，マクロファージの活性化と持続的な炎症を起こす．これにより，活性酸素種，窒素種が生じ，組織障害，遺伝毒性，エピジェネティックな変化へとつながる．

海外でのエビデンス
- アスベストの発癌性については，1973年のIARC Monographですでに言及されており，肺癌リスクの上昇についてもこれまでに疫学的なエビデンスが数多く報告されている．低用量が想定される取り扱い工場周辺住民などに対しても発癌性があるというリスク評価に基づいて，諸外国では使用禁止など法規制によるリスク管理が早期からとられている．

日本でのエビデンス
- 日本における石綿含有製品の規制状況であるが，1975年労働基準法「特定化学物質等障害予防規則」の改正による石綿等の吹付け作業の原則禁止に始まり，これまで段階的に使用量を減らす規制が行われてきた．しかしながら，日本で大きな社会問題となったのは，兵庫県尼崎市の石綿セメント管等の製造工場の従業員ならびに周辺住民に中皮腫が発症していたことについての2005年の新聞報道に始まる[13]．その後，労働安全衛生法施行令が改正され，2006年9月1日より一部の製品を除き製造等が全面的に禁止され，2012年3月1

日の労働安全衛生法施行令等の一部を改正する政令により，製造等が全面禁止となった．

■ ヒ素およびヒ素化合物

概要

- 一般住民におけるヒ素への曝露は，汚染された食物，水の摂取により起こり，その総量は20～300 μg/日である．大気からの吸入はあまり多くなく，非喫煙者で1 μg/日，喫煙者で10 μg/日までである．一方，職業曝露については，非鉄金属の精錬でのヒ素を含む粉じん吸入により起こることが報告されている．
- 無機ヒ素やその代謝物は，細胞障害を起こす高い濃度でのみ直接的な変異原となりうる．一方，ヒトにおける曝露状況にあたる長期の低濃度の曝露では，活性酸素種の濃度上昇により生じるゲノム不安定性の結果として，変異原性が生じるものと考えられる．

海外でのエビデンス

- 飲料水（井戸水）からのヒ素曝露については，台湾，チリ，アルゼンチンなどで高いことが報告されている．台湾のコホート研究では，飲料水中のヒ素と肺癌リスクとのあいだに用量反応関係がみられ，喫煙者においてその関連がよりはっきりとしていた[14]．

日本でのエビデンス

- 日本人は，ヒ素含有量が多い魚介類や海藻を比較的多く摂取している．筆者らは，日本人の前向きコホート研究において食事中のヒ素摂取量を推定し，その後の癌の発生との関連を報告している[15]．総ヒ素，無機ヒ素摂取量と肺癌とのあいだに関連がみられ，喫煙者でその傾向がはっきりしていた．食事からのヒ素摂取量が多い集団において，ヒ素が肺癌リスクを増加させる可能性が示唆されたが，さらなるエビデンスの蓄積が必要である．

■ β-カロテンのサプリメント

- 喫煙者を対象とした2つのランダム化比較試験（ATBC，CARET）★6において，β-カロテンのサプリメント使用（1日20～30 mg）により，18～28%の有意な肺癌リスクの上昇が報告されている[16]．
- β-カロテンによる肺癌リスク上昇のメカニズムはよくわかっていないものの，サプリメントによる高用量のβ-カロテン投与の影響は，ヘビースモーカーで比較的はっきりしていた．ATBCでは1日20本未満の喫煙者，CARETにおける過去喫煙者ではβ-カロテンによるリスク上昇は観察されていない．Physicians' Health Studyにおいても非喫煙者でのリスク上昇は観察されなかった．

■ 食物

果物

- 果物，カロテノイドを含む食品摂取については，「ほぼ確実」に肺癌リスクを低下させる要因と判定されている[1]．果物，食物中のカロテノイド，血中のカロテノイド濃度のいずれについても，コホート研究における用量反応関係は明らかである．メタアナリシスでは，果物1日あたり80 gの摂取で6%の肺癌リスク低下が示されている．
- 果物に含まれるビタミンC，カロテノイド，フェノール，フラボノイドなどの抗酸化物質は，活性酸素種を捕捉し酸化ストレスによる損傷を防ぐと考えられている．また，フラボノイドは，有害物質の代謝を促進し肺癌リスクを増加させるシトクロムP450の発現を直接抑制する．
- 日本のコホート研究5件，症例対照研究3件の結果[17]ならびに4つのコホート研究のプール解析結果[18]により，果物摂取により肺癌リスクが低下する「可能性がある」とがん予防研究班では判定している．

野菜

- 野菜摂取についても，果物と同様抗酸化物質などによる肺癌リスクの低下が期待されるが，非でんぷん質野菜について肺癌リスクの

★6 ATBC, CARET
Alpha-Tocopherol, Beta-Carotene Cancer Prevention (ATBC) trial, U.S. Beta-Carotene and Retinol Efficacy Trial (CARET).

低下はWCRF/AICR報告において「限定的─示唆的」と判定されている．
- 総野菜摂取についてのコホート研究は17件あったが，判定において考慮された野菜の分類は，非でんぷん質野菜，アブラナ科野菜を除く葉が緑の野菜，ニンジンなどさまざまであり，それぞれの分類における研究数は少ない．今後は，細分化された野菜の分類ごとのエビデンスの蓄積が必要である．
- 日本では，野菜摂取については，コホート研究からの報告論文は6件あるものの関連性が一致しておらず，がん予防研究班の判定は「データ不十分」となっている[17]．また，日本の4つのコホート研究の20万人以上のデータのプール解析でも，野菜摂取による肺癌リスクの低下は観察されなかった[18]．

おわりに

- 肺癌の最大の原因はたばこであり，肺癌の予防においては，たばこへの曝露をなくす努力が今後も必要である．職業，環境中に存在する危険因子についても，科学的根拠に基づいたリスク評価とその管理が求められる．食物中の予防要因については，さらなるエビデンスの蓄積が求められる．

〔島津太一，津金昌一郎〕

文献

1) World Cancer Research Fund/American Institute for Cancer Research. Food, Nutrition, Physical Activity, and the Prevention of Cancer: a Global Perspective. AICR; 2007.
2) Wakai K, et al. Tobacco smoking and lung cancer risk: an evaluation based on a systematic review of epidemiological evidence among the Japanese population. Jpn J Clin Oncol 2006; 36: 309-24.
3) Inoue M, et al. Attributable causes of cancer in Japan in 2005--systematic assessment to estimate current burden of cancer attributable to known preventable risk factors in Japan. Ann Oncol 2012; 23: 1362-9.
4) Hirayama T. Non-smoking wives of heavy smokers have a higher risk of lung cancer: a study from Japan. Br Med J (Clin Res Ed) 1981; 282: 183-5.
5) Taylor R, et al. Meta-analysis of studies of passive smoking and lung cancer: effects of study type and continent. Int J Epidemiol 2007; 36: 1048-59.
6) Hori M, et al. Secondhand smoke exposure and risk of lung cancer in Japan: a systematic review and meta-analysis of epidemiologic studies. Jpn J Clin Oncol 2016; 46: 942-51.
7) Loomis D, et al. The carcinogenicity of outdoor air pollution. Lancet Oncol 2013; 14: 1262-3.
8) Fajersztajn L, et al. Air pollution: a potentially modifiable risk factor for lung cancer. Nat Rev Cancer 2013; 13: 674-8.
9) Katanoda K, et al. An association between long-term exposure to ambient air pollution and mortality from lung cancer and respiratory diseases in Japan. J Epidemiol 2011; 21: 132-43.
10) Darby S, et al. Radon in homes and risk of lung cancer: collaborative analysis of individual data from 13 European case-control studies. BMJ 2005; 330: 223.
11) Ye W, et al. Mortality and cancer incidence in Misasa, Japan, a spa area with elevated radon levels. Jpn J Cancer Res 1998; 89: 789-96.
12) Sobue T, et al. Residential randon exposure and lung cancer risk in Misasa, Japan: a case-control study. J Radiat Res 2000; 41: 81-92.
13) Kurumatani N, Kumagai S. Mapping the risk of mesothelioma due to neighborhood asbestos exposure. Am J Respir Crit Care Med 2008; 178: 624-9.
14) Chen CL, et al. Ingested arsenic, cigarette smoking, and lung cancer risk: a follow-up study in arseniasis-endemic areas in Taiwan. JAMA 2004; 292: 2984-90.
15) Sawada N, et al. Dietary arsenic intake and subsequent risk of cancer: the Japan Public Health Center-based (JPHC) Prospective Study. Cancer Causes Control 2013; 24: 1403-15.
16) International Agency for Research on Cancer. Carcinogenicity. In: IARC Handbook of Cancer Prevention. Volume 2: Carotenoids. IARC; 1998. p.259-63.

17) Wakai K, et al. Lung cancer risk and consumption of vegetables and fruit：an evaluation based on a systematic review of epidemiological evidence from Japan. Jpn J Clin Oncol 2011；41：693-708.
18) Wakai K, et al. Risk of lung cancer and consumption of vegetables and fruit in Japanese：A pooled analysis of cohort studies in Japan. Cancer Sci 2015；106：1057-65.

原発性肺癌の診断

2章

原発性肺癌の診断

画像診断
胸部単純X線撮影

はじめに

- 単純撮影診断は，胸部の画像診断でまず行われる画像診断法である．胸部単純撮影はCTに比べて，手軽で被曝が少ない，検査費用が安いなどの利点を有するが，逆に病変の発見率が低く，またその存在確度が低い．
- 本稿では，肺癌の画像診断における胸部単純撮影の役割，その画像所見などについて概説する．

肺癌診断における単純撮影の役割と問題点

■単純撮影の有用性と限界

- 上述のように，胸部単純撮影は手軽に施行でき，また被曝の少ない検査方法で，検査費用も安いという特徴がある．このようないわば消極的な利点ばかりでなく，重積像であることから病変の概観像をとらえやすいことや，その経時的変化を一目で比較することができるなどの利点を有している．
- CTに比較して，淡い陰影（すりガラス濃度を示す病変）や小さい病変，縦隔や横隔膜下に重なる部位の病変などその検出に限界があること，また仮に検出できたとしてもその確度が落ちる点が欠点である．縦隔リンパ節腫大などの縦隔病変においても左傍気管リンパ節腫大は検出できないこと，肺門リンパ節腫大もかなり腫大が大きくならないと検出できないことや，診断の確度がCTに比べて落ちるなどの限界があることを踏まえて診断しなければならない．
- 肺野型肺癌の診断における肺野結節陰影の検出においては，8～10 mm以上の非石灰化充実性結節は，ほぼ100％検出できる．10 mm未満の結節は，その存在部位（肋骨，縦隔，横隔膜に重なる低濃度部に存在しているか）（**1**），充実性結節かすりガラス濃度からなる結節（**2**）か，適切な撮影条件であるかなど

1 心陰影に重なる左肺下葉肺癌

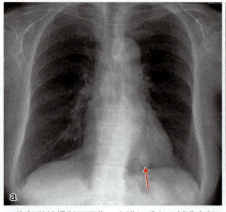
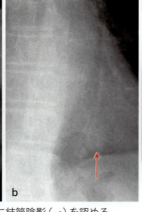
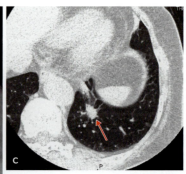

a. 胸部単純撮影正面像：心臓に重なる低濃度部に結節陰影（→）を認める．
b. cone down view：病変部を絞り込むことにより，網膜の順応状態が低濃度部に一致するために陰影がみやすくなる．
c. CT：CTで結節陰影（→）が明瞭に確認できる．

画像診断／胸部単純X線撮影

2 すりガラス結節の胸部単純撮影における見え方

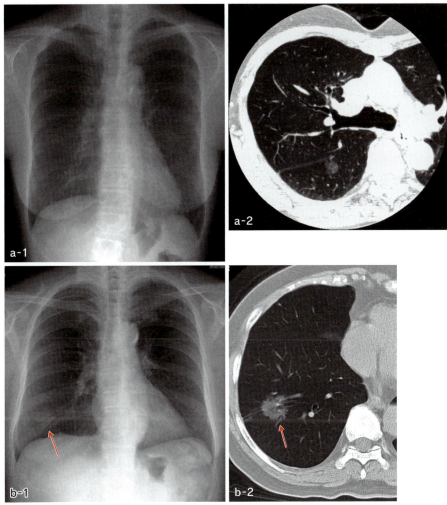

a. 10 mm径のすりガラス結節 (pure GGN)
　a-1. 胸部単純撮影正面像：結節陰影は認められない．
　a-2. HRCT：すりガラス濃度からなる10 mm径の結節がみられる．10 mm径の結節であるが，すりガラス濃度のために胸部単純撮影では同定できなかったものと思われる．
b. 30 mm径のわずかに充実部分を有するminimally invasive adenocarcinoma
　b-1. 胸部単純撮影正面像：右下肺野に異常陰影（→）を認める．
　b-2. HRCT：わずかな充実部分をもつすりガラス濃度主体の結節（→）であるが，サイズが大きく胸部単純撮影で同定可能であったものと思われる．

の条件に左右され，単純撮影では検出できないことも多い[1,2]．5 mm以下の結節はその検出はしばしば困難である．逆に5 mm以下の小さい結節が非常に明瞭に描出される場合は，石灰化を含む肉芽腫性病変である可能性を疑う根拠になる．

CAD (computer aided diagnosis)

● 最近の画像のデジタル化とコンピュータテクノロジーの進歩により，画像処理や人工知能を応用して，コンピュータ支援診断が行われるようになってきている[3,4]．これは，従来みえにくかった病変をよりみえやすくするあるいは結節の候補陰影をあげるなど，読影者

- のworkloadを減らすことに役立つ．ことに集団検診における有用性が期待される．
- 具体的には，画像処理により横隔膜や縦隔に重なる低濃度部をよりみやすくする手法，2種類の撮影管電圧で撮影した画像からの演算（エネルギー差分法）[5,6]で，骨を消去し，骨に重なる部位をみやすくする手法，骨陰影の特徴を認識して骨陰影をより目立たなくする手法で骨に重なる部位をみやすくする手法[7-9]，過去の画像との差分画像（経時差分法）[10,11]を作成して，新たに出現した陰影をより明瞭に示す方法がある．経時差分画像を精度よく作成するためには，撮影方向などの幾何学的条件を補正するために画像を非剛体処理により修正して位置あわせを行う必要がある．
- 人工知能を利用して，従来ではみにくかった部位の病変を指摘したり，検出すべき病変の候補陰影をあげるなどの方法がとられる[12]．
- このようなコンピュータを用いた診断支援は，診断医のworkloadを軽減するとともに，読影経験の浅い診断医で病変の検出能の改善効果が大きいとされる[13]★1．

肺癌の単純撮影所見

■視覚生理学的基礎

- 肺野型肺癌の診断においては，現状では，胸部単純撮影の役割はその発見にあり，陰影の詳細な解析や質的診断には，例外を除いてCTが必要になる．結節陰影の検出に関する問題点を理解するためには，ヒトの視覚生理学を理解する必要がある
- 病変の検出のためには，病変部のフィルム濃度が周辺に比べて異常に高い（異常に黒くradiolucentである）あるいは異常に低い（異常に白くradiopaqueである）ことを認識しなければならない．ヒトの目（脳）が認識できる最小の濃度差（コントラスト分解能の閾値）は，個人によりやや異なるがフィルムの光学的濃度★2で0.01から0.02程度で個人差がある．コントラスト分解能の閾値は対象物の大きさ（対象物までの距離があるので，実際には視角），背景の濃度などの条件に支配され，極大値がある．すなわち大きすぎる対象物や小さすぎる対象物のコントラスト差が判別しにくく，適度な大きさがある．また背景の濃度が，白すぎたり黒すぎると，対象物の白黒が判断しにくく，適当な背景濃度（実際には，胸部単純撮影で骨や縦隔，横隔膜に重ならない肺野の濃度0.8～2.0程度）で最も白黒が判別しやすい[14]．この事実は撮影時に肺野の光学的濃度を適切な範囲内に納めなければならない理論的根拠になる．
- 低濃度部（透過性の低い白い肺野）や極端な高濃度部（黒い透過性の高い肺野）ではもともと病変が存在してもこれを認識しにくい（**1**）．これをなるべくみやすくするためには，目の順応状態（感度）を目的とする部位に合わせてみることが重要である．すなわち，主たる視覚受容体細胞である錐状体細胞が集中する網膜黄斑部を目的とする部位に向けることにより，網膜の順応状態をその領域の濃度に合わせることができる（**1**）．このことは，読影に際して，単に漫然と画像を眺めるのではなく，一か所一か所に視線をおいて観察することの重要性を示している．
- また陰影の目立ちやすさ（conspicuicy）の概念も理解する必要がある[15]．すなわちまったく同様の異常陰影（信号）があったとしても，その背景が単純か複雑かで病変の目立ちやす

★1　すなわち読影経験の豊富なベテラン診断医は，これらのみにくい病変をより精度よく発見していることになる．画像処理やコンピュータ支援診断では，従来の撮影ではみえない病変がみえるようになったわけではないことに注意すべきである．今後この技術の進歩により，コンピュータによる自動診断への端緒が開ける可能性があるが，当面は診断医の目による診断を補助する段階にとどまるものと考えられる．

★2　光学的濃度
シャウカステンでフィルムの後方から光を当てた場合に，当てた光の10％が透過して人間の目に入るフィルムの濃度が光学的濃度1.0である．

3 左肺尖部肺癌

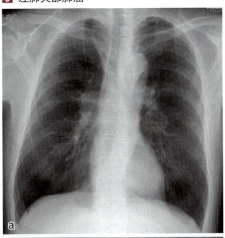

a. 受診4年前の胸部単純撮影：異常陰影を指摘できない．
b. 受診2年前の胸部単純撮影：4年前の単純撮影と比較して，左肺尖部に異常陰影の出現を認める．比較写真がなくとも肺尖部に左右差がある（→）．
c. 受診2年前のCT：左肺尖部に異常陰影がある（→）．
d. 受診時胸部単純撮影：左肺尖部腫瘤が明瞭である（→）．
e. 受診時CT：左肺尖部肺癌を強く疑う所見である（→）．

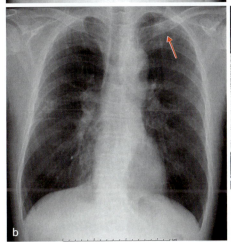
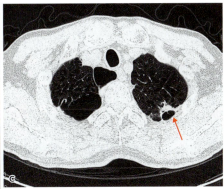
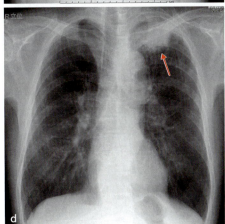
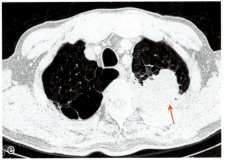

さが異なり病変の発見率に影響を与える．背景陰影の複雑さは雑音に相当するので，信号雑音比が大きいものほど病変が発見しやすいことになる．胸部単純撮影で結節を信号とする場合，最も代表的な雑音は骨陰影や肺血管陰影である（**3**）．肺の異常陰影の検出には，実は骨や肺血管陰影は障害陰影であることに注意しなければならない．

4 結腸癌術後転移

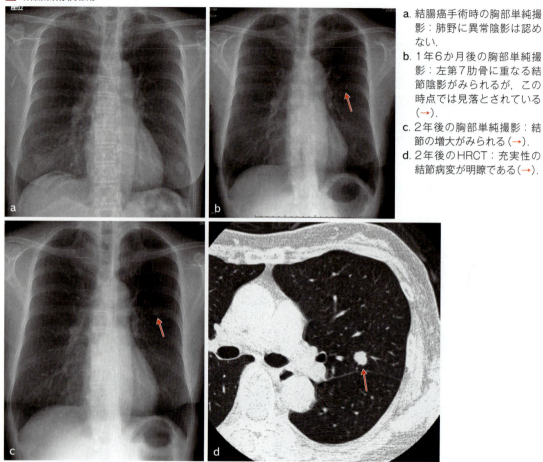

a. 結腸癌手術時の胸部単純撮影：肺野に異常陰影は認めない．
b. 1年6か月後の胸部単純撮影：左第7肋骨に重なる結節陰影がみられるが，この時点では見落とされている（→）．
c. 2年後の胸部単純撮影：結節の増大がみられる（→）．
d. 2年後のHRCT：充実性の結節病変が明瞭である（→）．

- さらに異常陰影の認識に関しては，心理学的側面も考慮しなければならない[16-18]．たとえば複数の病変がある場合，一個の病変を見つけるとそれで満足して，その他の病変を見落とす可能性（error of satisfaction）が指摘されている[19]．

■ 肺野型肺癌
肺野病変の検出
- 肺野結節陰影の検出において，以下に重要な点をいくつかあげる．
- まず第一には，すりガラス濃度からなる陰影や淡い陰影，小さい病変はみえにくいかあるいはみえない点である（**2**）．これは単純撮影が重積像であることや組織間コントラストが落ちることがその原因である．逆に，断層像で組織間コントラストに優れるCT像の有用性が高いことになる．ある意味，現在のX線強度を用いた単純撮影の技術的限界によるものである．
- 低濃度部（縦隔や横隔膜，肋骨に重なる部位）や，肺尖部などでは，結節陰影のみえにくい部位がある点に注意しなければならない（**1 3 ～ 5**）．
- 肺門陰影に重なる肺野に肺結節陰影が存在する場合，結節陰影そのものを発見しにくいことがある．この場合も左右差を比較することが重要になる．肺門陰影は，右に比べて左肺門の位置が一肋間高いが，これを除けばその形，大きさ，透過性はほぼ左右対称である．したがって一側の肺門陰影が，大きい，ある

5 右肺尖部肺癌

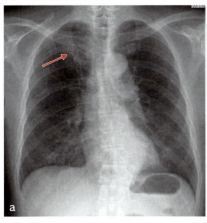
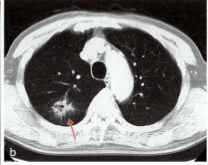

a. 胸部単純撮影：第1肋骨骨肋軟骨接合部の陰影に左右差がみられる．骨肋軟骨接合部の陰影にはvariationが大きいが，この例では左右差が明瞭である（→）．
b. CT：右肺尖部の肺癌を認める（→）．

6 大動脈下リンパ節，左肺門リンパ節腫大

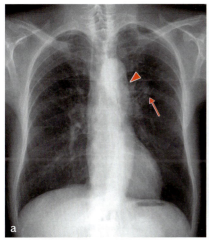
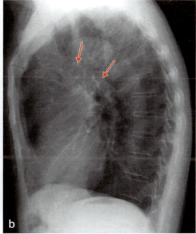
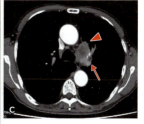

a. 胸部単純撮影正面像：左肺門陰影の拡大（→）と大動脈肺動脈窓の軟部組織陰影（▶）がみられ，右2弓の外方への突出がみられる．
b. 胸部単純撮影側面像：側面像で肺門陰影が濃厚にみえる．
c. 造影CT：大動脈下リンパ節腫大（▶）（第2弓の外方への突出に相当する）および左肺門リンパ節腫大を認める（→）．

いは形状がおかしい，透過性に左右差がある場合には，異常陰影を発見できる契機になる．
- 胸部単純撮影の読影にあたっては，これらの異常陰影がみえにくい状況があることをわかって読影することで，見落としをより減らすことができる．

リンパ節腫大の読影
- 肺門リンパ節腫大の診断においては，正常の肺門陰影（血管陰影）では説明できない異常な陰影があることを見つけなければならない．このためには普段の読影時に正常の肺門陰影

のバリエーションの範囲を診断できるようにしておく必要がある（6～8）．正常の胸部側面像でみられる中間気管支幹後壁が肥厚する所見は，胸部側面像で，肺門リンパ節腫大を発見する契機になることがある[20]（7）．
- 縦隔リンパ節腫大の胸部単純撮影診断の能力はCTには及ばない[21]．胸部単純撮影で検出できるリンパ節は，ある程度のサイズにならないと難しい．また左傍気管リンパ節腫大は，胸部単純撮影では十分な診断はできない．胸部単純撮影で診断できる縦隔リンパ節

7 右中間気管支幹背側のリンパ節腫大と思われる腫瘤

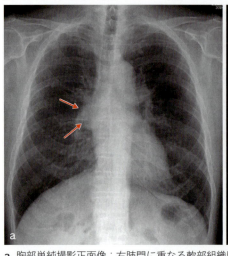
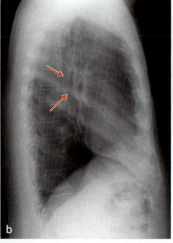
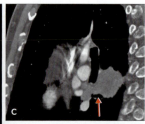

a. 胸部単純撮影正面像：右肺門に重なる軟部組織腫瘤陰影を認める（→）．
b. 胸部単純撮影側面像：右中間気管支幹後壁に接する軟部組織腫瘤陰影がみられる（→）．
c. 造影CT矢状断再構成像：右中間気管支幹後壁に接する軟部組織腫瘤を認める．

8 高安動脈炎の肺病変による肺動脈陰影の縮小

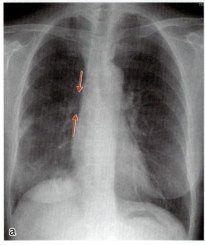
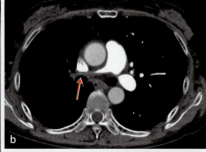
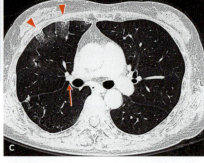

a. 胸部単純撮影正面像：右肺門陰影の縮小を認める（→）．
b. 造影CT：右肺動脈は完全閉塞に近い（→）．
c. 肺野条件CT：右肺門の血管陰影は縮小している（→）．右肺末梢のconsolidation（▶）は肺梗塞によるものと考えられる．

腫大の部位は，右傍気管領域，両側前縦隔領域，分岐部領域などである（ 6 9 ）．これは，リンパ節腫大によって肺と縦隔の境界面が偏移することで，縦隔リンパ節腫大を診断することが多いからであり，左傍気管リンパ節は本来肺の空気と接触をもたず，縦隔と肺の境界面の異常をきたしにくいからである．

- 右傍気管リンパ節腫大は右傍気管線の拡大（4 mm以上）[22]，右前縦隔リンパ節腫大は右傍気管線の拡大を伴わない右傍気管領域の軟部組織腫瘤，左前縦隔から大動脈下リンパ節腫大は大動脈肺動脈窓の突出，分岐部リンパ

9 縦隔リンパ節腫大

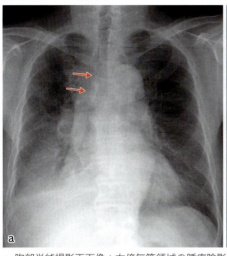
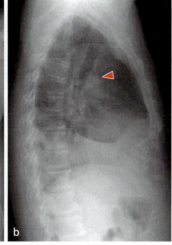
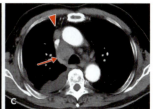

a. 胸部単純撮影正面像：右傍気管領域の腫瘤陰影（右傍気管帯の拡大）（→），右肺門陰影の拡大，右胸水を認める．
b. 胸部単純撮影側面像：気管の前縁から腹側に軟部組織腫瘤陰影を認める（▶）．
c. 造影CT：右傍気管リンパ節（気管の前縁近くから右側の軟部組織腫瘤）（→），右前縦隔リンパ節腫大（上大静脈より腹側の軟部組織腫瘤）（▶）が明瞭で，胸部単純撮影正面像の所見を説明できる．左傍気管リンパ節腫大もみられるが，左傍気管リンパ節は境界面をもたないために胸部正面像では異常所見としては表されない．

10 胃癌転移による癌性リンパ管症

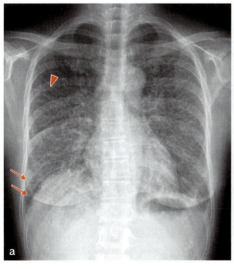
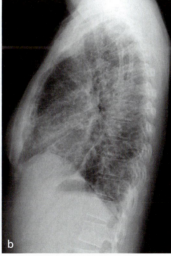

a. 胸部単純撮影正面像
b. 側面像
小葉間隔壁の肥厚によるKerly B線（線状陰影）（→）がみられるが，これらの重畳による網状陰影（C線）（▶）もみられる．

節腫大は右傍食道線の右方偏移や分岐部下の軟部組織腫瘤，右中間気管支幹内側のシルエットの消失，気管分岐角の開大所見などとしてみられる[23]．

遠隔転移の診断

- 胸部単純撮影で診断できる遠隔転移は，肋骨，椎体骨，肺転移などである．血行性転移は，肺野の結節陰影としてみられる．癌性リンパ管症では，気管支血管束の肥厚，小葉間隔壁肥厚（Kerley A, B, C線），網状陰影としてみられる（10）．
- 遠隔転移ではないが，胸膜播種，胸水貯留はしばしばみられる所見である．

11 右肺上葉肺癌，右肺上葉無気肺

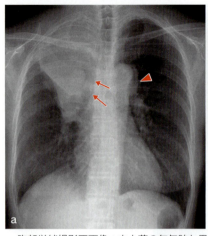
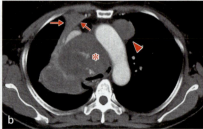
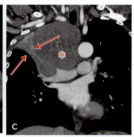

a. 胸部単純撮影正面像：右上葉の無気肺と思われる陰影を認める．右肺門部の腫瘤陰影もみられ，いわゆるGolden S signの像を示している．上大静脈のシルエットが消失している（→）．大動脈肺動脈窓部の軟部組織腫瘤陰影（▶）もみられる．
b. 造影CT：胸部単純撮影で無気肺陰影と思われた陰影の大部分は腫瘤（＊）であることがわかるが，その外側よりに右上葉の無気肺陰影（→）を伴っている．左前縦隔リンパ節腫大（▶）を伴う．
c. 造影CT冠状断再構成像：胸部単純撮影と対比して無気肺の範囲（→）がよくわかる．腫瘤（＊）．

■ 肺門部肺癌

原発巣の診断

- 肺門部肺癌は，亜区域気管支より中枢部の気管支に発生する肺癌である．早期で気管支壁に限局する段階では，肺門部の血管陰影などにも邪魔されて腫瘍そのものは描出されない．腫瘍が徐々に増大し気管支壁を破り，肺門周囲の軟部組織に浸潤してある程度のサイズになると，単純写真でも腫瘍が同定できるようになる．
- 肺門部腫瘤をなるべく早期に見つけるためには，普段の読影時から正常の肺門陰影の形態，大きさ，濃度（透過性）になれ親しんでおく必要がある．

二次変化陰影

- 肺門部肺癌のために，肺癌の発生した気管支の支配領域に無気肺や閉塞性肺炎を生じる．これらを総称して二次変化陰影とよぶ[24]．
- 気管支が閉塞してその末梢に空気が入らなくなると肺の含気が消失し，肺の容積が減少し，無気肺（閉塞性無気肺）を生じる（**11**〜**15**）．無気肺では肺の容積減少が必須の条件である．典型的な大葉性肺炎などの肺胞腔内充填病変では，肺の容積減少はないか，あっても軽度である．
- 無気肺では，罹患肺葉の含気減少による縦隔大血管や心臓，横隔膜のシルエットの消失，無気肺による肺の透過性の低下がみられる．また他肺葉の代償性過膨張や正常構造の偏移も生じる．
- 無気肺が高度で容積減少が極端に強いと，無気肺による肺野の透過性低下やシルエットサインの消失が明瞭でなく，正常構造の偏移や他肺葉の代償性過膨張による透過性亢進が目立つことがあるので，注意を要する．
- 閉塞性無気肺では，無気肺内部に気管支透亮像がない．これに対して，支配気管支が開存しているにもかかわらず生じる無気肺（非閉塞性無気肺：胸水などの圧排，肺実質の荒廃によるものなど）では，無気肺内部に気管支透亮像がみられるのが普通である．
- 一般的にヒトでは，区域間に胸膜がなく肺胞間の交通路であるKohn孔などより，区域枝レベルより末梢の気管支の閉塞では無気肺は

12 右中葉無気肺

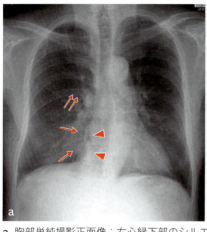
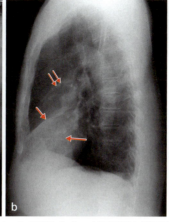
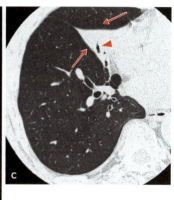

a. 胸部単純撮影正面像：右心縁下部のシルエットの消失（▶）, 右下肺野内側の透過性低下（→）を認める. 右上葉の血管の下方への下垂（⇄）を認める.
b. 胸部単純撮影側面像：心陰影に重なって帯状の陰影（→）を認める. 右上葉の前下方への偏移（⇄）を認める.
c. HRCT：右中葉の無気肺（→）がみられ, その内部にわずかの気管支透亮像（▶）を認める.

13 右肺下葉無気肺

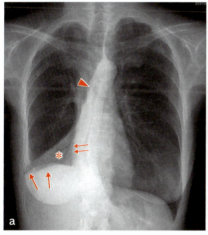
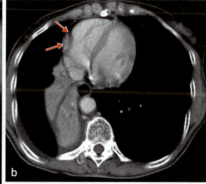
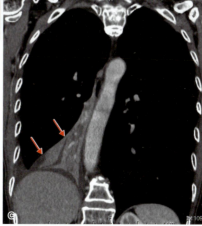

a. 胸部単純撮影正面像：右横隔膜のシルエットが不明変化し（→）, 右中下肺野内側に透過性低下（＊）がみられるが, 右心縁下部のシルエットは明瞭（⇄）で, 右中葉の含気は保たれていることがわかる. 右中葉, 上葉は過膨張を示し, 含気のある肺の透過性は亢進している. また右主気管支の走行はより垂直に近く（▶）, 内側下方への偏移を考える.
b. 造影CT：無気肺に陥った肺の内部に気管支透亮像は認めない. 右心縁は右中葉の含気肺に接しており右心縁のシルエットが保たれている理由を説明できる（→）.
c. 造影CT冠状断再構成像：冠状断再構成像で, 無気肺となった右肺下葉の広がりがよくわかる（→）. また右横隔膜のシルエットが消失していることがよく説明できる.

14 左上葉無気肺

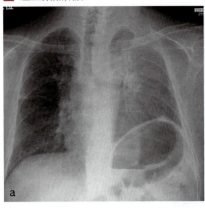
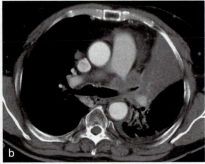

a. 胸部単純正面像：左心縁のシルエットが消失し心陰影が不明瞭となっている．また左肺の透過性が低下，左肺容積の減少もみられる．
b. 造影CT：左上葉気管支の狭窄・閉塞がみられ，左主気管支から上葉気管支周囲の軟部組織腫瘤も明瞭である．無気肺となった左上葉は心陰影左縁に接しており，シルエットの消失をよく説明できる．

15 左下葉無気肺

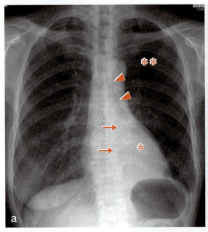
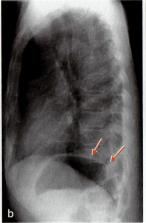
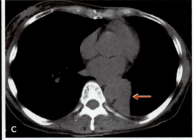

a. 胸部単純撮影正面像：下行大動脈のシルエットの消失（→），無気肺に陥った左下葉による心陰影に重なる肺野の透過性低下（＊），左主気管支の走行の内側下方への偏移（▶）がみられる．過膨張した左上葉により左肺は透過性が亢進してみえるが（＊＊），左肺は全体として容積減少を示す．
b. 胸部単純撮影側面像：左横隔膜後部のシルエットが消失している（→）．
c. CT：左肺下葉の高度の無気肺がみられる（→）．

起こりにくく（もちろん区域性無気肺は生じうる），閉塞性無気肺は葉単位で起こしやすい．気管支の閉塞が不完全であると，空気はその末梢に入るが出て行かないといういわゆるcheck valve機構が起きることがあり，この場合は罹患肺の含気増加，容積増加過膨張が生じる（閉塞性肺気腫）．また気管支の閉塞が完全でなくてもその末梢に感染あるいは非感染性の肺炎（golden pneumonia）を生じうる．この場合は，無気肺と異なり，罹患肺の容積減少は軽度で，気管支透亮像がみられる．

- 50歳以上の患者で，中枢部気管支の閉塞の最も多い原因は肺癌であることを考えると，高齢者の繰り返す同一部位の肺炎や無気肺の場合は，常に肺門部肺癌の可能性を考慮すべきである．

リンパ節腫大と遠隔転移

- 肺野型肺癌に準じて行うが，肺門部肺癌では，肺門部リンパ節は原発巣と一塊になってリンパ節として同定できないこともまれではない．

16 肺気腫合併肺線維症

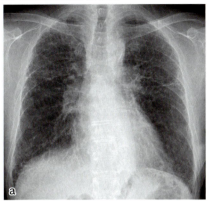
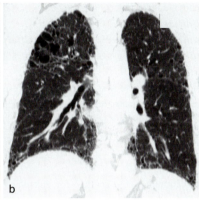

a. 胸部単純撮影正面像：両肺に網状陰影が広がっている．
b. CT冠状断再構成像：上肺のブラ，肺気腫と下肺優位の胸膜下網状陰影，蜂巣肺を認める．このような例では肺癌の合併に注意すべきである．

合併症診断

- 肺気腫や間質性肺炎，じん肺のように慢性破壊性病変が存在すると肺癌の発生率が高くなる．肺気腫では，肺容積の増加，透過性の亢進，横隔膜の低位平坦化，側面像での胸骨後部の透過性亢進，肺野血管陰影の減弱などがみられる．慢性経過の間質性肺炎では，下肺優位の網状陰影，蜂巣肺などがその主な所見となる．肺気腫と間質性肺炎が合併する場合には，肺癌の発生頻度が非常に高いことが知られており，いっそうの注意が必要である（**16**）．
- 既存の肺結核が肺癌のリスクになるかどうかの結論は得られていないが，少なくとも肺結核などの先行病変が存在すると新たな異常陰影が生じても陰影の解析が複雑になり，その診断が難しくなることは事実である．アスベスト曝露も肺癌のリスク因子になるので，胸膜プラークの有無にも注意する．胸膜プラークは，側胸壁や横隔膜胸膜に好発し，しばしば石灰化する

（酒井文和）

文　献

1) Tsubamoto M, et al. Detection of lung cancer on chest radiographs：analysis on the basis of size and extent of ground-glass opacity at thin-section CT. Radiology 2002；224：139-44.
2) Wu MH, et al. Features of non-small cell lung carcinomas overlooked at digital chest radiography. Clin Radiol 2008；63：518-28.
3) Kim TS, et al. Detection of pulmonary edema in pigs：storage phosphor versus amorphous selenium-based flat-panel-detector radiography. Radiology 2002；223：695-701.
4) Shiraishi J, et al. Computer-aided diagnosis to distinguish benign from malignant solitary pulmonary nodules on radiographs：ROC analysis of radiologists' performance—initial experience. Radiology 2003；227：469-74.
5) Ishigaki T, et al. One-shot dual-energy subtraction imaging. Radiology 1986；161：271-3.
6) Kido S, et al. Clinical evaluation of pulmonary nodules with single-exposure dual-energy subtraction chest radiography with an iterative noise-reduction algorithm. Radiology 1995；194：407-12.
7) Li F, et al. Small lung cancers：improved detection by use of bone suppression imaging—comparison with dual-energy subtraction chest radiography. Radiology 2011；261：937-49.
8) Freedman MT, et al. Lung nodules：improved detection with software that suppresses the rib and clavicle on chest radiographs. Radiology 2011；260：265-73.
9) Schalekamp S, et al. Computer-aided detection improves detection of pulmonary nodules in chest radiographs beyond the support by bone-suppressed images. Radiology 2014；272：252-61.
10) Kakeda S, et al. Improved detection of lung nodules by using a temporal subtraction technique.

Radiology 2002 ; 224 : 145-51.
11) Tsubamoto M, et al. Temporal subtraction for the detection of hazy pulmonary opacities on chest radiography. AJR Am J Roentgenol 2002 ; 179 : 467-71.
12) Johkoh T, et al. Temporal subtraction for detection of solitary pulmonary nodules on chest radiographs : evaluation of a commercially available computer-aided diagnosis system. Radiology 2002 ; 223 : 806-11.
13) Abe H, et al. Computer-aided diagnosis in chest radiography : results of large-scale observer tests at the 1996-2001 RSNA scientific assemblies. Radiographics 2003 ; 23 : 255-65.
14) Kundel HL, Revesz G. The influence of film density on the radiologic detection of lung lesions. Invest Radiol 1977 ; 12 : 199-200.
15) Kundel HL, Revesz G. Lesion conspicuity, structured noise, and film reader error. AJR Am J Roentgenol 1976 ; 126 : 1233-8.
16) Krupinski EA, et al. A perceptually based method for enhancing pulmonary nodule recognition. Invest Radiol 1993 ; 28 : 289-94.
17) Revesz G, Kundel HL. Psychophysical studies of detection errors in chest radiology. Radiology 1977 ; 123 : 559-62.
18) Manning DJ, et al. Detection or decision errors ? Missed lung cancer from the posteroanterior chest radiograph. Br J Radiol 2004 ; 77 : 231-43.
19) Samuel S, et al. Mechanism of satisfaction of search : eye position recordings in the reading of chest radiographs. Radiology 1995 ; 194 : 895-902.
20) Revert A, et al. Measurement of the posterior wall of the intermediate bronchus. Diagnostic value. J Radiol 1990 ; 71 : 97-101.
21) Whitten CR, et al. A diagnostic approach to mediastinal abnormalities. Radiographics 2007 ; 27 : 657-71.
22) Müller NL, et al. Paratracheal lymphadenopathy : radiographic findings and correlation with CT. Radiology 1985 ; 156 : 761-5.
23) Müller NL, et al. Subcarinal lymph node enlargement : radiographic findings and CT correlation. AJR Am J Roentgenol 1985 ; 145 : 15-9.
24) Rosado-de-Christenson ML, et al. Bronchogenic carcinoma : radiologic-pathologic correlation. Radiographics 1994 ; 14 : 429-46.

原発性肺癌の診断

画像診断
胸部CT

はじめに

- 胸部CTは肺癌の診断と病期分類（特にT因子とN因子の判断）において非常に大きな役割をもつ．
- 診断には，画像上の特徴（典型・非典型所見，サイズ，境界・辺縁の性状，内部濃度，周囲肺の性状，経時的変化）と，鑑別疾患についての知識が必要である．
- また，cT因子，cN因子の判定基準に関する知識を整理しておく必要がある．
- 撮影時にはいくつかの注意点が存在する．すなわち，近年ほとんどの施設においてマルチスライスCTで撮影が行われ，フィルムではなく液晶モニターで読影されており，再構成関数やCT画像を表示する際のウィンドウ幅・ウィンドウレベルにより画質が大きく変化するため，再現性の観点から撮影時・読影時にはいくつかの点について注意が必要である．それらを **1** に記す[1]．
- 以上の点を踏まえて，区域気管支より末梢に生じる末梢型肺癌と，より近位部に生じる中枢型肺癌に分けて，CT診断のポイントを解説する．

末梢型肺癌

- 原発性肺癌の約40％が末梢型である．原発性肺癌の多くは孤立性結節・腫瘤の形態をとるが，非典型的所見として肺尖部胸膜肥厚（apical cap）に似る肺尖部胸壁浸潤肺癌（superior sulcus tumor），肺炎に似る浸潤性粘液腺癌，既存の気腫や線維化部分に生じ，さまざまな形態をとる原発性肺癌などがあげられる．

1 胸部CTの撮影に関する注意点

撮像範囲	喉頭の輪状軟骨下縁〜横隔膜背側の肺を十分含める．
呼吸条件	吸気で十分に呼吸停止した状態
field of view（FOV）	患者の体格に合わせ適切に設定
管球電圧・電流	被爆量を考慮し必要最小限にとどめ，auto exposure control（AEC）や逐次近似法による再構成法などを適宜適応する．
スライス幅・再構成間隔	スライス幅≦5 mm，再構成間隔≦5 mmとする．
再構成関数と画像表示	＜縦隔条件＞ ・縦隔関数standard algorithmを用いる． ・ウィンドウ幅350 HU，ウィンドウレベル0〜50 HU ＜肺条件＞ ・高周波強調関数を用いる． ・ウィンドウ幅1,500 HU，ウィンドウレベル−500〜−650 HU
高分解能CT（HRCT）	撮影の目安：病変の最大径≦3 cmの場合，すりガラス型の場合． 呼吸条件：1回の息止めで連続撮影を行う． スライス幅・再構成間隔：スライス幅≦2 mm，再構成間隔≦2 mmとする． 拡大再構成：FOVは片肺表示でおおよそ20 cmに設定し，経過観察の際は一定のFOVを用いることが望ましい． 画像表示：ウィンドウ幅1,500 HU，ウィンドウレベル−500〜−650 HU

（日本肺癌学会編．臨床・病理 肺癌取扱い規約．第8版．金原出版；2017[1]を参考に作成）

2 孤立性結節・腫瘤の鑑別疾患

血管性	肺動静脈奇形，肺動脈瘤，肺静脈瘤，肺梗塞
感染性	細菌性（円形肺炎，肺膿瘍，敗血症性肺塞栓，アクチノミセス，ノカルジア），肉芽腫性感染症（抗酸菌，真菌，寄生虫）
腫瘍性	肺癌，カルチノイド，悪性リンパ腫，転移性肺腫瘍（悪性黒色腫，肺良性転移性平滑筋腫など），過誤腫，硬化性血管腫，炎症性筋線維芽細胞腫
吸入性	珪肺
先天性	気管支嚢胞，気管支閉鎖症，肺分画症
アレルギー・免疫性	多発血管炎性肉芽腫症，リウマチ結節，サルコイドーシス，好酸球性肺炎など
その他	器質化肺炎，円形無気肺，肺内リンパ節，アミロイドーシスなど

■孤立性結節・腫瘤

- 孤立性結節とは，外周の2/3以上が肺実質に囲まれた球形の陰影（3 cm以下）と定義され[2]，3 cmを超えた場合は腫瘤とよばれる．
- 孤立性結節・腫瘤の鑑別疾患一覧を**2**に記す．多くの鑑別疾患があるが，実際には孤立性結節・腫瘤の95％は悪性腫瘍（原発性，転移性），肉芽腫性感染症（特に抗酸菌，真菌），良性腫瘍（過誤腫など）のいずれかである．
- 基礎に癌をもつ症例に孤立性結節を認めた場合，それが原発性か転移性かの可能性は既知の癌の原発部位により異なる．頭頸部・膀胱・乳腺・子宮頸部・胆管・食道・卵巣・前立腺・胃癌の場合は転移よりも原発性肺癌の可能性が高く，唾液腺・副腎・大腸・腎・甲状腺・子宮体癌の場合は原発性・転移性の可能性はほぼ同等であり，悪性黒色腫，肉腫，精巣腫瘍の場合は転移性肺腫瘍の可能性が高い[3]．
- 原発性肺癌の診断に重要なCT画像上の特徴は，サイズ，境界・辺縁の性状，内部濃度，周囲肺の性状，経時的変化などである．以下にそれぞれについて解説する．

サイズ

- 1 cm以下の場合は良性の可能性が高く，3 cmを超えると悪性の可能性が高い[4]．
- 結節が充実性かつ1 cm以下で扁平状（縦横比＞1.78）の場合は，良性の可能性が高い[4,5]．特に4 mmより小さい場合は，喫煙歴の有無にかかわらず悪性の確率は1％以下と報告されている[5]．
- 3 cm以上の腫瘤で原発性肺癌，転移性肺腫瘍以外の鑑別疾患は少なく，多発血管炎性肉芽腫症（granulomatosis with polyangiitis：GPA），肺化膿症，円形肺炎，円形無気肺，リンパ腫，包虫嚢胞（エキノコックス症）などである．

境界・辺縁の性状

- 病変部と正常肺との移行部分が「境界」であり，「明瞭」と「不明瞭」に分けられる．境界が不明瞭な場合は炎症性疾患のことが多い（**3**）．境界が明瞭な場合に，境界部分を線で結んだものが「辺縁」であり，「整／平滑」「分葉状」「鋸歯状」などに分けられる．
- 辺縁が整・平滑な場合は，過誤腫，肉芽腫，カルチノイド，硬化性血管腫，転移性肺腫瘍などの可能性が高まるが，原発性肺癌でもまれにみられる（**4**）．
- 分葉状の辺縁は病変の増大が不均一であることを示す所見で，既存構造（血管や気管支など）による発育の妨げや，腫瘍内部の収縮性変化が原因といわれている（**5**）．原発性肺癌で頻度が高い．
- 鋸歯状の辺縁（spiculation，辺縁から周囲に向かって棘状に突出し胸膜に達しない陰影）も原発性肺癌の可能性が高く，特に「放線冠」（corona radiata，辺縁から周囲肺に放散する無数の線状の陰影）とよばれる所見は原発性肺癌の最も特徴的な所見である[6]（**6**）．この所見は腫瘍が周囲間質に沿って浸潤していることを示し，spiculationを伴う腺癌はそうでない場合と比べ予後不良とされる[7]．ただし，放線冠は感染性肉芽腫や慢性炎症性疾患（器質化肺炎や気管支原性肉芽腫症など）で

３ 境界について

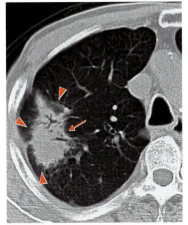

境界が明瞭な部分（→）と不明瞭な部分（▶）が混在する．本症例は細菌性肺炎であった．

４ 辺縁平滑な腫瘤（カルチノイド）

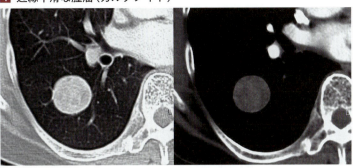

５ 分葉状の辺縁

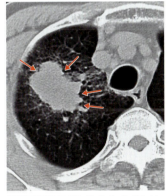

腫瘤の辺縁に切れ込み（→）が入り，分葉状となる．周囲のすりガラス状陰影は，CT halo signとよばれる（p.47参照）．

６ 放線冠

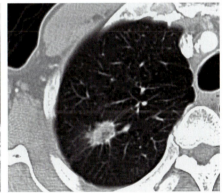

- も認められることがあり注意を要する．
- 胸膜陥入像（結節から胸膜に達する線状影）も原発性肺癌の診断において重要な所見であるが，肉芽腫性疾患でも認められるため注意する（７）．また，深い胸膜陥入像を呈し胸膜と腫瘍のあいだに過膨張肺が介在する所見を"pit-fall sign"とよぶ．このようなケースでは，実際には腫瘍は胸膜直下に達していることが多いため注意する[8)]（８）．
- 区域支もしくは亜区域支に生じた肺癌により，その末梢気管支に分泌物が貯留し気管支が拡張すると，V字もしくはY字に分岐した陰影が生じることがある（gloved finger sign）（９）．
- "feeding vessel sign"は，末梢の肺動脈が結節影に直接流入しているようにみえる所見であり，血行性転移を示唆するといわれるが，炎症性疾患でもみられる．また，肺静脈への浸潤は原発性肺癌を示唆することが報告されている．

7 胸膜陥入像

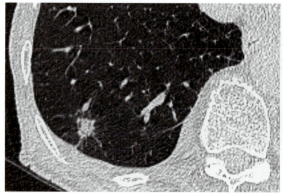

本症例は炎症性変化であった．

8 pit-fall sign

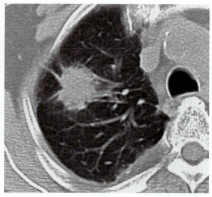

原発性肺癌（腺癌）の症例．CT上は胸膜から離れているようにみえるが，実際には腫瘍は臓側胸膜に達していた．

9 gloved finger sign

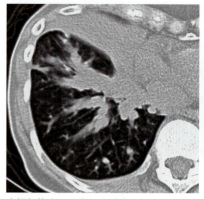

中枢気管支に発生した肺癌のため，中葉の無気肺と，下葉気管支の粘液栓によるgloved finger signを呈している．

10 すりガラス型（a）と部分充実型（b）

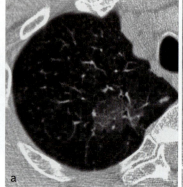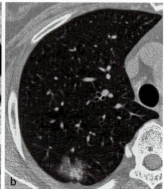

内部濃度

- 病変はその吸収値により，充実成分（solid part，病変内部の肺血管が同定困難な程度の高い吸収値）とすりガラス成分（ground glass part，病変内部の肺血管が描出可能な程度の淡い吸収値）に分類される．次に，その組み合わせのパターンから，すりガラス型（pure ground glass type），部分充実型（part solid type），充実型（solid type）の3型に分類される（10）．すりガラス成分の判定には，高分解能CT（HRCT）を用いるべきである．
- その他の内部所見として，石灰化，脂肪，空洞がある．以下に各所見について解説する．

すりガラス成分：

- lepidic（鱗状）パターンの腺癌，出血，浮腫，炎症などを示す．すりガラス型病変の鑑別疾患は，lepidicパターンの腺癌，異型腺腫様過形成，肺炎，限局性線維化などがあげられる．
- 1cm以下のすりガラス型病変では，浸潤性腺癌の可能性は低い．3cm以下の末梢型肺癌の検討では，すりガラス成分が50％以上の場合，リンパ節転移や血管浸潤の頻度が低く，予後も良好と報告されている[7]．
- すりガラス成分が多いほど，増大速度も低いと報告されている[9]．

11 気管支透亮像（a），気管支の途絶（b），bubble-like lucencies（c）

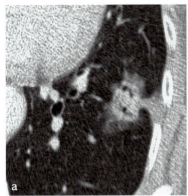 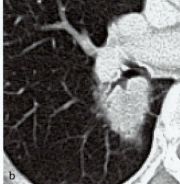 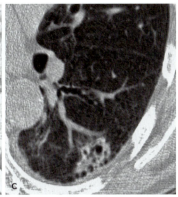

12 空洞を伴う腺癌（a）と，囊胞状の陰影を呈した低分化扁平上皮癌（b）　　**13** air crescent sign

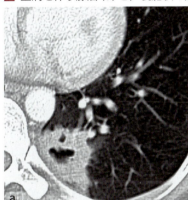 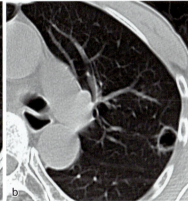 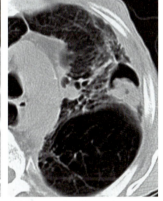

本例はアスペルギルス症．

気管支透亮像，泡沫状陰影：
- 気管支透亮像（air bronchogram）は，良悪性疾患のいずれにおいても認められ，特に原発性肺癌，リンパ腫，肺炎，無気肺などに多い．
- 陰影内に入る気管支が途絶する所見（CT bronchus sign）は，扁平上皮癌で多くみられる[10]．
- 囊胞状や泡沫状の透亮像（bubble-like lucencies）は，病変内に開存している小気管支によると考えられており，lepidicパターンの腺癌[10]やリンパ腫に多く認められる．
- 鑑別疾患はサルコイドーシス，円形肺炎，器質化肺炎である（**11**）．

空洞：
- 肺陰影内に空気を含む所見であり，さまざまな疾患で認められる（**12**）．胸部単純X線写真の研究では，末梢型肺癌の約16%で空洞が認められると報告されており，CTではその頻度はより高くなる[11]．
- 組織型では，空洞を生じる肺癌の約80%が扁平上皮癌とされ，小細胞肺癌ではほとんど空洞化がないとされる[12]．
- 肺化膿症を含む良性疾患では一般的に壁が薄く整であり，悪性疾患ではその逆（壁は厚く不整）であることが多い．Woodringらは，空洞壁の最も厚い部分が4mm以下の場合は94%が良性，4～16mmの場合は良悪性がおよそ50%ずつ，16mm以上の場合は90%が悪性であったと報告している[13]．
- 臨床的に鑑別が難しい疾患としては，慢性炎症性疾患である真菌症（わが国ではクリプト

14 さまざまな石灰化

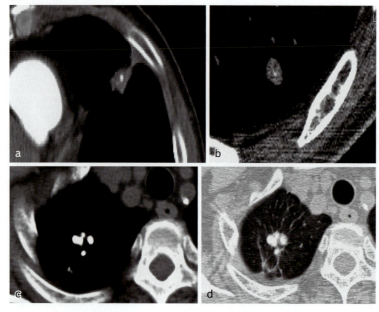

腺癌（a）と過誤腫（b）にみられた点状石灰化，肉芽腫にみられたポップコーン状の石灰化（c, d）．

コックス症），GPA，リウマチ結節などがあげられる．

- 結節内部の空気が三日月状にみえる所見を"air crescent sign"もしくは"air meniscus sign"とよぶ（⓭）．これは結節の内部が部分的に壊死した際や，空洞内に結節が生じた際に生じる．多くは真菌症，特にアスペルギルス症によるものであるが，他の原因として肺化膿症，悪性腫瘍，血腫（原因として結核，肺裂傷，肺梗塞など），包虫嚢胞などがあげられる．

石灰化：

- CTで200 Hounsfield units（HU）以上のCT値を示す部位が認められたら，石灰化を疑う．石灰化を伴う結節は良性病変の可能性が高いが，原発性肺癌でも6～10％に石灰化が認められると報告されており[4,14]（⓮），鑑別診断から外すことはできない．
- 原発性肺癌における石灰化は，内部の壊死による異栄養性石灰化（dystrophic calcification）が主な病態と考えられており，いずれの組織型でも生じる[15]．
- 石灰化にはいくつかのパターンがあり，中心性（層状）石灰化やびまん性石灰化は感染性

肉芽腫（抗酸菌，真菌など）の可能性が高い．

- ポップコーン状石灰化[★1]は軟骨の存在を示唆するものであり，過誤腫（約1/3でみられる）や軟骨腫の典型的所見である．
- 点状石灰化は良悪性いずれも含むさまざまな病変[★2]で認められるが，原発性肺癌ではまれである．ただし大細胞神経内分泌癌や，既存の石灰化部位に肺癌が重なって発生する場合などではこの所見が認められることがあり，注意を要する[9,16]．
- 微細な石灰化は粘液産生性腺癌（大腸や卵巣など）でみられる．
- 偏心性石灰化の場合は，腫瘍や肉芽腫の可能性を考える．

脂肪：

- CTで結節内に－40 HU～－120 HUのCT値を示す部位が認められたら，脂肪を疑う．この際，近接する空気領域を含まないようにし

★1　ポップコーン状石灰化
ランダムに分布し一部が重なるような石灰化で，リング状の石灰化も伴う．

★2　肉芽腫，過誤腫，アミロイドーシス，カルチノイド，転移性肺腫瘍（大腸癌，卵巣癌，甲状腺癌，骨肉腫など）．

て判断することが重要である．
- 脂肪が認められた場合は，疾患頻度からほぼ過誤腫（60％にみられる）と考えてよく，鑑別疾患はリポイド肺炎，転移性脂肪肉腫，腎細胞癌である．

造影剤増強効果：
- 良性病変と比較し悪性病変は血管新生が多く，造影剤増強効果が高い[17,18]．原発性肺癌の多くは，造影剤投与後に15 HUのCT値上昇を認め，これをカットオフ値とした場合の良悪判定能は感度98％，特異度58％と報告されている[18]．
- ただし，内部壊死を伴う原発性肺癌や浸潤性粘液産生性腺癌では造影剤増強効果が乏しく，一方で炎症性病変（肉芽腫や器質化肺炎など）や肺内リンパ節は悪性腫瘍と同様の造影剤増強効果を呈するため，注意が必要である．

周囲の性状

CT halo sign：
- 結節周囲のすりガラス状陰影を示す（5）．出血，炎症，浮腫を示唆する所見であり，侵襲性アスペルギルス症が最も有名である．
- 鑑別疾患は，原発性肺癌，転移性肺腫瘍（血管肉腫，絨毛癌），感染症では真菌症（カンジダ，クリプトコックス，コクシジオイデス），結核，ウイルス感染症（サイトメガロウイルス，単純ヘルペス），そのほかに好酸球性肺炎，GPA，カポジ肉腫などがあげられる．

近接する骨への浸潤・破壊：
- 原発性肺癌が最も多く，アクチノミセス，結核，真菌症などもまれに起こす．

経時的変化
- 肺癌はその組織型にもよるが，容積倍加（＝直径で26％の増加）時間の平均値は4.2〜7.3か月と報告されている．容積倍加時間が18か月以上のslow growthな場合は肉芽腫，過誤腫，カルチノイド，円形無気肺などの可能性があり，1か月以内のrapid growthな場合は感染症，肺梗塞，リンパ腫，転移性肺腫瘍（胚細胞腫や肉腫など）の可能性が高くなる[5]．
- 一般的には孤立性結節のサイズが2年以上変わらない，もしくは縮小する場合には良性の可能性が高く，フォローアップが推奨されている．しかし，腫瘍内の細胞成分は均一ではなく同じ速度で増大するわけではなく，またlepidicパターンの腺癌で容積倍加時間が約1,300日に至るケースも報告されており[9]，容積倍加速度に基づく判断には常に注意が必要である．

マネージメント
- 臨床所見と画像所見を組み合わせて判断する．慢性関節リウマチ，GPA，エキノコックス症，原発性肺癌などによる肺外所見の検討は重要である．
- 3 cm以上の腫瘤影は肺癌の疑いが強く，良性疾患であることを証明する特徴的な所見がない限り，生検を検討すべきである．1〜3 cmの結節影の場合，前述した陰影の性状（特に良性パターンの石灰化と脂肪成分の有無）の検討と，過去の画像所見があれば経時的変化の検討を行う．
- 経過観察を行う場合，2回目は1〜3か月後に，その後は6〜12か月ごとにCTを撮影し，合計24か月は変化がないことを確認する[19]．日本CT検診学会の提唱する『低線量CTによる肺がん検診の肺結節の判定基準と経過観察の考え方．第4版』[20]も参考にする．

■非典型的所見：非結節性病変
- 非典型的所見として，肺尖部胸膜肥厚（apical cap）に似る肺尖部胸壁浸潤肺癌（superior sulcus tumor）（15），肺炎に似る浸潤性粘液産生性腺癌（16），既存の気腫や線維化部分に生じてさまざまな形態をとる原発性肺癌（17）などがあげられる．
- 浸潤性粘液産生性腺癌が代表的で，肺炎様の均等影とすりガラス状陰影が組み合わさった陰影を呈する．器質化肺炎を伴う肺癌や悪性リンパ腫が鑑別疾患である．気管支透亮像，bubble-like lucencies，CTアンギオグラムサインを伴うことが多い．

15 肺尖部胸壁浸潤肺癌

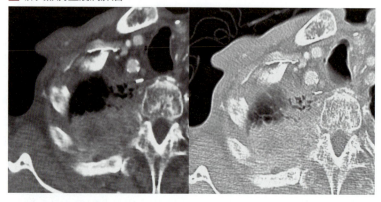

16 浸潤性粘液産生性腺癌

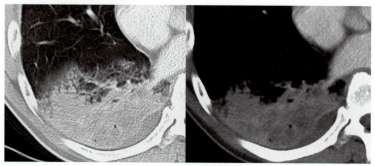

17 肺気腫に合併した肺癌　**18** Golden S sign

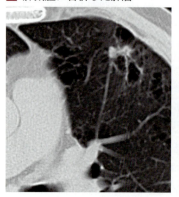
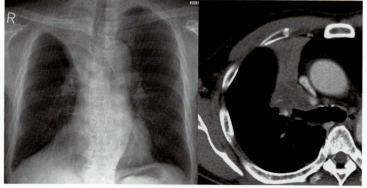

中枢型肺癌

- 中枢型病変の重要な画像所見は，腫瘤，肺門部の拡大とその遠位部の無気肺，均等影である．
- 中枢気管支を閉塞する原発性肺癌で最も多いのは扁平上皮癌である．中枢気管支が閉塞すると，末梢側に無気肺や分泌物の貯留，感染等による均等影といった二次性陰影を生じる．
- 肺胞マクロファージが集積し，内因性リポイド肺炎（golden pneumonia）を生じることもある．
- Golden sign[★3]がみられる場合（**18**），一つの肺葉に限局した肺炎，肺炎を生じている肺

★3　Golden S sign
右肺門部の腫瘤によって右上葉支が閉塞し上葉の無気肺を合併した状態で，肺門部腫瘤と無気肺の下縁が連なり逆S字型を呈する所見．

19 原発性肺癌以外の肺原発腫瘍の画像所見

腫瘍	臨床的特徴	CT所見	文献
カルチノイド	・肺腫瘍の1〜2% ・40〜50歳代に多い ・60%が中枢気道（肺門型），40%が亜区域支より末梢の気管支に発生 ・閉塞性肺炎を生じやすい ・定型的カルチノイドが80〜90%（喫煙と関連なし），非定型的カルチノイドが10〜20%（喫煙と関連あり）	・辺縁平滑な球状の結節 ・30%に点状の石灰化 ・粘液栓，閉塞性肺炎などを伴う ・均一で高い造影剤増強効果（30 HU以上の上昇）	・Modlin IM, et al. Cancer 2003 ; 97 : 934-59 ・Magid D, et al. J Comput Assist Tomogr 1989 ; 13 : 244-7
腺様嚢胞癌	・肺腫瘍の1%未満 ・40〜50歳代に多い ・中枢気管支（気管支・主気管支・葉気管支まで）に多い ・喫煙との関連性はない	・中枢気管支の壁不整（内腔ではなく外側）や気管支内の結節・腫瘤 ・横断像では気管支壁の粘膜下に沿って半周〜全周性に肥厚し，頭尾方向に進展する ・造影剤増強効果は低い	・Moran CA, et al. Cancer 1994 ; 73 : 1390-7. ・Lee KS, et al. Radiographics 1997 ; 17 : 555-70 ・Kim TS, et al. AJR Am J Roentgenol 2001 ; 177 : 1145-50
粘表皮癌	・肺腫瘍の0.1〜0.2% ・30〜40歳代 ・主気管支〜区域気管支に多い ・喫煙との関連性はない ・閉塞性肺炎を生じやすい	・気管支粘膜上皮下に結節を形成し，気管支内腔に突出する ・辺縁平滑な球状の結節 ・点状の石灰化を伴うことあり ・不均一な造影剤増強効果（カルチノイドとの鑑別点）	・Ishizumi T, et al. Lung Cancer 2008 ; 60 : 125-31 ・Kim TS, et al. Radiology 1999 ; 212 : 643-8
悪性リンパ腫	・肺原発悪性リンパ腫は肺腫瘍の1%以下		
・MALTリンパ腫	・肺原発悪性リンパ腫の約70%	・結節や斑状影が主体だが，すりガラス状結節などさまざまな形態をとる．また，多発することがある ・内部に気管支透亮像，bubble like lucencies，CTアンギオグラムサインなどを伴うことが多い ・周囲に微細な粒状影，小葉間隔壁肥厚，すりガラス状陰影を伴うことあり	・Vincent JM, et al. J Comput Assist Tomogr 1992 ; 16 : 829-31 ・Kinsely BL, et al. AJR Am J Roentgenol 1999 ; 172 : 1321-6 ・Ooi GC, et al. Clin Radiol 1999 ; 54 : 438-43
・他の肺リンパ腫	・肺原発びまん性大細胞性B細胞性リンパ腫 ・続発性	・コンソリデーションを呈することが多いが，結節・腫瘤状の場合も報告されており，原発性肺癌との鑑別は困難 ・Hodgkin病＞非Hodgkinリンパ腫 ・多発する境界不明瞭な腫瘤影やコンソリデーションが多い ・内部に気管支透亮像や，CTアンギオグラムサインなどを伴うことが多い ・肺門・縦隔リンパ節腫大や胸水貯留などを伴うことが多い	・Honda O, et al. AJR Am J Roentgenol 1999 ; 173 : 71-4 ・Lewis ER, et al. AJR Am J Roentgenol 1991 ; 156 : 711-4
肺原発肉腫	・癌肉腫，軟骨肉腫，滑膜肉腫，平滑筋肉腫，線維肉腫，ユーイング肉腫など ・肺動脈内膜肉腫	・CTによる肺癌との鑑別は困難 ・肺動脈内腔の腫瘍（低吸収値）で血栓様の所見を呈するが，軽度造影されることや肺動脈自体は通常の太さであることが鑑別点	・楠本昌彦．肺癌2015 ; 55 : 1037-44

（次頁につづく）

19 つづき

過誤腫	・肺良性腫瘍の約70% ・40歳以上の男性に多い ・軟骨・上皮・脂肪組織などが混在 ・無症状のことが多い	・辺縁平滑な球状の結節 ・肺末梢に多く，気管支との関連はあまりない ・ポップコーン状の石灰化（30%）が特徴的 ・内部に脂肪組織濃度を確認できれば確定診断可能だが，頻度は低い ・造影剤増強効果は乏しい ・緩徐な増大を示す	・Tazelaar HD. Thurlbeck's Pathology of the Lung. Thieme；2005 ・Siegelman SS, et al. Radiology 1986；160：313-7
硬化性肺細胞腫	・40歳代の女性に多い（80%以上） ・Ⅱ型肺胞上皮細胞への分化傾向を示す良性腫瘍 ・無症状のことが多い	・辺縁平滑な球状の結節 ・肺末梢に多く，気管支との関連はあまりない ・内部に微細な石灰化を伴うことあり ・周囲肺に囊胞状の変化を伴うことがある ・造影剤増強効果は高い．特にダイナミックCTでは急速に100 HUを超える造影剤増強効果を認める	・中谷行雄ら．病理と臨床 1996；14：172-80 ・Chung MJ, et al. AJR Am J Roentgenol 2006；187：430-7 ・Takatani H, et al. AJR Am J Roentgenol 2007；189：W26-8

20 局在の記載

側	右，左
葉	上，中，下
区域	S^{1-10}
気道の場合	気管，主気管支，中間幹，上葉支，中葉支，下葉支，B^{1-10}

（日本肺癌学会編．臨床・病理 肺癌取扱い規約．第8版．金原出版；2017[1]を参考に作成）

葉が膨張している場合（中枢気管支閉塞に伴う分泌物貯留による所見で，"drowned lobe"とよばれる），気管支の狭窄がある場合，2週間以上改善しない限局性の肺炎，同じ部位に短期間に再発する肺炎等の場合は，中枢束気管支の腫瘍を疑う．

● このような陰影内部には分泌物が貯留し拡張した気管支が認められ，造影CTでより明らかとなる．中枢部の腫瘍と末梢側の二次性陰影である無気肺や均等影の境界を明確にすることは難しいが，放射線照射を検討する際には重要となる．造影CTの早期相が有用であり，二次性陰影は造影剤増強効果が高く，腫瘍は低い[21]．

原発性肺癌以外の肺原発腫瘍

● 比較的特徴的な画像所見を呈するカルチノイド，腺様嚢胞癌，過誤腫，硬化性肺細胞腫，肺動脈内膜肉腫や，原発性肺癌と鑑別が困難な粘表皮癌，悪性リンパ腫，肉腫などが存在する．いずれも頻度は高くないものの，重要な鑑別疾患であるため知識を整理しておく必要がある．臨床的特徴と画像所見を **19** に示す．

cT因子の判定

● CTはcT因子判定において中心的な位置を占める．
● まず，CTを用いて病変の有無を確認する．病変を確認できない場合には潜在型（occult type）に分類され，さらにTXもしくはT0に細分類する．病変が認められたら，次に病変の局在を確認する．局在を記載する際の注意点を **20** に記す．区域支については分析できる範囲で付記する[1]．

21 すりガラス型，部分充実型，充実型病変の計測法

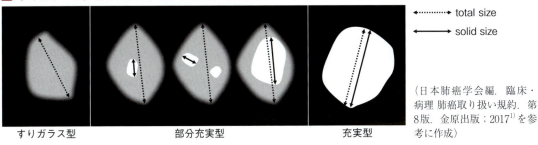

（日本肺癌学会編．臨床・病理 肺癌取り扱い規約．第8版．金原出版；2017[1]）を参考に作成）

22 cT因子の分類法

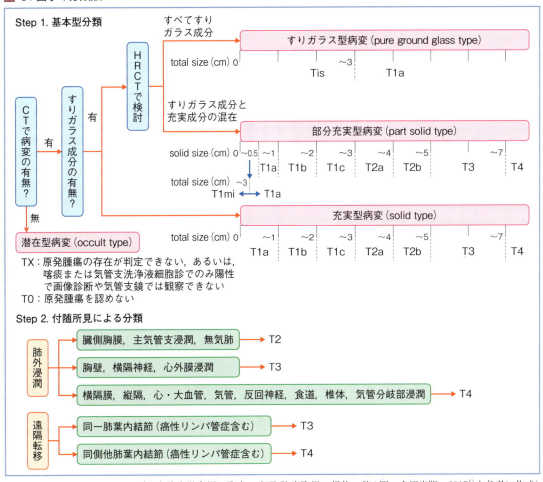

（日本肺癌学会編．臨床・病理 肺癌取扱い規約．第8版．金原出版；2017[1]）を参考に作成）

- すりガラス型（pure ground glass type），部分充実型（part solid type），充実型（solid type）の3型に分類する．すりガラス成分の判定には，高分解能CTを用いる．
- 病変径の測定は，原則としてCTの肺条件で測定する．すりガラス型と充実型の場合は病変の最大径を測定し，部分充実型の場合には病変全体径（total size：TS）と充実成分径（solid size：SS）のそれぞれを計測する．具体的な病変径の計測例を 21 に示す．

23 リンパ節部位のCT読影基準

#1 鎖骨上窩リンパ節	輪状軟骨下縁から正中において胸骨柄上縁・左右において鎖骨までの範囲に存在するリンパ節．気管正中線を境界として#1R・#1Lと左右を区別する．
上部縦隔リンパ節	
#2 上部気管傍リンパ節	
#2R	右肺尖，胸膜頂より尾側で胸骨柄上縁から気管と腕頭静脈尾側の交差の範囲で気管左外側縁の右側に存在するリンパ節
#2L	左肺尖，胸膜頂より尾側で胸骨柄上縁から大動脈弓上縁の範囲で気管左外側縁の左側に存在するリンパ節
#3 血管前・気管後リンパ節	
#3a 血管前リンパ節	胸膜頂から気管分岐部レベルに存在し，胸骨より後，右側では上大静脈前縁線より前，左側では左総頸動脈より前に位置するリンパ節
#3p 気管後リンパ節	胸膜頂から気管分岐部レベルに位置し，気管後壁線より後に位置するリンパ節
#4 下部気管傍リンパ節	
#4R	気管と腕頭静脈尾側の交差から奇静脈下縁に存在し，右気管傍リンパ節と気管前リンパ節を含み気管左外側縁の右側に存在するリンパ節
#4L	大動脈弓上縁から左主肺動脈上縁に存在し，動脈管索内側のリンパ節を含み気管左外側縁の左側に存在するリンパ節
大動脈リンパ節	
#5 大動脈下リンパ節	大動脈弓下縁から左主肺動脈のあいだに存在し，動脈管索に対して横に存在する大動脈下リンパ節
#6 大動脈傍リンパ節	大動脈弓上縁から大動脈弓下縁のあいだに存在し，上行大動脈と大動脈弓に対し前と横のリンパ節
下部縦隔リンパ節	
#7 気管分岐下リンパ節	気管分岐部から，左側で下葉支上縁まで右側で中間幹の下縁までに存在するリンパ節
#8 食道傍リンパ節（気管分岐下より下方）	左側で下葉支上縁，右側で中間幹の下縁から横隔膜までに存在し，気管分岐部リンパ節を除く食道壁と正中線の右あるいは左に接して位置するリンパ節
#9 肺靱帯リンパ節	下肺静脈から横隔膜までの肺靱帯内に位置するリンパ節
N1リンパ節	
#10 主気管支周囲リンパ節	右側で奇静脈下縁，左側で肺動脈上縁から両側葉間領域までに存在し，肺静脈と主肺動脈の近位部を含む主気管支と肺門脈管に直接接したリンパ節
#11 葉気管支間リンパ節	葉気管支の起点のあいだに位置するリンパ節．右側に関しては，上葉支と中葉支間を#11sとし，中葉支と下葉支間を#11iとする．
#12 葉気管支周囲リンパ節	葉気管支に接して位置するリンパ節
#13 区域気管支周囲リンパ節	区域気管支に接して位置するリンパ節
#14 亜区域気管支周囲リンパ節	亜区域気管支に接して位置するリンパ節

注1) リンパ節の命名に迷ったときは，小さい番号のリンパ節名を選ぶ．
　　例：#2と#4では#2．#7と#8では#7．
注2) 左主肺動脈の左側に接して存在するリンパ節は左#10とする．

（日本肺癌学会編．臨床・病理 肺癌取扱い規約．第8版．金原出版；2017[1] より）

- cT因子分類法について 22 に示す．各病変型（すりガラス型，部分充実型，充実型）によりサイズ分類の基準が異なることに注意する．
- 付随所見である肺外浸潤と遠隔転移所見（肺内転移巣の有無と分布）を確認する（22）．
- 最終的に，「すりガラス/部分充実/充実型（左/右　上/中/下葉S○，充実成分径○cm），付随所見（あれば），T○」と記載する．

画像診断／胸部CT

24 リンパ節部位のCT読影基準

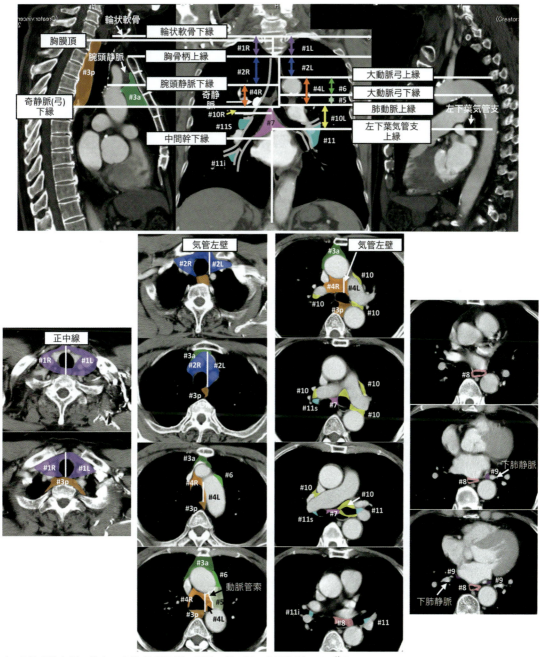

(日本肺癌学会編．臨床・病理 肺癌取扱い規約．第8版．金原出版；2017[1]/Rusch VW, et al. J Thorac Oncol. 2009；4：568-77[22]を参考に作成)

cN因子の判定

- CTでの胸腔内リンパ節腫大の基準は短径≧1cmであるが，感度・特異度に限界がある．
- FDG-PET/CTを併用することが望ましい

が，指標として用いられているSUV（standardized uptake value）は半定量的指標であり，またFDGの集積は病変のサイズにより影響を受けることなどから，明確なカットオフ値の設定が困難である．FDG-PET/CTは

53

原則として短径≧0.7 cmのリンパ節の診断に用い，併用した旨を記載しておく．
● リンパ節の部位については，「リンパ節部位のCT読影基準」を用いる（23 24）[1]．

（飛野和則）

文 献

1) 日本肺癌学会編集．臨床・病理 肺癌取扱い規約．第8版．金原出版；2017．
2) Shiau MC, et al. Management of solitary pulmonary nodules. In：Clinically Oriented Pulmonary Imaging. Kanne JP, ed. Springer；2012, p.19-27.
3) Quint LE, et al. Solitary pulmonary nodules in patients with extrapulmonary neoplasms. Radiology 2000；217：257-61.
4) Patel VK, et al. A practical algorithmic approach to the diagnosis and management of solitary pulmonary nodules：part 1：radiologic characteristics and imaging modalities. Chest 2013；143：825-39.
5) Truong MT, et al. Update in the evaluation of the solitary pulmonary nodule. Radiographics 2014；34：1658-79.
6) Giordano KF, et al. Ramifications of severe organ dysfunction in newly diagnosed patients with small cell lung cancer：contemporary experience from a single institution. Lung Cancer 2005；49：209-15.
7) Aoki T, et al. Peripheral lung adenocarcinoma：correlation of thin-section CT findings with histologic prognostic factors and survival. Radiology 2001；220：803-9.
8) Morimoto K, et al. A pitfall of CT findings in peripheral lung adenocarcinoma. J Comput Assist Tomogr 2002；26：197-8.
9) Aoki T, et al. Evolution of peripheral lung adenocarcinomas：CT findings correlated with histology and tumor doubling time. AJR Am J Roentgenol 2000；174：763-8.
10) Choi JA, et al. CT bronchus sign in malignant solitary pulmonary lesions：value in the prediction of cell type. Eur Radiol 2000；10：1304-9.
11) Klein JS, Braff S. Imaging evaluation of the solitary pulmonary nodule. Clin Chest Med 2008；29：15-38.
12) Chaudhuri MR. Primary pulmonary cavitating carcinomas. Thorax 1973；28：354-66.
13) Woodring JH, et al. Solitary cavities of the lung：diagnostic implications of cavity wall thickness. AJR Am J Roentgenol 1980；135：1269-71.
14) Mahoney MC, et al. CT demonstration of calcification in carcinoma of the lung. AJR Am J Roentgenol 1990；154：255-8.
15) Penkrot RJ, Gordon R. Chest xerotomography：evaluation of calcification within lung nodules. Invest Radiol 1980；15：517-9.
16) Khan A. ACR Appropriateness Criteria on solitary pulmonary nodule. J Am Coll Radiol 2007；4：152-5.
17) Swensen SJ, et al. Lung nodule enhancement at CT：prospective findings. Radiology 1996；201：447-55.
18) Swensen SJ, et al. Lung nodule enhancement at CT：multicenter study. Radiology 2000；214：73-80.
19) Cymbalista M, et al. CT demonstration of the 1996 AJCC-UICC regional lymph node classification for lung cancer staging. Radiographics 1999；19：899-900.
20) 日本CT検診学会肺がん診断基準部会編．低線量CTによる肺がん検診の肺結節の判定基準と経過観察の考え方．第4版（2016年11月改訂）．日本CT検診学会；2016．
http://www.jscts.org/pdf/guideline/gls4th201611.pdf
21) Higashino T, et al. Thin-section multiplanar reformats from multidetector-row CT data：utility for assessment of regional tumor extent in non-small cell lung cancer. Eur J Radiol 2005；56：48-55.
22) Rusch VW, et al. The IASLC lung cancer staging project：a proposal for a new international lymph node map in the forthcoming seventh edition of the TNM classification for lung cancer. J Thorac Oncol 2009；4：568-77.

原発性肺癌の診断

画像診断
アイソトープ診断

FDG-PET/CT検査

■FDG-PET検査の原理

- 骨シンチグラフィーなど従来の核医学検査で使われるアイソトープ（単光子放出核種）はガンマ線を出すのに対して，PET検査では陽電子，すなわちプラスの電荷をもった電子を放出するアイソトープ（陽電子放出核種）を使用する（**1**）．

- 陽電子が放出されると数ミリ（体内で平均2.4 mm）離れた電子に衝突し，この際に180°の反対方向にまったく同じエネルギー（511 keV）をもったガンマ線が生成される．このガンマ線を全周性に取り巻いた検出器で測定し，画像化するのがPET検査である．単光子放出核種から放出されたガンマ線を直接画像化するSPECT検査よりも空間分解能や定量性に優れた画像を得ることができる．

- 癌診療に広く使用されている^{18}F-FDG（フルオロデオキシグルコース）はグルコースの類似体であり，化学構造上はC-2の位置のOH基を陽電子放出核種である^{18}Fに置き換えたものである（**2**）．したがってFDGはグルコースと同様に糖代謝が亢進している細胞に集積する性質をもつ．

- 多くの悪性腫瘍は糖代謝が亢進しているためにFDGが集積するが，炎症細胞でも糖代謝が亢進するためFDGの集積は悪性腫瘍に特異的ではない．また良性腫瘍にも時に強く集積する場合がある．

■FDG-PET検査の実際と注意点

- 血糖値が画像に影響を与えるために検査前の絶食が重要である．糖尿病があると正常組織（筋肉や脂肪組織）の集積が上昇し，腫瘍コ

1 単光子放出核種と陽電子放出核種の違い

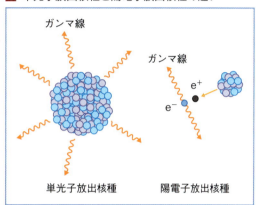

左は骨シンチなどで使用される単光子放出核種．原子番号の大きい元素が多く，ガンマ線を放出する．右はPETで使用される陽電子放出核種．軽い元素が多く，直接放出するのは陽電子である．陽電子が電子と衝突した際に発生する対向した2本のガンマ線を検出するのがPETの原理である．

2 グルコースと^{18}F-FDGの構造式

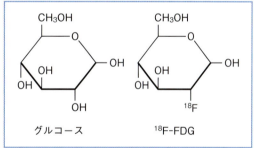

^{18}F-FDGはグルコースの水酸基が^{18}Fに置換されただけの非常に類似した構造である．

ントラストが低下する．臨床上PET検査が必要であれば糖尿病は禁忌にはならないが，高血糖の場合には検出能が低下することを理解したうえで検査を行う必要がある．

- FDGを注射した後，1時間〜90分後に撮影を開始する．撮影時間は15〜30分ほどである．施設によっては1時間後の撮影終了後に時間

- を空け，さらにもう一度撮影をする（後期相）場合がある．これは集積の経時的変化から異常集積をより精度よく鑑別するためである．
- 検査終了後は30分〜1時間ほど回復室で放射能の減衰を待ち，それから退室する．これでかなり周囲の被曝は少なくなるが，それでも患者からは弱い放射線が出ている．したがって無用な被曝を避けるために，PET検査終了後の他の検査（超音波検査や内視鏡など）や外来診療は避けることが望ましい．

■ FDG-PET検査の臨床的意義

肺結節の鑑別診断

- PETはCTよりも肺結節の良悪性診断に有用性が高いといわれており，従来の報告ではPETの感度は89〜100％，特異度は67〜100％と報告されている[1]．
- しかしながら悪性腫瘍でも組織型によりFDGの集積が異なる．一般的に扁平上皮癌は腺癌よりも集積が強く，また肺胞上皮癌や粘液癌[2]，カルチノイドでは集積が低い場合が多い．
- 良性腫瘍であっても活動性の炎症はマクロファージなど免疫細胞の活性化によりFDGの集積が強い[3]．したがって孤立性肺結節の質的診断においてFDGの集積だけでは良悪性の鑑別は困難であり，CT（特に薄層CT）や血液生化学的検査などの所見と合わせ，総合的に判断をする必要がある．
- 2016年版の肺癌診療ガイドライン[4]（以下，肺癌診療GL）および2016年版画像診断ガイドライン[5]（以下，画像診断GL）では，肺結節の良悪性鑑別診断としてFDG-PET/CTがグレードC1で推奨されており，「科学的根拠は不十分であるものの，補助診断として施行することを考慮してもよい」と記載されている．
- 非小細胞肺癌におけるNCCN（National Comprehensive Cancer Network）ガイドライン2017年版Ver.9[6]（以下，NCCNガイドライン）では「偶然に発見された無症状の径8mm超の充実性の結節はPET/CTもしくは生検を考慮する」と記載されており，良悪性の鑑別診断として推奨されている．ただし，PET/CT検査で集積を認めた場合には偽陽性を防ぐために治療の前に組織学的精査を必要とする．

肺癌の病期診断

- 肺癌診療GLでは「原発巣が2cm以下のGGNでconsolidationの比率が25％以下の症例を除き，病期診断のためにFDG-PET/CT，頭部MRIもしくはCTを行うように勧められる（グレードA）」と記載されており，また画像診断GLでは「肺癌のN因子・M因子病期診断にPETは有用か？」というCQ（clinical question）に対して「PETは有効であり，推奨する（推奨グレードB）」となっている．つまり推奨グレードのAとBで差があるものの，両者のガイドラインともにFDG-PET/CTは病期診断に必須の検査法と記載されている（ 3 ）．
- リンパ節転移の診断において，CTのsize criteriaに基づく報告では感度50〜67％，特異度44〜94％程度であるが，それに対してFDG-PETの診断能は感度76〜93％，特異度81〜100％とCTよりも優れた診断能であり，メタアナリシスにおいても示されている[7]．
- 一方FDGは炎症性のリンパ節にも集積するため，サルコイドーシスなどの肉芽腫性疾患や急性肺炎のリンパ節炎にも集積する．また肺気腫や陳旧性結核，あるいは高齢者には反応性のリンパ節集積（sarcoid reaction）がみられ，偽陽性の原因となる．このため肺癌診療GLでは縦隔・肺門リンパ節腫大が治療法の選択に影響する場合，FDG-PETで集積があっても超音波気管支鏡ガイド下針生検（EBUS-TBNA）や超音波内視鏡下穿刺吸引法（EUS-FNA）などにより病理学的な診断を得ることを推奨している．
- 肺癌診療GLにおいてはPET/CT検査がM因子のスクリーニングに関してグレードAで推奨されている．特に骨転移の検索については骨シンチよりもPETのほうが有用性に優れるため[8]，PETが施行された場合には骨シ

画像診断／アイソトープ診断

3 右肺扁平上皮癌にて中下葉切除後の再発

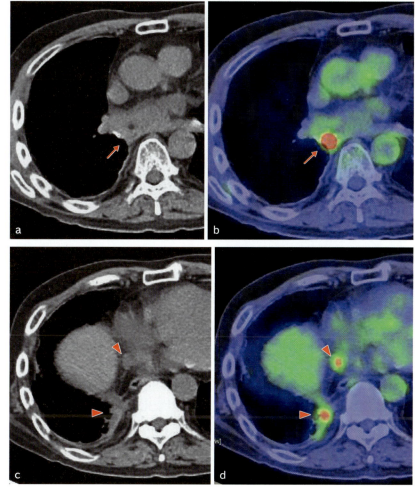

a, c：CTでは断端再発（→）や胸膜播種（▶）の指摘は困難である．
b, d：PET/CT融合画像．断端再発や胸膜の再発病変が明瞭に描出されている．

ンチは不要である（**4**）．ただしPETで発見された異常集積が単発の場合には偽陽性の可能性を考慮し，他の検査法あるいは病理学的診断によって確認することが推奨されている（グレードB）．

放射線治療計画におけるPET検査

- 肺癌診療GLには放射線治療計画におけるPET/CTの役割に関する記載はないが，NCCNガイドライン[6]には「放射線療法の原則」の項目においてPET/CTの有用性が記載されている．
- それによるとPET/CTを用いた治療計画によって照射精度を有意に改善することができ，特に無気肺や造影CTが施行できない場合に有効である．またPET/CTとCT単独による治療計画を比較したランダム化試験の結果から，PET/CTによる治療計画によって，無益な根治的RTの回避，再発の減少および全生存率の改善傾向が得られることが実証されたと記載されている．
- 国内においては放射線治療計画専用のPET/CT装置は導入されておらず，診断用装置と兼用である．さらに治療計画用のPET/CTシミュレーションは保険適用がないためコストが回収できず，実施施設が限定されている点が課題である．

治療効果判定におけるPET検査

- 現在の標準的な治療効果判定は，WHOの分

4 骨シンチグラムとFDG-PET

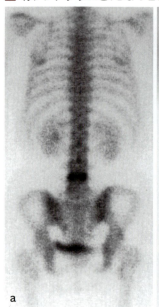
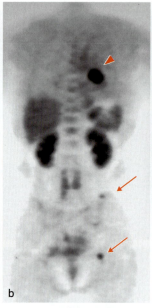
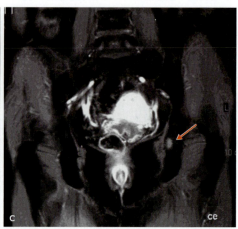

a：骨シンチで転移はなしと診断された（L4の集積は退行性変化）．
b：FDG-PETでは原発巣の集積（▶）のほかにも骨盤に異常集積が発見された（→）．
c：造影MRIにて骨転移（→）と確認された．

類やRECIST分類に代表される腫瘍径の計測による形態評価である．しかしながら腫瘍に対する治療効果は形態よりも先に代謝の変化が起きるため，PETにより癌の早期治療効果判定が可能である[9]．

- また最近急速に普及した分子標的薬は従来の殺細胞性抗癌薬に比較して腫瘍縮小効果が低いため，形態変化による評価では不十分と考えられている．その点PETは代謝を評価するため，分子標的薬の新たなsurrogate markerとしての有用性が報告されている[10,11]．
- 治療効果判定におけるPET検査の問題点は至適な実施タイミングが定まっていない点である．治療後の検査が早すぎる場合，治療によって一時的に細胞活動を休止しているだけのviableな細胞を過小評価することになる（偽陰性）．一方治療が即効性でなく，遅延して効果を発揮する場合には治療効果のある細胞をviableと過大評価することになる（偽陽性）．
- 放射線治療後の効果判定においては，最初の数週間で炎症性変化が起きるために，一時的にFDGの集積が増加する．したがってこの時期にはFDGの集積は腫瘍のviabilityを反映しないことになる．
- 一方，炎症性変化が収まった時期のPETは予後と密接に相関し，集積が完全に正常化した場合には予後がよいのに対して，集積が残存した場合には予後が悪いと報告されている[12]．
- 分子標的薬や免疫チェックポイント阻害薬を使用した場合には，治療後に一時的に腫瘍やリンパ節が増大する肉腫様反応（sarcoid reaction）や偽増悪（pseudo-progression）に注意する必要がある[13,14]．頻度的に多くはないものの，FDGの集積が亢進するため真の増悪と誤らないことが肝要である．両者の鑑別にはIL-8の測定が有用だという報告がある[15]．
- なお，治療効果判定目的では保険診療上はPET検査が認められていない点にも注意が必要である．

再発診断におけるPET検査

- 近年のさまざまな治療法の進歩によりサルベージ療法が期待できるため，肺癌の根治的治療が実施されたあとの再発診断においても早期の検出が重要である．
- 画像診断GLでは「肺癌の再発診断にPETは有用か？」というCQに対して「グレードB」で実施が推奨されている．特に腫瘍マーカーが上昇しているにもかかわらずほかの画像診断で再発部位の特定が困難な症例において有用性が高い（3）．
- 非小細胞肺癌の治療後再発において，何らかの再発徴候がある患者（腫瘍マーカーの上昇など）を対象とした場合にはPET（PET/CT）の正診率は90〜95％であり，CT単独の正診率（50％）より高く，確診度も向上した[16]．また無徴候の患者においてもPET/CTのスクリーニングで18〜38％の症例で再発が発見された[17]．
- このように再発部位を確認できない場合には全身検索に優れたPET/CTが有用であり，遠隔リンパ節や他臓器転移など，予期しない部位への転移がPETにより発見される場合が多い．しかも再発の場合には1か所だけでなく他臓器にも病変が存在する可能性があるため，1回の検査で全身検索が可能なPETは治療方針を決めるうえで重要な役割を果たす．
- 局所再発の診断においても，手術や放射線治療を行うと局所には瘢痕化・線維化といった形態的変化が残るため，形態画像のみでの検出はしばしば難しい．その点FDGは瘢痕組織には集積せずに再発巣が明瞭に描出されるため有用性が高い[18]．
- 一方，治療前のPET診断に比べて治療後診断は感度がほぼ同等か上回るものの，特異度が低下することが報告されている．これは治療による炎症やマクロファージの糖代謝が亢進することにより偽陽性が増加するためである．

骨シンチグラフィー

- 骨シンチグラフィー（以下，骨シンチ）は転移性骨腫瘍における代表的な核医学検査である．PETは撮影に時間がかかるため，通常は大腿もしくは下腿までの撮影であるが，骨シンチは頭頂部からつま先まで撮影するため，全身をくまなくスクリーニングできる．さらにFDG-PETでは脳への生理的集積が強いため，近接する頭蓋骨転移の検出能が低下する場合がある．つまり骨転移の評価だけであれば骨シンチを実施する意義がある．
- 一方，病期診断として骨転移だけではなくリンパ節転移や他臓器転移を評価する必要がある場合には骨だけでなく全身臓器（脳は例外）のスクリーニングが可能なFDG-PETの有用性が高い．
- さらに骨転移の診断能を比較した場合でも，原発性肺癌の場合には骨硬化性転移が少ないため，骨シンチよりもFDG-PETの診断能が高く，肺癌診療GL 2014年版からは骨シンチよりもFDG-PETを優先して施行するように推奨されている（推奨グレードA）（4）．ただしPETが施行できない場合には骨シンチを考慮する（画像診断GL推奨グレードC1）．
- この理由は，骨シンチはカルシウム代謝を，FDG-PETはグルコース代謝を反映し両者の集積機序が異なるためである．すなわち骨シンチは骨皮質や骨梁の破壊が起きないと陽性に描出されないが，PETは骨髄に腫瘍細胞が存在すれば陽性描出される．つまり悪性腫瘍が骨髄に限局した早期の骨転移や骨破壊が少ない骨梁型転移の検出にはPETのほうが検出能に優れる．一方で造骨細胞が優位な骨硬化性転移では逆にFDGの集積が低く，骨シンチの有用性が高いことが知られている．
- また骨転移に限った治療効果判定を行う場合には骨シンチを実施する意義がある．なぜならばFDG-PETは保険診療上，治療効果判定として実施できないためである．さらに現在

は骨シンチの治療効果判定を半定量的に評価するソフトウェア(Bone Navi, GI-Bone など)が市販化されており，骨転移の変化を数値化して評価することが可能となっている．

（村上康二）

文　献

1) Kubota K. From tumor biology to clinical Pet：a review of positron emission tomography(PET)in oncology. Ann Nucl Med 2001；15：471-86.
2) Higashi K, et al. Fluorine-18-FDG PET imaging is negative in bronchioloalveolar lung carcinoma. J Nucl Med 1998；39：1016-20.
3) Goo JM, et al. Pulmonary tuberculoma evaluated by means of FDG PET：findings in 10 cases. Radiology 2000；216：117-21.
4) 日本肺癌学会編．EBMの手法による肺癌診療ガイドライン2016年版，金原出版；2016.
5) 日本医学放射線学会編．画像診断ガイドライン2016年版．金原出版；2016.
6) NCCN Guidelines Version 9.2017. Non-Small Cell Lung Cancer. National Comprehensive Cancer Network. http://www.nccn.org/
7) Lv YL, et al. Diagnostic performance of integrated positron emission tomography/computed tomography for mediastinal lymph node staging in non-small cell lung cancer：a bivariate systematic review and meta-analysis. J Thorac Oncol 2011；6：1350-8.
8) Bury T, et al. Fluorine-18 deoxyglucose positron emission tomography for the detection of bone metastases in patients with non-small cell lung cancer. Eur J Nucl Med 1998；25：1244-7.
9) Sunaga N, et al. Usefulness of FDG-PET for early prediction of the response to gefitinib in non-small cell lung cancer. Lung Cancer 2008；59：203-10.
10) Bengtsson T, et al. 18F-FDG PET as a surrogate biomarker in non-small cell lung cancer treated with erlotinib：newly identified lesions are more informative than standardized uptake value. J Nucl Med 2012；53：530-7.
11) Kobe C, et al. Predictive value of early and late residual 18F-fluorodeoxyglucose and 18F-fluorothymidine uptake using different SUV measurements in patients with non-small-cell lung cancer treated with erlotinib. Eur J Nucl Med Mol Imaging 2012；39：1117-27.
12) Mac Manus MP, et al. Positron emission tomography is superior to computed tomography scanning for response-assessment after radical radiotherapy or chemoradiotherapy in patients with non-small-cell lung cancer. J Clin Oncol 2003；21：1285-92.
13) Tanizaki J, et al. Report of two cases of pseudoprogression in patients with non-small cell lung cancer treated with nivolumab-including histological analysis of one case after tumor regression. Lung Cancer 2016；102：44-8.
14) Lainez S, et al. EBUS-TBNA Can Distinguish Sarcoid-Like Side Effect of Nivolumab Treatment from Tumor Progression in Non-Small Cell Lung Cancer. Respiration 2017 Sep 15.[Epub ahead of print].
15) Sanmamed MF, et al. Changes in serum interleukin-8(IL-8)levels reflect and predict response to anti-PD-1 treatment in melanoma and non-small-cell lung cancer patients. Ann Oncol 2017；28：1988-95.
16) Jimenez-Bonilla JF, et al. Diagnosis of recurrence and assessment of post-recurrence survival in patients with extracranial non-small cell lung cancer evaluated by 18F-FDG PET/CT. Lung Cancer 2013；81：71-6.
17) Toba H, et al. 18F-fluoredeoxyglucose positron emission tomography/computed tomography is useful in postoperative follow-up of asymptomatic non-small-cell lung cancer patients. Interact Cardiovasc Thorac Surg 2012；15：859-64.
18) Roberts KB, et al. PET imaging for suspected residual tumour or thoracic recurrence of non-small cell lung cancer after pneumonectomy. Lung Cancer 2005；47：49-57.

原発性肺癌の診断

画像診断
MRI

MRIの役割

- 肺癌の画像診断においてはCTが中心的な役割を果たしており，近年ではFDG-PET/CTが肺病変，リンパ節病変，遠隔転移の有無の評価のために広く行われるようになっている．
- MRIの役割は，脳転移の検索において造影MRIがゴールデンスタンダードと考えられているが，それ以外ではMRIは基本的に他のモダリティーに対して補完的な役割を果たすと考えられる．
- MRIの利点として組織間コントラストが高いこと（**1**），X線被曝がないことがあげられるので，それらの利点を活かしたうえで病変の追加評価（精査）に用いることが多い．
- MRIの欠点は一度の検査で広範囲の撮像がしにくい点（ただし最新式の限られた装置においては技術的には全身撮像は可能）やさまざまな撮像シーケンスを用いる場合に検査時間がCTと比較して長くなる点，動きや磁化率の変化によるアーチファクトが画像を修飾する点で，そのためスクリーニング的な使用や全身状態が極端に悪い場合にはMRI検査は不向きである．
- MRIはCTや核医学検査と比較して装置による画質の差や選択した撮像シーケンスによる検査の質の差が大きいため，肺癌診療にMRIを有効活用するためにはMRIの撮像技術や診断に習熟している必要がある．

原発巣の評価

肺病変の検出と質的診断

- MRIによる肺病変の検出能は，病変の性状や撮像シーケンスにもよるが，8mmを超える病変の検出能は100％と報告されている[1]（**2**）．ただし，MRIでは偽病変が多いとい

1 背側の胸壁と内側の胸椎に浸潤する原発性肺癌（肺腺癌）

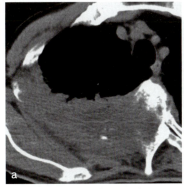 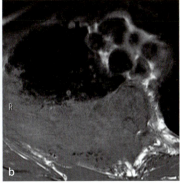 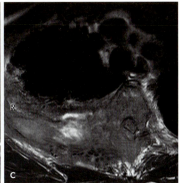

a. 単純CT縦隔条件（7mm厚）
b. T1強調像軸位断（TSE法．TR 616.6 ms，TE 90 ms，4mm厚）
c. T2強調像軸位断（TSE法．TR 3529.4 mm，TE 90 ms，4mm厚）
単純CT（a）はコントラストが悪く，脊柱管内の評価が困難である．MRIはT1強調像（b），T2強調像（c）ともにCTよりもコントラストが良好で，肺癌の浸潤部と脊柱管内の脊髄との境界が確認可能である．

2 肝臓の評価目的で行われたMRI

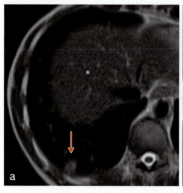
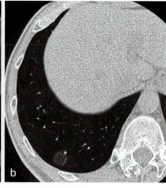

a. T2強調像軸位断（HASTE法．TR 1,200 ms，TE 82 ms，5 mm厚）
b. 単純CT肺条件（2 mm厚）
右下肺背側にT2強調像で淡い高信号を示す病変が偶然描出された（a，→）．thin-section CTで確認したところ，すりガラス型の病変がみられた（b）．

う問題があり，CTと比較して検査時間も長いので，スクリーニング検査としてただちにCTと置き換わるものではない．

- MRIは高い組織間コントラストを有するため，内部性状の推測についてはCT（特に単純CT）よりも有利と考えられている．これまでに拡散強調像を用いた良悪性の鑑別[2]や組織型の推測の試み[3]が報告されている．
- 造影ダイナミックMRIによる良悪性の鑑別の試みも数多く報告されており，その診断能は造影ダイナミックCTやFDG-PET/CTと比較して遜色ないとされている[4]．また，早期治療効果判定や予後予測の試みでもMRIを用いた報告がある[5-7]．
- したがって，肺結節について画像的な質的評価が必要で，何らかの原因により造影CTやFDG-PET/CTが行えない場合には，MRIの追加を検討する価値はある．

胸壁・大血管浸潤の評価

- CT画像を横断像のみでしか評価できなかった時代には，MRIは多方向からの撮像が行えるという利点から，胸壁・大血管浸潤の評価のために使用されてきた．しかし，今日広く普及しているmultidetector-row CT（MDCT）では容易に多断面の再構成を行うことができ，それによる縦隔，葉間および胸壁浸潤の診断精度は，感度0.86，特異度0.96という非常に良好な成績が報告されている[8]★1．

- MRIにはX線被曝がないという利点があり，同一断面を多数回撮像することが可能なため，時間分解能の高い撮像シーケンスで同一断面の連続画像を撮像するcine MRIが施行可能である．浸潤の評価基準としては腫瘍と近傍構造とのすべり（sliding motion）[10]（**3**）や呼吸による腫瘍と胸壁間の動きのずれがあるが，cine MRIでは心拍動や呼吸性移動による動きの評価が可能で，cine MRIを用いた胸壁浸潤の診断能はCTよりも高いとする報告がある[11,12]．

リンパ節転移の評価

- リンパ節転移の診断において，サイズを基準にした診断には限界があることが知られており，機能評価を追加できるFDG-PET/CTはCTよりも優れた診断能を有する．ただし，FDG-PET/CTで偽陽性率を疑った場合など，他のモダリティーによる評価を考慮する場合がある．
- MRIには形態診断に追加して，内部信号の評価を追加できる利点がある．STIRという撮像シーケンスを用いた縦隔リンパ節転移の診断能はFDG-PET/CTの結果と比較して遜色ないか，若干良好な結果が報告されてい

★1　ただし，CTによる大血管浸潤についてはある一定の割合で偽陽性が生じるとこが知られており[9]，造影CTで確証がもてない症例に遭遇することがある．

3 浸潤の有無の追加評価目的で行われた cine MRI

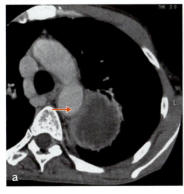
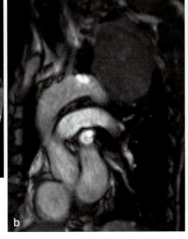
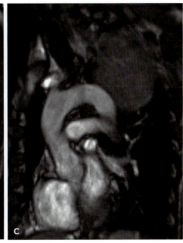

a. 造影CT縦隔条件（5 mm厚）
b. cine MRI斜位矢状断（true FISP法．TR 78.5 ms，TE 1.54 ms，6 mm厚）
c. cine MRI斜位矢状断（true FISP法．TR 78.5 ms，TE 1.54 ms，6 mm厚）
造影CTでは大動脈弓の後方に接する原発性肺癌と大動脈との境界が不明瞭な部分があり（a，→），浸潤の有無の追加評価目的でcine MRIが行われた．cine MRIでは同一撮像面の大動脈弓が心拍動とともに移動しており，腫瘍とのあいだにすべり（sliding motion）が確認できた（b，c）．手術が行われ大動脈浸潤は否定された．

る[13]ため，追加検査となりえるが，MRIによるリンパ節転移の診断については一部の施設からの報告にとどまっており，同等の診断能を得るためにはリンパ節転移のMRI診断についてかなり習熟している必要があると考える．

遠隔転移の評価

■ 脳転移

- 脳転移の診断において造影MRIの診断能は造影CTと比較して有意に高い．また，造影剤量を増量した場合のMRIの診断能はさらに高いと報告されている[14]ため，ガドリニウム造影剤を倍量投与（通常0.01 mmol/kg投与のところを0.02 mmol/kg投与），あるいは，高濃度ガドリニウム造影剤を用いる場合がある．
- MRIによる脳転移検索の適応について検討した研究がいくつかある．National Lung Screening Trial（NLST）の後ろ向きのデータ解析によると，この試験で発見されたStage IA症例863例のうち，頭部画像検査が行われた割合は12％で，脳転移は一例も発見されていない[15]．また，別の報告ではすりガラス（pure ground-glass）型の原発性肺癌において，術前MRIで脳転移が発見された例はなかったとしている[16]．

■ 骨転移

- 骨転移，特に脊椎転移の早期発見は患者のQOLに大きく寄与するため，感度の高い診断モダリティーが求められている．これまで骨転移のスクリーニングには骨シンチグラフィが行われることが多かったが，現在はFDG-PET/CTに置き換わりつつある．
- MRIを用いた骨転移の全身スクリーニングは一般的ではないが，一部の最新MRI装置では技術的には全身スクリーニングも可能である．ただし，メタ解析によるとMRIの骨転移の診断能は感度0.77，特異度0.92[17]と報告されており，FDG-PET/CTと比較して感度が低い（FDG-PET/CTの感度0.92）ことが問題で，FDG-PET/CTによるスクリーニング

をMRIに置き換える際の課題となる．しかし，近年のMRIの技術発展で脂肪抑制画像の精度向上があり，診断能向上が期待されている[18,19]．

- 実臨床ではMRIは他のモダリティーで発見された病変の治療方針決定のための精査として行われることが多い．特に脊椎転移の診断においては脊柱管内進展の評価や椎体の圧壊の程度の把握が重要で，その評価には核医学検査よりも空間分解能に優れるMRIが有用であり，CTと比較した際にもMRIのコントラスト分解能の高さは大きな利点である．

- 骨転移病変の画像所見は溶骨性変化を主体とするものと造骨性変化を主体とするものでMRI所見がやや異なるが，いずれのパターンでも一般的にはT1強調像で低信号，造影MRIで造影効果を示す病変として描出される．肺癌で頻度の高い溶骨性変化を主体とする病変はT2強調像で高信号を示すことが多いため，病変の検出効率を高めるために脂肪髄の信号を抑制した脂肪抑制画像を追加することが多い．

■ 副腎転移

- 副腎は肺癌で遠隔転移の生じる頻度が高い臓器の一つである．胸部CTの撮像範囲に含まれることが多く，単純CTでも腫大や腫瘤を指摘しやすい．放射線学的には偶発的に発見される副腎腫瘍をincidentalomaとよぶことがあり，その多くは副腎皮質腺腫であるが，非典型的な画像を示したときに転移との診断が難しくなる．また，FDG-PET/CTでも偽陽性[20]があることが知られており，他のモダリティーの追加を検討せざるをえない場合がある．

- 基本的には副腎皮質腺腫の診断には内部の脂質を検出することでなされる．MRIではCTで検出できない微量な脂質を検出できる可能性があるため，CTで非典型的な画像所見でもMRIで診断できる症例もある．ただし，本質的には脂質の少ない腺腫はMRIでも診断が難しいと考えられている[21]．

（鈴木一廣）

文献

1) Cieszanowski A, et al. MR imaging of pulmonary nodules : detection rate and accuracy of size estimation in comparison to computed tomography. PLoS ONE 2016 ; 11 : e0156272.
2) Das SK, et al. Non-Gaussian diffusion imaging for malignant and benign pulmonary nodule differentiation : a preliminary study. Acta Radiol 2017 ; 58 : 19-26.
3) Koyama H, et al. Diffusion-weighted imaging vs STIR turbo SE imaging : capability for quantitative differentiation of small-cell lung cancer from non-small-cell lung cancer. Br J Radiol 2014 ; 87 : 20130307.
4) Ohno Y, et al. Dynamic contrast-enhanced CT and MRI for pulmonary nodule assessment. AJR Am J Roentgenol 2014 ; 202 : 515-29.
5) Fraioli F, et al. Whole-tumor perfusion CT in patients with advanced lung adenocarcinoma treated with conventional and antiangiogenetic chemotherapy : initial experience. Radiology 2011 ; 259 : 574-82.
6) Tacelli N, et al. Perfusion CT allows prediction of therapy response in non-small cell lung cancer treated with conventional and anti-angiogenic chemotherapy. Eur Radiol 2013 ; 23 : 2127-36.
7) Wang J, et al. Tumor response in patients with advanced non-small cell lung cancer : perfusion CT evaluation of chemotherapy and radiation therapy. AJR Am J Roentgenol 2009 ; 193 : 1090-6.
8) Higashino T, et al. Thin-section multiplanar reformats from multidetector-row CT data : utility for assessment of regional tumor extent in non-small cell lung cancer. Eur J Radiol 2005 ; 56 : 48-55.
9) Herman SJ, et al. Mediastinal invasion by bronchogenic carcinoma : CT signs. Radiology 1994 ; 190 : 841-6.
10) Seo JS, et al. Usefulness of magnetic resonance imaging for evaluation of cardiovascular invasion :

evaluation of sliding motion between thoracic mass and adjacent structures on cine MR images. J Magn Reson Imaging 2005 ; 22 : 234-41.
11) Kajiwara N, et al. Cine MRI enables better therapeutic planning than CT in cases of possible lung cancer chest wall invasion. Lung Cancer 2010 ; 69 : 203-8.
12) Akata S, et al. Evaluation of chest wall invasion by lung cancer using respiratory dynamic MRI. J Med Imaging Radiat Oncol 2008 ; 52 : 36-9.
13) Ohno Y, et al. N stage disease in patients with non-small cell lung cancer : efficacy of quantitative and qualitative assessment with STIR turbo spin-echo imaging, diffusion-weighted MR imaging, and fluorodeoxyglucose PET/CT. Radiology 2011 ; 261 : 605-15.
14) Akeson P, et al. Brain metastases--comparison of gadodiamide injection-enhanced MR imaging at standard and high dose, contrast-enhanced CT and non-contrast-enhanced MR imaging. Acta Radiol 1995 ; 36 : 300-6.
15) Balekian AA, et al. Brain imaging for staging of patients with clinical stage IA non-small cell lung cancer in the National Lung Screening Trial : adherence with recommendations from the choosing wisely campaign. Chest 2016 ; 149 : 943-50.
16) Cho H, et al. Pure ground glass nodular adenocarcinomas : Are preoperative positron emission tomography/computed tomography and brain magnetic resonance imaging useful or necessary? J Thorac Cardiovasc Surg 2015 ; 150 : 514-20.
17) Qu X, et al. A meta-analysis of ^{18}FDG-PET-CT, ^{18}FDG-PET, MRI and bone scintigraphy for diagnosis of bone metastases in patients with lung cancer. Eur J Radiol 2012 ; 81 : 1007-15.
18) Yoo HJ, et al. Measurement of fat content in vertebral marrow using a modified dixon sequence to differentiate benign from malignant processes. J Magn Reson Imaging 2017 ; 45 : 1534-44.
19) Zajick DC Jr, et al. Benign and malignant processes : normal values and differentiation with chemical shift MR imaging in vertebral marrow. Radiology 2005 ; 237 : 590-6.
20) Lang BH, et al. High false positivity in positron emission tomography is a potential diagnostic pitfall in patients with suspected adrenal metastasis. World J Surg 2015 ; 39 : 1902-8.
21) Elsayes KM, et al. Practical approach to adrenal imaging. Radiol Clin North Am 2017 ; 55 : 279-301.

原発性肺癌の診断

病理診断
細胞診断

細胞診の有用性

- 肺癌の診断のための病理組織検査には，経気管支生検，CTガイド下生検，胸腔鏡下生検，開胸生検などがある．各生検で行われる細胞診検査には，気管支擦過，洗浄，穿刺吸引，胸腔穿刺などがある．胸腔穿刺は胸部疾患専門医以外も行うことが多い．患者の全身状態が悪い場合，細胞診による診断が最終診断となり，治療を行うこともある．すなわち，細胞診断は最終診断となりうる．
- 2013年にCAP/IASLC/AMP[★1]から発表された*EGFR*（epidermal growth factor receptor）遺伝子変異解析，*ALK*（anaplastic lymphoma kinase）検査のガイドラインによると，セルブロックによりこれらを検討できる[1]．すなわち，細胞診検体は遺伝子検査に利用できる．
- 日本肺癌学会の『肺癌患者における*EGFR*遺伝子変異検査の手引き』[2]，『肺癌患者におけるALK融合遺伝子検査の手引き』[3]にも，細胞診標本によりこれらの検査を行うことが可能であると記されている．
- 2016年にPPS[★2]から肺癌の細胞診検体からセルブロックを作製し，分子生物学的な検討を行い，肺癌の診断，治療方針の決定ができることが報告された[4]．

細胞診に用いる用語

- 肺癌は組織型により治療方針や予後が異なるため，細胞診断でもできる限り組織型を推定する．特に小細胞癌と非小細胞癌の鑑別は治療方針の決定に重要である．
- 非小細胞癌の場合は，化学療法の薬剤選択のために，細胞の特徴が明らかならば推定組織型を記載する．細胞診追加標本やセルブロックで特殊染色や免疫組織化学的染色を併用した場合は，その旨記載する．
- 大細胞癌，腺扁平上皮癌，肉腫様癌などの組織型は手術材料を検討してつける用語で，細胞診ではこれらの用語を用いない．

細胞診報告様式

- 細胞診の報告に共通の報告様式を用いることは，治療や予後に関する情報を提供し，また施設間で情報交換をするうえで重要である．子宮頸部および甲状腺の細胞診の報告様式としてBethesda systemが，泌尿器細胞診の報告様式としてParis systemが提唱されたが，呼吸器細胞診に関しては，これらに相当する提唱はない．
- 肺癌取扱い規約は，標本の適正評価（「検体適正」か「検体不適正」か）を行い，「陰性」「疑陽性」「陽性」の判定区分を使用することを推奨している[5]．
- 陽性あるいは疑陽性と判断した場合は，推定組織型を記載する．細胞の特徴が明らかではない場合は，非小細胞癌の記載にとどめる．
- ただし，疑陽性の幅が広いため，これを「良性・悪性の判断が困難な異型細胞」「悪性が疑われる異型細胞」に分けるとする考え方も

[★1] **CAP/IASLC/AMP**
College of American Pathologists, International Association for the Study of Lung Cancer, Association for Molecular Pathology

[★2] **PPS**
Pulmonary Pathology Society

ある[6]．
- 体腔液細胞診にも，「陰性」「疑陽性」「陽性」の判定区分を用いる．しかし，中皮腫が疑われる場合は，Papanicolaou染色だけでは癌腫や反応性中皮との鑑別が困難なことが多いため，細胞診追加標本やセルブロック標本で免疫組織化学的染色を行い，「否定的」「判定困難」「中皮腫の疑い」に分類する．

検査別にみる細胞型

- 肺癌の各細胞型に関しては肺癌取扱い規約に詳細に記載されている[5]．以下に概要を記す．

喀痰細胞診

扁平上皮癌

- 炎症性あるいは壊死性背景に個々の癌細胞の大きさ・形が異なる扁平上皮癌細胞が孤立性に認められる．紡錘形細胞やおたまじゃくし状の細胞が特徴的である．
- 細胞質はPapanicolaou染色でオレンジ色あるいは黄色になり厚みがある．核のクロマチンは濃い．核縁は不整で，核の大小不同を認める．核は中心性で，核／細胞質（N/C）比は小さい．
- 非角化型扁平上皮癌の場合，異常角化細胞はみられず，ライトグリーン好性の類円形細胞が主体をなす．

腺癌

- 腺癌細胞は大きく，円形または多角形で，クラスターであるいは孤立性に認められる．
- 腺癌細胞は中等量の細胞質をもつ．細胞質は淡明で泡沫状を呈し，淡青緑色に染色される．核の位置は偏在性が多く，核縁は円滑明瞭で核膜の肥厚を認める．多量の粘液が存在すると，核が圧排され，細胞質の外側に出ているようにみえることもある．核小体は腫大していることが多く，1個あるいは複数個認める．

小細胞癌

- 壊死物質とともに大小不同の小型の細胞がゆるく結合してシート状に配列する．隣接する

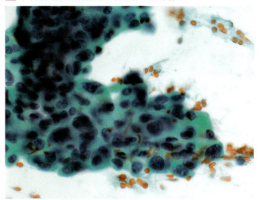

1 気管支擦過細胞診（扁平上皮癌）

大型のクロマチンが増量した核を有する細胞が多層性に認められ，核が流れるような配列を示している．

細胞が相互に鋳型状に接する所見を認める．
- 腫瘍細胞の大きさはリンパ球より大きい．細胞の大小不同，核縁の不整が著明で，裸核状にみえる．

擦過，穿刺，捺印などの新鮮材料による細胞診

扁平上皮癌

- 癌細胞は平面的細胞集塊あるいは立体的重積性集塊を呈する（**1**）．楕円形核が長軸方向に沿って流れるような集塊，敷石状配列を示す集塊を認める．
- 細胞の輪郭は不明瞭で，細胞質はライトグリーン好性である．核は中心性で，N/C比が大きく，核のクロマチンは粗顆粒状である．核小体は不明瞭なことが多い．

腺癌

- 立体的重積性を示し，乳頭状集塊，微小乳頭状構造，シート状集塊，腺管様構造（**2**），索状配列，印環細胞様形態がみられる．
- 類円形核，核の偏在，核の腫大や大小不同，細顆粒状のクロマチン，大型の核小体が認められる．

小細胞癌

- 多数の癌細胞が散在性または集塊をなして出現する．集塊の細胞間結合は弱く，集塊の辺縁はほつれを示すことが多い．

2 経皮的穿刺細胞診（腺癌）

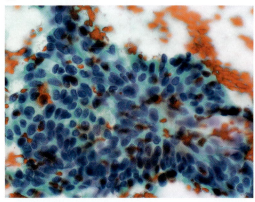

淡明な細胞質と大小不同を示す核を有する癌細胞が胞巣を形成し，わずかに腺管がみられる．

3 胸水細胞診（上皮型中皮腫）

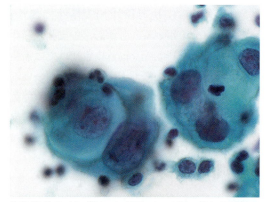

細胞質がライトグリーン好性で，大型の核と好酸性の腫大した核小体を認める細胞が相互封入像を示している．

- 細胞質は淡染性で極めて乏しい．核は類円形ないし多角形を呈し，大小不同が認められる．核小体は不明瞭なものが多い．しばしば核線を認める．

■ 体腔液細胞診

癌腫
- 癌腫，特に腺癌は，多数の細胞からなる立体的クラスターを形成する．癌腫の核は大型で，N/C比は大きい．ただし，粘液を細胞質に入れる場合，N/C比は大きくない．核は球形または楕円形で，核縁は整っている．核小体は大きく，不整形で，1個あるいは複数個認める．

中皮腫
- 胸水中に多数の腫瘍細胞が出現することが多い．大型の球状あるいは乳頭状の立体的クラスターで出現し，平面的集塊として出現することもある．クラスターの中心部に結合織を認めることもある．2核細胞の出現頻度が高い．
- 細胞質はライトグリーン好性で，核周囲が濃く染まり重厚感があり，細胞質辺縁が不明瞭である．
- 細胞質が豊富であるため，N/C比は大きくない．
- 核は類円形のものが多いが，核形不整を示すものもある．大きな不整形の核小体を1ないし2個認める．
- 相互封入像や，封入される細胞の核が先行し，残った細胞質がこぶ状を呈するhump様細胞質突起を認める（3）．

反応性中皮
- 細胞の大小不同が目立ち，核形不整を呈することもある．核の大きさは中皮腫細胞とあまり差がない．反応性中皮は細胞質がライトグリーン好性であるが，中皮腫ほどの重厚感はなく，細胞質辺縁は中皮腫細胞に比して明瞭である．核小体は小型で目立たない．

セルブロック

- 体腔液に異型細胞を認める場合は，体腔液でセルブロックを作製し，複数の抗体を用いて免疫染色を行い，中皮腫，癌腫の胸膜転移，胸膜炎を鑑別する[7]．
- 中皮腫と癌腫の鑑別は，多くは免疫組織化学的染色により可能である．中皮腫のマーカー2種と癌腫のマーカー2種を検討し，前者が陽性で後者が陰性ならば中皮腫，前者が陰性で後者が陽性ならば癌腫の胸膜転移と診断する．
- 中皮腫と反応性中皮の鑑別は極めて難しい．免疫組織化学的染色によりBAP1（BRCA1 associated protein-1）を検討することにより可能となることがある．また，FISH（fluorescence

in situ hybridization）によるp16/CDKN2Aのホモ接合性欠失の検討がこの鑑別に役立つ．

細胞診のpitfalls

- 肺炎，肺梗塞，急性呼吸窮迫症候群，酸素治療，肺線維症などで，気管支擦過，FNA（fine needle aspiration），気管支肺胞洗浄などにより採取した細胞診標本に反応性異型を示す細胞が出現することがある（**4**）．すなわち，反応性異型細胞が強い異型性を示すことがある．
- 反応性異型を示す細胞は癌腫と間違いやすいため，肺炎の治療中など臨床経過が腫瘍としては矛盾する場合は，異型細胞が出現しても慎重に判断しなくてはならない．

（廣島健三）

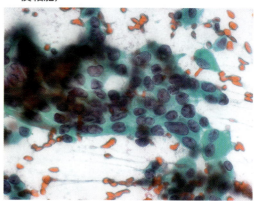

4 術中穿刺細胞診（反応性異型を示すII型肺胞上皮細胞）

核は大型で大小不同を示し，核小体が腫大している．腺癌と間違いやすい．組織診断は器質化肺炎に伴うII型肺胞上皮の過形成であった．

文献

1) Lindeman NI, et al. Molecular testing guideline for selection of lung cancer patients for EGFR and ALK tyrosine kinase inhibitors：guideline from the College of American Pathologists, International Association for the Study of Lung Cancer, and Association for Molecular Pathology. J Thorac Oncol 2013；8：823-59.
2) 日本肺癌学会バイオマーカー委員会．肺癌患者における*EGFR*遺伝子変異検査の手引き．第3.05版．日本肺癌学会；2016．http：//www.haigan.gr.jp/uploads/photos/810.pdf.
3) 日本肺癌学会バイオマーカー委員会．肺癌患者におけるALK融合遺伝子検査の手引き．第2版．日本肺癌学会；2015．http：//www.haigan.gr.jp/uploads/photos/1039.pdf.
4) Roy-Chowdhuri S, et al. Biomarker Testing in Lung Carcinoma Cytology Specimens：A Perspective From Members of the Pulmonary Pathology Society. Arch Pathol Lab Med 2016.
5) 日本肺癌学会編．臨床・病理 肺癌取扱い規約．第8版．金原出版；2017．p.26-48.
6) Crothers BA, et al. Guidelines for the reporting of nongynecologic cytopathology specimens. Arch Pathol Lab Med 2009；133：1743-56.
7) Hjerpe A, et al. Guidelines for the cytopathologic diagnosis of epithelioid and mixed-type malignant mesothelioma. Complementary statement from the International Mesothelioma Interest Group, also endorsed by the International Academy of Cytology and the Papanicolaou Society of Cytopathology. Acta Cytol 2015；59：2-16.

原発性肺癌の診断
病理診断
組織診断

はじめに

- 近年の肺癌診療の進歩により，病理診断の現場，特に肺生検診断についてはかなり変化してきており，あらかじめ念頭においておかなければならないことも増えてきている．たとえば，化学療法の進歩により，小さな検体であっても扁平上皮癌か腺癌かを免疫組織化学法を用いて検索しなければならなくなった[1,2]．一方，EGFR遺伝子変異およびALK遺伝子変異の検索のためにサンプルを取っておく必要も出てきた．そのため，病理医に依頼内容がよく伝わらないと，「診断はついたが肝心のEGFR検索ができなくなった」などということが起きかねず，実臨床において支障をきたすこともありうることを頭に入れておかなくてはならない．
- 手術材料については，基本は組織型とStagingであり，これについては別項で説明されているので，上記のような点をふまえ，

1 生検病理診断の実際―病理診断の手順

形態診断（腫瘍の有無） → 形態診断（組織型） → 免疫組織化学法 → 遺伝子検索など

ここでは生検を中心に病理診断について述べる．

生検病理診断の実際

- 病理診断は**1**のような手順で診断が行われている．

■ 形態診断（腫瘍の有無）

- まず，病理医はそこに「腫瘍」が含まれているか否かを判断する．気管支上皮や反応性の2型肺胞上皮が腫瘍との鑑別を必要とするほどの異型を伴い，意外と鑑別困難な場合がある．そのような場合，「深切りによって面を変える」ということも時に行われる（**2**）．

2 深切りの実際

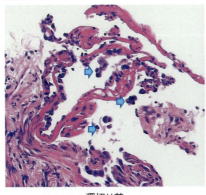
深切り前

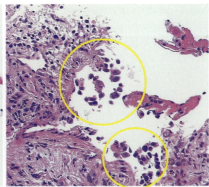
深切り後

生検では深切り検索といって面を変えて検索を行うことがある．この左図では異型細胞がわずかであったのが，深切りを行うことによって右図のようにたくさんの腫瘍細胞が出現することがある．

3 組織型と特徴的な形態の例
a. 腺癌が示唆される所見の例

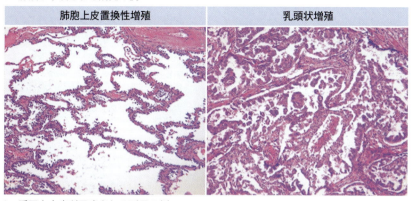

肺胞上皮置換性増殖　　　乳頭状増殖

b. 扁平上皮癌が示唆される所見の例

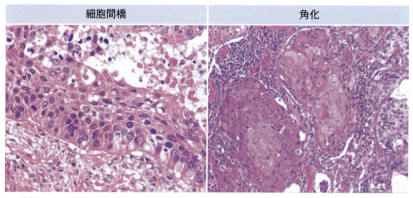

細胞間橋　　　角化

c. 神経内分泌癌が示唆される所見の例

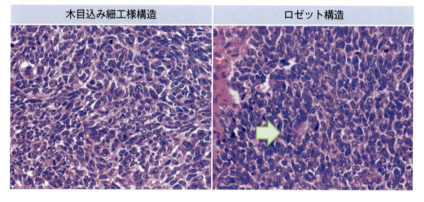

木目込み細工様構造　　　ロゼット構造

- 肝心なのは「悪性か良性かを判定する免疫組織化学法はない」ということと，肺生検では腫瘍が含まれていないことが多いため「病理で腫瘍が含まれていない≠良性病変」であること，そもそも検体が少なく，評価できる検体が採取されていないこともあるということを押さえておく．

■ 形態診断（組織型）

- 次に，腫瘍の形態によって組織型を決定していく．たとえば，「肺胞上皮置換性増殖があれば腺癌」「細胞間橋，角化があれば扁平上皮癌」「ロゼット形成，木目込み細工様構造があれば神経内分泌腫瘍」などである（ 3 ）．
- 細胞質内の粘液を確認するためにPAS染色，

4 原発性肺癌の鑑別に用いられる免疫組織化学法

腺癌	TTF-1, NapsinA, SP-A
扁平上皮癌	p40, CK5/6, p63
神経内分泌マーカー	synaptophysin, chromogranin A, CD56 (NCAM)

5 組織型と特徴的な形態の例

組織型	特徴的な形態
腺癌	肺胞上皮置換性増殖，乳頭状・腺管状増殖細胞質内の粘液貯留
扁平上皮癌	細胞間橋，角化
小細胞癌	N/C比の高い細胞，木目込み細工様構造
大細胞型神経内分泌癌	ロゼット構造，類臓器様構造

アルシアンブルー (Al-b) 染色を行うこともある．

- しかし，肺生検で採取される検体は微小であり，組織型を決定できるほどの組織が採取されていない場合がほとんどである．よって通常，免疫組織化学法による確認が行われる．

■ 免疫組織化学法（免疫染色）

- 近年，肺生検診断において免疫組織化学法が非常に重要になっている．それは，肺生検の段階で，ある程度の組織型の確定が必要だからである．ちなみに，「悪性か良性かを判定する免疫組織化学法はない」ので，基本的に免疫組織化学法は「腫瘍があるが，もっと詳細に検索したい」場合に用いられる．たとえば，腺癌か扁平上皮癌か迷う症例に対し，TTF-1, p40などを用いて鑑別する方法などが有名である[3-5]．
- 原発性肺癌の場合，腺癌・扁平上皮癌の鑑別，神経内分泌形質を有しているかなどが重要である（ 4 ）．各組織型に特徴的な形態を 5 にまとめる．

■ 遺伝子検査等（EGFR, ALK, PD-L1）

- 通常の病理検査では，免疫組織化学法を行った後に病理報告書が提出される．遺伝子検査などは，臨床医のオーダーをもとに検索が行われる．EGFRは組織検体からDNA抽出を行い検査が行われるので，病理医がかかわらない施設もあるかもしれないが，腫瘍の量が少ない場合，「悪性の診断がついていても実際にEGFR検査に回るサンプル内に腫瘍がない」こともあることに注意が必要である．つまり，「EGFR mutation検出せず」といった結果が返ってきても「EGFR mutation陰性」とはいえないということになる．そのため，EGFR検索においても病理医が，提出する組織を確認することが望ましい．
- ALKの免疫組織化学法およびFISH法，PD-L1の免疫組織化学法の場合は，腫瘍の部分で評価が行われるため，その点に関しては問題がない．

通常の生検診断のリスク

- 前項において記載した診断は「通常の病理診断の流れ」であるが，ここにはいくつかのリスクがある．

時間がかかるリスク：

- 患者によっては，「一刻も早く治療を開始したい」という緊急の場合があると思われるが，その場合，通常の病理診断の流れでは遺伝子検索までに時間がかかりすぎる．また，限局性の病変で，手術を予定している場合も同様である．

遺伝子検索までに組織がなくなるリスク：

- 通常の病理診断の流れでは，腫瘍有無の診断の過程の深切り検索，組織型診断の過程の特殊染色や免疫組織化学法で，サンプルが失われる可能性がある．

転移性腫瘍が考慮されないリスク：

- 「通常の病理診断の流れ」では転移を否定する過程は含まれていない．病理医が癌の診断を下したとしても，転移を考慮していない可能性がある．

リスクを回避するための生検に対する病理依頼書の書き方

■検査の目的を書く

- 悪性とわかっているのか，組織型を知りたいのか，遺伝子検査目的なのかによって，診断プロセスが若干異なってくる．「悪性であればこの生検材料から EGFR，ALK 検査を考えています」と一文を入れるだけで遺伝子検査までの時間が非常に短縮されるだけでなく，未染（染色されていない標本）をあらかじめ切っておくことで検体のロスを少なくすることができる．
- 呼吸器内科医としては「この生検材料から EGFR，ALK 検査予定」など当たり前のように感じるかもしれないが，手術が予定されているのであれば，病理医は手術材料で遺伝子検査を行うことを考慮するので，手術予定なのか薬物療法予定なのかの情報はとても重要である．

■画像所見，腫瘍マーカーなどを書く

- 時々ではあるが，「病理医にバイアスがかかるので臨床情報を書かないほうがよい」という臨床医を見かけるが，それは間違いである．検査の目的によって，病理検査の方法が変わるからである．実際，「時間がかかりすぎる」「誤診」などのケースのほとんどが，依頼書の不備をなくすことによって防げるものである．

■癌の既往を書く

- 肺は，転移性腫瘍が非常に多く認められ，その鑑別が時に重要になるが，肺癌は多彩な組織像を呈するため，「原発性肺癌を否定することは非常に困難」である．肺原発として非典型的な腫瘍である場合，転移を示唆する報告書を目にすることもあるかもしれないが，これは「可能性としてありえる」という程度であり，「転移である」と言い切っているわけではないことに注意されたい．

生検診断病理報告書の読み方

■悪性か否か

- 前述のとおり，癌を強く疑っている場合，「生検で癌がない≠癌ではない」ということに注意する．その場合の病理報告書にはあまりとらわれないほうがよい．腫瘍周囲には，器質化，間質性の炎症などさまざまな変化が加わっていることがあり，その部分が採取されている可能性があるからである．

■"favor" について

- WHO により新しく "favor adenocarcinoma" "favor squamous cell carcinoma" という診断名が使われるようになった[6]．これは，「形態では確定できないが，免疫組織化学法でそれらしい」という意味である．この診断名が用いられる背景として「組織型は形態で定義されている」という大前提があり，「免疫組織化学法だけで組織型を決定してよいのか」という問題に対する折衷案のようなものと考えられ，免疫組織化学法がある程度信頼できる昨今であれば，その組織型として治療を行うことに現実的には何も問題はないと考えられる．

■混合型について

- 生検病理診断名は，あくまで腫瘍の一部をみてつけられた診断名であることに留意する．つまり，腺癌と診断されても，手術検体および剖検において扁平上皮癌成分があり，腺扁平上皮癌と診断されたり，小細胞癌成分が他の部位にあり，混合型小細胞癌と診断される可能性を完全には否定できないということである．腫瘍マーカーや臨床所見とあわせて判断し，臨床経過が合わない場合には再生検も考慮することが望まれる．

■転移性肺腫瘍について

- 転移性肺腫瘍を疑う場合に留意すべき大原則は「原発性肺癌は非常に多彩な形態を呈する」ということである．

> **ADVICE**
>
> **TTF-1陽性は肺腺癌？**
> 　TTF-1が肺腺癌のマーカーとして有名なせいで，少し誤解されている面がある．TTF-1が肺腺癌のマーカーとして用いられるのは扁平上皮癌との鑑別時であり，神経内分泌腫瘍にも高率に陽性になる．神経内分泌腫瘍の場合は肺原発でなくても陽性になるので注意が必要である．また，甲状腺癌もTTF-1が陽性になり，こちらにも注意が必要である[7]．

> **ADVICE**
>
> **上皮内病変は原発？**
> 　上皮内病変のような所見があると，原発の可能性が高いと考えられている．たとえば腺癌の場合は肺胞上皮置換性の増殖，扁平上皮癌の場合は上皮内腫瘍がそれに相当する．しかし，転移性腫瘍であっても肺胞上皮置換性の増殖をすることもあり，それだけで原発を確定することはできない．ただし，肺胞上皮置換性の部分が徐々に異型が弱くなり，背景肺に移行するような場合は原発性肺癌の可能性が高いと考えられている．

■ 肺内転移 or 多発

- 多発が確定できる状況というのは，ある程度存在する．たとえば，組織型が違う，ドライバー変異が違うなどがあれば，多発であると確定できる．しかし，転移を確定することは非常に困難である．組織型が類似していても，ドライバー変異が同じであっても，両方原発であることは否定できないからである．特に，扁平上皮癌で，ヘビースモーカーの場合は多発が十分にありうる状況であり，多発か転移かの鑑別が困難である場合が多い．

■ 原発性肺腫瘍 or 転移性肺腫瘍

- 何も情報がない状況，つまり，臨床情報が何も知らされていない状況で，原発と転移の確定を行うことは形態学的にはもちろん，免疫組織化学法を用いても不可能である．たとえば，前述のとおりTTF-1，NapsinAが肺腺癌のマーカーとされているが，実は甲状腺癌でも陽性になることが知られている．病理医ができることは，「癌の既往がある場合，その癌の可能性があるか」ということである．つまり，依頼書に癌の既往が書いていないと，何も始まらないのである．そのうえで病理学的に原発を疑う場合，転移を疑う場合について以下に述べる．

形態学的な評価

- 形態学的な評価を行うためには，既往標本との比較が不可欠となる．できれば免疫組織化学法の比較のためにパラフィンブロックもしくは未染標本も取り寄せることが望ましい．それらが困難であっても，少なくとも既往手術の報告書もしくは組織型の情報を病理医に伝えることが必要である．
- 病理医は，その情報をもとに，組織型および形態が同様かどうかを判断する．組織型（腺癌，扁平上皮癌など）が異なる場合や形態が大きく違う場合は原発が示唆され，同様の場合は転移が示唆される．転移が否定できない場合は免疫組織化学法による検索が必要となる．
- 一見形態が違っていても組織型（腺癌，扁平上皮癌など）が同一の場合，転移を否定することは困難となる．悪い成分だけが転移する可能性が考えられるからである．

免疫組織化学法による評価

- 原発臓器によって，役に立つ免疫組織化学法が異なってくる（**6**）．
- 免疫組織化学法は一つの目安であり，既往の免疫組織化学法との比較が必要となる場合

6 原発か転移かの鑑別に有用な免疫組織化学法

乳癌との鑑別

肺腺癌	乳癌	補足
TTF-1, NapsinA	HER2, mammaglobin, GCDFP-15	ERは両者とも陽性になるので注意

大腸癌との鑑別

肺腺癌	大腸癌	補足
TTF-1, SP-A, CK7	CK20, CDX2	壊死の有無も鑑別に有用である.

胃癌との鑑別

肺腺癌	胃癌	補足
TTF-1, SP-A	CDX2	胃癌はCK7,20の発現がまちまちであるが, 肺癌との比較には有用である.

甲状腺癌との鑑別

肺腺癌	甲状腺癌	補足
SP-A	thyrogloburin	最近はPAX8が有用であるとの報告もある[9].

膵癌との鑑別

粘液性肺腺癌	膵癌	補足
有効な免疫組織化学法はない		膵癌の転移も肺胞上皮置換性増殖をするので鑑別が非常に困難である.

腎癌との鑑別

肺腺癌	腎癌	補足
TTF-1	CD10	ただし, CD10陽性で, 胃癌に非常に類似する肺原発性腫瘍もあるので注意. 臨床情報が重要である. PAX8が有用であるとの報告もある[9].

肝細胞癌との鑑別

肺扁平上皮	肝細胞癌	補足
p40(+)	hepatocyte	臨床的に肝癌が見つかっていないことが多いので注意
神経内分泌癌	肝細胞癌	
TTF-1, 神経内分泌マーカー	hepatocyte	

頭頸部癌との鑑別

肺扁平上皮癌	頭頸部扁平上皮癌	補足
有効な免疫組織化学法はない		p53の陽性像が鑑別になることがある.

や, 免疫組織化学法で確定することが困難な場合も多くあることに留意する.

鑑別が困難な癌

- 特に頻度が高く, 鑑別が困難な大腸癌, 乳癌について具体的に注意事項を述べる.

大腸癌：

- 鑑別のうえで留意すべき点は「腸型肺癌」の存在である. これは, 形態学的にも免疫組織学的にも大腸癌とほぼ同様の原発性肺癌であり, 非常に鑑別が困難である. この場合, 既往との比較, 臨床所見だけでなく, 場合によっては*KRAS*の遺伝子変異を検索することも念頭におく必要がある.

乳癌：

- 乳癌の鑑別で問題となるのが, 肺癌でTTF-1が陰性, 乳癌でHER2が陰性の場合である. 6 でmammaglobin[8], GCDFP-15を乳癌のマーカーとしているが, 乳癌であっても陽性

率がそれほど高くない検査であり，確定を行うことが困難なことが多い．
- 乳癌は非常に長期のスパンで再発するため，乳癌切除検体を取り寄せることがしばしば困難であること，ひいては乳癌の既往を把握できていないこともあるので注意が必要である．

おわりに

- 一般的に臨床医にはブラックボックスとなっているであろう病理診断の手順を，少しでも理解していただけたら幸いである．特に，肺生検に関しては検索の目的によって病理医の手順が異なり，素早い診断，正確な診断に病理と臨床との密なコミュニケーションが大切であることを理解いただけたら幸いである．ただし，病理医・病院によっても若干のスタンスの違いがあると思われるので，貴院の病理医との密なコミュニケーションを望みたい．

（坂下信悟，野口雅之）

文 献

1) Johnson DH, et al. Randomized phase II trial comparing bevacizumab plus carboplatin and paclitaxel with carboplatin and paclitaxel alone in previously untreated locally advanced or metastatic non-small-cell lung cancer. J Clin Oncol 2004；22：2184-91.
2) Scagliotti G, et al. Treatment-by-histology interaction analyses in three phase III trials show superiority of pemetrexed in nonsquamous non-small cell lung cancer. J Thorac Oncol 2011；6：64-70.
3) Ocque R, et al. Usefulness of immunohistochemical and histochemical studies in the classification of lung adenocarcinoma and squamous cell carcinoma in cytologic specimens. Am J Clin Pathol 2011；136：81-7.
4) Loo PS, et al. Subtyping of undifferentiated non-small cell carcinomas in bronchial biopsy specimens. J Thorac Oncol 2010；5：442-7.
5) Rekhtman N, et al. Immunohistochemical algorithm for differentiation of lung adenocarcinoma and squamous cell carcinoma based on large series of whole-tissue sections with validation in small specimens. Mod Pathol 2011；24：1348-59.
6) Travis WD, et al. WHO Classification of Tumours of the Lung, Pleura, Thymus and Heart, 4th ed. IARC；2015.
7) Quinn AM, et al. Extrapulmonary small cell carcinoma：a clinicopathological study with identification of potential diagnostic mimics. Histopathology 2012；61：454-64.
8) Sasaki E, et al. Breast-specific expression of MGB1/mammaglobin：an examination of 480 tumors from various organs and clinicopathological analysis of MGB1-positive breast cancers. Mod Patholo 2007；20：208-14.
9) Ordóñez NG. Value of PAX8 immunostaining in tumor diagnosis：a review and updata. Adv Anat Pathol 2012；19：140-51.

原発性肺癌の診断

病理診断
遺伝子診断

はじめに

- 遺伝子診断法の重要ポイントは，①検査法の選択の基準はコンパニオン診断薬として承認されている場合にはそれが第一選択となる，②検体の種類，量，質，腫瘍の混入率により検査結果が異なることに注意する，③各種検査法の特徴を知り，検査間の不一致が一定の程度生じることに留意する，などである．これらを念頭に以下に解説する．

*EGFR*遺伝子変異検査

■ *EGFR*遺伝子

- *EGFR*遺伝子は肺癌のドライバー遺伝子であり，日本人の肺腺癌の約半数にみられる．活性型変異陽性の*EGFR*遺伝子変異陽性肺癌は，EGFR-チロシンキナーゼ阻害薬（EGFR-TKI）が適応である．
- 臨床的意義が明らかな，エクソン19欠失変異，L858R変異とそれに続くG719X変異，L861Q変異，S768I変異（薬剤により感受性が異なる），抵抗性変異であるT790M変異（二次的な場合は第3世代EGFR-TKIの適応）およびエクソン20挿入変異があげられる．
- 耐性化した症例の50〜60%で，*EGFR*遺伝子エクソン20領域でのT790M変異（コドン790におけるトレオニンからメチオニンへの変異）を認める．しかし，すべての*EGFR*遺伝子変異が，EGFR-TKIの効果を予測するものではない．意義不明の変異は多数報告されているが，その頻度はまれである．

■ 検査の適応[1]

- EGFR-TKI投与前の初回検査で，薬物療法を考慮している肺癌患者の少なくとも一部は，腺癌成分のある扁平上皮癌，小細胞肺癌であっても，小さな検体で腺癌成分がないことを否定することが難しい場合には，検査の適応となる．
- ホルマリン固定パラフィン包埋組織（FFPE）検体の使用が推奨され，HE染色により腫瘍が存在することを確認することが必要である．
- 細胞診検体や胸水などの液性検体は，体外診断用医薬品を用いた方法（IVD法）では対象に含まれないが，運用上，検査に用いられている．新鮮凍結検体は上記の使用が困難な場合に使用を検討する．
- EGFR-TKI治療耐性後の二次的T790M変異検査として用いる場合，再生検された組織検体および細胞検体での検査が可能な場合は，これら検体の使用が強く推奨される．再生検が不成功となった場合もしくは困難と判断される場合にのみ，血漿検体の使用を検討する（**TOPICS**参照）．したがって複数回の*EGFR*遺伝子変異検査が許容されるが，必要最小限に抑えるべきである．
- EGFR-TKI投与前の初回検査としては，以下のIVD法（リアルタイムPCR法）の使用が推奨される（保険点数は2,500点．なお非IVD法を使用した場合は2,100点）．
  - therascreen®EGFR変異検出キット（キアゲン社）
  - コバス®EGFR変異検出キットv2.0（ロシュ・ダイアグノスティックス社）
- EGFR-TKI治療耐性後の二次的T790M変異検査は，現在オシメルチニブのコンパニオン診断薬として承認されている．コバス®EGFR変異検出キットv2.0（ロシュ・ダイアグノスティックス社）で，保険点数は2,500点である．

> **TOPICS**
>
> **tissue first or plasma first?**
>
> EGFR遺伝子変異検査については，EGFR T790M変異検査が血漿検体で可能になった．「コバス® EGFR変異検出キット v2.0」の適応追加の一部変更が承認された．そのことに関連して，血漿検査が先か組織検査が先かの選択に迷うことがあると予想される．『肺癌患者におけるEGFR遺伝子変異検査の手引き3.05版』ではtissue firstが原則であることが記載されている．詳細は「血液診断」の項（p.83）で述べられる．

- これらEGFR遺伝子変異検査の詳細は，『肺癌患者におけるEGFR遺伝子変異検査の手引き』[1]，変異検査に基づく治療法の選択には，肺癌診療ガイドライン[2]を参考にする．

ALK融合遺伝子検査

■ALK融合遺伝子検査の意義

- EML4-ALK融合遺伝子は非小細胞肺癌の約3～5％に認められ，非小細胞肺癌のなかでも腺癌に特異的にみられる．
- ALK融合遺伝子陽性肺癌に対する治療薬としてクリゾチニブおよびアレクチニブが承認されている．クリゾチニブは初めて承認されたALK阻害薬であり，米国では2011年に，わが国では2012年に承認された．その後，第2世代ALK阻害薬としてセリチニブが米国で2014年4月に承認され，2014年7月にはわが国でアレクチニブがALK融合遺伝子陽性肺癌に対する治療薬として承認された．

■ALK融合遺伝子の検査法

- 検査法としては，蛍光in situハイブリダイゼーション（fluorescence in situ hybridization：FISH）法，免疫組織化学法（immunohistochemistry：IHC），RT-PCR法（reverse transcription polymerase chain reaction，塩基配列決定を含む）がある．

FISH検査

- 蛍光色素でラベルしたDNAプローブを標本上で標的遺伝子とハイブリダイズさせ，そのシグナルを蛍光顕微鏡で観察する方法である．わが国では，Vysis® ALK Break Apart FISHプローブキット（アボット社）がクリゾチニブおよびアレクチニブのコンパニオン診断薬として承認され，保険適用されている．
- FISH法には，ALK遺伝子とEML4遺伝子にそれぞれプローブをおいて，これらが融合するのを検出する方法（fusion assay）と，ALK遺伝子の切断点を隔てて2つのプローブをおいておき，これらが切断されてほかの遺伝子と融合することを検出する方法（break apart法）がある．承認されたキットはbreak apart法での検出である．
- FISH検査に供する検体は通常のホルマリン固定パラフィン包埋（FFPE）標本である．

RT-PCR法

- EML4-ALK融合遺伝子はEML4が逆方向に融合するために，EML4側とALK側のそれぞれにプライマーを設定しPCR反応を行う場合，逆位をもって転座が存在するとPCR産物が得られる．
- 融合遺伝子は多種類あるので，マルチプレックスPCR法が用いられる．KIF5B-ALKなどや，未知のパートナー遺伝子との融合遺伝子は検出できない．

IHC検査

- 免疫組織学的検査として，ニチレイ バイオサイエンス社より，ヒストファイン ALK iAEP®キットが，アレクチニブのコンパニオン診断薬として承認されている．この方法は高感度法である．
- クリゾチニブのコンパニオン体外診断薬としてFDAは"VENTANA ALK (D5F3) CDx

病理診断／遺伝子診断

1 *ROS1*融合遺伝子を検出するbreak apart法

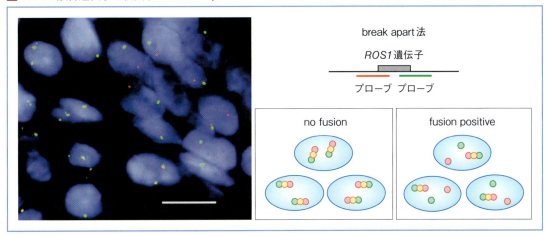

緑：5'*ROS1*プローブ，赤：3'*ROS1*プローブ．

(Bergethon K, et al. J Clin Oncol 2012；30：63-870[4]）より）

Assay"を承認した．検査にはFFPEサンプルを用い，そのサンプルには腫瘍細胞の存在が確認できることが必要である．これらの検査のあいだで不一致例が存在することが知られており注意が必要である．

- これら*ALK*融合遺伝子検査の詳細は，『肺癌患者におけるALK融合遺伝子検査の手引き』[3]．検査に基づく治療法の選択には，肺癌診療ガイドライン[2]を参考にする．

*ROS1*融合遺伝子検査

■背景

- *ROS1*融合遺伝子は*ALK*融合遺伝子と同様にドライバー遺伝子の一つであり，*ROS1*融合遺伝子陽性の肺癌に対して，クリゾチニブの高い治療効果が報告された．この結果に基づき，2017年5月にわが国でクリゾチニブの適応拡大が承認された．
- しかし，*ROS1*融合遺伝子陽性の頻度は1～2％である．

■*ROS1*融合遺伝子の検出法

- *ROS1*融合遺伝子の検出には，RT-PCR法，免疫組織化学法，FISH法がある．
- 本邦では，ROS1肺癌に対するクリゾチニブのコンパニオン診断薬として，RT-PCR法（Oncoguide® AmoyDx® ROS1融合遺伝子検出キット）が薬事承認された．本キットの原理は，逆転写反応，および蛍光標識加水分解プローブ法を用いたリアルタイムPCRを連続して行うツーステップRT-PCRであり，FFPE，新鮮凍結組織等から抽出したRNAを用いて，14種類の*ROS1*融合遺伝子を検出することが可能である．標的配列の両端に標識された蛍光物質（FAM）と消光物質（BHQ1）がPCRの伸長反応に伴い，蛍光を発する．その蛍光強度をPCRのサイクル毎に検出し，蛍光強度が一定量に達した際のサイクル数（cycle threshold：Ct値）に応じて結果を判定する．
- 米国では，現在のところROS1肺癌に対するクリゾチニブのコンパニオン診断薬は存在しないがnon-IVDとしてFISH法が用いられている．Abbott Molecular社やZytoVision社，アジレント・テクノロジー社のプローブキットが研究用試薬（RUO）として販売されている．
- 偽陽性のリスクを避ける目的から*ALK*融合遺伝子検出と同様にbreak apart法を用いることが多い（**1**）[4]．
- IHC法では，FFPE薄切検体に対し，抗ROS1特異的な抗体を用いる．一般的に，発

79

2 次世代シークエンサーを用いた肺癌患者を対象としたクリニカルシークエンスの実施例

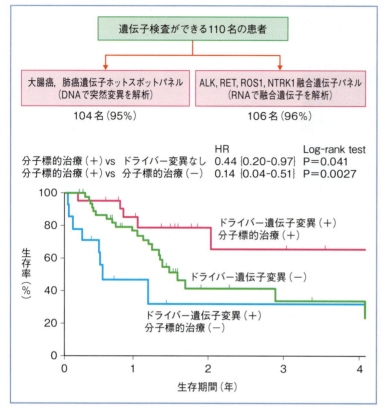

下図はクリニカルシークエンスを実施した肺癌患者の生存率を示す．
(Takeda M, et al. Ann Oncol 2015；26：2477-82[6]）より）

現シグナル強度や発現細胞割合に応じてスコア化し判定する．ROS1のIHC法には，Cell Signaling Technology社の抗ROS1抗体（D4D6クローン，ウサギモノクローナル抗体）などが研究用（RUO）として市販されている．肺癌におけるROS1融合蛋白の発現をIHC法で検討した報告によれば[5]，*ROS1*融合遺伝子陽性例でROS1高発現の傾向はあるものの，正常細胞においても，ROS1の発現が高頻度に認められることから，現時点ではROS1肺癌の診断法として感度，特異度ともに不十分であり，患者選択の方法として用いることは推奨されない．

次世代シークエンサーによる融合遺伝子の検出と癌クリニカルシークエンス

- まだ研究段階ではあるが，次世代シークエンサーを用いたDNA/RNAシークエンス法（next generation sequencing：NGS）の臨床的有用性が示されつつある（ 2 ）[6]．

- 将来的に，NGS法による*ROS1*融合遺伝子診断が承認されれば，NGS法を用いたマルチプレックス診断薬により，一度に複数のドライバー遺伝子を短時間で診断することが可能になると期待されている．その際に用いられるNGSの原理はアンプリコンシークエンスとよばれるもので，特定の遺伝子の特定の領域のみを並列シークエンスで行う．

- *EGFR*遺伝子変異等の体細胞変異解析はFFPE検体から抽出したDNAサンプルを用いる．融合遺伝子の検出には，FFPE検体等から抽出したRNAを用いることが多い．薄切したFFPEサンプルから10 ng程度の核酸を用いて実施する．大きな腫瘍塊が含まれる

場合では1〜2枚，生検サンプルで，腫瘍細胞の割合が小さい場合は，5〜10枚を要することもあり，HE染色後，mannual dissectionを行って腫瘍由来核酸の濃縮を行う．

- 肺癌の各種遺伝子異常とそれに対応する分子標的薬のコンパニオン診断薬は，precision medicineの先駆けとなると考えられている．実際，わが国においても肺癌を中心とした固形癌を対象にクリニカルシークエンスの実施が始まっている．近い将来の実用化に向け，「次世代シークエンサー等診療ガイダンス」(仮称)やそのためのタスクフォースが腫瘍関連3学会を中心に組織されるなど，マルチプレックス診断薬の承認に向けて，急ピッチに体制が整えられようとしている．
- その際に重要となるのは，クリニカルシークエンスのレポートの作成である．エキスパートパネルとよばれる専門家集団によりレポートを作成するが，secondary findings，VUSの取り扱い，遺伝カウンセリング治療法のエビデンスレベルの取り扱い等，統一的に判断することが必要である．また，それを担当するエキスパートパネルともよばれるclinical sequence teamを構成する多職種の人材の育成が急務である．日本医療研究開発機構の研究課題として「がんの個別化医療の実用化に向けた解析・診断システムの構築研究」が採択され，各関連学会やゲノム医療関連の研究事業との連携によりmolecular oncologist, clinical sequence teamを構成する多職種の人材育成に当たっている．

(西尾和人，坂井和子)

文　献

1) 日本肺癌学会バイオマーカー委員会編．肺癌患者におけるEGFR遺伝子変異検査の手引き3.05版．日本肺癌学会；2015．https://www.haigan.gr.jp/uploads/photos/1329.pdf
2) 日本肺癌学会編．EBMの手法による肺癌診療ガイドライン2016年，第4版．金原出版；2016．
3) 日本バイオマーカー委員会編．肺癌患者におけるALK融合遺伝子検査の手引き，第2版．日本肺癌学会；2015．https://www.haigan.gr.jp/uploads/photos/1039.pdf
4) Bergethon K, et al. ROS1 rearrangements define a unique molecular class of lung cancers. J Clin Oncol 2012；30：863-70.
5) Yoshida A, et al. Immunohistochemical detection of ROS1 is useful for identifying ROS1 rearrangements in lung cancers. Mod Pathol 2014；27：711-20.
6) Takeda M, et al. Clinical application of amplicon-based next-generation sequencing to therapeutic decision making in lung cancer. Ann Oncol 2015；26：2477-82.

Column

clinical sequencing

precision medicineにおけるclinical sequencingとその現状

さまざまながんにおけるドライバー遺伝子変異の同定と耐性機序の解明により，分子標的薬の開発が進んできた．また，遺伝子解析技術の進歩，特に次世代シークエンサー(NGS)の登場により同時に多数の遺伝子解析が可能となった．このような技術革新により，がんの領域でも患者一人一人に最適な治療を行うprecision medicineが現実のものとなりつつある．特に，NGSによる網羅的遺伝子解析は，現在，研究としてではなく臨床実装(clinical sequencing)としてその実用化が期待されている．しかし，そのためには解析の品質管理や精度管理，結果の解釈とこれらに対応できる人材の育成，検査費用や治療にどう結びつけるかなど解決すべき課題は多い．

国内におけるclinical sequencingの現状としては，新規治療薬開発を加速し有効な治療法をいち早く患者に届けることを目的としたSCRUM-Japan(国立がんセンター東病院)やTOP-GEAR(国立がんセンター中央病院)と，clinical sequencingの臨床運用を目的としたOncoPrime(京都大学を含めた大学病院)，MSK-IMPACT(順天堂大学や横浜市立大学)，Homebrew clinical sequencing(近畿大学)といった取り組みがある．

実施方法

clinical sequencingを実施する場合，まず提出する検体(一般的にはFFPE)の品質が重要である．具体的には，組織全体における腫瘍含有量が多いほどNGSの成功率が高く50％以上の腫瘍含有量がよいとされる．DNAの収量も重要であるため，十分な組織量が必要である．また，ホルマリンの濃度や保存期間も成功率や結果に影響する．日本病理学会では「ゲノム研究用病理組織検体取扱い規程」を公表しているので，参考にするとよい．理想的には，新鮮凍結標本からのDNAが高品質であるが，すべての症例で準備できるわけではない．検体が準備できない場合は，血液中のcell free DNAを標的としたliquid biopsyも選択される．

NGSの品質管理，精度管理も重要であり，米国では臨床検査室の精度管理に関する法律(CLIA：Clinical Laboratory Improvement Amendment法)や米国病理学会(CAP：College of American Pathology)のガイドラインに従ったラボで実施されるが，わが国には該当する規制がないため，その体制整備が急がれる．

臨床現場での課題

解析結果に対する生物学的および臨床的意味づけ，その結果の臨床的解釈をどうするかも重要な問題であり，ゲノム医療に精通した人材育成は喫緊の課題である．患者に結果をどう伝えるかも臨床現場で直面する課題であり，専門家によるclinical sequenceカンファレンスの実施は必要不可欠である．さらに，遺伝性疾患に関連する生殖細胞変異がみつかる場合もあり，臨床遺伝専門医や遺伝カウンセラーによるコンサルティング体制も求められる．

一方，clinical sequencingの費用やdruggable mutationを認めた場合の治療をどうするかも早急に解決すべき課題であり，clinical sequencingを実用化するため，今後，国内における規制作成と基盤整備が進むことが期待される．

（永井宏樹，武藤　学）

原発性肺癌の診断

病理診断
血液診断─liquid biopsy

liquid biopsyとは

- 末梢血を用いた分子生物学的検査をliquid biopsyとよび，血漿遊離DNA（circulating free DNA：cfDNA），循環腫瘍細胞（circulating tumor cells：CTC），エクソソームが検査検体として使用されている．本稿では，主にcfDNAについて述べる．

- cfDNAは，1970年代に全身性エリテマトーデスなどの自己免疫疾患で初めて同定され，その後担癌状態でも報告されるようになった[1]．170 bp～数kbpの二重鎖DNAとして存在しており，その由来はアポトーシス，ネクローシスなどの細胞死により放出されると考えられているが，一部では細胞より何らかの機序で積極的に遊離されているとの報告もある[2]．したがって，cfDNAは担癌患者のみならず健常者でも検出されるが，総量は担癌患者で3～5倍多く認められる[3]．

- cfDNA中の腫瘍由来DNAは，腫瘍細胞内の体細胞変異の存在により確認され，circulating tumor DNA（ctDNA）と区別されてよばれている．cfDNAは正常細胞由来，癌細胞由来どちらのDNAも含むため，liquid biopsyでは，各癌細胞特異的に認める遺伝子異常を指標に検査を行うことになる★1．

腫瘍由来血漿遊離DNA（ctDNA）の性質と臨床的意義

- 癌患者におけるcfDNA総量は，当研究室での検討で中央値27 ng/mL血漿であり，健常人中央値8 ng/mL血漿に比べ，約3倍多く存在する（論文投稿中）．ctDNAは二重鎖DNAとして存在するため，濃度測定には，二重鎖DNAを選択的に検出する方法が選択される．サイズは大部分はヌクレオソーム単位である170 bp前後であるが，一部には5 kbp前後の大きなDNAが存在するという報告が散見され，自教室でも同様の結果が得られている．

- 大腸癌切除後 APC G4189Tを指標にctDNAのモニタリングを施行した結果より，ctDNAの半減期は114分と比較的安定に保たれていることから，何らかの蛋白が会合することにより切断を免れていることが推測される．Ulzらは，ヒストン結合がみられない転写開始点近傍領域はctDNAでの検出量が少なく，その領域がコードする遺伝子発現の亢進を認めることを報告している[4]．

- ctDNAの出現の意義を明らかにする目的で，筆者らは高転移モデルマウスを用いてctDNA量と腫瘍進展との関連を検討した[5]．EGFR L858R，T790Mを有するヒト肺癌細胞株H1975を高度免疫不全マウスNOJに皮下移植すると，生着後4か月で80%のマウスにリンパ節，肝臓，肺に転移を認める．このマウスを用いて継時的にL858R，T790Mを指標にctDNAをモニタリングすると，原発巣，転移巣合わせた総腫瘍量に比例し検出率が上昇し，非転移に比べ転移マウスで有意にctDNA量が多く検出された．したがって，

★1　これまで，EGFR，KRASなどの癌遺伝子変異，p16などの癌抑制遺伝子プロモーター領域のメチル化を用いた検討が行われてきた．種々の高感度遺伝子変異検査の開発に伴い数年前より世界中に広まり，2012年ころよりliquid biopsyという言葉が生まれた．

1 MBP-QP法の原理

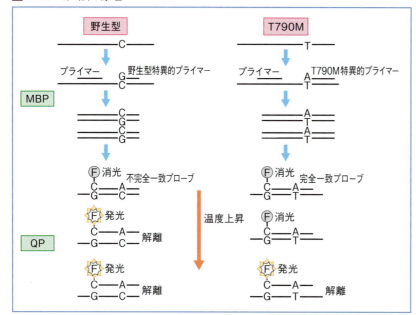

(Nakamura T, et al. J Thorac Oncol 2011；6：1639-48[9]）より改変）

ctDNAの出現は，主に腫瘍総量と進展に関与していることが明らかになった．

検査方法

- ctDNAにおける変異検出系は，主にPCRをベースにした方法と次世代シークエンスに分けられる．前者は，特定の遺伝子変異同定目的であり，一部は薬事承認されている．後者は網羅的検索目的で行われるが，ctDNAは微量かつ断片化されているため，多くは未だ研究段階である．
- 以下，EGFR T790M検出におけるPCRベースの方法について概説する．

アレル特異的増幅法（allele-specific PCR assay）

- 代表的検査法は，国内で初めてコンパニオン診断薬として承認されたコバス®EGFR変異検出キットv2.0である．各変異型特異的プライマーで増幅後，蛍光ラベルで標識されたプローブを用いてリアルタイムPCR法で検出する[6]．
- dUTPを含むPCR増幅を行い，次のアッセイ前に増幅産物をuracil-N-glycosylaseで分解することによりキャリーオーバーコンタミネーションを防ぐ工夫がなされている．
- 検出感度は2〜3%である[6]．

ddPCR（droplet digital PCR）法

- オイルで形成した各ドロップレットに1分子の鋳型DNAを含有させPCRを行う．野生型，変異それぞれに特異的蛍光プローブを用いてフローサイトメトリーで定量を行う[7]．
- 検出感度は0.05〜0.5%である．

BEAMing（beads, emulsion, amplification and magnetics）法

- 原理はddPCRと同様で，フローサイトメトリーを用いて定量を行う．特異的プライマーを結合させた磁気ビーズを用いる[8]．
- 検出感度は0.01%である．

MBP-QP（mutation-biased PCR and quenched probe）法

- 当研究室で開発した全自動EGFR変異検出系である（**1**）[9]．PCR改変のMBPとクエンチングプローブを用いた変異同定過程QPの2段階で構成されている．
- MBPでは，野生型，変異各々の相補的プラ

2 PD症例におけるctDNA T790M陽性率

T790M陽性	23/58（40%）
PD前	6/58*（10%）
PD時	10/53（19%）
EGFR-TKI中止時	11/45（24%）
中止後	9/37（24%）

＊T790M陽性/検体数

（Sueoka-Aragane N, et al. Cancer Sci 2016；107：162-7[11]より改変）

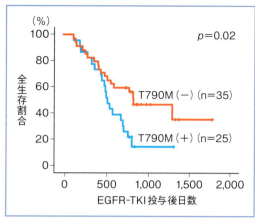

3 ctDNA T790M検出と全生存割合

（Sueoka-Aragane N, et al. Cancer Sci 2016；107：162-7[11]より改変）

イマーを用い，プライマーの長さを変え，変異に対するPCR条件に調整しているため変異増幅効率が高くなっている．QPで用いるプローブは変異型に完全一致，野生型とは部分不一致に設計しているため解離温度が異なり，野生型と変異を区別することができる．

- 感度は0.3%，検出限界DNA量は0.2 ngであり，全自動1時間半で検査が終了する．

臨床応用

- ctDNAを用いたliquid biopsyは，米国では，エルロチニブ，オシメルチニブのコンパニオン診断薬としてFDA承認，欧州では，体外診断用医薬品としてCE承認がなされている．いずれも上述のコバス®EGFR変異検出キットv2.0を適用された．本邦では，2016年12月同法を用いたT790M検査がオシメルチニブのコンパニオン診断薬として薬事承認され，2017年1月よりアストラゼネカ社より検査結果の倫理提供が開始された．
- "ESMO Clinical Practice Guidelines for diagnosis, treatment and follow-up"では，ctDNAは再生検の代理サンプルとして，特に*EGFR*変異患者での病勢増悪時に用いることが推奨されている[10]．このガイドラインの中で筆者らの施行したMBP-QP法を用いた多施設前向き試験の論文が引用されているので以下に紹介する[11]．
- 主要目的として，MBP-QP法によるctDNA T790Mが病勢進行（PD）時に同定可能か，副次目的は，組織とctDNAのT790M一致率，

T790M検出時期の評価とした．本試験の特徴はctDNA T790Mを4か月ごとにモニターした点にある．国内7施設87例で検討し，PDになった58症例中40%でT790Mを検出し，その1/4はPD前に検出されたが，病勢進行に従い検出率は上昇した（**2**）．さらに遠隔転移での進行例で有意に検出率が高く，陽性例では予後不良であり（**3**），ctDNAの同定と腫瘍進展の関与が示唆され，上述の動物実験と同様の結果であった．

- 非侵襲性を最大の利点とするctDNAを用いたliquid biopsyは，特にEGFR-TKI耐性化時にリアルタイムで検査することが容易であることから臨床に広まってきたと考えられるが，従来の標準的検査である再生検との使い分けが臨床課題となる．
- ESMOガイドラインでは，再生検またはliquid biopsyを施行し，liquid biopsyでT790M陰性の場合は，可能であれば再生検を推奨すると記載されている．IASLC Consensus Statementでは，まず再生検施行の可能性について考慮し，施行不能の場合はliquid biopsyでの次治療決定を行うよう記載されている[12]．
- いずれにおいても，liquid biopsyは再生検が施行不能な場合の代理検体としてみなされて

4 ctDNA T790M, 再生検T790Mとオシメルチニブの無増悪生存期間

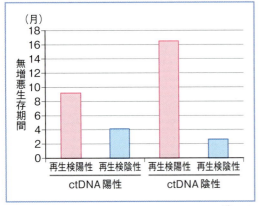

(Oxnard GR, et al. J Clin Oncol 2016；34：3375-82[13]より)

いると解釈できる．これは，Oxnardらが発表した結果，すなわちctDNA T790M陽性，再生検陰性症例でオシメルチニブの無増悪生存期間（PFS）の延長がみられなかったことが影響していると考えられる（4）[13]．

liquid biopsyの利点，問題点

■利点

- liquid biopsyの利点は，非侵襲性であること，個体全体の分子生物学的特性を反映すること，特に転移部位の特性を反映している点にある．腫瘍の遺伝子変化は刻一刻と変化し，特に治療という修飾が加わると変化に拍車がかかる．そのため，リアルタイムに遺伝子変化をとらえ至適な治療選択を行う必要があり，非侵襲的検査であるliquid biopsyはこれを可能にする．
- 生体内で優位な分子変化をとらえていることから効果的な治療選択を行うことが期待できる．

■問題点

- 腫瘍不均一性は，原発巣，転移巣間の"inter-heterogeneity"および，同一腫瘍内に存在する"intra-heterogeneity"を認めるため，治療効果の空間的差異が生じる．その一例として自験例を示す（5）．
- T790Mがliquid biopsyで陽性，再生検腋窩

リンパ節でも陽性，肝生検では陰性の本症例では，オシメルチニブ投与により治療効果に著明な差がみられた．この症例では，腋窩リンパ節縮小により症状緩和をもたらしたため，QOL（生活の質）改善効果がみられた．腫瘍進展に伴う症状緩和が治療の主目的である場合，腫瘍縮小をもたらしたい部位の再生検は必須となる．

liquid biopsyの解釈

- 上述のようにliquid biopsyの問題点は，ctDNA陽性，再生検陰性時の効果が不明確の点である．前項で述べたOxnardの論文では，ctDNA陽性，再生検陰性の症例でオシメルチニブのPFSは1〜12か月と治療効果が乏しい例も含まれていた．この研究では，ctDNAはBEAMing法で測定されていた．すなわち，ctDNAのみ陽性が治療効果に反映されなかった理由は，T790M含有率が低い症例が含まれるためと想定される．また，前述した自験例のように腫瘍不均一性に起因する治療効果差異による再増悪判定の可能性もある．
- 実地臨床では，非侵襲性であるためliquid biopsyが先行される場合が多いと思われるが，その結果の解釈については以下の注意点があげられる（6）．

ctDNA T790M陽性

- 施行した検査法の検出感度を考慮する．超高感度の場合（ddPCR，BEAMingなど）は，治療効果に反映されない場合がある．
- 治療効果の不均一性が発生する可能性がある．標的臓器の効果が不十分な場合は同部位の再生検を考慮する．

ctDNA T790M陰性

- 再生検を行う．陽性であればオシメルチニブ投与を考慮する．
- 検査時期を再考する．ctDNAでの変異検出は腫瘍進展に依存するため，転移が胸郭内に留まるような場合は検出率が落ちる．

病理診断／血液診断—liquid biopsy

5 ctDNA T790M陽性例におけるオシメルチニブの治療効果

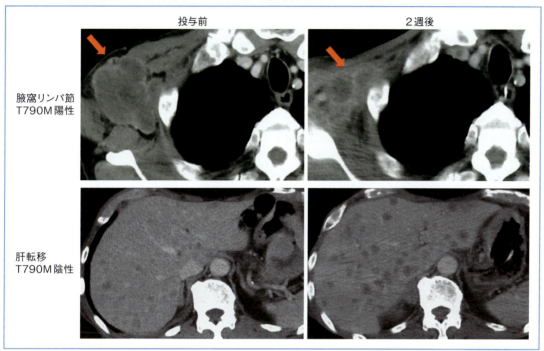

MBP-QP法でT790M陽性であった腋窩リンパ節は著明に縮小したが，陰性の肝転移巣では縮小効果はみられなかった．

6 liquid biopsy検査後の治療選択

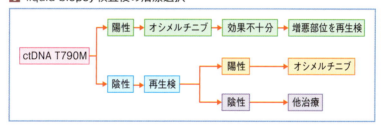

今後の臨床課題

- 今後の臨床課題としては，至適検査法の選択，治療効果予測に適したカットオフ値の設定が必要と考えられる．
- liquid biopsyの他のサンプルであるCTCについては，今後機器の改善により収率の向上が望まれる．CTCは細胞単離が可能であることから細胞生物学的研究，たとえばCTC derived xenograftなどへの応用が期待される．
- 今後，目的に応じてliquid biopsyを適用することにより，有効な治療法の選択に貢献できると考える．

（荒金尚子）

文献

1) Koffler D, et al. The occurrence of single-stranded DNA in the serum of patients with systemic lupus erythematosus and other diseases. J Clin Invest 1973；52：198-204.

2) Stroun M, et al. About the possible origin and mechanism of circulating DNA apoptosis and active DNA release. Clin Chim Acta 2001；313：139-42.
3) Jahr S, et al. DNA fragments in the blood plasma of cancer patients：quantitations and evidence for their origin from apoptotic and necrotic cells. Cancer Res 2001；61：1659-65.
4) Ulz P, et al. Inferring expressed genes by whole-genome sequencing of plasma DNA. Nat Genet 2016；48：1273-8.
5) Sueoka-Aragane N, et al. Correlation between plasma DNA and tumor status in an animal model. PLoS One 2014；9：e111881.
6) コバス®EGFR変異検出キットv2.0添付文書
7) Hindson BJ, et al. High-throughput droplet digital PCR system for absolute quantitation of DNA copy number. Anal Chem 2011；83：8604-10.
8) Taniguchi K, et al. Quantitative detection of EGFR mutations in circulating tumor DNA derived from lung adenocarcinomas. Clin Cancer Res 2011；17：7808-15.
9) Nakamura T, et al. A noninvasive system for monitoring resistance to epidermal growth factor receptor tyrosine kinase inhibitors with plasma DNA. J Thorac Oncol 2011；6：1639-48.
10) Novello S, et al. Metastatic non-small-cell lung cancer：ESMO Clinical Practice Guidelines for diagnosis, treatment and follow-up. Ann Oncol 2016；27（suppl 5）：v1-v27.
11) Sueoka-Aragane N, et al. Monitoring *EGFR* T790M with plasma DNA from lung cancer patients in a prospective observational study. Cancer Sci 2016；107：162-7.
12) Tan DS, et al. The International Association for the Study of Lung Cancer Consensus Statement on Optimizing Management of EGFR Mutation-Positive Non-Small Cell Lung Cancer：Status in 2016. J Thorac Oncol 2016；11：946-63.
13) Oxnard GR, et al. Association Between Plasma Genotyping and Outcomes of Treatment With Osimertinib（AZD9291）in Advanced Non-Small-Cell Lung Cancer. J Clin Oncol 2016；34：3375-82.

Mini Lecture

second biopsy

second biopsyとは

　肺癌診療におけるsecond biopsyは，進行非小細胞肺癌（NSCLC）に対する化学療法を行った後に，再燃した病変から再度生検を行う行為を意味し，「再生検」や"re(-) biopsy"と表現されることもある．

　second biopsyにおいて細胞検体もしくは組織検体を採取する方法は，診断時の生検（first biopsy）と基本的には同じであるが，再燃した病変すなわち活動性の病変から採取することが重要である．選択される採取方法は **1** のとおりである★1．造影CT検査，PET検査，迅速細胞診などの活用が成功のコツである．

　処置を施行する診療科が多岐にわたっており，主治医は採取方法に関するディスカッションや検体の処理（検査提出の指示）においては中心的な役割を果たす必要がある．

second biopsyを行う適応と意義

　second biopsyを行うべき状況は **2** のとおりである．

　2016年3月にEGFR-TKI耐性・T790M陽性例に対するオシメルチニブが承認されて以降，EGFR変異陽性例に対するsecond biopsyがさかんに行われるようになったが，それまでは小細胞癌転化のほかには，耐性メカニズムが判明しても治療方針にかかわらなかったため，second biopsyが行われるケースは少なかった．

　実際NSCLCに対するsecond biopsyに関する最初の報告は2011年と比較的新しく[1,2]，以後年々報告は増えている．

second biopsyの実際

　EGFR遺伝子変異陽性例に対するsecond biopsyについて概説する．

　組織採取の成功率は73〜95％とされる．これまでの報告では，欧米ではCTガイド下生検や手術が，日本では気管支鏡下生検が採取手技としてより多く選択される傾向にある．

　本邦での多施設共同後向き研究においては，成功率は79.5％と報告され，手技に関しては経気管支手技が62.0％，経皮穿刺手技が29.1％とfirst biopsyと比較して後者の頻度が高くなっているものの，依然として気管支鏡を用いた生検が多く選択されていた．合併症の頻度は5.8％とfirst biopsyよりも高頻度であり，経皮穿刺手技が多く選択されたことが一因と考えられた[3]．

　second biopsyが実施される頻度に関しては，脳転移再発例などが対象外となった結果，62.5％（75/120例）程度となるとの報告もある[4]．

　2016年12月に，血漿を用いたEGFR遺伝子検査（liquid biopsy）が承認され，非侵襲的にEGFR遺伝子変異検査を行うことが可能となったが，感度が低いこと（60％程度とされる）に起因して偽陰性例が少なからず存在することが問題視されている．

今後の展望

　second biopsyの最大の問題点はEGFR-TKI耐性例において，病変間の遺伝子ステータスにheterogeneityが存在することである．オシメルチニブにより高い奏効率と長い奏効期間が得られるものの，病変により治療効果の異なるケースも散見される（ **3** ）．現時点では治療反応性の異なる病変に対して再びbiopsyを行い，

★1　対象が活動性病変であることを最優先として，採取可能性と危険性のバランスを考慮して採取方法を選択する．

Mini Lecture

1 second biopsyの手技

	細胞検体	組織検体	施行する診療科 （九州がんセンター）
肺転移	ブラシ洗浄	TBB CTガイド下生検 VATS生検	呼吸器腫瘍科 放射線診断科 呼吸器腫瘍科
胸部リンパ節転移	EBUS-TBNA	EBUS-TBNA EUS-FNA	呼吸器腫瘍科 内視鏡科
胸膜播種	胸腔穿刺（胸水貯留時）	VATS生検 CTガイド下生検	呼吸器腫瘍科 放射線診断科
肝転移	—	エコーガイド下生検	肝胆膵内科
副腎転移	—	EUS-FNA（左側） CTガイド下生検	内視鏡科 放射線診断科
腹膜播種	腹腔穿刺（胸水貯留時）	CTガイド下生検 エコーガイド下生検	放射線診断科 婦人科

病変の部位と対応した採取方法を一覧表とした．実施する診療科に関しては九州がんセンターにおける担当科を示している．複数の手技が存在する場合，病変の部位にあわせてアプローチのしやすい手技を選択する（例：縦隔リンパ節転移に対するEBUS-TBNAとEUS-FNAなど）．細胞検体はセルブロックを作成して遺伝子検査などに活用することも可能である．
TBB：経気管支鏡生検，VATS生検：胸腔鏡下生検，EBUS-TBNA：超音波気管支鏡ガイド下針生検，EUS-FNA：超音波内視鏡下穿刺吸引．

2 second biopsyを行うべき状況

例	対処
初回診断時に組織採取不十分 ・組織型変更 　（例：NSCLC→adenocarcinoma） ・遺伝子検査未施行 PD-L1未評価	遺伝子検査追加 →対応した分子標的治療へ PD-L1陽性→ICI PD-L1陰性→細胞障害性抗癌薬
EGFR-TKI耐性時 T790M評価 小細胞癌転化の有無の確認	T790M陽性→オシメルチニブ T790M陰性→プラチナ併用療法 プラチナ+エトポシド（イリノテカン）
再発診断 単発肺転移再発 重複癌の再発	感染→抗菌薬 再燃→化学療法 再発した組織型に対する治療

second biopsyの施行を考慮すべきシチュエーションを左（例）に示す．その後の治療方針の決定にかかわる情報が得られる可能性がある場合にはsecond biopsyを行う必要がある．second biopsyで得られた情報に応じた治療方法については右（対処）に示す．
ICI：免疫チェックポイント阻害薬治療．

> **TOPICS**
>
> **REMEDY試験**
> 　国立病院機構が多施設共同で行っている前向き観察研究（REMEDY試験）が進行中であり，second biopsyの実施頻度や合併症に関するエビデンスが確立される見通しである．

3 オシメルチニブの治療効果にheterogeneityが存在した症例

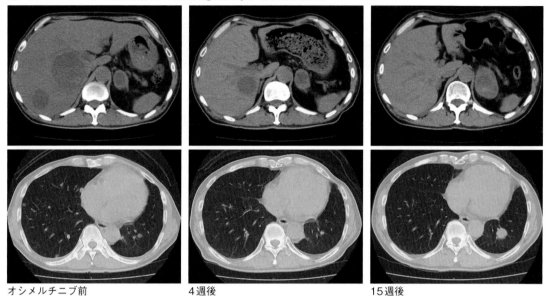

オシメルチニブ前　　　　　4週後　　　　　　　15週後

エルロチニブ耐性となり，肝転移からの生検でT790Mが検出され，オシメルチニブ治療が開始された．肝転移と肺転移の縮小が得られたものの，肺転移の一部と左副腎転移の増大が確認された．左副腎転移からの生検ではT790M陰性が確認された．

耐性機序を明らかにし，局所治療の追加もしくはプラチナ併用療法への移行を検討するほかないが，liquid biopsyを絡めた治療戦略の開発なども今後期待される．

現時点で確立した治療法のない耐性機序（*MET*遺伝子増幅など）に対する治療の開発が進み，今後second biopsyの重要性が高まることも予測される．

*ALK*融合遺伝子陽性例に対するALK阻害薬の耐性機序も解明が進んでおり，耐性機序に応じた薬剤選択が可能となった後には，ALK陽性例に対してもsecond biopsyが行われるケースが増えることとなるだろう．

（野崎　要，瀬戸貴司）

文献

1) Arcila ME, et al. Rebiopsy of lung cancer patients with acquired resistance to EGFR inhibitors and enhanced detection of the T790M mutation using a locked nucleic acid-based assay. Clin Cancer Res 2011；17：1169-80.
2) Oxnard GR, et al. Acquired resistance to EGFR tyrosine kinase inhibitors in EGFR-mutant lung cancer：distinct natural history of patients with tumors harboring the T790M mutation. Clin Cancer Res 2011；17：1616-22.
3) Nosaki K, et al. Re-biopsy status among non-small cell lung cancer patients in Japan：A retrospective study. Lung Cancer 2016；101：1-8.
4) Kawamura T, et al. Rebiopsy for patients with non-small-cell lung cancer after epidermal growth factor receptor-tyrosine kinase inhibitor failure. Cancer Sci 2016；107：1001-5.

原発性肺癌の診断

診断方法
気管支鏡

肺癌診断における気管支鏡―肺癌診療ガイドラインより

- 肺癌の確定診断のためには，病変部から検体を採取し病理学的に診断することが必須である．
- 中枢型肺癌に対する気管支鏡の診断感度は高いことから，中枢気管支に病変がある場合は気管支鏡を施行することが，『EBMの手法による肺癌診療ガイドライン2016年版』[1]ではグレードAで推奨されている．
- 末梢病変の場合は，気管支鏡検査のほかに経皮針生検，胸腔鏡，開胸による生検があり，これらは診断率は高いが，気管支鏡検査に比べて合併症が多い．このため，同ガイドラインでは，肺結節の確定診断については，病変の大きさ，性状，部位などにより診断率が異なることを考慮のうえで，経気管支生検が，経皮針生検，胸腔鏡，開胸による生検よりも高いグレードBで推奨されている．
- 縦隔，肺門リンパ節転移が疑われる場合は，胸部造影CTでリンパ節腫大があるかFDG-PET/CTでFDG集積を認める場合は，可能な限り超音波気管支鏡ガイド下針生検（endobronchial ultrasound-guided transbronchial needle aspiration：EBUS-TBNA），経食道的に行う超音波内視鏡ガイド下針生検（endoscopic ultrasound-guided fine needle aspiration：EUS-FNA）などにより病理学的な診断をすることが，グレードBで推奨されている．

気管支鏡検査の適応と禁忌

- 肺癌を疑う病変に対する気管支鏡検査は，確定診断，リンパ節転移診断によるステージング，分子標的治療や免疫療法の適応を目的としたバイオマーカー診断などに行われる．
- 確定診断には，組織を採取する生検，細胞を採取する細胞診によって行われる．気管支鏡による生検方法は気管支鏡下に確認可能な病変，すなわち中枢性病変に対する生検である直視下生検あるいは気管支内生検（endobronchial biopsy：EBB）と末梢病変に対する経気管支（肺）生検（transbronchial lung biopsy：TBB/TBLB）に分けられる[2]．
- リンパ節病変に対しては，近年，コンベックス型超音波気管支鏡（convex probe-endobronchial ultrasound：CP-EBUS）を利用したEBUS-TBNA[3]が広く行われている．
- 気管支鏡検査の禁忌は，重症心不全や制御困難な不整脈，検査中に酸素濃度が維持できない患者，出血傾向を有し生検後の止血が困難と予想される場合などがあげられる．

気管支鏡検査の実際

■麻酔と鎮静

- 絶飲食後，静脈ルートを確保，リドカイン散布により咽喉頭麻酔を施行後，気管支鏡を気道内に挿入する．前処置としてのアトロピンは，心血管有害作用を増加させるためルーチンには使用しない．
- 検査に対する患者の苦痛を減らすために，特に禁忌がなければ経静脈的鎮静を行う．British Thoracic Society（BTS）ガイドライン[4]，American College of Chest Physicians（ACCP）ステートメント[5]では，ベンゾジアゼピン系薬剤のミダゾラム，オピオイドのフェンタニルの併用が推奨されている．
- 気管，気管支の局所麻酔時のリドカイン散布

> **ADVICE**
>
> **BTSガイドラインによる麻酔と鎮静**
>
> 　患者と術者の気管支鏡検査に対する満足度，診断治療成績を向上させながら，安全に手技を施行するためには，適切な麻酔，鎮静が不可欠である．BTSガイドライン[4]では，禁忌がない限り経静脈鎮静を提供すべきと明記され，特に即効性と作用時間が短いミダゾラムが推奨されている．過投与を防ぐために低濃度（1 mg/mL）で使用し，反応をみながら少量ずつ投与する．オピオイドは，ミダゾラムに追加すると咳嗽反射の減少，リドカイン使用量の減少，患者の手技に対する耐忍性が向上するので同ガイドラインでは併用を考慮すべきと述べられ，フェンタニルのような短時間作用型のオピオイドが推奨されている．

は噴霧用カテーテル使用が有効である．

■ **観察の要点**
- 気管，気管支内腔の観察は，使用する気管支鏡の太さにより可視範囲は異なるが，各亜区域支ぐらいまで見落としがないように順次行う．気管，気管支の正常解剖，特に壁の層構造を理解し，肺癌を疑う異常所見を認めた場合は組織型や進行程度を推測する．
- 白色光でわかりにくい病変は，自家蛍光や狭帯域光での観察も有効である．

■ **気管支内生検（EBB）**
- 鉗子チャンネル内に生検鉗子を進め，鉗子を開き病変に押しつけて生検する．気管壁など気管支鏡と接線方向に存在する病変の採取には，針付き鉗子，スイング機構付き鉗子，鰐口鉗子が役に立つ．
- 病変の表面が壊死物質で覆われている場合は，良好な検体を得るために壊死部分を避けて生検する．
- 粘膜下病変では，同じ場所から生検を繰り返すことにより深層から検体を採取する．悪性腫瘍が疑われる病変には5検体以上の組織採取が推奨されている．
- 診断率を上げるために可能な限りブラシ擦過，気管支洗浄などの細胞診検体採取も行う．

■ **経気管支（肺）生検（TBB/TBLB）**
- 気管支鏡で病変が直視できない末梢病変には，病変が関与する気管支に正しく気管支鏡，検体採取器具を誘導し，病変から確実に充分量の検体を採取する必要がある．そのために重要なことは，CTで病変に関与する気管支を同定し，病変までの気管支ルートを確認することである．病変に関与する気管支がCTで確認できる場合は，TBB/TBLBの診断率は高い．
- 一般的に外径5 mm程度の気管支鏡が使用されているが，亜区域支程度までしか挿入できず，特に肺尖部やB[6]など気管支の屈曲が大きい部位はさらに挿入範囲が限られる．4 mm程度の細径気管支鏡，特に3 mm以下の極細径気管支鏡を使用すると，亜々区域支以降の気管支にも選択的に気管支鏡や検体採取器具を挿入することができる．
- 一方，CT短軸像では亜区域支程度までしか関与気管支を3次元的に理解することは困難なので，細径，極細径気管支鏡を有効に使うことはできない．virtual bronchoscopic navigation（VBN）は末梢病変までの気管支ルートの仮想気管支鏡画像を使って気管支鏡を誘導する方法[6]で，自動で気管支ルートを検索し仮想画像を作成，気管支鏡画像と合わせて表示できるナビゲーションシステムが市販されている（Mini Lecture参照，p.96）．
- VBNシステムと細径，極細径気管支鏡を使用すると迷うことなく，短時間で容易に気管支鏡を関与気管支に選択的に誘導できる．
- 鉗子チャンネル内に検体採取器具を進め，X線透視下で病変に到達したことを確認し生検

する．radial EBUSは，病変への到達がリアルタイムに確認できるので有効である．またガイドシースを併用することで，radial EBUSで確認した部位から繰り返し生検することも可能である[7]．
- 診断率を上げるために可能な限りブラシ擦過，気管支洗浄などの細胞診検体採取も行う．
- 近年，電磁場を利用して気管支鏡や生検器具をカーナビのように肺の末梢病変まで誘導するelectromagnetic navigation（EMN）システム[2]が保険適用となった．

■ 超音波気管支鏡ガイド下針生検（EBUS-TBNA）

- 通常の気管支鏡と異なりCP-EBUSを使用し，気管支壁外の病変を針で穿刺するため，手技に習熟しておくことと，事前に穿刺する病変と血管の関係をCTで把握しておくことが大切である．
- CP-EBUSにバルーンを装着，穿刺針などを準備したうえで，気管支鏡を挿入する．
- CP-EBUSは斜視のため，操作に注意が必要である．特に声帯通過時には声帯を傷つけないように，声帯上部を見上げる形で気管に挿入する．
- 気管，気管支内腔を観察後，バルーンを膨らませ，超音波プローブを目標とする気管，気管支壁に密着させて，リンパ節を描出する．プローブの位置を動かし，リンパ節と周囲の臓器，血管との位置関係を把握しながら，病変の最大割面の超音波画像を描出することが大切である．
- 穿刺針を装着し，リアルタイムに超音波で観察しながら病変を穿刺し検体を採取する．
- 肺癌のステージングに際しては，検体のコンタミネーションを避けるためにN3リンパ節より穿刺を開始し，N2リンパ節，N1リンパ節の順に行う．

気管支鏡検査の成績

- 気管支鏡検査の診断率は病変の位置により異なる．ACCPガイドラインでは，中枢病変の診断率は88％で鉗子生検の診断率は74％，ブラシ擦過細胞診，洗浄細胞診の診断率は，それぞれ48％，59％と述べられている．
- 末梢病変の診断率は78％，手技別では経気管支生検は57％，ブラシ擦過は54％，洗浄は43％，TBNAは65％と報告されている．末梢病変では病変のサイズが診断率に影響し，サイズ別の検討では，2cmより大きい病変の診断率は63％，2cmより小さい病変の診断率は34％と報告されている[2]．
- EBUS-TBNAの肺癌リンパ節転移診断における累積感度は89％，特異度は100％と非常に高い[8]．

気管支鏡検査の合併症

- 気管支鏡検査の合併症は，2010年の日本呼吸器内視鏡学会調査では，中枢病変の合併症率は1.32％で，大量出血が0.89％と最も多い．
- 末梢孤立性病変の合併症率は1.55％で，大量出血が0.63％，気胸が0.44％の順である．
- 縦隔リンパ節病変の合併症率は0.51％で，大量出血が0.30％と最も多い[9]．

（浅野文祐）

文献

1) 日本肺癌学会編．確定診断．EBMの手法による肺癌診療ガイドライン2016年，第4版．金原出版；2016. p.13-7.
2) Rivera MP, et al. Establishing the diagnosis of lung cancer：Diagnosis and management of lung cancer, 3rd ed：American College of Chest Physicians evidence-based clinical practice guidelines. Chest 2013；143：e142S-65S.
3) Yasufuku K, et al. Real-time endobronchial ultrasound-guided transbronchial needle aspiration of

mediastinal and hilar lymph nodes. Chest 2004 ; 126 : 122-8.
4) Du Rand IA, et al. British Thoracic Society guideline for diagnostic flexible bronchoscopy in adults : accredited by NICE. Thorax 2013 ; 68 Suppl 1 : i1-i44.
5) Wahidi MM, et al. American College of Chest Physicians consensus statement on the use of topical anesthesia, analgesia, and sedation during flexible bronchoscopy in adult patients. Chest 2011 ; 140 : 1342-50.
6) Asano F, et al. Virtual bronchoscopic navigation for peripheral pulmonary lesions. Respiration 2014 ; 88 : 430-40.
7) Kurimoto N, et al. Endobronchial ultrasonography using a guide sheath increases the ability to diagnose peripheral pulmonary lesions endoscopically. Chest 2004 ; 126 : 959-65.
8) Silvestri GA, et al. Methods for staging non-small cell lung cancer : Diagnosis and management of lung cancer, 3rd ed : American College of Chest Physicians evidence-based clinical practice guidelines. Chest 2013 ; 143 : e211S-e250S.
9) Asano F, et al. Deaths and complications associated with respiratory endoscopy : a survey by the Japan Society for Respiratory Endoscopy in 2010. Respirology 2012 ; 17 : 478-85.

気管支鏡の最新のナビゲーションシステムについて

■ VBNシステムと成績

VBN(virtual bronchoscopic navigation)システムは，目標を設定することで自動でルートが表示されること，気管支鏡検査室内で仮想画像を実際の気管支鏡画像と対比表示できることが特徴である．DirectPath(サイバーネットシステム社)は，CT DICOMデータを入力し，病変を目標として設定すると，気管支樹上に目標までのルートが表示される．気管支ルート上の仮想気管支鏡画像が表示され，仮想画像上には目標までのルートが表示される．DirectPathによる仮想気管支鏡画像は自動で平均5次気管支までは正確に作成できる．同時に気管支抽出状態が示された3断面像と，気管支樹が示された擬似X線透視画像が表示される．抽出されていない気管支がある場合，半自動か手動抽出で追加抽出することができる(**1**)．

実際の気管支鏡検査時には，仮想画像と実像を対比表示できるようにし，仮想画像を実際の気管支鏡像に合わせて回転させることで両者を一致させながら，仮想画像上に示されるルートに沿って気管支鏡を進めていく(**2**)．

VBNはCTガイド下極細径気管支鏡検査，X線透視下気管支鏡，ガイドシース併用気管支腔内超音波断層法(endobronchial ultrasonography with guide sheath：EBUS-GS)に併用され，2 cm以下の病変の診断率はそれぞれ65.4〜80.8％，54.5〜76.9％，44.4〜75.9％，合計で67.4％とよい成績が報告されている[1]．ランダム化比較試験においてVBNが診断率を向上，総検査時間を短縮させること(3 cm以下の小型病変に対するEBUS-GS併用生検で，VBNを使用すると診断率は67％から80.4％に向上)[2]，さらにメタアナリシスでも72％とVBNの有用

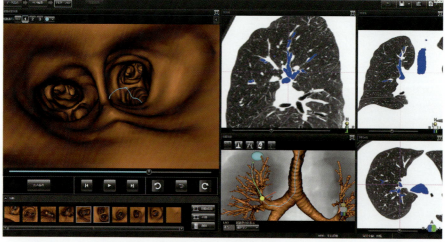

1 VBNシステム，DirectPath

左：気管支ルート上の仮想気管支鏡画像．青線が目標へのルート．中央上：CT矢状断面．中央下：気管支樹と擬似X線透視画像．気管支樹上の青線が目標までのルート．ルート上の黄丸は仮想気管支鏡，青丸は目標．右上：冠状断面．右下：横断面．各断面像では気管支の抽出状況(青色で表示)が確認できる．

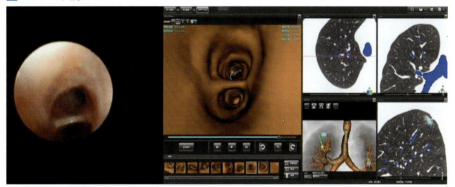

2 VBNの実際

左：極細径気管支鏡画像．右：DirectPathナビゲーション画面．仮想気管支鏡画像は右$B^1biiα$（5次気管支）と$B^1biiαy$の分岐を表示し，極細径気管支鏡画像と一致している．

性が示されている[3]．

> **VBNのポイント**
> 仮想画像作成の基となるルート上の気管支の抽出状況を各断面像で必ず確認し，病変との位置関係を把握しておくこと，ナビゲーションでは，仮想画像をこまめに回転させて気管支鏡の実像と合わせながら，目標気管支へ気管支鏡を進めていくことが大切である．

極細径気管支鏡

VBNで病変近くまで仮想画像ができても，気管支鏡が太いとそこまで挿入できない．このためVBN使用時には極細径気管支鏡が有効であるが，市販されていた極細径気管支鏡（Olympus XP260，外径2.8 mm）は，チャンネル径が1.2 mmでEBUS-GSでは使用できず，得られる検体も小さい．

X線透視下極細径気管支鏡検査におけるVBNの有効性を検討したランダム化比較試験では，VBNを使用するとX線透視上の病変への到達率は有意に上がる．しかし診断率に関しては，右上葉，CTで肺野を3分割（中枢層，中間層，末梢層）した末梢層の病変，X線正面写真でみえない病変（これらは全体の70％を占める）ではVBNにより診断率は上がるが，全体では有意差がなかった[4]．近年，radial EBUSが使用できる極細径気管支鏡（外径3.0 mm，チャンネル径1.7 mm）が開発された．最近行われたランダム化比較試験で，VBN＋細径気管支鏡＋EBUS-GSよりもVBN＋極細径気管支鏡＋EBUSの診断率（3 cm以下悪性病変の組織診断率81％）が高いことが証明され[5]，現時点で最も有効な組み合わせと思われる．

EMNシステムと成績

EMNシステムであるsuperDimensionナビゲーションシステム（Medtronic社）は，2016年に保険適用となった．superDimensionでは患者胸部を電磁場中に位置させ，気管支鏡のワーキングチャンネルに位置センサーを備えたカテーテルを挿入し，センサーの位置を表示しながら病変近傍まで誘導する[6]．EMNでは，検査中の電磁場内での位置センサーのリアルタイムな位置情報と検査前に撮影されたCT情報を統合する操作（レジストレーション）が必要である（**3 4**）．

EMNの診断率は，72.1％，2 cm以下の病変の診断率は64.3％，合併症率は4.5％，メタアナリシスでは67％と良好な成績を示し[3]，ACCPガイドラインでは，グレード1Cという高いエビデンスでEMNを気管支鏡時に使用することが推奨されている[7]．EMNの保険適用は，通常の気管支鏡検査で到達困難と思われる肺末梢病変，あるいは胸部X線検査上2 cm以

3 EMNシステム，superDimension

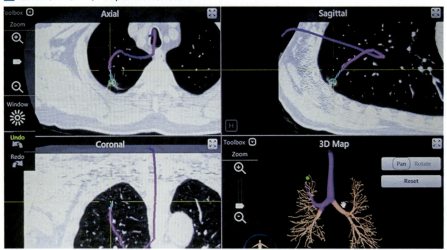

経路のプランニング．CT横断面（左上），冠状断面（左下），矢状断面（右上），気管支樹（右下）に病変までの気管支ルート（紫線は自動抽出部分，青線は手動抽出部分）が表示されている．

4 EMNの実際（気管支モデル）

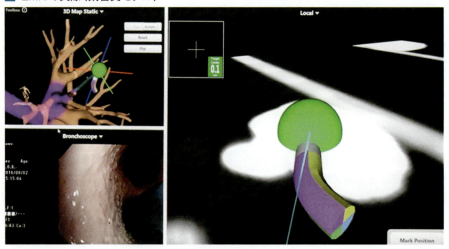

左上：3D map view．病変（緑丸）と気管支樹，位置センサーが表示されている．左下：内視鏡画面．位置センサーを備えたカテーテルが気管支に挿入されている．右：local view．中央下に表示されている位置センサーを中心とした気管支の断面像が表示される．画面をみながらカテーテルを操作し，位置センサーを病変に誘導する．

下の陰影として描出される肺末梢病変とされている．センサーなどが高額で保険償還されないこと，通常の気管支鏡手技とかなり異なるので，トレーニングが必要であることが課題である．

> **superDimensionのポイント**
> カテーテルをCT画像，気管支樹をみながら病変に誘導するという従来の気管支鏡操作と異なった手技なので，カテーテル操作に慣れる必要がある．

（浅野文祐）

文献

1) Asano F, et al. Virtual bronchoscopic navigation for peripheral pulmonary lesions. Respiration 2014 ; 88 : 430-40.
2) Ishida T, et al. Virtual bronchoscopic navigation combined with endobronchial ultrasound to diagnose small peripheral pulmonary lesions ; a randomised trial. Thorax 2011 ; 66 : 1072-7.
3) Wang Memoli JS, et al. Meta-analysis of guided bronchoscopy for the evaluation of the pulmonary nodule. Chest 2012 ; 142 : 385-93.
4) Asano F, et al. Virtual bronchoscopic navigation combined with ultrathin bronchoscopy. A randomized clinical trial. Am J Respir Crit Care Med 2013 ; 188 : 327-33.
5) Oki M, et al. Ultrathin Bronchoscopy with Multimodal Devices for Peripheral Pulmonary Lesions. A Randomized Trial. Am J Respir Crit Care Med 2015 ; 192 : 468-76.
6) Schwarz Y, et al. Real-time electromagnetic navigation bronchoscopy to peripheral lung lesions using overlaid CT images : the first human study. Chest 2006 ; 129 : 988-94.
7) Rivera MP, et al. Establishing the diagnosis of lung cancer : Diagnosis and management of lung cancer, 3rd ed : American College of Chest Physicians evidence-based clinical practice guidelines. Chest 2013 ; 143 : e142S-65S.

原発性肺癌の診断
診断方法
胸腔鏡

肺癌診断における胸腔鏡

- 胸腔鏡は全身麻酔下で行なう場合と局所麻酔下で行なう場合がある．
- 全身麻酔下で行う場合は，video-assisted thoracoscopic surgery（VATS）とよばれ，外科医が行うもので，びまん性肺疾患や肺野小結節病変の診断のための生検から肺葉切除，縦隔腫瘍切除などほとんどの胸部外科手術が施行可能である．通常の開胸手術と比較し低侵襲的に行える利点がある．
- これに対して局所麻酔下で行う場合は，内科的胸腔鏡（medical thoracoscopy）または局所麻酔下胸腔鏡とよばれ，内科医にも施行可能で，主として胸水の原因診断などを目的に行われる[1,2]．
- VATSと内科的胸腔鏡の違いを **1** に示す．
- 肺癌診断における胸腔鏡の役割は，肺野に画像上肺癌を疑う陰影を認めるが気管支鏡的に診断が確定できない場合の胸腔鏡下肺生検と，癌性胸膜炎による胸水貯留症例に対する局所麻酔下胸腔鏡検査の2つがある．

胸腔鏡下肺生検

- CT検診の普及に伴い，早期肺癌が疑われる症例の検出が増加している．超音波気管支鏡（EBUS）やガイドシースの普及によって，X線透視下でも確認が困難な肺野小病変の病理診断が可能となっている．さらに，最近はcryo-probeによってより大きな検体が得られるようになって診断率も向上した．
- しかし，気管支鏡では診断困難な症例も依然として存在し，このような場合は胸腔鏡下肺生検が必要となる．開胸肺生検に比較して低侵襲でドレナージ期間や入院期間も少なくて済む[3]．術中迅速病理診断によって肺癌の確定診断が得られれば，速やかに根治的標準術式に移行できるし，良性であれば最小限の侵襲で終了となる．ただし，病変の占拠部位は，肺の外側1/3より末梢の場合が望ましい．
- 肺表面から病変の局在が確認できない場合は，あらかじめ胸膜面から認識可能なマーキングをおく必要がある[4]．メチレンブルーやインドシアニングリーンなどの色素，リピオドールなどの油性造影剤をCTガイド下に注入したり，コイルや針，フックワイヤーなど金属でマーキングするなどさまざまな方法が報告されている[5]．
- マーキングは，術直前に行うが，気胸や出血，マーカーの脱落などの合併症が報告されており，注意が必要である．頻度は少ないものの金属マーカー留置では空気塞栓といった重篤な合併症も起こる．

1 内科的胸腔鏡と外科的胸腔鏡の相違

	内科的胸腔鏡（局所麻酔下胸腔鏡）	外科的胸腔鏡（VATS）
目的	胸水の原因診断，胸膜癒着術など	胸部外科手術の低侵襲化
麻酔	局所麻酔	片肺分離換気による全身麻酔
場所	内視鏡室や処置室または手術室	手術室
手技	胸膜生検 タルク散布による胸膜癒着術	ほとんどすべての胸部領域外科手術
穿刺孔	通常1箇所	複数（通常3箇所）
器機	単純，リユーザブルが多い	複雑，ディスポーザブルが多い
術者	内科医または外科医	外科医

- これらの合併症を避けるため，気管支鏡的アプローチも行われている．ナビゲーションシステムを用いて細径気管支鏡をターゲット部位に挿入し内腔から色素や造影剤を注入したり，細径の低出力レーザーファイバーを病変近傍に誘導し，これをガイドとして生検を行う方法が試みられている．

内科的胸腔鏡または局所麻酔下胸腔鏡検査

- 局所麻酔下胸腔鏡検査は，胸水貯留，気胸，胸膜腫瘍など胸膜腔内に病変を有する症例に対して，胸腔内に直接スコープを挿入して病変を肉眼的に確認したうえ，生検を行い診断する方法である．胸膜腔内の病変は必ずしも均一に分布しているわけではないからブラインドで行う胸膜生検と比較して，診断率は明らかに向上する．
- 通常，肺癌に伴う癌性胸膜炎では胸水穿刺による細胞診で約70％の症例は陽性となるが，診断が確定しない場合も少なくない．肺癌以外の悪性腫瘍による胸水では，さらに細胞診陽性率は低い．一方，肺癌症例に胸水が存在しても悪性胸水とは限らない．閉塞性肺炎や無気肺に胸水や上大静脈症候群に伴う胸水もある．これらの鑑別には確実な胸膜生検が必須である．また，最近，胸膜悪性中皮腫症例の増加が社会的問題になっており，より早期に正確な診断を行うためにも局所麻酔下胸腔鏡検査は非常に有力なツールである．
- さらに，局所麻酔下胸腔鏡は，診断のみでなく，タルク散布による胸膜癒着術，急性膿胸に対するドレナージ，気胸の処置など治療も可能である（**2**）．局所麻酔で行うことで，全身麻酔のリスクや侵襲を軽減できるし，全身麻酔が施行できない症例にも対処可能である．内科医にも施行できるので，外科医や麻酔科医のマンパワーもセーブできるし，内視鏡室や処置室でも施行できるため手術室の確保の問題もなくなる．コスト的にも負担が少

2 局所麻酔下胸腔鏡の適応

1. 胸膜炎の原因診断
   胸腔の観察と生検
2. 胸膜癒着術（タルク散布）
3. 気胸の診断と治療
4. 急性膿胸における癒着の解除とドレナージ
5. 癌の進展度の判定

ない．特に胸水貯留例の診断の場合は，ドレナージチューブ挿入時に胸腔鏡を行えばほとんど侵襲なく検査できる．

- もちろん，局所麻酔下での限界もある．基本的には挿入孔は1つであることや肺の容積をコントロールできないので縦隔側や肺尖部の観察は十分に行えない．疼痛のため検体の採取には制限があるし，高周波プローブなどの用意がないと止血処置は困難で，縫合なども行えないので，出血の可能性のある処置は行えないし，原則的に壁側胸膜の生検のみで臓側にはタッチできない．しかし，このような制限や限界のなかで工夫を行うことで安全に，簡便に，非侵襲的に，迅速に，低コストで確実な診断および治療を行うことが可能であり，極めて有用性の高い手技である．
- 悪性腫瘍は胸水の原因としてもっとも重要なものである．pleural malignancyの60～70％がcytologyで診断される．blind pleural biopsyを行えばさらに15％の症例で診断が確定するといわれる．しかしpleural malignancyのうち53％のみがclosed pleural biopsyで到達しうる部位に病変があったが，残りの症例では，アプローチの不能な部位にあったとの報告もあり，blind pleural biopsyには限界がある[6]．実際に胸腔内を観察すると播種が壁側胸膜一面に広がって存在する場合もあるが，胸水細胞診が陰性の症例などでは胸膜転移が孤立性に数個のみ認める場合も多く，内腔を直接観察し病変部を生検しなければ診断は確定しないと思われる．
- Boutinら[7]は1,000例の胸水貯留症例のうち

3 肺腺癌による癌性胸膜炎症例の胸腔鏡所見

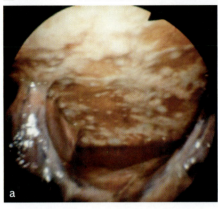
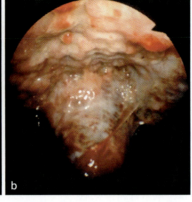

a：壁側胸膜に白色の播種性病変がびまん性に広がる.
b：小隆起性病変が融合して胸膜が肥厚している.

4 肺扁平上皮癌による癌性胸膜炎の症例の胸腔鏡所見

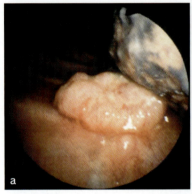
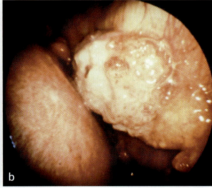

a：比較的扁平で径が大きめな隆起性病変を認める.
b：表面の一部に壊死を伴う1～2cm径の結節が散在する.

5 肺小細胞癌による癌性胸膜炎症例の胸腔鏡所見

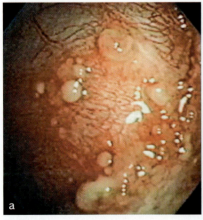
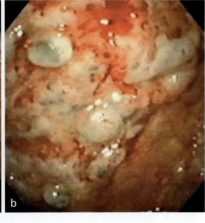

a：比較的みずみずしいイクラ状の小隆起が散在する場合が多い.
b：水疱状の小隆起性病変を認める

胸水穿刺検査や針生検で診断の確定しなかった215例に対して胸腔鏡を施行した．このうち150例が癌性（うち35例が悪性中皮腫）であったと報告している．所見としては結節や腫瘤を呈するものが56例，胸膜肥厚が39例，これらが混在するものが32例，胸膜のリンパ管炎が7例，胸膜の非特異的変化（発赤，うっ血，線維性肥厚，癒着）が16例であった．

● 筆者の経験では，癌の組織型によって形態や分布に特徴がある．腺癌では播種巣が広範にびまん性に胸膜面に散在する場合が多く，癒合し胸膜が厚く不整に肥厚することもある（**3**）．扁平上皮癌では，一部表面に壊死を伴う1〜2cm径の比較的大きな結節性病変が数個みられる場合が多い（**4**）．小細胞癌は，比較的みずみずしい小隆起が散在する場合が多い（**5**）が，腺癌の所見に類似する場合もある．もちろん，これらの所見は，絶対的なものではなく，例外もある．

（石井芳樹）

文　献

1) 石井芳樹．局所麻酔下胸腔鏡検査：手技の実際．気管支学 2002；24：557-63.
2) 石井芳樹．局所麻酔下胸腔鏡検査．別冊医学のあゆみ．北村諭ら編．呼吸器疾患—state of arts 2003-2005．医歯薬出版；2003．p.209-12.
3) Allen MS, et al. Video-assisted thoracoscopic stapled wedge excision for indeterminate pulmonary nodules. J Thorac Cardiovasc Surg 1993；106：1048-52.
4) Shentu Y, et al. A new technique combining virtual simulation and methylene blue staining for the localization of small peripheral pulmonary lesions. BMC Cancer 2014；14：79.
5) Eichfeld U, et al. Video-assisted thoracoscopic surgery for pulmonary nodules after computed tomography-guided marking with a spiral wire. Ann Thorac Surg 2005；79：313-6.
6) Boutin C, et al. Thoracoscopy in malignant pleural effusions. Am Rev Respir Dis 1981；124：588-92.
7) Dines DE, et al. The value of cells in the pleural fluid in the differential diagnosis. Mayo Clin Proc 1975；50：571-2.

原発性肺癌の診断
診断方法
CTガイド下生検

■ CTガイド下生検とは

- 安全性，確実性を高めるためCT画像を確認しながら組織を採取する方法で（**1**），肺病変，縦隔病変の診断にも有効である．CT透視[★1]を使用し生検を行う方法もある．

■ CTガイド下生検の適応と診断

■ 適応と禁忌

適応

- 一般に肺生検の第一選択は経気管支鏡的生検であるが，以下の場合には経皮的生検が第一選択となりえる．①気管支鏡が身体的または技術的理由で困難な場合，②気管支鏡で確定診断の得られない場合，③病変が気道系と直接関与しない場合．
- 超音波ガイド下と比較した場合の利点は，①病変への命中が客観的に評価できる，②胸膜から距離のある病変でもアプローチ可能，③穿刺経路上の重要臓器の確認と回避が可能，④術前CTを参照し壊死部を避けた穿刺ができる，⑤気胸を生じても軽度であればそのまま生検可能，場合によっては用手的脱気を行いながら続行することもできる．
- 欠点は被曝と検査自体が大掛かりとなる点である．
- 病変サイズに関しては，通常1cmくらいあれば十分アプローチ可能と考えられる．ただし，被検者の状態や病変の位置などの影響もあるので，個々の症例ごとに判断する必要がある．

禁忌

- 生検時の静止が困難な例，AVFの針生検は絶対禁忌，高度の慢性閉塞性肺疾患，肺気腫は相対的禁忌となる．

注意点

- 穿刺経路の胸膜直下に気腫性変化がある場合は気胸のリスクが高い．チェストチューブを留置してもエアーリークが治まらず，治療に外科的手術が必要になる可能性もある．

second biopsy（1 2）

- 治療方針決定のため重要で，筆者は通常では生検が難しいような病変でも積極的にCTガイド下生検を考慮している（**2**）．詳細は「Mini Lecture：second biopsy」（p.89）を参照．

■ 診断

- 近年，悪性病変の偽陰性率が高いといわれている細胞診より，自動または半自動生検針を用いた生検が行われることが多く，その感度は75〜95％，特異度は90〜100％程度である．筆者らも全例で自動または半自動生検針を使用している（ADVICE参照）．化学療法プロトコール決定などが目的の場合も組織型診断が必要となる．
- 診断能に影響を与える因子として，被検者の呼吸状態，肺気腫の有無，病変の局在[★2]，病変の性状（サイズ，壊死の有無）などがあ

★1　CT透視
CT透視ではCT画像の再構成をスキャンと並行して行うことにより（投影データをバックプロジェクションで重畳積分させながら表示），スキャンとほぼ同時という感覚でCT画像を観察できる．このためスキャンと位置確認，穿刺を複数回繰り返す必要がない．ただし，完全なリアルタイムスキャンではなく，観察可能断面の制限もある．術者の被曝面などの問題点もある．

★2　横隔膜に近い病変は呼吸の影響が大きく，特に病変が小さい場合は生検が難しくなる（**2**）．逆に肺尖部では正確にアプローチできることが多い．

1 腺癌 pT2aN0M0 Stage IB，再発（70歳台女性）

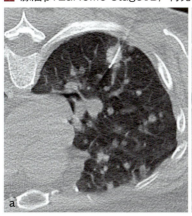
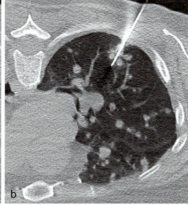

右下葉の13mm結節に対してCTガイド下生検（second biopsy）を施行した．a,bではCT画像で生検針が病変を貫通していることが確認される．生検結果は肺腺癌，T790M陽性で化学療法（オシメルチニブ）が開始された．

2 腺癌 pT1aN1M0 Stage IIA，再発（70歳台男性）

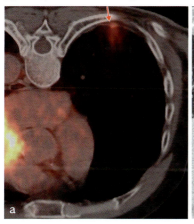
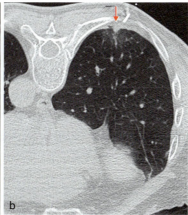

a. PET/CT：右背側胸膜にPETの集積を伴う5mm結節が認められる．
b. second biopsy：PET/CT画像を参照しながら行う生検で，サイズは小さく横隔膜にも近い．通常であれば，CTガイド下生検のよい適応ではない．

3rd line化学療法（CBDCA＋nabPAC）終了後のPET/CTで胸膜病変の出現が確認され，CTガイド下生検（second biopsy）を施行した．組織診断が確定できない可能性についても十分説明，同意を得たうえで生検を行った．生検結果は肺腺癌，T790M陰性，L858R陽性で4th line化学療法（ジオトリフ®）が開始された．

げられる．生検の成績に影響を与える最も大きな要因は結節のサイズと考えられ，サイズ1.5cmを境に正診率は有意に低下するとの報告もある．総合的な正診率は85〜95％との報告がほとんどである[1,2]．

■手技

- 当施設で行っている手技について述べる．CT透視は通常使用していない．

手順

①既存の画像をもとにターゲットを選択，穿刺方向，体位などを決定する．
②詳細な穿刺部位については病変の性状なども考慮して判断する．中心壊死などがあるようなら，辺縁部から採取も考慮する．PET/CT検査の情報なども参考にする（2）．
③刺入位置決定のため，患者の体表に位置決め用マーカーをつけCT撮影を行う．
④穿刺位置が決定したら，CTのレーザーガイド上で皮膚にマーキング，消毒，局所麻酔を行う．
⑤麻酔針を留置した状態でCTを撮影，針をランドマークとして，刺入位置，方向の補正を行う．
⑥生検針を病変まで進める（病変の位置や大き

> ### ADVICE
>
> #### 生検針の種類と使い分け
> 　自動生検針では内筒針と外筒針の両方がバネの力で瞬間的に突出し組織を採取する．このため，小さく固い病変でも，病変が移動し逃げてしまうようなことになりにくい．
> 　半自動生検針では内筒針は手動で，外筒針のみバネの力で突出する．ストローク長の調整が容易，内筒針の位置を確認してから外筒針をファイヤーできるといった利点がある．その一方で，針を手動で出す際，周囲が可動臓器となる肺病変では針がターゲットを押し内部に刺入できず，移動して逃げてしまうことがある．
> 　筆者は主に肺の充実結節では自動生検針，縦隔病変には半自動生検針を使用するような使い分けを行っている．上記以外の針の種類については省略するが，いろいろ試し，各自各施設にあった針を選択すべきである．

さにより，繰り返しCT撮影を行い確認する）．筆者は主にコアキシアール法[★3]を使用しており，外筒を病変の直前に位置させた状態でCT撮影を行い，生検針を穿刺する方向などを最終確認する．
⑦生検針をファイヤー，CT撮影で針が病変を貫通していることを確認し検体を採取する（❶）．
⑧抜針，穿刺部を止血後にCT撮影を行い合併症の有無などをチェックする．

注意点
- 最終的に十分量の検体が採取されているかどうかは，検体を直接チェックするのがよく，術者が放射線科医の場合，同時に担当医も確認するほうがよい．
- 経皮的針生検で起きた気胸に対しては，軽度であれば経過観察すればよいが，脱気が必要と判断された場合もその多くは一時的な用手脱気で観察可能で，チューブの留置が必要となることは少ない．

■ 検査中，検査後の観察における注意点
- 心電図，パルスオキシメータなどを使用することが望ましい．
- 術後は1〜2時間は慎重に経過観察．その後，胸部写真にて合併症の有無を確認，合併症がなければ安静度を解除する．

■ 合併症
- 主な合併症は気胸と出血で，その頻度は気胸が15〜25％，喀血をきたす出血が2〜6％程度，チューブ挿入が必要な気胸の頻度は2.5％と報告されている[3]．
- 大量出血のリスクとしては深部の病変があげられる．高度の肺出血，喀血，血胸の頻度は0.06％程度である．軽度の出血では止血薬の投与などによる経過観察，高度な場合は血管塞栓術，外科治療も考慮する．
- 頻度は少ないが，その他の合併症として空気塞栓[★4]，胸膜播種（0.06〜0.56％）[4,5]がある．

（白石昭彦）

★3　コアキシアール法
まず外筒を病変直前まで刺入，その内腔から生検針を出し病変を穿刺する方法である．使用する針がワンサイズ太くなるが，胸膜や肺の穿刺を何度も繰り返すことなく複数の検体を採取できる．胸壁のneedle tractへの播種も防げるとされる．

★4　空気塞栓
0.06％程度と頻度は低いが，循環虚脱，意識障害，痙攣などで急性発症する重篤な合併症である．発症時にCTで心腔や冠動脈，脳血管内に空気が存在することで診断される．治療には高圧酸素療法が有用とされる．

文 献

1) Ohno Y, et al. Transthoracic CT-guided biopsy with multiplanar reconstruction image improves diagnostic accuracy of solitary pulmonary nodules. Eur J Radiol 2004 ; 51 : 160-8.
2) Hirose T, et al. Computed tomographic fluoroscopy-guided transthoracic needle biopsy for diagnosis of pulmonary nodules. J Clin Oncol 2000 ; 30 : 259-62.
3) Ohno Y, et al. CT-guided transthoracic needle aspiration biopsy of small (＜or＝20 mm) solitary pulmonary nodules. AJR Am J Roentgenol 2003 ; 180 : 1665-9.
4) Ibukuro K, et al. Air embolism and needle track implantation complicating CT-guided percutaneous thoracic biopsy : single-institution experience. AJR Am J Roentgenol 2009 ; 193 : W430-6.
5) Hiraki T, et al. Nonfatal systemic air embolism complicating percutaneous CT-guided transthoracic needle biopsy : four cases from a single institution. Chest 2007 ; 132 : 684-90.

原発性肺癌の診断
診断方法
超音波ガイド下生検

肺病変における超音波の特性

- 超音波は空気に対しては全反射してしまう．したがって，臓側胸膜に接して存在し，探触子とのあいだに含気のない肺病変が，超音波ガイド下穿刺の対象となる（**1**）．
- 骨組織からは，超音波の反射波がみられない．したがって，肋骨・肩甲骨の直下や傍椎体領域などの肺病変で，探触子とのあいだに骨が位置する場合も病変の描出は困難である．

胸部超音波検査の走査法と描出の工夫

- 胸部超音波検査で使用する超音波診断装置や穿刺針は特に呼吸器領域に特化したものではなく，腹部など他の領域で汎用されているものを使用している．
- 臓側胸膜に接し，かつ骨組織を避けて超音波が伝達しうる病変であれば，通常は肋間もしくは矢状断走査で描出できる．
- 肺尖部病変の描出には鎖骨上窩や僧帽筋上からの走査法を選択する．
- 骨組織により観察困難な場合も，吸気レベルの調節（**2**），側臥位などの体位変換，肩甲骨の回旋などの肢位の工夫，セクター型探触子の併用により描出が可能となるケースもある．そのため，CT画像を参考にして描出に努める．
- 超音波ガイド下穿刺を行う際は，穿刺用探触子を固定しやすいように病変が術者からみて体の上方にくるような体位をとってもらう．すなわち，穿刺部位が前胸壁であれば仰臥位，側胸壁は側臥位，背部からのアプローチであれば腹臥位で行う．

胸部超音波ガイド下生検の利点と適応（**3**）

- 超音波ガイド下穿刺は，病変と穿刺針をリアルタイムにモニターで確認できるため，周囲

1 胸膜直下の肺病変

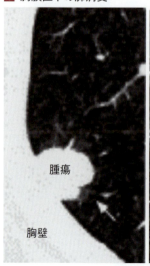
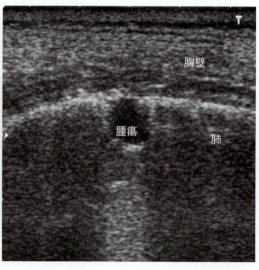

臓側胸膜に接する肺病変は，探触子と病変のあいだに空気が存在しないため明瞭に描出できる．

2 肺病変の呼吸性移動

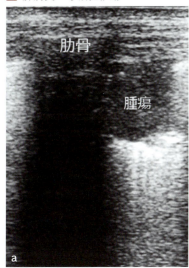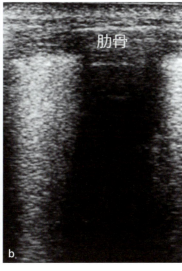

a. 吸気, b. 呼気
呼気時には肺病変が肋骨に重なり描出困難であったが，吸気時に病変が呼吸性に移動し良好に描出された．

臓器や脈管系への誤穿刺を回避でき，安全・確実に病変を穿刺できる．
- 放射線被曝がなく，ベッドサイドでも施行が可能である．
- 超音波ガイド下穿刺の技術は，微量胸水の採取，表在のリンパ節や皮下転移巣の生検などにも応用できる．
- 肺内病変の診断手法としては気管支鏡検査が一般的である．気管支鏡検査で診断確定できなかった症例，病変のサイズ，局在，併存疾患の存在などで気管支鏡検査の施行が困難な症例が適応になる．
- 超音波ガイド下穿刺を行うには，十分な音響学的窓（acoustic windows）が得られ，穿刺ルートとなる胸壁や肺病変自体が明瞭に描出できることが必要である．
- 胸壁浸潤例や肺尖部の病変以外では，肺病変の呼吸性移動が大きいため（ 2 ），穿刺には一定時間（通常は10秒前後）の呼吸停止が必要である．したがって，著明な咳嗽，低肺機能，認知機能低下，不穏などで呼吸停止が難しい場合は適応にならない．
- 病変内に含気を示唆する点状の高エコーが多数みられる場合，気胸や血痰などのリスクと

3 胸部超音波ガイド下穿刺の適応

- 診断・治療方針の決定のために組織・細胞の採取が必要な際に，気管支鏡検査で診断が確定しない，もしくはリスクとベネフィットの観点から，気管支鏡検査や外科的生検より経皮生検が妥当と判断される場合．
- 臓側胸膜に接する末梢肺内病変で，かつ探触子と病変のあいだに骨性胸郭が存在せず，病変とそれに至る穿刺ルートがモニターで明瞭に描出される．
- 一定時間の呼吸停止が可能である（肺尖部病変や胸膜癒着・胸壁浸潤のため呼吸性移動のない病変では呼吸停止は不要）．
- 血小板数，凝固機能検査において，著明な出血傾向のリスクがない．
- 抗血小板薬や抗凝固薬を内服中の場合，一定期間の休薬が可能．
- 血管病変でない．

なりうる．穿刺の際は，含気の少ない場所を選択することが望ましい．
- 筆者らは，穿刺前に，病変内部と穿刺ルートとなる胸壁の血流をpower Dopplerを用いて評価している．出血，血痰・喀血のリスクがあるため血流の非常に豊富な部位への穿刺は避けるようにしている．

超音波ガイド下生検の実際

- 筆者らは，穿刺吸引細胞診，針生検の順に施行するようにしている．
- 以下に実際に行っている超音波ガイド下生検を含む穿刺術の手法を述べる．

■ 検査前の準備

- 歯科処置などの際の局所麻酔薬に対するアレルギーの有無，出血傾向の有無[★1]，抗血小板薬・抗凝固薬などの内服の有無を確認しておく．抗血小板薬などを内服している場合，薬剤に応じた一定期間の休薬後に検査を行う．

■ 超音波ガイド下穿刺吸引細胞診の手順

①穿刺の際の体位は臥位が基本で，穿刺点が術者からみて最も上方に位置する体位を選択する（腹臥位，背臥位，側臥位など）．
②観察用探触子を用い標的病変と病変に至る胸壁が明瞭に描出される穿刺点を決定しマーキングする．この際に胸壁内・病変内に出血リスクの高い血管構造がないかをpower Dopplerモードで観察し，安全な穿刺ルートを選択する．
③術者はマスク，ガウンを装着した標準予防策（standard precaution）で手技を行う．まず，ポビドンヨードを用い穿刺部位を中心に消毒を行い，滅菌カバーで体表を覆う．
④穿刺用探触子に切り替え，病変が明瞭に描出されることを確認した後，穿刺部位の皮膚・皮下にリドカイン塩酸塩などを用い局所麻酔を行う．
⑤穿刺針は，先端部にディンプル加工などの超音波の視認性を向上させる加工が施されたものを使用する（筆者らは15 mm長のエラスター針を使用）．局麻用の注射針を穿刺針に付け替え，超音波ガイド下に胸壁内に穿刺針を徐々に進めていく．胸壁内に穿刺針があるうちは針先がモニター画面上，明瞭でないこ

とが多い．刺入方向に針を前後に動かしたり，局所麻酔薬を少量ずつ注入することで穿刺針の先端の位置が確認できる．
⑥穿刺針の先端部が壁側胸膜直上に至ったら，十分に麻酔薬を注入する．
⑦穿刺針のみを残し，局所麻酔薬の入ったシリンジを外し，吸引ピストル（[4]）にセットした吸引用の空のシリンジを接続する．吸引ピストルは片手で容易にシリンジ内に陰圧を与えることができ，陰圧吸引中も針先の位置をコントロールしやすいため，特に小さな病変の穿刺には有用である．
⑧穿刺ルートの直下に標的病変が位置するように呼吸停止を指示し，穿刺針を病変内に進入させ，陰圧を加え吸引する．針先が高輝度のエコー（needle tip，[4]）を呈するので，標的病変内に確実に刺入できているのかが確認できる．
⑨穿刺吸引後にプレパラートへ注射針内の穿刺成分をふきつけ，95％エタノール液に固定する．さらに生理食塩水（5～10 mL）を用いた針内の洗浄液も細胞診に提出する．その際に，組織片が採取できていればホルマリン液に入れ組織診に提出する．呼吸器感染症も否定できない場合には，擦過塗抹標本を作成し，洗浄液も各種培養検査に提出する．

- 生検開始前に肺病変が穿刺前と同様にエコーで描出されることを確認する．肺病変が観察されない場合は気胸を発症している可能性が高く，生検は中止する．
- 病変が描出良好で，かつ血痰・喀血をきたしていなければ，次いで針生検を行う．筆者らは吸引生検針（シュアーカット®：主に19 Gもしくは17 G）を用いた超音波ガイド下生検を行っている．以下に手順を示す．

■ 超音波ガイド下針生検の実際

①肺内病変の場合，あらかじめ胸壁から何cmくらい針を刺入するのかをモニター画面で確認しておく．
②吸引細胞診を施行した同じ穿刺点の皮膚を

[★1] 出血傾向の有無
プロトロンビン時間（PT），活性化部分トロンボプラスチン時間（APTT），血小板数の測定を行う．

4 超音波ガイド下穿刺

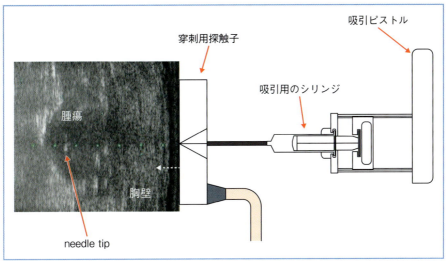

超音波ガイド下に，吸引ピストルを用いシリンジ内に陰圧をかけて病変から検体を採取する．モニター上は低エコーを呈する腫瘍内に高輝度エコーを呈する穿刺針の先端（needle tip）が認識できる．

5 胸部超音波ガイド下穿刺の成績

著者	n	診断率（%）		合併症	
		悪性疾患	良性疾患	気胸	血痰・喀血
斉藤ら[1]	90	93%	38%	1.1%	5.5%
松本ら[2]	77	77%	51%	6.5%	3.8%
Ikezono J, et al[3]	82	90%	67%	4.0%	1.6%
Yuan A, et al[4]	30	92%	83%	3.3%	NA
Hsu WH, et al[5]	188	91%	NA	1.6%	1.0%
Targhetta R, et al[6]	64	90.5%	63.6%	3.1%	NA

NA：not available.

18G注射針などで数mm程度カットして容易に刺入できるようにする．
③生検針を穿刺用探触子に通し，超音波ガイド下に胸壁内に生検針を進める．
④壁側胸膜直上まで針を進めたら，穿刺ルートの直下に標的病変が位置するように被検者に息止めを指示する．わずかに針先を病変内に進入させ，そこで生検針のプランジャーを引きシリンジ内に陰圧をかける．
⑤病変内にneedle tipが確認できたら，それを目安に生検針を回転させながら病変内を上下させる．
⑥シリンジ内を陰圧にしたまま生検針を抜去し，穿刺部を圧迫止血する．
⑦検体が採取されたらホルマリン液で固定する．検体量が十分でなければ上記の手技を繰り返す．

■超音波ガイド下穿刺の成績

- 超音波ガイド下穿刺の成績については，諸家の報告がある（**5**）[1-6]．その成績は穿刺針のサイズや穿刺回数，対象症例の選択などに左右されると思われるが，肺癌などの悪性疾患の診断率はおおむね約80〜90%程度と報告されている．

TOPICS

晩期合併症としての胸膜播種

　悪性腫瘍に対する経皮生検で最も危惧されるのは，穿刺に伴う胸膜播種ではないだろうか．超音波ガイド下穿刺は元来胸膜に接して存在する病変が対象であり，後日，癌性胸膜炎を発症しても，それが穿刺による胸膜播種なのか否かの判断は難しいのが実情である．実際，超音波ガイド下穿刺後の胸膜播種を詳細に検討した報告はなく，胸膜播種の正確な頻度は不明である．同様の経皮針生検であるCTガイド下生検では，9,783例の集計において穿刺部の腫瘍播種は0.5%と報告されている[9]．またCTガイド下生検を受けた肺癌患者のうち術中胸腔洗浄を行った128例中1例（0.8%）で細胞診が陽性だったとの報告[10]もあり，超音波ガイド下生検でも同程度の胸膜播種がありうることが示唆される．Stage Iの肺癌8,607例において経皮生検の施行例と未施行例では予後に差がなかったとの報告[11]もあるが，特に根治可能な病期の場合，胸膜播種のリスクを勘案し，他の診断方法が選択可能か否かを検討する必要がある．

- 病変サイズが2cm以下の比較的小さな病変であっても，診断率は良好である[1,7]．
- COPDや間質性肺炎などの慢性呼吸器疾患の併存例でも診断率，安全性は非合併例と同様である[8]．
- 超音波ガイド下穿刺術の合併症としては，気胸，血痰，喀血がありうる．報告により異なるが，筆者らの成績では，適切な穿刺部位を選べば，これらの合併症は約1～2%程度の発症頻度である．穿刺後の胸膜播種や空気塞栓の報告もあるが，まれである．

（関谷充晃）

文 献

1) 斎藤達也ほか．末梢肺病変に対する超音波ガイド下吸引針生検法の診断的有用性について．日胸疾会誌 1988；26：970-4．
2) 松本久子ほか．縦隔及び末梢型肺野小腫瘤影に対するエコーガイド下肺生検の有用性．日胸疾会誌 1995；33：1319-24．
3) Ikezoe J, et al. Percutaneous biopsy of thoracic lesions: values of sonography for needle guidance. AJR Am J Roentgenol 1990；154：1181-5．
4) Yuan A, et al. Ultrasound-guided aspiration biopsy of small peripheral pulmonary nodules. Chest 1992；101：926-30．
5) Hsu WH, et al. Ultrasound-guided fine-needle aspiration biopsy of lung cancers. J Clin Ultrasound 1996；24：225-33．
6) Targhetta R, et al. Peripheral pulmonary lesions: ultrasonic features and ultrasonically guided fine needle aspiration biopsy. J Ultrasound Med 1993；12：369-74．
7) Obata K, et al. Repeated ultrasonically guided needle biopsy of small subpleural nodules. Chest 1999；116：1320-4．
8) Sekiya M, et al. Do respiratory comorbidities limit the diagnostic usefulness of ultrasound-guided needle aspiration for subpleural lesions? Respir Investig 2015；53：98-103．
9) Tomiyama N, et al. CT-guided needle biopsy of lung lesions: a survey of severe complication based on 9783 biopsies in Japan. Eur J Radiol 2006；59：60-4．
10) Sano Y, et al. Percutaneous computed tomography-guided lung biopsy and pleural dissemination: an assessment by intraoperative pleural lavage cytology. Cancer 2009；115：5526-33．
11) Wisnivesky JP, et al. Diagnostic percutaneous transthoracic needle biopsy does not affect survival in stage I lung cancer. Am J Respir Crit Care Med 2006；174：684-8．

原発性肺癌の診断

診断方法
腫瘍マーカー

定義

- 腫瘍マーカーには種々の定義があるが，一般的には腫瘍細胞から産生される癌患者の血液や尿，便などに存在する蛋白質や糖鎖，自己抗体などを指す．一方，バイオマーカーとは，腫瘍細胞から産生される物質に限らず，血液や尿などの体液および組織に含まれ病態と密接に相関する生体由来の物質を指し，腫瘍マーカーはバイオマーカーの一種である．
- 腫瘍マーカーは，あくまで画像診断や身体所見の補助的な役割にとどまり，その有用性と限界について正しく理解することが必要である．本稿では，実臨床で検査可能な肺癌の血清腫瘍マーカーについて解説する．

原発性肺癌の腫瘍マーカー

- 肺癌の腫瘍マーカーでは，血清中のCEA（癌胎児性抗原carcinoembryonic antigen），SLX（シアリルSSEA-1抗原sialyl SSEA-1，シアリル Le^x-i抗原sialyl Lewis X-i），SCC（扁平上皮癌関連抗原squamous cell carcinoma-related antigen），CYFRA 21-1（サイトケラチン19フラグメントcytokeratin 19 fragment），NSE（神経細胞特異的エノラーゼneuron specific enolase），ProGRP（ガストリン放出ペプチド前駆体pro-gastrin releasing peptide）が代表的なものとして使用されている（1）[1]．
- CA 19-9（糖鎖抗原19-9 carbohydrate antigen 19-9），TPA（組織ポリペプチド抗原tissue polypeptide antigen），CA 125（糖鎖抗原125 carbohydrate antigen 125）なども使用される．

■ CEA

- CEAは細胞接着因子に関係する分子量180〜200 kDaの糖蛋白の一つで，1965年にカナダのGold，Freedmanらによって大腸癌の組織から抽出された腫瘍マーカーである．
- カットオフ値はRIA（radioimmunoassay）法で2.5 ng/mL，EIA（enzyme immunoassay）法で5.0 ng/mLである．
- 肺癌全体の40〜50％で陽性になることが報告されている[2]．組織型では腺癌での陽性率が最も高く約60％である．切除可能な早期非小細胞肺癌においてもCEA陽性例は存在し，術前CEA陽性は予後不良因子と報告さ

1 肺癌の代表的な腫瘍マーカー

腫瘍マーカー	高値を示す組織型	病期別陽性率（％）* I/II	III	IV	偽陽性の要因
CEA	全組織型	20〜30	40〜50	50〜70	間質性肺炎，糖尿病，加齢，喫煙など
SLX	腺癌	5〜15	50〜60	50〜80	肺線維症，びまん性汎細気管支炎など
SCC	扁平上皮癌	25〜30	50〜60	50〜70	サルコイドーシス，天疱瘡，乾癬など
CYFRA21-1	扁平上皮癌	40〜50	70〜80	70〜80	間質性肺炎，肺結核，加齢など
NSE	小細胞癌	0	60〜70	65〜80	溶血検体など
ProGRP	小細胞癌	35〜45	55〜70	70〜80	腎機能障害，間質性肺炎など

（*大倉久直ほか．腫瘍マーカー臨床マニュアル．医学書院；1999[1]より）

れている[3]．さらに，CEA高値症例は有意に縦隔リンパ節転移を認めることが多いとの報告がある[4]．
- 血中濃度半減期は5〜7日であり，肺癌の外科的切除後には約2週間以内に正常化することが多いが，6 ng/mLをカットオフ値とし，手術後に正常化しない場合は再発の危険が高いと報告されている[5]．
- CEAは肺癌以外にも，転移性肝癌，膵癌，胆道癌，胃癌，大腸癌，泌尿器科腫瘍，婦人科腫瘍などのさまざまな悪性腫瘍で陽性となり，臓器特異性は低い．
- 喫煙者や高齢者で高値を示すことが報告されているが，肺・気管支感染症，間質性肺炎，糖尿病，肝炎・肝硬変，腎疾患，膵炎，潰瘍性大腸炎，クローン病，慢性甲状腺機能低下症などでも偽陽性となりえる．しかしながら，通常は良性疾患で正常値の2倍を超えて上昇することはない．

■ SLX
- SLXは血管内皮細胞に発現する細胞接着分子E-セクレチンのリガンドで，分子量1,000 kDa以上のムチン型糖蛋白である．
- カットオフ値はRIA法で38.0 ng/mLである．
- 肺腺癌に比較的特異性が高く陽性率は40〜50％であるが，腺癌以外での陽性率も約30〜50％である[2]．早期では陽性率が低いが，偽陽性も低い．進行とともに陽性率が高くなることが報告されている[6]．予後因子としての報告はまれである．半減期は3日と比較的短い．
- SLXは膵癌，卵巣癌，胃癌，大腸癌においても陽性を示す．
- 偽陽性が少ないことが特徴であるが，気管支拡張症，肺結核，肺線維症などの肺の良性疾患，特にびまん性汎細気管支炎で高値を示す．胆道系炎症性疾患や膵炎で偽陽性を示すことがある．

■ SCC
- SCCは1977年に加藤らによって子宮頸部扁平上皮癌の肝転移巣より分離・精製された蛋白質で，分子量は約46 kDaである．
- カットオフ値はRIA法で2.5 ng/mL，EIA法で1.5 ng/mLである．
- 扁平上皮癌での特異性が高く，扁平上皮癌では約60％が陽性となる．肺癌全体では約25％の陽性率である．早期肺癌での陽性率は高くないが，肺扁平上皮癌の外科切除例において，術前SCC高値が予後不良因子であったという報告がある[7]．半減期は24〜72時間と短く，治療効果の判定に有用である．
- SCCは偽陽性が比較的多く，腎機能不全の場合には60％以上で上昇する．正常皮膚表面にもSCC抗原が多く存在するため，アトピー性皮膚炎や天疱瘡，乾癬などの全身性皮膚疾患，呼吸器炎症性疾患（サルコイドーシス，好酸球性肺炎など）でも高値を示すことがある．
- 他臓器の扁平上皮癌（子宮頸癌，食道癌，頭頸部癌，肛門管癌など）でも陽性を示す．
- 近年，検診でSCC高値を指摘されて受診した患者の多くは偽陽性であることが問題視されている．

■ CYFRA 21-1
- サイトケラチンは，1993年にPujolらによって肺癌に発現するマーカーとして報告された，上皮細胞の細胞骨格を形成する中間型フィラメント蛋白の一つである．CYFRA 21-1はサイトケラチンの19種類の亜分画のうち分子量約40 kDaの物質である．
- カットオフ値はRIA法で2.0 ng/mL，EIA法で3.5 ng/mLである．
- 肺癌全体の50〜60％で陽性となり，扁平上皮癌では60〜80％と高い陽性率を示し特異性が高い．CYFRA 21-1の感度と特異度はSCCよりも優れている．病期の進行とともに陽性率が高くなり，非小細胞肺癌における独立した予後不良因子と報告されている[8,9]．半減期は短く，約48時間以内に正常化するとされる．
- CYFRA 21-1は肝疾患の約20％，呼吸器炎症性疾患（空洞を伴う肺結核，肺膿瘍，肺炎，

間質性肺炎など）の約10〜15％に上昇する．加齢にて上昇することがあり注意が必要である．腎機能障害を有する患者でも偽陽性を示すことがある．
- 他臓器癌では，皮膚癌，消化器癌，婦人科腫瘍で陽性となる．

■NSE

- NSEは，1981年Tapiaらによって肺の神経内分泌腫瘍に発現していると報告された神経組織および神経内分泌組織に特異性が高い解糖系酵素エノラーゼで，分子量は約78 kDaである．
- カットオフ値はRIA法で15.0 ng/mL，EIA法で10.0 ng/mLである．
- NSEは正常組織では中枢および末梢神経組織に大量に存在するほか，甲状腺，副腎，膵臓，腸管そして肺などに存在する神経内分泌細胞にも局在している．そのため，神経内分泌腫瘍の性格を有する小細胞癌の60〜80％で陽性を示す．非小細胞肺癌でも10〜20％で陽性となる．
- 肺以外の神経内分泌腫瘍（メラノーマ，セミノーマ，腎細胞癌，メルケル細胞癌，カルチノイド，未分化胚細胞腫，未熟奇形腫，褐色細胞腫，甲状腺髄様癌，神経芽細胞腫など）でも陽性となる．いずれの組織型でも進行するほど陽性率は上がり，予後因子としての報告も多い．半減期は4日から11日とされる．
- NSEは慢性腎不全患者では透析後に上昇する傾向がある．

■ProGRP

- GRPはガストリン放出作用をもつ27個のアミノ酸からなる分泌型神経ペプチドであり，山口らによって小細胞肺癌に発現していることが報告され，その後GRP前駆体であるProGRPが小細胞癌に特異的な腫瘍マーカーとして開発された．
- カットオフ値はEIA法で46.0 ng/mLである．
- GRPは小細胞癌で特異的に産生されており，細胞破壊によって逸脱するNSEよりも早期に検出される特徴を有するため，ProGRPは小細胞癌において特異度が高い．小細胞癌の60〜70％で陽性となり，診断における感度，特異度はいずれもNSEよりも高く，進行とともに陽性率は上がる．
- ProGRPの推移は治療効果と相関し，再発のモニタリングにおいてNSEより有用と報告されているが[10,11]，予後因子としてはProGRPよりNSEのほうがより優れていると考えられている[12]．非小細胞癌においても陽性率は高くないが上昇することがあり，large cell neuroendocrine carcinoma（LCNEC）においても高値となる．半減期は19日から28日と比較的長い．
- 血清クレアチニン値が1.6 mg/dL以上の腎機能障害を有する患者ではクリアランス低下により150 mg/dL程度までの高値を示す．他臓器癌では膵癌，卵巣癌，カルチノイドで陽性となる．間質性肺炎や胸膜炎といった呼吸器炎症性疾患での偽陽性の報告がある．

測定上の注意

- CEAは測定キットによって使用する抗体が多種にわたるため，交差反応性の違いから測定値が異なる．そのため，どの測定法を使用したかによって評価基準が異なるので注意を要する．
- SCCは正常皮膚にも存在するため，採血時に汗などの体液の影響で異常値を示す場合があるので注意を要する．
- NSEは血球成分にも含まれるため，溶血による偽陽性が問題となる．
- ProGRPは採血後に室温下で急速に失活して実際よりも低値を示す可能性があるため，速やかに血清分離し，凍結保存しなければならない．

意義

- 肺癌の腫瘍マーカーは，早期癌では陽性率が低いことや偽陽性の問題などから健常者に対

する肺癌のスクリーニングには適さない．肺癌の質的診断の補助，治療効果のモニタリング，再発診断の補助として測定するように勧められる[13]．
- 腫瘍マーカーの陽性率は組織型で異なり，CEA，SLXは腺癌，SCC，CYFRA 21-1は扁平上皮癌，NSE，ProGRPは小細胞癌にて高値を示すことが多い．肺癌の確定診断には病理診断が必須であるが，画像所見で肺癌が強く疑われる場合は，腫瘍マーカーにて組織型の予測が可能である．特に小細胞癌は進行が早いため，小細胞癌に特異性が高いProGRPが高値を示した場合は，診断・治療を急ぐ必要がある．
- 腫瘍マーカーは治療効果のモニタリングとしても有用である．手術後の評価において，CEAは腫瘍が完全切除された場合は約2週間以内に値が正常化することが多いが，正常化しなかった場合は腫瘍が残存している可能性が考えられ，予後不良と報告されている[5,14]．
- 化学療法や放射線治療の効果判定はRECISTガイドラインに基づいて行われるが，腫瘍マーカーも補助的に用いられ，CEAの変化率と治療効果は相関するという報告がある[15]．NSEの上昇機序は細胞破壊の際の酵素逸脱によるものであり，turn overの激しい腫瘍や，化学療法・放射線治療の感受性の指標として有用である．
- 画像評価で治療効果が確認されているにもかかわらず，腫瘍マーカーが上昇するような場合は，新規病変の出現がないか画像を再評価するなどの注意深い対応が必要である．
- 再発診断の補助としても腫瘍マーカーは重要な役割を果たす．CEA，CYFRA 21-1は腫瘍量を鋭敏に反映するため，再発予知に有用である．小細胞癌に関しては，ProGRPはNSEよりも再発時に陽性率が高く，特に有用である[10,11]．
- 放射性肺臓炎瘢痕や胸膜癒着術による胸膜肥厚などの影響で，画像的な再発評価が困難なケースにおいては，腫瘍マーカーが再発診断の参考となることがある．
- 現行の保険制度では，腫瘍マーカーの検査は，悪性腫瘍患者であることが強く疑われる者に対して，悪性腫瘍の診断の確定または転帰の決定までのあいだに1回を限度として算定することが可能であるが，同時にオーダーできる腫瘍マーカーは3つが限度である．肺癌の全組織をカバーするには，感度と特異度のバランスを考慮すると，現時点ではCEA，CYFRA 21-1，ProGRPの組み合わせがよいのではないかと思われる．

〈久金　翔，清家正博〉

文献

1) 大倉久直ほか．腫瘍マーカー臨床マニュアル．医学書院；1999．
2) 土屋智史ほか．外来診療に有用な腫瘍マーカーの知識—各種疾患の腫瘍マーカー：肺癌．臨床と研究 2011；88：974-80．
3) Wang XB, et al. Prognostic significance of preoperative serum carcinoembryonic antigen in non-small cell lung cancer：a meta-analysis. Tumour Biol 2014；35：10105-10.
4) Suzuki K, et al. Clinical predictors of N2 disease in the setting of a negative computed tomographic scan in patients with lung cancer. J Thorac Cardiovasc Surg 1999；117：593-8.
5) Wang CY, et al. Persistently high serum carcinoembryonic antigen levels after surgery indicate poor prognosis in patients with stage I non-small-cell lung cancer. J Surg Res 2010；163：e45-50.
6) Satoh H, et al. Serum sialyl lewis X-i antigen levels in non-small cell lung cancer：correlation with distant metastasis and survival. Clin Cancer Res 1997；3：495-9.
7) Yu D, et al. Prognostic value of tumor markers, NSE, CA125 and SCC in operable NSCLC Patients. Int J Mol Sci 2013；14：11145-56.
8) Pujol JL, et al. CYFRA 21-1 is a prognostic determinant in non-small-cell lung cancer：results of a

9) Xu Y, et al. Prognostic value of serum cytokeratin 19 fragments (Cyfra 21-1) in patients with non-small cell lung cancer. Sci Rep 2015；5：9444.
10) Niho S, et al. Significance of serum pro-gastrin-releasing peptide as a predictor of relapse of small cell lung cancer：comparative evaluation with neuron-specific enolase and carcinoembryonic antigen. Lung Cancer 2000；27：159-67.
11) Wójcik E, et al. ProGRP and NSE in therapy monitoring in patients with small cell lung cancer. Anticancer Res 2008；28：3027-33.
12) Nakamura H, Nishimura T. History, molecular features, and clinical importance of conventional serum biomarkers in lung cancer. Surg Today 2017；47：1037-59.
13) 日本肺癌学会編．EBMの手法による肺癌診療ガイドライン2016年，第4版．金原出版；2016.
14) Okada M, et al. Prognostic significance of perioperative serum carcinoembryonic antigen in non-small cell lung cancer：analysis of 1,000 consecutive resections for clinical stage I disease. Ann Thorac Surg 2004；78：216-21.
15) 新海　哲ほか．切除不能原発性肺癌患者におけるCarcinoembryonic antigens (CEA) 測定の意義，特に癌化学療法との関連について．癌と化学療法1984；11：1056-63.

原発性肺癌の診断
診断方法
バイオマーカー

バイオマーカー利用の現在

- 近年，さまざまな分子標的薬の開発とともに免疫チェックポイント阻害薬などの癌免疫療法時代の幕開けとなり，最適化医療を実践するためにも，バイオマーカー測定に基づく個別化治療戦略の判断がますます重要になっている．
- 厚生労働省によるコンパニオン診断（companion diagnostics：CDx）の定義は，「特定の医薬品の効果がより期待でき，副作用の発現者が特定できる，用法用量の最適化または投与・中止判断が適切に可能である体外診断法」[1]とされている．
- 2010年度版肺癌診療ガイドラインから EGFR 遺伝子変異が実臨床における初の個別化バイオマーカーの CDx として位置づけられた．後に ALK 融合遺伝子状態の測定が分子標的治療戦略の決定として標準化された．
- 検体材料としては，保存・入手・解析が容易なホルマリン固定パラフィン包埋（FFPE）腫瘍薄切を用いた免疫組織染色（IHC）や FISH 法の解析が主流である．ALK 遺伝子変異や PDL-1 の発現の判定規程上，検体は HE 標本で100個以上の腫瘍細胞が必要とされている．
- 胸水検体などの細胞検体のみで検査が必要な場合は，セルブロックの作製が推奨されている．いったんセルブロックを作製してしまえば，腺癌・扁平上皮癌を区別するための IHC 法検査から EGFR 遺伝子変異検査，ALK 遺伝子変異の IHC 法および FISH 法検査すべてに利用可能である．
- 患者状態が悪化してもなお，再生検の際に簡易で非侵襲的に採取可能な採血検体による CDx が可能となっている．診断から癌治療薬耐性情報などのモニタリングが可能となり，新たな診断アプローチとしての液体生検（liquid biopsy）による生体外診断法（in vitro diagnostic：iVDx）が注目されている．

EGFR 遺伝子変異の診断法

- 日本人の肺腺癌の腫瘍凍結新鮮生検体および FFPE 検体を用いた遺伝子変異・遺伝子増幅の調査では，上皮成長因子受容体（epidermal growth factor receptor：EGFR）変異が最も高頻度（35％）である．その中でも exon19 の欠失型変異（44.4％）と exon21 の点突然変異（L858R）（38.2％）が多い（**1**）[2]．
- EGFR 遺伝子変異検査のために FFPE を試料として PCR 法により解析する場合，事前に HE 染色標本を用い，FFPE 中の腫瘍の割合が10％以上の検体を用いることが推奨されている．FFPE 検体中の DNA の5％以上に遺伝子変異が含まれる場合に陽性と判定される．
- 2007年に EGFR 変異検査が保険適用となって以降，PNA-PCR-Clamp 法，PCR-Invader 法，Cycleave 法，therascreen®EGFR 変異検出キットなどが用いられてきた．現在，リアルタイム PCR 法による，ロシュ・ダイアグノスティックス社のコバス®EGFR 変異検出キットv2.0（以下，コバス法）が唯一，オシメルチニブの CDx 薬として承認されている[3]．
- 第1/2世代 EGFR-TKI を投与し1年を経過すると，多くの症例で耐性が生じ再増悪をきたす．耐性機序としては，exon20 T790M の2次変異による耐性が最も頻度が高く，約半数を占める．組織検体を用いた EGFR 遺伝子

変異検査とT790M検査のコバス法と他の検査法との感度比較検討では，*EGFR*遺伝子変異検査については一致率98.6％，T790M検査については91.0％と報告されている（**2**）[4]．

*ALK*融合遺伝子変異の診断法

- Vysis® ALK Break Apart FISHプローブキット（アボット社）がクリゾチニブおよびアレクチニブのCDx薬の承認を取得し，保険適用されている．
- RT-PCR法はプライマー配列の特徴から極めて高感度だが，通常のFFPE標本から高品質のRNAを抽出するのは困難であり，核酸抽出後には，すでに腫瘍細胞の存在の確認が不可能なことが問題となる．
- ALK IHC法は，増感法としてリンカー法によるALK抗体5A4クローンを用いた，ヒストファイン ALK iAEP®キット（ニチレイバイオサイエンス社）がiVDx承認を得ている（**3**）．本検出キットは，アレクチニブのCDx薬に用いられている．
- クリゾチニブのALK IHC法としてiVDx承認されたCDx薬は国内にはない．米国 FDAでは，タイラミド法のALK抗体D5F3クローンを用いた，VENTANA ALK（D5F3）CDx Assay（ベンタナ・メディカル・システムズ社）による判定がクリゾチニブ使用に適応されている．
- ALK IHC法に用いる抗体はALK1，5A4，SP8，D5F3などのクローンが存在するが，抗体のクローンと検出系によって結果に差が出ていることが報告されている．Mino-KenudsonらによればALK1に対してD5F3が有意に優れていた[5]．竹内らのALK1，5A4，SP8の3者のクローンでiAEP法を用いて比較した場合，3者とも高感度だが，SP8では偽陽性率が高かった[6]．国内外では，iVDxとして使用実績のある5A4やD5F3の抗体クローンの選択・使用が望ましいと考えられている．

1 日本人の肺腺癌患者の癌遺伝子変異頻度

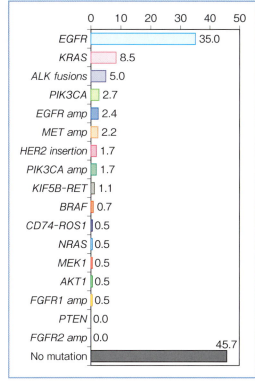

肺腺癌遺伝子変異は54.3％（223/411）であった．*ALK*融合遺伝子変異は238検体から解析．*ROS1*と*RET*融合遺伝子は182検体の凍結新鮮生検体もしくは体腔液 から採取解析された．
（Serizawa M, et al. Cancer 2014；120：1471-81[2] より）

- 0.3～4％の頻度でFISH法とIHC法の結果に不一致が出現していることが報告されている[7]．

免疫チェックポイント阻害薬投与に際する生体外診断法

- 免疫チェックポイント阻害薬の効果予測因子としてPD-L1/L2発現，$CD8^+$T細胞の腫瘍内密度，体細胞突然変異の頻度や数（mutation burden）との関連があげられている．最もよく知られているのはPD-L1発現である．PD-L1 IHC検査は，免疫チェックポイント阻害薬ごとに異なる抗体クローンによる検査法が開発されて評価や解釈が異なっている．
- 22C3抗体はペムブロリズマブの治療効果予測

2 組織検体を用いた*EGFR*遺伝子変異検査とT790M検査のコバス法と他の検査法との感度比較検討

Concordance	T790M status		L858R or exon 19 deletion	
	% (95% CI)	N	% (95% CI)	N
Overall	91.0 (86.5, 94.5)	191/210	98.6 (95.2, 99.8)	146/148
PNAClamp™	94.9 (85.9, 98.9)	56/59	100 (93.0, 100)	51/51
Sanger sequencing	89.2 (74.6, 97.0)	33/37	100 (75.3, 100)	13/13
therascreen®	86.7 (59.5, 98.3)	13/15	100 (76.8, 100)	14/14
Sequenom MassARRAY®	87.5 (74.8, 95.3)	42/48	97.5 (86.8, 99.9)	39/40

3 ヒストファイン ALK iAEP®キットにおけるALK融合蛋白のIHCスコアリングおよび判定方法

スコア	適合条件	判定
3+	陽性腫瘍細胞率>80%	陽性
2+	80%≧陽性腫瘍細胞率>50%	境界域
1+	50%≧陽性腫瘍細胞率>0%	境界域
0	陽性腫瘍細胞なし	陰性

として用いられ，TPS 50%がcut-offとして設定されている．PD-L1 IHC 22C3 pharmDx, Dakoがペムブロリズマブ使用のためのCDx薬として承認されている．ファーストラインではTPS≧50%，セカンドラインでは≧1%がペムブロリズマブの治療対象と判定される[8]．

- 28-8抗体はニボルマブの臨床試験において使用された抗体で，PD-L1 IHC 28-8 pharmDx, Dakoではニボルマブのi VDx薬と明記されて認可されている．
- 1つの抗体クローン検査薬で複数の免疫チェックポイント阻害薬に対応できる検査薬のハーモナイゼーション化が進んでいる．ペムブロリズマブの投与に際し，PD-L1 陽性を22C3抗体で確認する必要があるが，22C3抗体のPD-L1 IHCの結果をもってニボルマブの投与の可否も検討できるとされている．
- 扁平上皮癌のTPSは免疫チェックポイント阻害薬治療の予後，効果の予測因子とはならなかったため，PD-L1 IHC検査による患者選択は必要とされていない．
- PD-L1 IHC検査では，同一検体での染色不均一性（heterogeneous）があり，PD-L1発現が検体の場所によって異なることが報告されている．PD-L1 IHC 28-8 pharmDx, Dakoを用いた30例の予備検討では，6%の不一致が観察された[9]．
- PD-L1発現は動的であり，さまざまな治療によって発現が変化する可能性が指摘されている．放射線治療[10]，シスプラチン[11]，エトポシド[12]，パクリタキセル[12]では，他癌腫で発現の上昇が報告されている．

liquid biopsyによるバイオマーカー検出法

- 血中の循環遊離核酸（cfDNA）や循環腫瘍細胞（CTC）は癌の予後から治療奏効・耐性・再発予測のモニタリングのための非侵襲的なバイオマーカー測定法として注目されている．しかし，組織生検解析結果の感度を超える精度には到達しておらず，あくまで補助診断として用いられているのが現状である．

cfDNA

- cfDNAはCTCと異なり転移巣からの遊離を含めたすべての固体内癌情報の平均化したバイオマーカーと考えられ，タイムリーなモニタリングが可能である．しかし，死細胞，アポトーシスを起こした癌細胞由来のcfDNAも含むと考えられ，臨床的バイオマーカーとしての解釈には慎重を要する．
- 肺癌の再発や増悪により，*EGFR* 遺伝子変異の2次的遺伝子変異が疑われる．肺癌組織の再生検が医学的な理由により不可能な症例では，オシメルチニブの非小細胞肺癌患者への適応を判定するための補助診断として，コバ

> **ADVICE**
>
> **PD-L1 IHC検査**
>
> PD-L1 IHC検査は，対象腫瘍細胞の細胞膜における染色性を評価の対象とし，tumor proportion score（TPS，全腫瘍細胞に対してPD-L1陽性細胞が占める割合）を指標として用い，わずかでも染色されていれば陽性と判定する．PD-L1 IHC 22C3抗体による染色結果：TPS＜1％を陰性，1〜49％を陽性（低発現），≧50％を陽性（高発現）と定義する．TPSはあくまで非扁平上皮癌における効果予測の参考として用いられる．

ス法により，血漿を用いたT790M変異の測定がCDx薬として認められている．また，EGFR-TKI投与前の初回 *EGFR* 遺伝子変異検査（DEL19やL858Rなど）についても血漿検査により測定可能となった．変異型癌細胞株を健常者血液に混入させて検証した結果，血漿中，100コピー/mL以上の変異DNAが含まれる場合に陽性と判定されるように設計された診断薬である．

- 初回 *EGFR* 遺伝子変異検査の組織検査とコバス法血漿検査の陽性一致率は76.7％であった．T790M変異の組織検査とコバス法血漿検査の陽性一致率は58.7％であった．血漿検体を用いた場合の他法との感度比較検討では，コバス法とNGS法の比較[13]やコバス法とBEAMing dPCR法の比較[14]でともに90％以上の一致率が認められている．

- 血漿T790M変異解析結果とオシメルチニブの奏効成績についてのAURA2試験を基にしたレトロスペクティブ解析が報告された．組織とコバス法による血漿T790M変異陽性一致率は56.5％（117/207）であった．この117例における奏効率は65.8％（77/117）であり，AURA2試験オシメルチニブ群全体の奏効率67.6％とほぼ同等であった．また，組織・変異陽性かつ血漿・変異陰性の奏効率も69.7％（62/89）とほぼ同等であった[13]．

- 組織検体と血漿検体を用いたT790M変異検査結果は必ずしも一致しない問題がある．組織と血漿のコバス法T790M変異陰性一致率は80.2％（89/111）であった．血漿変異陽性/組織変異陰性症例の85.7％（18/21）はNGS法（血漿）で変異陽性が確認された．FFPE腫瘍組織中のT790M変異遺伝子の割合の不均一性により，検出感度未満であったことが結果の乖離原因として考えられた[13]．

■CTC

- CTC測定は，血中の癌細胞を直接捕捉する検査法であり，個体内の生きた癌細胞自身の存在を意味し，早期診断・再発予測としての癌バイオマーカーとしての説得力をもつ．

- しかし，CTCは多様性を認めCTCのすべてが転移に関与するわけではないため，その臨床的意義が確定していない現状がある．また，ごく少数のCTCから高感度PCR法を用いてもドライバー変異（*EGFR*や*ALK*変異）の解析は血球細胞のコンタミネーションの問題もありCTCの遺伝子変異パターンとの相同性が低いことも問題である．

- FDA認可のVeridex社のCellSearch®System（CSS）は，CTC測定方法として最も普及していたが，CTCを捕捉するために抗EpCAM抗体をマーカーとして用いるため，癌の進行に伴うEpCAMの発現の低下や上皮間葉移行（EMT）によるEpCAMの陰性なCTCの検出限界が示唆されている．

- CTCのサイズが血球細胞より大きいことからマイクロフィルターを用いてCTCを分離する細胞分離法（size-based cell separation）でISET法（isolation by size of epithelial tumor cells）などにより肺癌早期診断が可能となってきている[15]．

> **TOPICS**
>
> **precision medicine**
>
> 近年，癌領域におけるprecision medicine（プレシジョンメディシン）は，主にある特定の遺伝子異常・ゲノム異常などにより分類された「がん」に最適な治療方法を分析し選択する医療を意味している．precision medicineで選択される治療薬は，分子標的薬や免疫チェックポイント阻害薬などが用いられる．

4 日本人の肺扁平上皮癌患者の癌遺伝子変異解析

	n	%
FGFR family	21	8.1
FGFR1 amp	20	7.7
FGFR3 fusion	1	0.4
PI3K Family	19	7.3
AKT1 mt	2	0.8
PIK3CA mt	17	6.5
Adeno-like family	15	5.8
KRUS mt	12	4.6
EGFR mt	2	0.8
ALK fusion	1	0.4
Others	205	78.8

肺扁平上皮癌患者260検体の遺伝子変異スクリーニングの中間解析結果から，大きく4群のフェノタイプに分類された．分子標的治療薬や免疫チェックポイント阻害薬との奏効や臨床背景，予後などとの関連性が検討される予定である．
（Sugiyama E, et al. Journal of Clinical Oncology 9057[18]より）

- 癌細胞発現のPD-L1の細胞免疫染色や*ALK*変異のFISH解析など癌細胞全体の表現型解析が必要なバイオマーカー検査法においてはcfDNAでは困難である．ISET法により*ALK*変異陽性のCTCの測定も可能である報告がされている[16]．

クリニカルシークエンスによるドライバー変異検出法

- クリニカルシークエンスは研究目的ではなく，結果を診療に活用することを目的とした遺伝子解析である．次世代シークエンサー（NGS）やパネルスクリーニングなどを用いた解析結果がprecision medicineに飛躍的な有益性をもたらすことが期待されている．
- NGSの普及以降，特に肺腺癌におけるドライバー変異では，それぞれの頻度は1％前後とまれであるが，*RET*，*ROS1*，*BRAF*，*HER2*，*MET* exon14，*PIK3CA*などが次々と発見され，さまざまな遺伝子変異を治療ターゲットとした，新たな分子標的薬の実臨床での適応拡大が期待されている．
- *ROS1*融合遺伝子変異に対しては，クリゾチニブの適応拡大が承認された．OncoGuide® AmoyDx® *ROS1*融合遺伝子検出キットのツーステップRT-PCRにより，FFPE，新鮮凍結組織，細胞診検体，または細胞診検体由来FFPEセルブロックでも測定が可能となっている．FFPEスライドではRNA抽出の前に，検体中に腫瘍細胞が30％以上あることの確認が推奨される．ROS1 FISH法やROS1 SangerDNAシークエンス法との一致率は100％であった[17]．
- 複数の遺伝子異常を解析する診断技術はマルチ診断薬（multiplexed diagnostics）とよばれ解析が進んでいる．国内施設ではOncomine™ Comprehensive Assay v3（OCAv3）やNCCオンコパネルを用いたクリニカルシークエンスの臨床的な有用性が検証されている．日本人の肺腺癌のみならず肺扁平上皮癌のドライバー変異の遺伝子変異スクリーニング解析も進んでいる（**4**）[18]．
- 肺癌を含む固形癌腫の遺伝子異常解析結果に応じた薬剤の第I相試験参加症例のPFSが5.5か月で奏効率は33％と対称群（PFS1.9か月，RR 6％）と比較して良好であった．クリ

5 肺癌の次世代シークエンサーによる遺伝子変異解析結果に応じた分子標的治療薬の適応効果

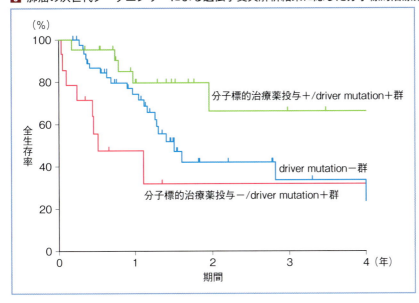

分子標的治療薬投与＋/driver mutation＋群ではdriver mutation群と比較して有意に生存率の改善を認めた(Hazard：0.44, 95％CI 0.20-0.97, $p＝0.041$). 分子標的治療薬投与＋/driver mutation＋群では分子標的治療薬投与－/driver mutation＋群と比較して有意に生存率の改善を認めた(Hazard：0.14, 95％CI 0.04-0.51, $p＝0.0027$).
(Takeda M, et al. Ann Oncol 2015；26：2477-82[20]より)

6 腫瘍組織内における遺伝子表現型の不均一性出現頻度と無増悪生存期間

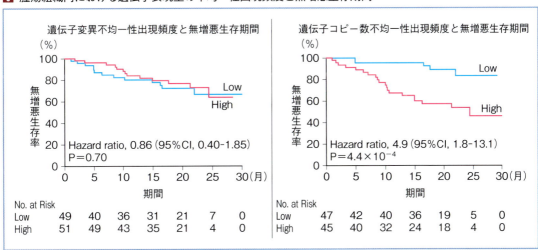

遺伝子変異不均一性出現頻度では無増悪生存期間に差を認めなかったが、遺伝子コピー数不均一性出現頻度が高い群では無増悪生存期間が有意に短かった.

(Jamal-Hanjani M et al. N Engl J Med 2017；376：2109-21[21]より)

ニカルシークエンスによる遺伝子異常に対応した抗癌薬臨床試験へ患者をリクルートすることの有用性が示された[19].
- 全肺癌種をIon PGM™システムを用いNGS解析したところ、肺腺癌・肺扁平上皮癌・小細胞肺癌のドライバー変異頻度は50％・

23％・0％であった. 測定結果に基づく分子標的治療薬投与群によりOSの改善が認められ、実臨床におけるクリニカルシークエンスの有用性を示唆している結果であった(**5**)[20].
- 米国ではNSCLC関連23遺伝子変異搭載されたOncomine™ Dx Target Test(Thermo

Fisher Scientific社）が*EGFR*（ゲフィチニブ），*ALK*および*ROS1*（クリゾチニブ），*BRAF*（トラメチニブ＋ダブラフェニブ）に対するmultiplex Cdxとして2017年6月にFDAに承認されている．
- クリニカルシークエンスの解析結果では，癌の染色体不安定性で生じる腫瘍内遺伝子表現型や遺伝子コピー数の不均一性の問題があげられる．同一腫瘍組織内から異なる部位のエクソーム解析を行った前向き試験では，癌進展にかかわるサブクローン性イベントとしての不均一な遺伝子変異出現頻度が75％超で認められた．また，遺伝子コピー数の不均一性と術後再発や死亡リスクとの関連性が報告され，部分生検からのバイオマーカー解析結果の誤差の可能性が指摘されている（**6**）[21]．
- クリニカルシークエンスの問題点として，得られた遺伝子解析結果に対応する承認薬が追い付かないこと，人件費を含めた測定コストが高額なことがあげられる．また，遺伝子プロファイリング情報の取扱いの標準化，ゲノム医療専門腫瘍内科医やバイオインフォマティシャンの人材育成も要求される．今後，クリニカルシークエンスによって得られた膨大な遺伝子プロファイリング情報の実践的解釈に対してAIの開発も現実的に必要となるかもしれない．

（十合晋作，髙橋和久）

文献

1) 厚生労働省医薬食品局審査管理課長通知「コンパニオン診断薬等及び関連する医薬品の承認申請に係る留意事項について」（薬食審査発0701第10号）．平成25年（2013年）7月1日．
2) Serizawa M, et al. Assessment of mutational profile of Japanese lung adenocarcinoma patients by multitarget assays：a prospective, single-institute study. Cancer 2014；120：1471-81.
3) 日本肺癌学会バイオマーカー委員会．肺癌患者における*EGFR*遺伝子変異検査の手引き第3.05版．日本肺癌学会；2016. https://www.haigan.gr.jp/uploads/photos/1329.pdf
4) Dearden S, et al. EGFR T790M mutation testing within the osimertinib AURA Phase I study. Lung Cancer 2017；109：9-13.
5) Mino-Kenudson M, et al. A novel, highly sensitive antibody allows for the routine detection of ALK-rearranged lung adenocarcinomas by standard immunohistochemistry. Clin Cancer Res 2010；16：1561-71.
6) Takeuchi K, et al. KIF5B-ALK, a novel fusion oncokinase identified by an immunohistochemistry-based diagnostic system for ALK-positive lung cancer. Clin Cancer Res 2009；15：3143-9.
7) Yatabe Y. ALK FISH and IHC：you cannot have one without the other. J Thorac Oncol 2015；10：548-50.
8) 日本肺癌学会バイオマーカー委員会．肺癌患者における PD-L1 検査の手引き第1.0版．日本肺癌学会；2017. https://www.haigan.gr.jp/uploads/photos/1400.pdf
9) Phillips T, et al. Development of an automated PD-L1 immunohistochemistry (IHC) assay for non-small cell lung cancer. Appl Immunohistochem Mol Morphol 2015；23：541-9.
10) Deng L, et al. Irradiation and anti-PD-L1 treatment synergistically promote antitumor immunity in mice. J Clin Invest 2014；124：687-95.
11) Qin X, et al. Cisplatin induces programmed death-1-ligand 1 (PD-L1) over-expression in hepatoma H22 cells via Erk/MAPK signaling pathway. Cell Mol Biol (Noisy-le-grand) 2010；56 Suppl：OL1366-72.
12) Zhang P, et al. Chemopreventive agents induce programmed death-1-ligand 1 (PD-L1) surface expression in breast cancer cells and promote PD-L1-mediated T cell apoptosis. Mol Immunol 2008；45：1470-6.
13) コバス®EGFR変異検出キット v2.0添付文書．2016年12月改訂（第3版）．http://www.info.pmda.go.jp/downfiles/ivd/PDF/700025_22800EZX00011000_A_01_05.pdf
14) Thress KS, et al. EGFR mutation detection in ctDNA from NSCLC patient plasma：A cross-plat-

15) Ilie M, et al. "Sentinel" circulating tumor cells allow early diagnosis of lung cancer in patients with chronic obstructive pulmonary disease. PLoS One 2014；9：e111597.
16) Pailler E, et al. Detection of circulating tumor cells harboring a unique ALK rearrangement in ALK-positive non-small-cell lung cancer. J Clin Oncol 2013；31：2273-81.
17) OncoGuide® AmoyDx® ROS1融合遺伝子検出キット添付文書.
18) Sugiyama E, et al. Clinical features of squamous cell lung cancer with targetable gene alterations in a nationwide genomic screening network in Japan (LC-SCRUM-Japan). 2017；ASCO, 9057.
19) Tanabe Y, et al. Comprehensive screening of target molecules by next-generation sequencing in patients with malignant solid tumors：guiding entry into phase I clinical trials. Mol Cancer 2016；15：73.
20) Takeda M, et al. Clinical application of amplicon-based next-generation sequencing to therapeutic decision making in lung cancer. Ann Oncol 2015；26：2477-82.
21) Jamal-Hanjani M, et al. Tracking the evolution of non-small-cell lung cancer. N Engl J Med 2017；376：2109-21.

Note: Reference 14 (partial) begins the page: "form comparison of leading technologies to support the clinical development of AZD9291. Lung Cancer 2015；90：509-15."

原発性肺癌の診断

病期診断
TNM分類

TNM分類と病期分類

- 悪性腫瘍が増殖・成長するに従い原発部位におけるサイズの増大や原発腫瘍周囲組織への浸潤，リンパ流路に従ったリンパ節転移，さらに血行性の遠隔転移をきたす．病期分類とは，悪性腫瘍の進行度に関する客観的な記載・分類を評価し，進行度に従った治療方針を適切に選び，治療効果を判定するとともに患者の生命予後を予測するために定義されたものである．
- 原発性肺癌の進行度は他の悪性腫瘍と同様に，原則として，形態学的な特徴すなわち原発腫瘍の大きさ・浸潤の程度（T因子，tumorのT），所属リンパ節転移の程度（N因子，lymph nodeのN），および遠隔転移（M因子，metastasisのM）から記述される．TNM分類とは，1つの悪性腫瘍におけるT，N，M各因子の状態を示したものである（例：T2aN2M0など）．1つのTNM分類には1つの病期が対応している（例：原発性肺癌 T2aN2M0はStage ⅢAである）．

■TNM分類・病期分類を決定する機関

- 各臓器悪性腫瘍のTNM分類・病期分類には国際的な統一基準が設けられている．スイスに本部を置くUICC（Union for International Cancer Control，国際対がん連合）がこれを策定・改訂し，出版を行っている[1]．
- 原発性肺癌も同様にUICCがTNM分類・病期分類を定め，肺癌の進行度に関する世界標準的な定義となっている．このTNM分類・病期分類は原発性肺癌患者を登録した国際的データベースに基づき，生命予後に関する統計学的評価を経て決定されてきたものである．

- 2017年1月から最新のTNM分類（第8版）が適用されている．この分類はIASLC（International Association for the Study of Lung Cancer, 世界肺癌学会）が作成した1999年から2010年のあいだの9万例を超える患者のデータベースに基づいたものである[2]．
- UICC-TNM分類は開発途上国を含めた全世界で用いられることを考慮し，汎用性を保つために原則としてT，N，M因子を解剖学的・形態的な特徴，すなわちサイズ・部位・浸潤の有無などを基準として定めている．原発性肺癌についてもその原則が適用され，従来と同様に最新の第8版でも形態以外の因子，たとえば血中腫瘍マーカー値やその他の生物学的マーカーはTNMを決める基準としては用いられてはいない．

■日本におけるTNM分類・病期分類

- 日本でも原発性肺癌のTNM分類・病期分類はこのUICC-TNM分類に基づいて行われる．日本肺癌学会が「肺癌取扱い規約」を定めているが，この肺癌取扱い規約の中に示されたTNM分類はUICC分類と同一であり，UICC-TNM分類改定時期に合わせて改訂第8版が出版された（『臨床・病理 肺癌取扱い規約，第8版』）．
- 肺癌取扱い規約はTNM分類に加えて画像診断分類，肺癌手術記載法，病理診断，細胞診，気管支鏡診断，治療効果判定法，検診に関する規約を記載したものである[3]．

■臨床分類と病期分類

- TNM分類・病期分類にはそれぞれ臨床分類と病理分類がある．
- 臨床分類（clinical classification）とは，悪性腫瘍の状態を画像検査等で得られた情報から定

めたものであり，cT3N0M0, cStage ⅡBというように最初に小文字のcを付す．
- 病理分類（pathological classification）は手術検体や剖検から得られた病理組織学的診断をもとに定められたものであり，pT2aN0M0, pStage IBというように最初に小文字のpを付す．なお，術前の生検にて得られた病理学的診断については病理分類でなく臨床分類として記載する．

第8版におけるTNM分類・病期分類の実際―第7版との比較

■ 臨床TNM分類の診断法
- 臨床TNM分類は主に画像診断によって行われる．特に肺癌のT，N分類についてはCT所見が最も重要な判断基準となる．
- T分類において，肺癌取扱い規約における指針では，病変径≦3cmの場合は，性状の詳細な読影を可能とするため，高分解能CT撮影することが望ましく，また病変にすりガラス成分と充実成分がみられる場合，病変全体径（すりガラス成分＋充実成分）と充実成分径両者の最大径を測定する．
- N因子についても主にCTを用いるが，可能ならばFDG-PET/CTを併用する[3]．
- なお，混乱を避けるためにTNM分類において長さの計測に用いる単位はcmとするように肺癌取扱い規約で定められている．

■ T因子
- T因子は，原発腫瘍最大径，周囲への直接浸潤の有無と浸潤部位，肺内の副腫瘍結節，気管支内壁の浸潤・閉塞に関する画像所見から決定される．
- 第7版から第8版への改訂ではT因子の定義に関して最も大きな変更が加えられた．原発腫瘍最大径については第7版では2，3，5，7cmであった最大径の分類基準が0.5，1，2，3，4，5，7cmと細分化された（**1**）．
- また，UICC-TNM分類では従来から浸潤性増殖を示す腫瘍部分の最大径を腫瘍最大径と定義していたが[4]，従来日本では一般的に腫瘍全体径を腫瘍最大径と判断していた．肺癌取扱い規約第8版においてはこの点を明確化し，浸潤性増殖を示す腫瘍部分の最大径を腫瘍最大径とすることを明確に適用することとした．特に肺腺癌では主腫瘍の辺縁には病理組織学的に置換型増殖（lepidic growth）を示し，肺組織間質への浸潤がみられない部位がしばしば存在する．この部位はCTにおけるすりガラス陰影を呈する部分に対応する．
- したがって臨床T分類を決める際には，腫瘍の最大径をCTにて計測する際に，すりガラス陰影を含めた腫瘍の最大径ではなく，画像上充実性陰影を示す部分の最大径を腫瘍の最大径として計測する．肺癌取扱い規約第8版では，画像所見上の腫瘍全体の最大径を「病変全体径」，充実性陰影の最大径を「充実成分径」と命名定義した（**2**）．また，病理T分類を決める際には，前述のとおり浸潤性増殖を示す部分の最大径で判断する．
- 腫瘍径とT分類の関係の変更に基づき，第7版ではT1（T1a, T1b）と定義されていた主腫瘍が第8版ではさらに細分化された．腺癌においては新たに肺野型の上皮内癌（Tis）が定義された．肺野型cTisはCT画像上は全体径3cm以下の充実性陰影を有しないすりガラス型陰影，肺野型pTisは病理組織学的には全体径が3cm以下の浸潤性増殖部分を有さない置換型増殖だけを示す病変のことである．また充実成分径が0.5cm以下で病変全体径が3cm以下の微少浸潤性腺癌（minimally invasive adenocarcinoma：MIA）がT1miと定義された．さらに充実成分（浸潤性増殖部位）最大径が1cm以下，2cm以下，3cm以下の主腫瘍がそれぞれT1a, T1b, T1cと分類され，病期もこれに従い細分化された（**1 3〜8**）[3,5]．
- なお，T1a, T1b, T1cは充実成分最大径の大きさで決まるものであり，病変全体径が3cmを超えても変更されない（第7版では病

1 第8版TNM分類の要約

TX	潜伏癌
Tis	上皮内癌（carcinoma in situ）：肺野型の場合，充実成分径0cmかつ病変全体径≦3cm
T1	充実成分径≦3cm
T1mi	微少浸潤性腺癌：部分充実型を示し，充実成分径≦0.5cmかつ病変全体径≦3cm
T1a	充実成分径≦1cmかつTis・T1miに相当しない
T1b	充実成分径>1cmかつ≦2cm
T1c	充実成分径>2cmかつ≦3cm
T2	充実成分径>3cmかつ≦5cm，あるいは主気管支浸潤，臓側胸膜浸潤，一側部分または全体の無気肺・閉塞性肺炎
T2a	充実成分径>3cmかつ≦4cm
T2b	充実成分径>4cmかつ≦5cm
T3	充実成分径>5cmかつ≦7cm，あるいは壁側胸膜，胸壁，横隔神経，心膜への浸潤，同一葉内の不連続な副腫瘍結節
T4	充実成分径>7cmあるいは横隔膜，縦隔，心臓，大血管，気管，反回神経，食道，錐体，気管分岐部への浸潤，同側の異なった肺葉内の副腫瘍結節
N1	同側肺門リンパ節転移
N2	同側縦隔リンパ節転移
N3	対側肺門，対側縦隔，前斜角筋または鎖骨上窩リンパ節転移
M1	対側肺内の副腫瘍結節，胸膜または心膜結節，悪性胸水，悪性心嚢水，遠隔転移
M1a	対側肺内の副腫瘍結節，胸膜結節，悪性胸水（同側・対側），悪性心嚢水
M1b	肺以外の1臓器への単発遠隔転移
M1c	肺以外の1臓器または多臓器への多発遠隔転移

注）「病変全体径」とはすりガラス成分と充実成分を合わせた最大径を，「充実成分径」とは充実成分の最大径を表す．

（臨床・病理肺癌取扱い規約，第8版[3]より）

2 病変径の測定方法

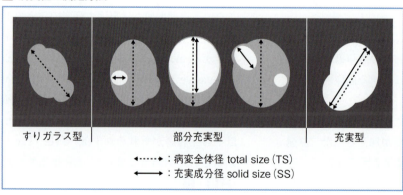

すりガラス型と充実型では病変の最大径を測定する．部分充実型では病変全体径（total size：TS）と充実成分径（solid size：SS）をそれぞれ測定する．また，すりガラス成分の中に充実成分が複数存在する場合は，充実成分径は最も大きな充実成分の最大径とする．
（臨床・病理肺癌取扱い規約，第8版[3]より）

病期診断／TNM分類

3 高分解能CT所見とcT因子診断の関係（Tis, T1mi, T1a, T1b, T1c）

すりガラス型 (TS)	≦3	>3 (cm)		3cmの目安	
部分充実型 (SS/TS)		≦0.5/≦3	>0.5, ≦1/−	>1, ≦2/−	>2, ≦3/−
充実型 (SS=TS)			≦1	>1, ≦2	>2, ≦3
cT因子	Tis	T1mi	T1a	T1b	T1c

すりガラス型は，病変全体径が3cmを境界にcT因子が決定される．充実型は充実成分径が1cm，2cmを境界としてcT因子が決定される．部分充実型は，病変全体径と充実成分径の組み合わせによってcT因子が決定される．cT1miは病変全体径≦3cmで，かつ充実成分径≦0.5cmである．そして，病変全体径にかかわらず充実成分径が0.5cm，1cm，2cmより大きい場合にT1a，T1b，T1cとそれぞれ決定される．
（臨床・病理肺癌取扱い規約，第8版[3]）より）

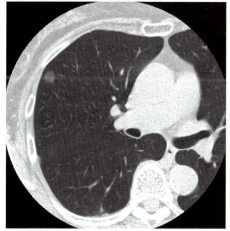

4 原発性肺癌（腺癌）の1例

右肺上葉に純粋なすりガラス状陰影，最大全体径1.0cm，充実成分径0cmが認められた．第7版TNM分類ではcT1aN0M0，cStage IAであったが，第8版TNM分類では充実成分径が0cmであるためcTisN0M0，cStage 0となる．

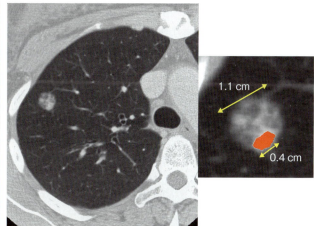

5 右肺原発性肺癌（腺癌）の1例

CT上部分充実性すりガラス状陰影を呈した．全体最大径は1.1cm，充実成分最大径は0.4cmであった．リンパ節転移・遠隔転移を認めなかった．第7版TNM分類ではcT1aN0M0，cStage IAであったが，第8版TNM分類ではT1miN0M0，cStage IA1となる．

変全体径によって判定したため，T2a以上と分類されていた）．さらに細部のことであるが，Tis，T1miについては病変全体径が3cm以下であることが条件とされており，もしも充実成分径が0mm，もしくは5mm以下，組織学的浸潤性病変径が0mm，もしくは5mm以下であっても病変全体径が3cmを超えた場合にはTis，T1miではなくT1aと分類される（**3**）．

- その他のT因子の変更としては以下のとおりである．
  - 気管分岐部に浸潤が及ばない主気管支浸潤

6 左肺上葉原発性肺癌（腺癌）の1例

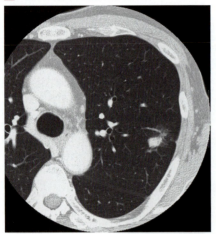

全体最大径＝2.2cm，充実成分径＝1.2cmであった．リンパ節転移・遠隔転移を認めなかった．第7版TNM分類ではcT1bN0M0，cStage IAであったが，第8版分類では充実成分径1.2cmからcT1bN0M0，cStage IA2となる．

7 右肺上葉原発性肺癌（腺癌）の1例

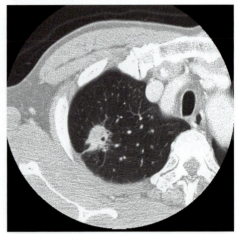

全体径＝充実成分径＝2.3cmであった．リンパ節転移・遠隔転移を認めなかった．第7版TNM分類ではcT1bN0M0，cStage IAと分類されたが，第8版TNM分類ではcT1cN0M0，cStage IA3と分類される．

8 左肺下葉原発性肺癌の1例

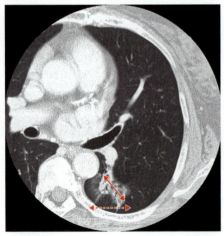

全体最大径（←--→）は3.9cmであるが，充実成分最大径（←→）は2.5cmであった．第7版TNM分類ではcT2aと分類されたが，第7版TNM分類では充実成分最大径からcT1cと分類される．

9 リンパ節の分類，略号と名称

大分類	略語	小分類 （リンパ節部位の命名）
鎖骨上窩リンパ節	#1R #1L	鎖骨上窩リンパ節
上縦隔リンパ節	#2R #2L #3a #3p #4R #4L	右上部気管傍リンパ節 左上部気管傍リンパ節 血管前リンパ節 気管後リンパ節 右下部気管傍リンパ節 左下部気管傍リンパ節
大動脈リンパ節	#5 #6	大動脈下リンパ節 大動脈傍リンパ節
下縦隔リンパ節	#7 #8 #9	気管分岐下リンパ節 食道傍リンパ節 肺靱帯リンパ節
肺門リンパ節	#10 #11 #11s #11i	主気管支周囲リンパ節 葉気管支リンパ節 （右）上中葉間リンパ節 （右）中下葉間リンパ節
肺内リンパ節	#12 #13 #14	葉気管支周囲リンパ節 区域気管支周囲リンパ節 亜区域周囲リンパ節

病期診断／TNM分類

10 右肺下葉原発性肺癌（扁平上皮癌）の1例

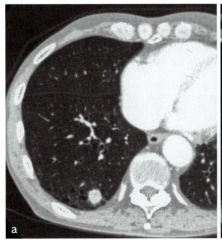 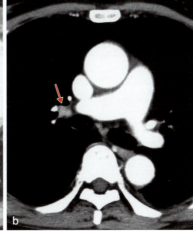

主腫瘍の全体最大径＝充実成分最大径＝1.5 cm（**a**）．右肺門リンパ節に短径1.1 cmのリンパ節腫大を認め，肺門リンパ節転移陽性と判断した（**b**，→）．第7版TNM分類ではcT1aN1M0，cStage ⅡAであったが，第8版TNM分類ではcT1bN1M0，cStage ⅡBとなる．

11 左肺下葉原発性肺癌（腺癌）の1例

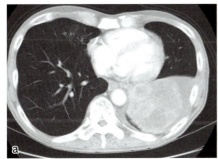 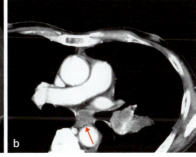

主腫瘍の最大径は11 cm（**a**），縦隔リンパ節#7（気管分岐下リンパ節）の腫大を伴った（**b**，→）．遠隔転移は認められなかった．第7版TNM分類ではcT3N2M0，cStage ⅢAとされたが，第8版TNM分類ではcT4N2M0であり，cStage ⅢBとなる．

肺癌は，気管分岐部からの距離にかかわらずT2となった（第7版では気管分岐部より2 cm未満の主気管支に及ぶとT3と分類されていた）．

- 片肺の完全無気肺・肺炎はT3からT2に変更された．
- 横隔膜直接浸潤はT3からT4に引き上げられた．
- 縦隔胸膜のみの浸潤はT分類を変更させる要素とはならなくなった（**1**）．

■N因子

- N因子について，リンパ節の分類（**9**）およびN0，N1，N2，N3の定義（**1**）は第7版から変更されなかった．
- ただし，病期については変更が行われた．T1-2aN1M0は第7版ではⅡA期であったものがⅡB期に，T3N2M0はⅢA期からⅢB期に，T3-4N3M0はⅢB期からⅢC期（新設）にアップグレードされた（**9**～**11**）．

■M因子

- 第7版ではM0，M1a，M1bに分類されていた．M1a（胸膜播種，悪性胸水および対側肺の肺内転移）については第8版で変更されなかった．第7版ではM1bは肺以外の遠隔転移とされていたが，第8版ではこれを2つに分けた．すなわち，M1b（肺以外の1臓器への単発転移）とM1c（肺以外の1臓器または多臓器への多発遠隔転移）である．
- 病期では第7版でⅣ期1つであったものを第8版ではⅣA（M1a，M1b）とⅣB（M1c）の2つの病期に分けた（**12**）．

12 病期分類

病期	T	N	M
潜伏癌	TX	N0	M0
0期	Tis	N0	M0
IA期	T1	N0	M0
IA1期	T1mi	N0	M0
	T1a	N0	M0
IA2期	T1b	N0	M0
IA3期	T1c	N0	M0
IB期	T2a	N0	M0
IIA期	T2b	N0	M0
IIB期	T1a	N1	M0
	T1b	N1	M0
	T1c	N1	M0
	T2a	N1	M0
	T2b	N1	M0
	T3	N0	M0
IIIA期	T1a	N2	M0
	T1b	N2	M0
	T1c	N2	M0
	T2a	N2	M0
	T2b	N2	M0
	T3	N1	M0
	T4	N0	M0
	T4	N1	M0
IIIB期	T1a	N3	M0
	T1b	N3	M0
	T1c	N3	M0
	T2a	N3	M0
	T2b	N3	M0
	T3	N2	M0
	T4	N2	M0
IIIC期	T3	N3	M0
	T4	N3	M0
IV期	Any T	Any N	M1
IVA期	Any T	Any N	M1a
	Any T	Any N	M1b
IVB期	Any T	Any N	M1c

（臨床・病理肺癌取扱い規約，第8版[3]より）

- 再述するが，このようなT，N，Mおよび病期分類の変更はIASLCのデータベース解析結果に基づく変更である．

TNM分類—今後の展望と問題点

■TNM分類　今後の改訂について

- TNM分類は定期的に改訂されるものであり，原発性肺癌では次期（第9版）の改訂作業がすでに開始されている．今後の改訂においてTNM因子に加えるかどうか検討される因子としては，以下のようなものがあげられる．
  ①胸腔内洗浄細胞診
  ②リンパ節分類の細分化：原発巣の部位（左右・上中下葉）別のゾーンの適用，およびさらに細分化されたN因子の適用（たとえばN2スキップ転移は通常のN2から分けて分類するかどうかなど）
  ③解剖・部位に関連しないバイオマーカーなどの新たな予後因子の適用
- 先進国に限らず，世界各国で用いることができることがTNM分類の理念の1つである．他部位の癌では，すでに組織学的悪性度や免疫染色をTNM判断基準に用いているが，さらに全世界的な検討が必要と思われる．

■TNM分類の細分化に関する問題

- およそすべての学問は時間の経過・研究の発展とともに，対象をさらに細分化し解析が行われる傾向にある．TNM分類も例外ではなく，過去のUICC-TNM分類は第8版のそれと比較すると非常に簡素であった．TNM分類が，疾患の予後を予測し，また治療指針を決定するために正確であることが求められるのは当然であるが，あまりに細分化してもそこから得られる情報にどれだけの意義が存在するのか．病期の分類をどこまで細分化するべきか，ということについては今後検討されるべきであろう．
- 2017年1月から適用された『第8版UICC-TNM分類・病期分類』について解説した．

（中島　淳）

文　献

1) Brierley JD, et al. eds. TNM Classification of Malignant Tumours, 8th ed. Wiley-Blackwell；2017.
2) Rami-Porta R, et al. The IASLC lung cancer staging project：the new database to inform the eighth edition of the TNM classification of lung cancer. J Thorac Oncol 2014；9：1618-24.
3) 日本肺癌学会編．臨床・病理肺癌取扱い規約，第8版．金原出版；2016.
4) Wittekind C, et al. eds. TNM Supplement：A Commentary on Uniform Use. 3rd ed. Wiley；2003.
5) Travis WD, et al. The IASLC Lung Cancer Staging Project：Proposals for coding T categories for subsolid nodules and assessment of tumor size in part-solid tumors in the forthcoming eighth edition of the TNM classification of lung cancer. J Thorac Oncol 2016；11：1204-23.

原発性肺癌の治療方針

3章

原発性肺癌の治療方針

治療のアルゴリズム ― 日本肺癌学会

2017年度版ガイドラインの改訂について

- 現在多くの疾患に対してガイドラインが発刊されているが，多くはクリニカルクエスチョン形式と樹形図方式に大別される．代表的なものとして，前者は米国臨床腫瘍学会（ASCO）[★1]，後者は全米総合癌情報ネットワーク（NCCN）[★2]によるガイドラインがあげられる．
- 日本肺癌学会のガイドラインは樹形図方式をとっており，各領域の冒頭に樹形図を掲載してきたが，今回一部でクリニカルクエスチョン形式を採用した．また，本文記載についても，手術・放射線治療・薬物療法といったモダリティ別の記載となっていた点を修正する必要があった．
- 今回，2017年度版の改訂にあたって各小委員会の代表者により病期別の樹形図が検討され，より実地で使いやすいものとなっている．本稿では最新版のガイドラインに従って非小細胞肺癌（NSCLC）における治療のアルゴリズムを概説し，特に近年発展の著しいIV期については詳述する．

臨床病期I期

- 臨床病期I期のアルゴリズムを **1** に示す．ここでは治療選択における重要な分岐点は標準手術が可能か否かとなる．標準手術不能な症例は，多くの場合合併症など医学的な理由

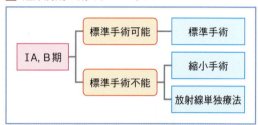

1 臨床病期I期のアルゴリズム

で切除不能ということになり，治療選択肢は縮小手術もしくは放射線治療となる．
- 日常臨床でもよく遭遇する疑問であるが，この両者については優劣がないことに留意すべきである．これまで，手術可能例を対象として手術と放射線治療（定位照射）のランダム化比較試験が行われたものの，いずれも症例集積が悪く途中で試験中止となっている．2015年にこれら2つの試験に関する統合解析が報告され，無再発期間は同等であったものの（**2**），生存期間は放射線治療群で有意に優れていた[1)]．しかしながら58例と非常に少数例での解析結果であり観察期間も3年程度と短いことから，解釈は慎重に行う必要がある．現時点では手術と放射線のいずれかを選択するべきかについて，決定的な結論には至っていない．

臨床病期II期

- 臨床病期II期のアルゴリズムを **3** に示す．臨床病期I期と異なり，縮小手術という選択肢はない．2016年度版との違いとして，放射線療法に加えて化学放射線治療という選択肢が加えられている．
- 質の高いエビデンスはないものの，実地臨床

[★1] ASCO
American Society of Clinical Oncology

[★2] NCCN
National Comprehensive Cancer Network

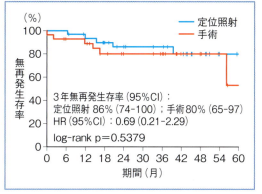

2 定位照射と手術を比較した前向き試験の統合解析：無再発生存期間

(Chang JY, et al. Lancet Oncol 2015 ; 16 : 630-7[1]）より）

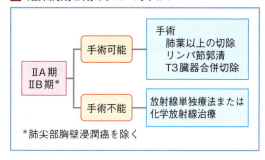

3 臨床病期Ⅱ期のアルゴリズム

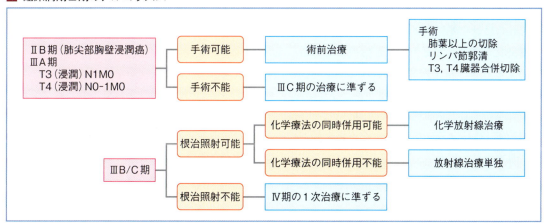

4 臨床病期Ⅲ期のアルゴリズム

においては原発巣のサイズなどによって臨床病期Ⅲ期に準じた化学放射線治療を行う施設もあり，実際NCCNガイドラインにもすでに言及されている．こうした状況を踏まえ，放射線委員会の中でもある程度のコンセンサスがあると結論づけられたことから，今回付記されることとなった．

臨床病期Ⅲ期

- アルゴリズムを **4** に示す．臨床病期Ⅲ期は手術，放射線治療，薬物療法いずれの選択肢も検討される領域である．
- 最も重要なことは「切除可能か否か」であり，

切除可能であれば術前後に化学療法（ないしは化学放射線治療）を，切除不能の場合は化学放射線治療を行う．いずれにせよ，外科医，放射線治療医，内科医のあいだで十分な議論が必要な領域である．

臨床病期Ⅰ～Ⅲ期における薬物療法の役割

- 臨床病期Ⅰ～Ⅲ期の肺癌における治療の目的は根治であるが，切除可能例であっても外科切除単独で根治がなしとげられることは比較的少ないため，術後に微小病変が残存しているものと考えられている．

5 臨床病期Ⅳ期のアルゴリズム

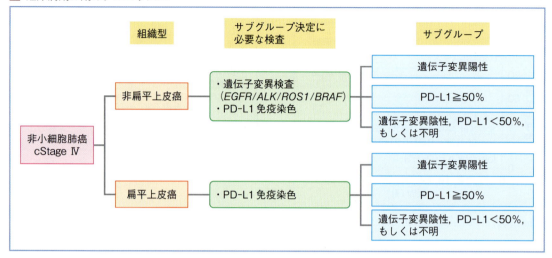

- これらに対して周術期の薬物療法，特に術後補助化学療法のエビデンスが集積している．いずれもメタ解析が報告されており[2,3]，病理病期Ⅰ期に対してはテガフール・ウラシル配合剤が，Ⅱ～ⅢA期に対してはプラチナ併用療法（特にシスプラチン＋ビノレルビン）が推奨されている．

臨床病期Ⅳ期

- 臨床病期Ⅳ期のアルゴリズムを **5** に示す．従来，組織型に次ぐ重要な事項であった遺伝子変異検査は*EGFR*，*ALK*に次いで*ROS1*，*BRAF*が加わることになった[4,5]．また，免疫チェックポイント阻害薬であるペムブロリズマブを1次治療で用いるか否かについてPD-L1の免疫染色検査が追加されている．
- 以上を踏まえるとⅣ期の治療は，①何らかのドライバー遺伝子変異あり，②PD-L1強陽性（≧50％），③これら以外，の3パターンに大別することができる．今回のガイドラインではこれら3つのタイプによって治療方針を記載している．

■ 遺伝子変異陽性の場合

- 遺伝子変異陽性の場合，その特異的阻害薬がキードラッグになることは米国肺癌コンソー

シアムにおける解析から明らかである（**6**）[6]．

高齢者・全身状態不良例

- 近年承認された*ROS1*陽性例に対するクリゾチニブ，*BRAF*陽性例に対するベムラフェニブ＋トラメチニブについてはそれぞれの頻度が数％前後と非常に少ないことから，利用可能な有効性・安全性のデータは少数の単群第Ⅱ試験のもののみとなり，エビデンスの質としては決して高くない．よって高齢者や全身状態不良例などにおける治療成績はほぼないに等しく，従来のガイドラインであれば，これらに対してはデータがないことを盾にガイドライン上の推奨は低くせざるをえなかった．
- 今回，遺伝子変異陽性例を一括りとして高齢者・全身状態（PS）不良例に対する推奨が可能か，というクリニカルクエスチョンを設定したことによって，こうした問題にはある程度の解決をみることができたように思われる★3（**7**）．

★3　つまり，EGFR-TKIやALK-TKIにおける経験をもとに，*ROS1*陽性の高齢者や*BRAF*陽性のPS不良例に対する治療選択を考慮できるような記載としている．

6 米国肺癌コンソーシアムにおける治療成績

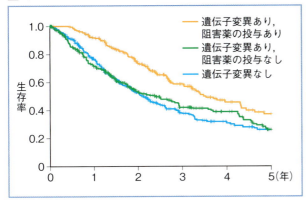

(Kris MG, et al. JAMA 2014;311:1998-2006[6]より)

7 遺伝子変異陽性の内訳

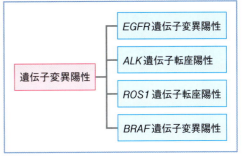

遺伝子変異陽性というサブグループ全体に対して，高齢者やPS不良での推奨治療を記載した．

8 EGFR T790M陽性NSCLCに対するオシメルチニブの無増悪生存期間

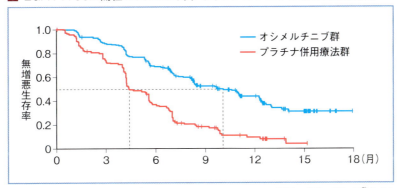

(Mok TS, et al. N Engl J Med 2017;376:629-40[7]より)

耐性例

- 遺伝子変異陽性例で重要な治療の流れは，耐性例にも奏効する薬剤の出現である．
- EGFR遺伝子変異陽性では，1次治療のチロシンキナーゼ阻害薬（TKI）に耐性となった場合の約半数がT790M陽性によるものである．これに対する阻害薬であるオシメルチニブは，プラチナ併用療法との第Ⅲ相試験で有意なPFS（無増悪生存期間）の延長を示した（8）[7]．
- 1次治療・2次治療ともTKIを使用する，という新しい治療の流れが確立したことになるが，今後他の遺伝子変異陽性例についても耐性機序に基づく同様の治療戦略が成り立つ可能性がある．

■ PD-L1強陽性

- PD-L1強陽性については，2016年にPD-1阻害薬であるペムブロリズマブとプラチナ併用化学療法の第Ⅲ相試験が行われ[8]，主要評価項目であるPFSは有意にペムブロリズマブ群で延長していた．さらに驚くべきことには，各群で一定のクロスオーバーがなされた後の全生存期間についてもペムブロリズマブ群が有意に長かった（9）．これは遺伝子変異陽性例における阻害薬とプラチナ併用療法の比較試験と大きく異なる点である．
- PD-L1強陽性例に対するペムブロリズマブはキードラッグとして，できる限り1次治療で用いるようにされるべきである．

9 ペムブロリズマブとプラチナ併用療法の第Ⅲ相試験

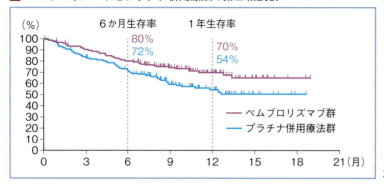

(Reck M, et al. N Engl J Med 2016；375：1823-3[8]）より）

10 *EGFR*遺伝子変異における治療内容別の生存期間

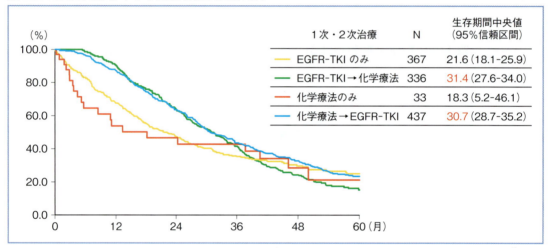

(Yoshida K, et al. J Thorac Oncol 2017：12：S336-7[9]）より）

■遺伝子変異陰性，PD-L1強陽性でない場合

- 遺伝子変異を有さず，PD-L1も強陽性でなかった場合（もしくはいずれかが不明の場合）は，従来の標準治療であるプラチナ併用療法を行う．
- また，遺伝子変異陽性やPD-L1強陽性でもキードラッグであるTKIやペムブロリズマブを使用した後は，やはり本項目での治療に準じてプラチナ併用療法を用いることになる．
- 後解析ではあるが，*EGFR*遺伝子変異陽性例における多数例の解析では，EGFR-TKIのみよりEGFR-TKIと化学療法をともに用いたものの生存期間が約10か月も上回っていた（**10**）[9]．この対象については，2次治療以降においてもニボルマブ[10,11]，ペムブロリズマブ[12]といった免疫チェックポイント阻害薬やドセタキセル＋ラムシルマブ[13]によって全生存期間（OS）の延長が示されており，さらにはS-1がドセタキセルに対して非劣性を示しており[14]，治療選択肢は非常に増えてきた．

おわりに

- 肺癌学会ガイドラインのアルゴリズムについて概説した．
- 薬物療法については近年の進歩が著しく，今後も1次治療におけるオシメルチニブや免疫チェックポイント阻害薬同士・化学療法との併用などの第Ⅲ相試験が公表予定である．

- さらには（ネガティブな結果も含むが）今年の米国臨床腫瘍学会で報告されたように，EGFR-TKIの術後補助化学療法[15]や免疫チェックポイント阻害薬の術前治療[16]など，進行期以外の病期に対する新規薬剤の導入も検討されており，大きなパラダイムシフトが生じる可能性もある．
- また，小細胞肺癌や悪性胸膜中皮腫など長いあいだ新規薬剤が承認されていない領域についても免疫チェックポイント阻害薬や抗体薬の開発が盛んになってきた．今後も新規エビデンスを適切に反映できるガイドラインの改訂が望まれる．

（赤松弘朗，山本信之）

文　献

1) Chang JY, et al. Stereotactic ablative radiotherapy versus lobectomy for operable stage I non-small-cell lung cancer：a pooled analysis of two randomised trials. Lancet Oncol 2015；16：630-7.
2) Hamada C, et al. Meta-analysis of postoperative adjuvant chemotherapy with tegafur-uracil in non-small-cell lung cancer. J Clin Oncol 2005；23：4999-5006.
3) Pignon JP, et al. Lung adjuvant cisplatin evaluation：a pooled analysis by the LACE Collaborative Group. J Clin Oncol 2008；26：3552-9.
4) Goto K, et al. Phase Ⅱ study of crizotinib in east Asian patients（pts）with ROS1-positive advanced non-small cell lung cancer（NSCLC）. ASCO Meeting Abstracts 2016；34（15_suppl）：9022.
5) Planchard D, et al. Dabrafenib plus trametinib in patients with previously treated BRAF（V600E）-mutant metastatic non-small cell lung cancer：an open-label, multicentre phase 2 trial. Lancet Oncol 2016；17：984-93.
6) Kris MG, et al. Using multiplexed assays of oncogenic drivers in lung cancers to select targeted drugs. JAMA 2014；311：1998-2006.
7) Mok TS, et al. Osimertinib or Platinum-Pemetrexed in EGFR T790M-Positive Lung Cancer. N Engl J Med 2017；376：629-40.
8) Reck M, et al. Pembrolizumab versus Chemotherapy for PD-L1-Positive Non-Small-Cell Lung Cancer. N Engl J Med 2016；375：1823-3.
9) Yoshida K, et al. Overall Survival（OS）of EGFR Mutation Positive Non-Small Cell Lung Cancer Patients：Real-World Treatment Patterns of 1,660 Japanese Patients. J Thorac Oncol 2017；12：S336-7.
10) Brahmer J, et al. Nivolumab versus Docetaxel in Advanced Squamous-Cell Non-Small-Cell Lung Cancer. N Engl J Med. 2015；373：123-35.
11) Borghaei H, et al. Nivolumab versus Docetaxel in Advanced Nonsquamous Non-Small-Cell Lung Cancer. N Engl J Med 2015；373：1627-39.
12) Herbst RS, et al. Pembrolizumab versus docetaxel for previously treated, PD-L1-positive, advanced non-small-cell lung cancer（KEYNOTE-010）：a randomised controlled trial. Lancet 2016；387：1540-50.
13) Garon EB, et al. Ramucirumab plus docetaxel versus placebo plus docetaxel for second-line treatment of stage IV non-small-cell lung cancer after disease progression on platinum-based therapy（REVEL）：a multicentre, double-blind, randomised phase 3 trial. Lancet 2014；384：665-73.
14) Nishio M, et al. EAST-LC：Randomized controlled phase Ⅲ trial of S-1 versus docetaxel in patients with non-small-cell lung cancer who had received a platinum-based treatment. Annals of Oncol 2016；27（Suppl 6）：1218PD.
15) Wu YL, et al. Gefitinib（G）versus vinorelbine＋cisplatin（VP）as adjuvant treatment in stage Ⅱ-ⅢA（N1-N2）non-small-cell lung cancer（NSCLC）with EGFR-activating mutation（ADJUVANT）：A randomized, Phase Ⅲ trial（CTONG 1104）. J Clin Oncol 2017；35（15_suppl.8500）.
16) Chaft JE, et al. Neoadjuvant nivolumab in early-stage, resectable non-small cell lung cancers. J Clin Oncol 2017；35（suppl；abstr 8508）.

原発性肺癌の治療方針

治療のアルゴリズム ― NCCN

NCCNガイドラインとは

- NCCN Clinical Practice Guidelines in Oncology^{TM}（以下，NCCNガイドライン＝NCCN版と略）は全米の癌センターで組織されるNational Comprehensive Cancer Network（NCCN）が作成し，全身臓器の癌を網羅する各種治療ガイドラインをはじめ，検診，予防，リスク低減，支持療法の諸問題などに対するガイドライン，さらには患者向けの解説などを提供している．
- 初回の登録は求められるが，これらのガイドラインの閲覧，ダウンロードは無料である．日本の各種癌に対する各種学会作成の「がん診療ガイドライン」も一定の審査のうえ日本癌治療学会のホームページに一括して無料公開されている．しかし臓器によっては頻繁には改訂されないものもあり，そのような場合NCCNガイドラインを参照することの利便性は高い．
- 肺癌の場合は，日本肺癌学会により頻繁に改訂されるガイドラインがweb上で無料公開されており，日常臨床のガイドとしてはこれで十分であるばかりか，日本で診療を行ううえでは，日本の診療体制・保険承認条件に則した日本肺癌学会編の診療ガイドライン（以下，日本版と略）のほうが優れている．
- しかし，海外で行われる臨床試験の研究背景，結果解釈を理解するにはNCCN版も理解し，日本版との差異を承知していることも必要となる．前項で日本版はすでに解説されているため，本項はこれを前提として，日本版とNCCNガイドラインの差異について論じる．
- なお日本版は常に最新版が日本肺癌学会のホームページ上で公表されているが，最新のものは冊子化[1]もされており，今回はこれを参照した．NCCN版について非小細胞肺癌（NSCLC）はversion 5.2017（March 16, 2017），小細胞肺癌（SCLC）はversion 3.2017（February 23, 2017）によった．

日本版とNCCN版 12 の差異

■推奨方法の差異

- 日本版ではエビデンスに基づき推奨度を明示しているのに対し，NCCN版ではエビデンスとガイドライン委員（パネル）のコンセンサスに基づくカテゴリーを示している（3）．

■アルゴリズム構造上の差異

診断のガイドライン

- 日本版ではNSCLC，SCLCそれぞれに対する治療ガイドラインとは独立して診断ガイドラインがあり，危険因子，確定診断，病期診断，分子診断について記載されているのに対し，NCCN版ではNSCLCとSCLCに大別されるため，この部分はNSCLC，SCLCの両方に記載されている．
- NCCN版では，SCLCにおいて条件によって骨髄穿刺を病期診断に含めるなど，若干組織型特異的な記載もみられる．

低線量CT検診と肺結節のフォローアップアルゴリズム

- 米国では特定の条件を満たす高危険群に対する低線量CTによる肺癌検診を保険承認（Medicare/Medicaid，2015年2月）したため（6章の「肺癌検診」参照，p.324），これに関する一連の記載があるほか，CTで発見された肺結節の性状と大きさに基づくフォローアップの

1 NCCNガイドラインによる非小細胞肺癌の治療アルゴリズム

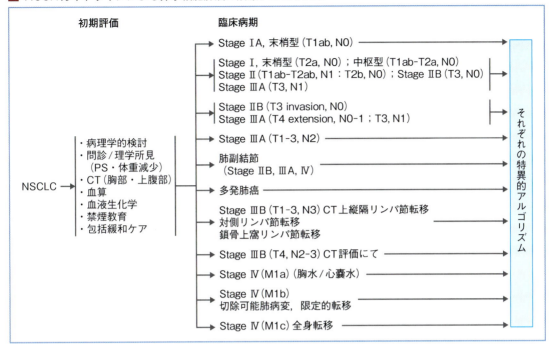

2 NCCNガイドラインによる進行（転移性）非小細胞肺癌の治療アルゴリズム

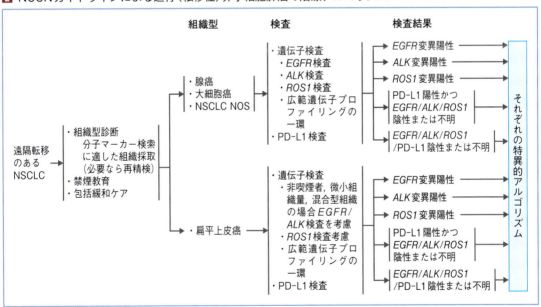

NOS：not otherwise specified.

アルゴリズムをNSCLCガイドラインに含めている．

- 日本版には該当箇所はないため，これに該当するものは日本CT検診学会のホームページで閲覧（無料）する必要がある．

禁煙介入

- NCCN版ではNSCLC，SCLCとも初回治療アルゴリズムの最初に禁煙介入の5Aフレー

3 日本の診療ガイドラインとNCCNガイドラインが提供するエビデンスレベル，コンセンサス，推奨度の比較

NCCN：エビデンスとコンセンサスによるカテゴリーを表示

category*	
1	高レベルのエビデンスがあり，NCCNの一様なコンセンサスがある.
2A	より低いレベルのエビデンスがあり，NCCNの一様なコンセンサスがある.
2B	より低いレベルのエビデンスがあり，NCCN内でコンセンサスがある.
3	その他のエビデンスがあるが，NCCN内で大きな意見対立がある.

*特に記載ない限り2Aである.

日本：エビデンスに基づき推奨度を表示

推奨グレード**	
A	強い科学的根拠があり，行うよう強く勧められる.
B	科学的根拠があり，行うよう勧められる.
C1	科学的根拠は十分でないが，行うことを考慮してもよい.
C2	行うよう勧められるだけの科学的根拠が明確でない.
D	無効性あるいは害を示す科学的根拠があり，行わないよう勧められる.

**すべての項目に推奨グレードが明記される.

ムワーク★1に基づくアドバイス，カウンセリング，薬物による介入が含まれている.

アルゴリズムにおける高齢者の扱い

- 日本版では，組織型→遺伝子変異・PD-L1発現の有無→PS→非高齢者/高齢者，の順序でアルゴリズムが構成され，75歳以上を高齢者と定義し，非高齢者と高齢者はアルゴリズム上で明確に区別される.
- NCCN版ではNSCLC，SCLCともに年齢はアルゴリズムに含まれず，解説において高齢者を70〜89歳と定義したうえで，高齢者に対してはレジメン選択により注意が必要であると記載されるにすぎない.

限定した遠隔転移の扱い

- 日本版では臨床病期IV期は転移部位で区別しないアルゴリズムが記載されており，独立した「転移など各病態に対する治療」ガイドラインに骨転移，脳転移などに対する特異的治療法が記載されているが，これらの問題はNCCN版では臨床病期IV期のアルゴリズムに "limited metastasis" として含まれている.

EGFR/ALK-TKIのbeyond PD投与

- NCCN版では，EGFR遺伝子変異，ALK融合遺伝子を有するNSCLCに対しそれぞれチロシンキナーゼ阻害薬（TKI）で治療し，その後に再増悪した場合，アルゴリズム上で症状があるかどうかを区別している．それぞれにおいて増悪部分に対して局所治療で対処しつつTKIを継続使用することを検討するよう推奨している．日本版では推奨していないいわゆるbeyond PD投与を推奨していることになる．

■治療選択肢の差異

- 以下に個々の治療選択肢におけるNCCN版の特徴を，日本版と異なる部分に着目して列挙する．

非小細胞肺癌（NSCLC）

- 完全切除例における術後補助化学療法として日本版ではI期扁平上皮癌に対するテガフール・ウラシル（UFT）の推奨について議論があるが，NCCN版ではUFTの推奨そのものがない．
- EGFR/ALK/ROS1変異検索は個別コンパニオン診断ではなく，"broad molecular profiling"★2の一環として検索することを強く推

★1 禁煙介入の5Aフレームワーク
Ask, Advise, Assess, Assist, Arrangeの5つの頭文字のこと．診察のたびにすべての喫煙者を系統的に把握し，すべての喫煙者に禁煙をはっきりと強く個別的に促し，禁煙への関心度を評価し，関心度に合わせて禁煙支援し，フォローアップのための次回診察を予約する．

★2 broad molecular profiling
特定の遺伝子を1つずつ解析するのではなく，複数の目的遺伝子パネルを同時に検索するマルチプレックス解析，さらには次世代シークエンサー（NGS）などのハイ・スループット検査により，全ゲノムを包括的に解析する方法．

表4 日本の診療ガイドラインとNCCNガイドラインが推奨する目的別化学療法レジメンの比較（NSCLC）

		NCCN版	日本版
完全切除後		CDDP+ビノレルビン CDDP+エトポシド CDDP+ゲムシタビン CDDP+ドセタキセル CDDP+ペメトレキセド（non-Sqに） CBDCA+パクリタキセル（CDDP不認容に）	UFT（IA：T1b，IB） CDDP+ビノレルビン（IIA，IIB，IIIA）
化学放射線療法		CDDP+エトポシド CDDP+ビンブラスチン CDDP/CBDCA+ペメトレキセド（non-Sqに） weekly CBDCA+パクリタキセル	weekly CBDCA+パクリタキセル→地固め CDDP+ドセタキセル（2分割） CBDCA（30 mg/m^2）×20回（高齢者）
転移性症例（1次治療）	PS 0〜1	CBDCA+パクリタキセル+Bev（non-Sqに） CDDP/CBDCA+ペメトレキセド+Bev（non-Sqに） CBDCA+nabPTX CDDP/CBDCA+ドセタキセル CDDP/CBDCA+エトポシド（non-Sqに） CDDP/CBDCA+ゲムシタビン CDDP/CBDCA+パクリタキセル CDDP/CBDCA+ペメトレキセド（non-Sqに） ゲムシタビン+ドセタキセル ゲムシタビン+ビノレルビン	CDDP/CBDCA+ペメトレキセド→維持療法（non-Sqに） CDDP+ドセタキセル CDDP/CBDCA+ゲムシタビン CDDP+ビノレルビン CDDP+イリノテカン CDDP/CBDCA+S1 CBDCA+パクリタキセル+Bev CBDCA+パクリタキセル CBDCA+nabPTX ネダプラチン+ドセタキセル（Sqに）
	PS 2	nabPTX CBDCA+nabPTX CBDCA+ドセタキセル CBDCA+エトポシド CBDCA+ゲムシタビン CBDCA+パクリタキセル CBDCA+ペメトレキセド（non-Sqに） ドセタキセル ゲムシタビン ゲムシタビン+ドセタキセル ゲムシタビン+ビノレルビン パクリタキセル ペメトレキセド（non-Sqに）	ドセタキセル ゲムシタビン ビノレルビン プラチナ併用を考慮してもよい

分子標的薬，免疫チェックポイント阻害薬は含まない．
CDDP：シスプラチン，CBDCA：カルボプラチン，Bev：ベバシズマブ，nabPTX：アルブミン結合パクリタキセル，non-Sq：非扁平上皮癌．

奨している．
- *BRAF* V600E点突然変異，*MET*増幅，*MET* exon 14 skipping，*RET*融合遺伝子，*HER2*変異などには既知阻害薬が存在することから，これによる治療の可能性を踏まえた推奨がされている．また米国の肺腺癌症例の25％は*KRAS*変異陽性であり他のドライバー変異とは排他的であることから，*KRAS*の検出はそれ以上の遺伝子検索が不要であることを意味するとし，その意義を認めた記載さ

れている．
- *EGFR/ALK*変異陽性例ではPSの0〜4すべてでそれぞれのTKIが推奨されており，日本版でPS 0〜1，2，3〜4を区別し，さらにPS 0〜1については75歳未満とそれ以上に細分化して異なる推奨をしているのと対照的である．
- *EGFR/ALK/ROS1*が陰性／不明の初回治療において殺細胞性抗腫瘍薬／抗PD-1抗体が適応となる患者において，日本版ではPS 0〜

5 日本の診療ガイドラインとNCCNガイドラインが推奨する目的別化学療法レジメンの比較（SCLC）

		NCCN	日本
LD症例 化学放射線療法		CDDP＋エトポシド CBDCA＋エトポシド（オプション）	CDDP＋エトポシド
ED症例		CDDP/CBDCA＋エトポシド CDDP/CBDCA＋イリノテカン	CDDP＋イリノテカン CDDP/CBDCA＋エトポシド
2次治療	6か月以内の再増悪	ノギテカン イリノテカン パクリタキセル ドセタキセル テモゾロミド ニボルマブ±イピリムマブ ビノレルビン エトポシド（経口） ゲムシタビン シクロホスファミド＋ドキソルビシン＋ 　ビンクリスチン ベンダムスチン	アムルビシン ノギテカン CDDP＋エトポシド＋イリノテカン （sensitive/refractory relapseによる区別指定なし）
	6か月以降の再増悪	1次治療で用いたレジメン	

CDDP：シスプラチン，CBDCA：カルボプラチン．

1，2，3〜4を区別しているが，NCCN版ではPS 0〜2と3〜4に大別するアルゴリズムを採用しており，推奨レジメンとしてはPS 0〜1と2を区別して推奨している（**4**）．

- *ALK*融合遺伝子陽性例に対し，1次治療にはクリゾチニブが推奨され，アレクチニブはその耐性例に対するオプションとしたうえで，クリゾチニブに対するアレクチニブの優位性を示したJ-ALEX試験[2)]を日本におけるpreliminary resultとして解説に加えている．
- アルゴリズム構造上の差異でも述べたが，アルゴリズムに書き込んである予後因子は病期，体重減少，PS，性のみであり，年齢の区別はない．解説において70〜89歳の高齢者に対してはweekly paclitaxel/monthly carboplatinなど適応を慎重にすべきとの解説があるにすぎない．
- ゲムシタビンによるcontinuation維持療法を推奨オプションにしているほか，初回治療でペメトレキセドを使っていない場合でもswitch維持療法をcategory 2Bで推奨している．
- 2次治療においてニボルマブ，ペムブロリズマブとならびアテゾリズマブ（日本では承認申請中）も推奨されている．
- 進行症例に対するプラチナ併用化学療法の評価を初回は2コース終了後，その後は2〜4コースごとにCTによる画像評価をするよう明確に推奨している．

小細胞肺癌（SCLC）

- 臨床病期Ⅰ期に対して切除を推奨するのは共通であるが，日本版では術後化学療法のみを推奨しているのに対し，NCCN版では術後病期N0では化学療法のみであるがN＋に対しては化学放射線同時併用療法が推奨されている．
- 日本版では限局型（LD）のCR例のみに予防的全能照射（PCI）が推奨されるが，NCCN版ではLDのCR/PRにPCIを，進展型（ED）のCR/PRにはPCIに加え，さらに選ばれた症例に対する胸部照射を推奨している．一方，EDに対するPCIについては日本からの臨床試験[3)]によるネガティブな結果がpreliminary resultsとして解説されており，PCIを行わない

> **COLUMN**
>
> **sensitive/refractory relapse**
>
> 進行SCLCに対して初回化学療法を行い，それが無効ないしは有効後に再増悪したとき，初回化学療法から再増悪までの期間が長ければ2次化学療法の有効性が高く，初回化学療法と同じレジメンでも再び有効になる傾向が報告されている．したがって初回化学療法終了から再増悪までの期間が長い場合をsensitive relapse，短い場合をrefractory relapseと称する．従来はこの域値期間を3か月とすることが一般的であり，日本で行われたSCLCの2次治療におけるアムルビシンの臨床試験もこの定義に準じて解析された[4]．しかし日本版ガイドラインでは比較第Ⅲ相試験をエビデンスとして採用するため，ノギテカンとbest supportive careを比較した試験[5]で採用された45日を域値として記載している．ちなみに進行卵巣癌の2次治療においても初回プラチナ併用化学療法終了から再増悪までの期間（platinum-free interval）が予後因子として重要であることが示されており，この場合の域値期間は6か月とするのが一般的である．

場合には画像によるサーベイランスを考慮するよう解説されている．
- LDの初回治療後サーベイランスは3〜4か月ごとのCTを含む診察を1〜2年間，その後は6か月ごとに3〜5年間，その後は毎年1回行うよう推奨されている．一方，日本版にはサーベイランスに関する記載はない．
- 2次治療において，日本ではsensitive/refractory relapse（**COLUMN**参照）の域値を45日と定義し，古いレジメンによるエビデンスであることを理由にsensitive relapseに対する初回レジメンの再使用には懐疑的である一方，NCCN版ではその域値を6か月と定義し，sensitive relapseに対しては初回レジメンのみを推奨している．

■ **推奨レジメンの差異**
- 日本版，およびNCCN版ガイドラインにおいて，NSCLC，SCLCとも補助化学療法，化学放射線療法における化学療法，進行期に対する化学療法の目的別推奨レジメンにも差異がある．概略を（**5**）に示した．

おわりに
- NCCNガイドラインは米国の医療事情・保険承認薬に合わせて作成されたものであり，日本の臨床に直接使えるものではないが，海外臨床試験の研究背景，結果解釈にあたってはNCCNガイドラインの概要を理解しておく必要があり，日本肺癌学会による診療ガイドラインとの異同を把握しておくことも重要である．

（新井誠人，滝口裕一）

文 献

1) 日本肺癌学会編．EBMの手法による肺癌診療ガイドライン．金原出版；2016．
2) Hida T, et al. Alectinib versus crizotinib in patients with ALK-positive non-small-cell lung cancer（J-ALEX）：an open-label, randomised phase 3 trial. Lancet 2017；390：29-39.
3) Takahashi T, et al. Prophylactic cranial irradiation versus observation in patients with extensive-disease small-cell lung cancer：a multicentre, randomised, open-label, phase 3 trial. Lancet Oncol 2017；18：663-71.
4) Onoda S, et al. Phase Ⅱ trial of amrubicin for treatment of refractory or relapsed small-cell lung cancer：Thoracic Oncology Research Group Study 0301. J Clin Oncol 2006；24：5448-53.
5) O'Brien ME, et al. Phase Ⅲ trial comparing supportive care alone with supportive care with oral topotecan in patients with relapsed small-cell lung cancer. J Clin Oncol 2006；24：5441-7.

肺癌の個別化治療

原発性肺癌の治療方針

個別化治療の位置づけ

- 肺癌に対する治療は，手術，放射線治療，薬物療法をいかに使うかが重要であり，そのためには組織型の決定と病期の決定が重要である．
- 肺癌はまず，小細胞肺癌（SCLC）と非小細胞肺癌（NSCLC）に分類する．NSCLCには腺癌，扁平上皮癌，大細胞癌などが含まれるが，近年の薬物療法の選択のため，扁平上皮癌（Sq）と非扁平上皮癌（non-Sq）に分類されることも多い．手術不能，根治的放射線療法の適応のない進行肺癌においては薬物療法が治療の中心となるが，近年の薬物療法の進歩により分子標的治療薬や免疫チェックポイント阻害薬が臨床導入され，さまざまな作用機序をもつ薬剤が選択可能となった．そのため，これらの薬剤を用いた治療戦略には個々の患者に応じた薬剤の選択が重要であり，個別化治療が必要となっている（**1**）．
- 肺癌の約85％を占めるNSCLCの薬物療法の選択には，*EGFR*，*ALK*，*ROS1*などのドライバー遺伝子異常の有無，さらには腫瘍におけるPD-L1の発現を検索し，薬物療法を選択する個別化治療がすでに確立されている（**2**）．
- 本稿では，最近の肺癌薬物療法の進歩と個別化治療の概略を解説する．

ドライバー遺伝子変異を有する NSCLC

- 肺癌，とくにNSCLCにおいて癌の発生や進

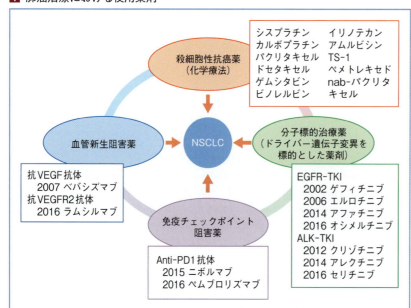

1 肺癌治療における使用薬剤

現在，肺癌に対して使用されている薬剤を示す．肺癌に対する薬剤は大きく細胞障害性抗癌薬（化学療法），分子標的治療薬，血管新生阻害薬，免疫チェックポイント阻害薬に分類される．これらの薬剤を適切に使用し，個々の患者に応じて治療戦略を組むことが重要である．

肺癌の個別化治療

2 進行NSCLCに対する治療戦略（2017年）

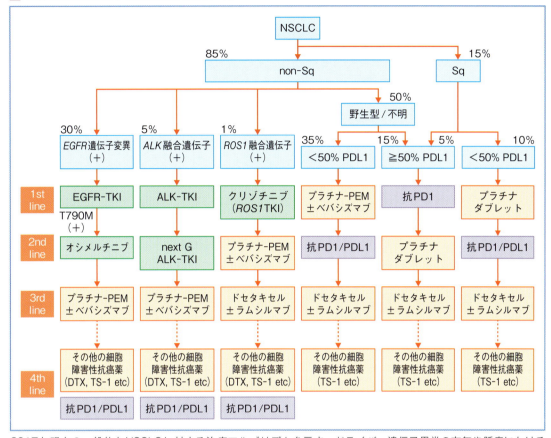

2017年現在の一般的なNSCLCに対する治療アルゴリズムを示す．ドライバー遺伝子異常の有無や腫瘍におけるPD-L1の発現の検索を行ったうえで，治療薬の決定をする．
non-Sq：非扁平上皮癌，Sq：扁平上皮癌，PEM：ペメトレキセド，DTX：ドセタキセル．

展に影響を及ぼす単一の遺伝子異常が同定され，これらの遺伝子異常をドライバー遺伝子変異とよんでいる．

- これらの遺伝子変異からの増殖シグナルによって生じた癌は，増殖や生存をそのシグナルに依存した状態（oncogene addiction）になっていることが示唆される．ドライバー遺伝子変異を有するNSCLC患者においては，これらのドライバー遺伝子変異を標的とした分子標的治療薬が著効することが示されている．
- NSCLCにおける代表的なドライバー遺伝子変異には，EGFR（epidermal growth factor receptor，上皮成長因子受容体）遺伝子変異やALK（anaplastic lymphoma kinase，未分化リンパ腫キナーゼ）融合遺伝子，ROS1融合遺伝子があり，さらにいくつものドライバー遺伝子変異が同定されている（**3**）[1]．
- NSCLC，とくにnon-Sqではこれらのドライバー遺伝子変異の有無による個別化がまず行われる．

■ EGFR遺伝子変異を標的とした分子標的治療薬（EGFR-TKI）

- ゲフィチニブは進行NSCLCに対して初めて導入された分子標的治療薬である．2002年に世界に先駆けて本邦で承認された時点では効果を予測する分子生物学的マーカーは不明であり，女性，腺癌，非喫煙者，アジア人に効果が高く，著明な抗腫瘍効果を占める症例

3 非小細胞肺癌（日本人）におけるドライバー遺伝子変異頻度

- 不明 29.2%
- BRAF 変異 0.3%
- HER2 変異 1.9%
- RET 融合 1.9%
- ROS1 融合 0.9%
- ALK 融合 3.4%
- KRAS 変異 9.4%
- EGFR 変異 53.0%

肺癌においては，前述のEGFR遺伝子変異，ALK融合遺伝子，ROS1融合遺伝子のほかにも，KRAS遺伝子変異，RET融合遺伝子，BRAF遺伝子変異などがドライバー遺伝子異常として同定されており，分子標的治療薬の開発が進んでいる．これらの遺伝子異常は相互排他的に生じてoncogene addictionの状態を作り出している．
(Kohno T, et al. Cancer Sci 104：1396-400を参考に作成)

が存在することが報告されていた．
- しかし，2004年にEGFR遺伝子活性化変異が最大の効果予測因子として発見されて以降，EGFR遺伝子変異陽性患者に対して第1，第2世代EGFRチロシンキナーゼ阻害薬（EGFR tyrosine kinase inhibitor：EGFR-TKI，ゲフィチニブ，エルロチニブ，アファチニブ）の使用を検討するという個別化治療が日常臨床で行われるようになった[2]．
- EGFRは膜貫通型の受容体であり，細胞外領域に増殖因子（リガンド）が結合すると二量体を形成する．細胞内領域において，ATPを利用してそれぞれ互いのチロシン残基をリン酸化し，生存，増殖，転移，血管新生などに関連するシグナルを核に伝達する．
- EGFR遺伝子変異はEGFRのリン酸化酵素をコードする領域に認められ，exon19における欠失型変異（exon19 deletion）や，exon21における点突然変異（L858R）といった活性化EGFR遺伝子変異で90％以上を占める[3]．これらの遺伝子変異を有すると，EGFRの構造変化により細胞外領域にリガンドが結合しない状態でもキナーゼ活性をもち，恒常的にリン酸化シグナルの伝達が起こると考えられている．
- EGFR-TKIはATPと競合的に結合することでATPのEGFRへの結合を阻害し，それに引き続くリン酸化シグナルを阻害して抗腫瘍効果をもたらす．
- 日本人においてはNSCLCの約50％がEGFR遺伝子変異陽性である（**3**）．
- EGFR-TKIの登場によりEGFR遺伝子変異陽性症例の治療成績は大きく向上したが，使用後約1年でEGFR-TKI耐性となる．その原因の約60％にEGFRチロシンキナーゼ領域の790番目のアミノ酸がトレオニンからメチオニンに置換（T790M）されることによる耐性遺伝子変異の出現が知られている[4]．
- 第3世代EGFR-TKIであるオシメルチニブが2016年に承認され，T790M陽性症例に対し，約70％の奏効率を示している[5]．また2017年より，オシメルチニブのコンパニオン診断薬として血液検体を用いてのEGFR遺伝子変異検査（コバス®EGFR検出キットv2.0）が承認され，十分な腫瘍検体の採取が困難な場合でも遺伝子変異の評価が可能となった．このように侵襲性の低い末梢血などliquid biopsyでの診断が今後期待されている．
- T790M以外の薬剤耐性機構に関してもHGF（hepatocyte growth factor，肝細胞増殖因子）/MET 経路活性化，小細胞肺癌への形質転換，上皮間葉移行などが報告されており，これらをターゲットとした個別化治療が進むことが期待されている．

◾EML4-ALK融合遺伝子を標的とした分子標的治療薬（ALK-TKI）

- 2007年にSoda, Manoらにより，NSCLCの約3〜5％に*EML4*（echinoderm microtubule associated protein-like 4）-*ALK*融合遺伝子が存在し，この融合遺伝子は非常に強い癌化能を有していることが発見された[6]．
- 正常であれば*ALK*遺伝子と*EML4*遺伝子は同じ2番染色体短腕上に反対向きに存在するが，その各遺伝子が転座と逆位によって融合した結果，*EML4-ALK*融合遺伝子が形成される．EML4-ALKはEML4内のcoiled-coilドメインを介して二量体化することで恒常的にチロシンキナーゼ活性が亢進し，下流にあるシグナル伝達因子が活性化する結果，癌細胞の増殖，生存を促進する．
- *ALK*融合遺伝子陽性肺癌の患者背景は若年，腺癌，非喫煙者から軽喫煙者に多い傾向がある[7]．
- *ALK*融合遺伝子陽性肺癌に対し，ALKチロシンキナーゼ阻害薬（ALK-TKI）は高い腫瘍効果をもつ．現在，わが国においては，ALK-TKIとしてクリゾチニブ，アレクチニブ，セリチニブが実地臨床で使用可能である．
- 最初のALK-TKIであるクリゾチニブは2012年3月にわが国で製造販売承認され，その後2つの無作為第Ⅲ相試験（PFOFILE1007[8]，PROFILE1014[9]）の結果から，これまでの標準的化学療法群と比較して無増悪生存期間（PFS）を有意に延長することが示された．これより，ALK-TKIが*ALK*融合遺伝子陽性肺癌に対する初回治療の標準的治療であると考えられている．
- クリゾチニブの初回治療におけるPFSは11か月程度であるのに対し，第2世代ALK-TKIであるアレクチニブは，ALK阻害薬未治療の*ALK*融合遺伝子陽性肺癌に対する多施設共同第Ⅰ/Ⅱ相試験（AF-001JP試験）で，奏効率93.5％，PFS中央値27.2か月と非常に良好な結果を示した[10]．
- また，クリゾチニブとアレクチニブとの直接比較を行った多施設共同非盲検無作為化第Ⅲ相試験（J-ALEX試験）では，アレクチニブ群で有意にPFSの延長を認め，アレクチニブも*ALK*融合遺伝子陽性肺癌の初回治療の標準的治療と考えられるようになった．
- 第2世代ALK-TKIであるセリチニブはクリゾチニブ既治療*ALK*融合遺伝子陽性肺癌に対し，奏効率56％であることが示され（ASCEND-1試験）[11]，第Ⅲ相試験であるASCEND-5試験では標準的化学療法群と比較してPFSを有意に延長した．
- EGFR-TKIと同様に，ALK-TKIも使用後約1年で耐性となる．しかしEGFR-TKIのT790Mとは異なり，さまざまな2次耐性遺伝子変異が存在し，またALK-TKIにより発現する耐性遺伝子が異なること，さらに耐性遺伝子によりALK-TKIに対する感受性が異なることが示されている．今後，耐性遺伝子のパターンにより薬剤を選択するという個別化治療の方向に進む可能性がある．

◾その他のドライバー遺伝子変異

- NSCLCにおいては*EGFR*遺伝子変異，*ALK*融合遺伝子以外にも，*KRAS*遺伝子変異，*RET*融合遺伝子，*ROS1*融合遺伝子，*BRAF*遺伝子変異といったドライバー遺伝子変異が明らかにされている．とくに*ROS1*融合遺伝子陽性肺癌に対するクリゾチニブに関しては，すでに第Ⅰ/Ⅱ相試験でその有効性が示され，2017年には*ROS1*肺癌に対してもクリゾチニブが承認された[12]．
- その他の融合遺伝子はNSCLCのわずか1〜2％程度と希少頻度ではあるが，*RET*融合遺伝子，*BRAF*遺伝子変異に対してもそれらを標的とした分子標的治療薬が開発中である．
- ドライバー遺伝子変異陽性肺癌に対する有効なtarget therapyをより早く開始するために，患者組織検体を用いて遺伝子異常を診断するクリニカルシークエンスが国内外で開始されている．わが国では，国立がん研究セン

TOPICS

LC-SCRUM-Japan

LC-SCRUM-Japanは，RET融合遺伝子，ROS1融合遺伝子，ALK融合遺伝子，BRAF遺伝子変異などの発症頻度の低いドライバー遺伝子変異を効率的に検出するために構築された遺伝子検査システムである．EGFR遺伝子変異陰性の進行NSCLCを対象として，RT-PCR法とFISH法でRET，ROS1，ALKの3つの融合遺伝子のスクリーニングが行われ，陰性例に関しては次世代シークエンサーでBRAF遺伝子変異などの解析を行っている．LC-SCRUM-Japanでこれらの遺伝子異常が同定された症例は，それぞれ治験治療に登録が可能であり，患者にも大きなメリットになると考えられる．

ター東病院が主体となって，2013年2月より個別化医療の開発を目指した大規模な遺伝子スクリーニングプロジェクト（Lung Cancer Genomic Screening Project for Individualized Medicine in Japan；LC-SCRUM-Japan）が開始された．日本全国150以上の参加施設から検体を収集し，クリニカルシークエンスを施行している．

免疫チェックポイント阻害薬

- 近年，抗CTLA-4[*1]抗体や抗PD-1/PD-L1[*2]抗体などの免疫チェックポイント阻害薬が，さまざまな癌腫で有効性が示され注目されている．肺癌においても，長期間にわたり抗腫瘍効果が続く諸例が存在することで注目された．
- わが国では2015年12月に抗PD-1抗体であるニボルマブが進行再発NSCLCの治療薬として承認され，その後同じ抗PD-1抗体であるペムブロリズマブが2016年12月に承認された．
- 抗PD-1阻害薬であるニボルマブやペムブロリズマブは，活性化T細胞などに発現しているPD-1を阻害し，そのリガンドであるPD-L1もしくはPD-L2との結合を防ぐ．それにより免疫抑制性シグナル伝達を抑制し，T細胞の活性化を維持することで，腫瘍免疫を惹起し抗腫瘍効果を発揮する．
- 現在，免疫チェックポイント阻害薬への適応患者選択のためのバイオマーカーとしては，免疫組織染色を用いた腫瘍組織におけるPD-L1発現が用いられている．ペムブロリズマブではPD-L1の発現を検査することが必要であり，コンパニオン診断薬として，抗PD-L1抗体（22C3 pharmDx）が承認されている．一方，ニボルマブを使用する際の補助診断として抗PD-L1抗体（28-8 pharmDx）が体外診断薬として認可されている．
- PD-L1発現別の個別化治療において以下に概略を示す．

■ PD-L1≧50％

- 抗PD-L1抗体（22C3 pharmDx）を用いて腫瘍におけるPD-L1の発現が50％以上（PD-L1≧50％）であった未治療進行NSCLCを対象として，標準的プラチナ併用療法とペムブロリズマブを比較した国際共同第Ⅲ相試験（KEYNOTE-024試験）において，主要評価項目であるPFSは，ペムブロリズマブ群10.3か月，化学療法群6.0か月と有意な延長効果が認められた（HR 0.50，$p<0.001$）．また副次評価項目である全生存期間（OS）も延長効果を示し，PD-L1≧50％のNSCLCにおいて，ペムブロリズマブは1次治療の標準治療に位置づけられた[13]．

[*1] CTLA-4
cytotoxic T-lymphocyte-associated antigen-4

[*2] PD-1/PD-L1
programmed cell death-1/programmed cell death-1-ligand-1

> **COLUMN**
>
> **多遺伝子診断パネルを用いたクリニカルシークエンス**
>
> 　LC-SCRUM-Japanは解析方法としてRT-PCRを行うため，組織検体の場合は凍結検体が必要となる．しかし日常臨床においては，検体保存は通常ホルマリン固定パラフィン包埋で行われるため，臨床応用の点では検討すべき部分もある．国立がん研究センター中央病院では，ホルマリン固定パラフィン包埋切片（FFPE block）からDNAを抽出し，ターゲットキャプチャー法を用いて，次世代シークエンサーでシークエンスデータを得ている．100個以上の癌関連遺伝子の変異・増幅・融合の有無の検出が可能であり，治療と関連する遺伝子異常を認めた場合は，それに対する分子標的治療もしくは治験への参加を進めることができる（TOP-GEAR プロジェクト）．

■ **PD-L1≧1%**

- 既治療の進行Sq-NSCLCに対して，ニボルマブとドセタキセル（DTX）を比較する国際共同第Ⅲ相試験（CheckMate-017試験）において，主要評価項目であるOSは，ニボルマブ群9.2か月，DTX群6.0か月と有意差を認め（HR 0.59，$p<0.001$），PD-L1発現有無にかかわらず明らかな優位性を示した[14]．
- 既治療の進行non-Sq-NSCLCに対して，ニボルマブとDTXを比較する国際共同第Ⅲ相試験（CheckMate-057試験）においても，主要評価項目であるOSは，ニボルマブ群12.2か月，DTX群9.4か月と有意差を認めた（HR 0.73，$p=0.002$）[15]．しかし本試験の生存曲線が交差しており，サブグループ解析で，抗PD-L1抗体（28-8 pharmDx）を用いて腫瘍におけるPD-L1発現が1%以下の症例では生存に差がみられなかったこともあり，厚生労働省の適正使用推進ガイドラインではニボルマブを使用する際にもPD-L1の発現を調べることが推奨されている．
- ペムブロリズマブも，抗PD-L1抗体（22C3 pharmDx）を用いて腫瘍におけるPD-L1発現が1%以上（PD-L1≧1%）の既治療NSCLCにおいては，DTXとペムブロリズマブを比較したKEYNOTE-010試験で，ペムブロリズマブ群で有意にOSの延長が示されている[16]．
- PD-L1≧1%のNSCLCに対しては，1次治療でペムブロリズマブ未使用の場合，2次治療で抗PD-1抗体（ニボルマブ，ペムブロリズマブ）の使用が推奨される．

■ **PD-L1<1%**

- 既治療進行Sq-NSCLCにおいて，ニボルマブはDTXと比較し，PD-L1発現有無にかかわらず明らかな優位性を示しており，PD-L1発現の有無にかかわらず，2次治療以降での使用が認められている[14]．
- CheckMate-057試験において，腫瘍におけるPD-L1の発現が1%以下のnon-Sq-NSCLCに対してはニボルマブの生存曲線がDTXより下回っていたが，一部の症例において長期生存が得られており，PD-L1の発現が1%以下のnon-Sq-NSCLCにおいても2次治療以降でニボルマブの投与を考慮してもよいと考えらえる[15]．
- 現時点では腫瘍組織上のPD-L1発現を用いて免疫チェックポイント阻害薬の個別化治療を行っているが，腫瘍組織の遺伝子変異の量や腫瘍浸潤リンパ球が免疫チェックポイント阻害薬の効果と関係していることが示唆されており，今後，これらを用いた個別化治療が行われる可能性がある．

組織型別による細胞障害性抗癌薬治療

- 上記に述べたように，ドライバー遺伝子やPD-L1発現により個別化が進んでいるが，従来から使用されてきた細胞障害性抗癌薬に関しては組織型による治療選択が行われる．

- 葉酸代謝拮抗薬であるペメトレキセド（PEM）は，従来の標準治療であったシスプラチン（CDDP）＋ゲムシタビン（GEM）とCDDP＋PEMを比較したJMDB試験においてnon-Sq群で有意にOSを延長し，他の比較試験のサブグループ解析においてもnon-Sq群で良好な結果が示された．これにより，PEMはnon-Sqに対する薬剤と考えられている[17]．さらに1次治療でSD（stable disease）以上得られた患者に対してPEM維持療法を行うことでOS，PFSは有意に延長した（PARAMOUNT試験）[18]．
- nab-PTXは従来のパクリタキセル（PTX）製剤の溶媒（クロモホール®ELおよびエタノール）を使用しておらず，過敏症予防のためのステロイドなどの前投与を必須としない薬剤である．カルボプラチン（CBDCA）併用下における，nab-PTXとPTXを比較したCA031試験[19]のサブセット解析では，nab-PTX群において扁平上皮癌でのRRや70歳以上でのOSが良好であった．
- 小細胞肺癌に対してもゲノム解析が行われているが，現段階で治療標的となりうるキナーゼ遺伝子の活性化異常は少ない．一方，小細胞肺癌を対象とした免疫チェックポイント阻害薬に関する臨床試験が進行中であり，結果が期待されている．

血管新生阻害薬

- 近年，血管内皮細胞に発現する血管内皮細胞増殖因子vascular endothelial growth factor（VEGF）あるいはその受容体であるVEGFR-2が癌細胞の増殖や浸潤に強くかかわっていることが明らかとなり，それらの阻害薬の開発が進められてきた．抗VEGF抗体であるベバシズマブ（BEV）や抗VEGFR-2抗体のラムシルマブ（RAM）を上乗せすることで，進行NSCLCに対して従来の標準治療を上回る治療成績が報告されている．
- ECOG4599試験は，進行non-Sq-NSCLC患者を対象とし，CBDCA/PTXとCBDCA/PTX/BEVを比較した第Ⅲ相試験であり，OS，PFS，RRいずれにおいてもBEV併用群が有意に優れていた[20]．
- REVEL試験は，既治療NSCLCを対象としてDTXとRAMの併用効果を評価する第Ⅲ相試験であり，主要評価項目であるmOSは，プラセボ群9.1か月，RAM群10.5か月とRAM群で有意な延長効果が認められた（HR 0.857, $p = 0.023$）[21]．RAMの効果はnon-Sqだけではなく Sqにも同様に認められており，既治療NSCLCの治療オプションの1つとなった．
- 一方で，BEVを用いた臨床試験において喀血が問題となり，Sq-NSCLC，腫瘍内部の空洞化や大血管への浸潤の有無が，喀血のリスクと考えらえている．REVEL試験ではSqも含まれていたが，喀血のリスクが高い症例は除外されており，血管新生阻害薬を使用する場合，喀血のリスクを評価して個別化治療を実践することが重要である．

おわりに

- 近年，分子生物学と臨床研究の進歩により肺癌の個別化治療は大きく進歩している．今後さらに多くの標的分子が同定され，個別化治療はより複雑になる．これらの多くのバイオマーカーを効率的にスクリーニングし，適切な治療を速く患者に提供できる体制を整えることが課題である．

（高野夏希，西尾誠人）

文献

1) Kohno T, et al. RET fusion gene：translation to personalized lung cancer therapy. Cancer Sci 104：1396-400.
2) Lynch TJ, et al. Activating mutations in the epidermal growth factor receptor underlying

responsiveness of non-small-cell lung cancer to gefitinib. N Engl J Med 2004 ; 350 : 2129-39.
3) Mitsudomi T, et al. Mutations of the epidermal growth factor receptor gene and related genes as determinants of epidermal growth factor receptor tyrosine kinase inhibitors sensitivity in lung cancer. Cancer Sci 2007 ; 98 : 1817-24.
4) Yu HA, et al. Analysis of tumor specimens at the time of acquired resistance to EGFR-TKI therapy in 155 patients with EGFR-mutant lung cancers. Clin Cancer Res 2013 ; 19 : 2240-7.
5) Mok TS, et al. Osimertinib or Platinum-Pemetrexed in EGFR T790M-Positive Lung Cancer. N Engl J Med 2017 ; 376 : 629-40.
6) Soda M, et al. Identification of the transforming EML4-ALK fusion gene in non-small-cell lung cancer. Nature 2007 ; 448 : 561-6.
7) Shaw AT, et al. Clinical features and outcome of patients with non-small-cell lung cancer who harbor EML4-ALK. J Clin Oncol 2009 ; 27 : 4247-53.
8) Shaw AT, et al. Crizotinib versus chemotherapy in advanced ALK-positive lung cancer. N Engl J Med 2013 ; 368 : 2385-94.
9) Solomon BJ, et al. First-line crizotinib versus chemotherapy in ALK-positive lung cancer. N Engl J Med 2014 ; 371 : 2167-77.
10) Seto T, et al. CH5424802 (RO5424802) for patients with ALK-rearranged advanced non-small-cell lung cancer (AF-001JP study) : a single-arm, open-label, phase 1-2 study. Lancet Oncol 2013 ; 14 : 590-8.
11) Shaw AT, et al. Ceritinib in ALK-rearranged non-small-cell lung cancer. N Engl J Med 2014 ; 370 : 1189-97.
12) Shaw AT, et al. Crizotinib in ROS1-rearranged non-small-cell lung cancer. N Engl J Med 2014 ; 371 : 1963-71.
13) Reck M, et al. Pembrolizumab versus Chemotherapy for PD-L1-Positive Non-Small-Cell Lung Cancer. N Engl J Med 2016 ; 375 : 1823-33.
14) Brahmer J, et al. Nivolumab versus Docetaxel in Advanced Squamous-Cell Non-Small-Cell Lung Cancer. N Engl J Med 2015 ; 373 : 123-35.
15) Borghaei H, et al. Nivolumab versus Docetaxel in Advanced Nonsquamous Non-Small-Cell Lung Cancer. N Engl J Med 2015 ; 373 : 1627-39.
16) Herbst RS, et al. Pembrolizumab versus docetaxel for previously treated, PD-L1-positive, advanced non-small-cell lung cancer (KEYNOTE-010) : a randomised controlled trial. Lancet 2016 ; 387 : 1540-50.
17) Scagliotti GV, et al. Phase III study comparing cisplatin plus gemcitabine with cisplatin plus pemetrexed in chemotherapy-naive patients with advanced-stage non-small-cell lung cancer. J Clin Oncol 2008 ; 26 : 3543-51.
18) Paz-Ares LG, et al. PARAMOUNT : Final overall survival results of the phase III study of maintenance pemetrexed versus placebo immediately after induction treatment with pemetrexed plus cisplatin for advanced nonsquamous non-small-cell lung cancer. J Clin Oncol 2013 ; 31 : 2895-902.
19) Socinski MA, et al. Weekly nab-paclitaxel in combination with carboplatin versus solvent-based paclitaxel plus carboplatin as first-line therapy in patients with advanced non-small-cell lung cancer : final results of a phase III trial. J Clin Oncol 2012 ; 30 : 2055-62.
20) Sandler A, et al. Paclitaxel-carboplatin alone or with bevacizumab for non-small-cell lung cancer. N Engl J Med 2006 ; 355 : 2542-50.
21) Garon EB, et al. Ramucirumab plus docetaxel versus placebo plus docetaxel for second-line treatment of stage IV non-small-cell lung cancer after disease progression on platinum-based therapy (REVEL) : a multicentre, double-blind, randomised phase 3 trial. Lancet 2014 ; 384 : 665-73.

コンパニオン診断薬

「コンパニオン診断薬」は方便である．分子標的薬を使うためには，遺伝子変異などのバイオマーカーを調べなければならない．どんな検査法で調べても同じ結果が得られるはず．しかし実際はそんなことがあるわけがない．検査法は玉石混淆．ある程度使える検査の基準は必要だ．

分子標的薬などを製薬会社が開発するとき，効果や副作用を予測する診断薬を同時に開発する．治療薬の性能が臨床試験で確認されたとき，高い性能の診断薬も同時開発されている．そんな希望をもって「コンパニオン診断薬」という概念が生まれたとされる．しかし，質の悪い検査をはじき出すための仕掛け，が現実なのだろう．

コンパニオン診断薬は，薬剤開発と同時に開発されることが基本である．たとえば，EGFR遺伝子変異を有する癌に対する分子標的薬をA製薬会社とB製薬会社が開発する．A製薬会社とB製薬会社が異なる診断薬を開発したら，コンパニオン診断薬は各社異なる．標的としている分子異常は同じものなのだから，コンパニオン診断薬の診断結果を相互に参照してもよいように思う．しかし，安全策として，まずは厳しくしたのだろう．それ以外に解釈のしようがない．

時は過ぎ，臨床的に有用な遺伝子変異検査とはどういうものか，感度，特異度，検体の種類，レポート方法，徐々に全体像が明らかになってきた．次世代シークエンサーが開発されて10年過ぎ，技術的にも安定してきている．そろそろコンパニオン診断薬も次のステップに進み，多遺伝子変異検出システムを受け入れる時期になっている．

明確な遺伝子異常が判明する場合はまだよい．いま，巷間を騒がせているのは，科学的根拠が不明なPD-L1染色だ．抗PD-1抗体ペンブロリズマブの効果予測に，抗PD-L1モノクローナル抗体22C3を用いた染色がコンパニオン診断薬として使用されている．PD-L1染色と抗PD-1抗体の臨床効果のあいだには緩やかな関連があるとされるが，個々の症例に対する抗PD-1抗体使用の適否を判断するには，実に心許ない検査である．実際に使用した感触では，ないよりまし，と言えるかどうかも自信がない．しかし，代替する検査がない現在，22C3を使うのは仕方がない．よりよいバイオマーカーを追求するのがわれわれの責務である．

「コンパニオン診断薬」は，分子標的薬使用の現在の落としどころ．批判を始めたら尽きることはない．22C3染色を抗PD-1抗体の効果予測マーカーとせざるを得なかった時代，T790M変異がオシメルチニブの効果予測マーカーと解釈されていた時代．そんな時代もあったねと，より科学的裏付けの明確なバイオマーカーを手に入れて，過去を笑えるわれわれに早くなりたい．「コンパニオン診断薬」は，われわれの未熟さを示すものであるとともに，われわれの目の前に毎日提示されているunmet needsでもある．

（萩原弘一）

原発性肺癌の治療方針

肺癌の集学的治療

肺癌治療の概略と集学的治療の位置付け

- 肺癌のうち，遠隔転移は存在しないものの所属リンパ節，特にN2リンパ節に転移を有する患者集団においては，局所治療（手術，放射線治療），全身治療（化学療法）を組み合わせた集学的治療による根治を目指した取り組みが行われてきた．
- 遠隔転移を伴わないという点では共通しているものの，局所の進展の程度，所属リンパ節の転移の範囲はさまざまであり，heterogeneityに富む患者集団であることは，試験立案や解釈の難しさにつながっている．これまでの知見を受けて作成されたヨーロッパのESMO，米国のNCCN，日本の肺癌学会，いずれの診療ガイドラインを参照しても，治療選択肢は多岐にわたる（**1**）[1,2]．
- このように，肺癌診療において集学的治療についてその適応と内容を理解することは重要なポイントとされている．本項では，非小細胞肺癌（non-small cell lung cancer：NSCLC）を中心に，肺癌の集学的治療について概論する．

肺癌に対するbimodality therapy

■手術＋化学療法

- 1980年代に臨床導入されたシスプラチン併用化学療法を，術前もしくは術後に実施する

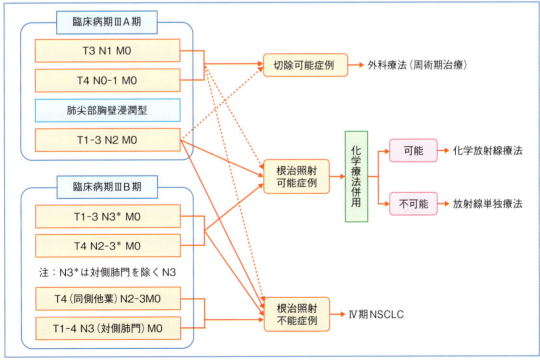

1 日本肺癌学会ガイドライン2016年版における非小細胞肺癌Ⅲ期の治療

（日本肺癌学会編．EBMの手法による肺癌診療ガイドライン2016年版．金原出版；2016[1]より）

2 非小細胞肺癌に対する術前化学療法

試験	症例数	病期	化学療法	評価	生存割合(%)	著書	年
NCI	27	ⅢA	術前CDDP+ETOP なし	18か月生存	46 21	Pass et al.	1992
MDACC	60	ⅢA	術前CDDP+ETOP+CPM なし	3年生存	56 15	Roth et al.	1994
Spain	60	ⅢA	術前CDDP+IFO+MMC なし	3年生存	30 0	Rosell et al.	1994
JCOG9209	62	ⅢA	術前CDDP+VDS なし	3年生存	23 26	Nagai et al.	2003
FTOG	355	IB-ⅢA	術前CDDP+IFO+MMC なし	3年生存	52 41	Depierre et al.	2002
MRCLU22	519	IB-ⅢA	術前Platinum contained なし	5年生存	44 45	Gilligan et al.	2007
S9900	354	IB-ⅢA	術前CBDCA+PTX なし	5年生存	42 33	Pisters et al.	2010
NATCH	624	IB-ⅢA	術前CBDCA+PTX 術後CBDCA+PTX なし	5年無病生存	38 37 34	Felip et al.	2010

CDDP：シスプラチン，ETOP：エトポシド，CPM：シクロホスファミド，IFO：イホスファミド，MMC：マイトマイシンC，CBDCA：カルボプラチン，PTX：パクリタキセル．

3 非小細胞肺癌に対する術後化学療法

試験	症例数	病期	化学療法	5年生存(%)	p値	TRD(%)	サブ解析 IA	サブ解析 IB	サブ解析 Ⅱ	サブ解析 ⅢA	著者	年
JLCRG	999	I	UFT なし	88 85	p=0.04	0	Neg	Pos			Kato et al.	2004
CALGB 9633	344	IB	CBDCA+PTX なし	60 58	p=0.19	0		Neg			Strauss et al.	2008
JBR-10	482	IB-Ⅱ	CDDP+VNR なし	69 54	p=0.009	0.8		Neg	Pos		Winton et al.	2005
ANITA	840	IB-ⅢA	CDDP+VNR なし	51 43	p=0.013	1.7		Neg	Pos	Pos	Douillard et al.	2006
IALT	1867	I-Ⅲ	CDDP base なし	46 40	p<0.03	0.8	Neg	Neg	Neg	Pos	Arriagada et al.	2004

VNR：ビノレルビン，Neg：サブ解析でnegative，Pos：サブ解析でpositive，TRD：治療関連死．

ことの意義を検討する臨床試験が数多く実施された．当初，術前化学療法を実施することにより長期生存が向上するとする，小規模なランダム化試験に基づく報告が続いたが，JCOG（Japan Clinical Oncology Group）で実施された比較試験を含めその後の試験では追証されなかった（ **2** ）．

- その一方で，完全切除後の術後化学療法の意義を検討したランダム化試験では，N2症例，すなわち病理病期Ⅲ期を中心に化学療法の追加により生存が延長されることが複数の試験で示唆され，標準治療として確立した（ **3** ）．
- その後，各試験のメタ解析結果が報告されており，術前，術後ともに，完全切除可能な場

4 非小細胞肺癌に対する化学放射線療法

化学療法	放射線	症例数	奏功割合(%)	MST(月)	生存割合(%) 2年	3年	4年	5年	著者	年
MMC+VDC+CDDP	逐次	158	66	13.3	27	15	10	9	Furuse	1999
MMC+VDC+CDDP	同時	156	84	16.5	35	22	17	16		
CDDP+VLB	逐次	201	59	14.6	31	—	12	—	Curran	2000
CDDP+VLB	同時	201	68	17	37	—	21	—		
CDDP+VNR	逐次	50	47	12.9	14	10	—	—	Zatloukal	2004
CDDP+VNR	同時	52	80	16.6	34	19	—	—		
CBDCA+PTX	逐次	91	—	13	30	17	—	—	Belani	2005
CBDCA+PTX	同時	92	—	16.3	31	7	—	—		

VLB：ビンブラスチン，VDC：ビンデシン，MST：生存期間中央値．

合に化学療法を追加することで約5％（5年生存割合）の利益が得られることが報告されている[3,4]．

■ 放射線治療＋化学療法

- 1995年に報告されたメタ解析の結果，遠隔転移がなく所属リンパ節転移を伴うNSCLCに対して，それまでの胸部放射線療法や手術などの局所治療を中心とした治療に加え，全身治療としての化学療法を追加することの意義が，胸部放射線療法単独と胸部化学放射線療法の比較試験とそのメタアナリシスによって示された．

- その後，放射線療法併用のタイミングについては，日本で行われた，マイトマイシンC＋ビンデシン＋シスプラチン（MVP）療法と胸部放射線療法（TRT）の同時/逐次併用を比較する試験，北米で行われたシスプラチン＋ビンブラスチン（VBN）療法併用下の同様の比較試験において，いずれも同時併用の優越性が示された（4）．

- これらの結果から，N2 NSCLCにおいて，胸部放射線療法単独で10％，逐次併用化学放射線療法で15％，同時併用化学放射線療法で20％の5年生存割合が得られることが明らかにされた．

化学放射線療法における化学療法の強化の試み

- 化学放射線療法のうち化学療法，すなわち全身治療を向上させる試みも行われている．細胞障害性抗癌薬のレジメンについては，MVP療法（マイトマイシンC，ビンデシン，シスプラチン），シスプラチン＋エトポシド療法などの旧来からのレジメンと，新規抗癌薬（ビノレルビン，イリノテカン，パクリタキセル，カルボプラチン，ドセタキセルなど）が，主に日本において比較検討されてきた[5,6]．

- これらの試験の結果から，安全性の面では新たなレジメンの長所が確認され，実地診療では新規抗癌薬の導入が進んだ一方で，治療成績については大きな改善は得られておらず，5年生存割合で20％前後という状況が長らく続いている．

- そのようななか，化学放射線療法の化学療法レジメンとして，シスプラチン＋エトポシド療法に対して，Ⅳ期NSCLCで大きな成果をあげたシスプラチン＋ペメトレキセド療法の優越性を検証するPROCLAIM試験が実施された．残念ながら結果はnegativeであり，エトポシドに対するペメトレキセドの優越性は示されなかった（5）．

化学放射線療法における放射線療法の強化の試み

- 化学放射線療法のうち局所治療，すなわち放射線療法の強化が線量増加により試みられている．

- RTOG0617試験は，局所制御を向上させるこ

5 非小細胞肺癌における第3世代化学療法薬を用いた化学放射線療法

治療内容	症例数	MST（月）	生存割合（%）			著者	年
			2年	3年	5年		
MMC+VDC+CDDP，同時TRT→MMC+VDC+CDDP	101	23.7	48	—	—	Segawa	2010
weekly CDDP+DTX，同時TRT→CDDP+DTX	99	26.8	60	—	—		
MMC+VDC+CDDP，同時TRT→MMC+VDC+CDDP	152	20.5	—	—	17.5	Yamamot	2010
weekly CDDP+CPT-11，同時TRT→weekly CDDP+CPT-11	152	19.8	—	—	17.8		
weekly CBDCA+PTX，同時TRT→CBDCA+PTX	152	22.0	—	—	19.8		
CDDP+ETP，同時TRT	272	25.0	77	37	—	Senan	2007
CDDP+PEM，同時TRT	283	26.8	76	40	—		

DTX：ドセタキセル，CPT-11：イリノテカン，ETP：エトポシド，PEM：ペメトキセド，TRT：胸部放射線療法.

6 非小細胞肺癌における化学療法，放射線治療，手術の集学的治療

化学療法	放射線治療	手術	症例数	完全切除（%）	MST（月）	5年生存割合（%）	著者	年
CDDP/CBDCA+α	60-62.5 Gy	なし	165	—	17.5	14	van Meerbeeck	2007
CDDP/CBDCA+α	—	あり	167	50	16.4	15.7		
CDDP+ETOP	61 Gy	なし	194	—	22.2	20	Albain	2009
CDDP+ETOP	45 Gy	あり	202	71	23.6	27		
CDDP+PTX/VNR	71 Gy	なし	80	—	—	40	Eberhardt	2015
CDDP+PTX/VNR	45 Gy	あり	81	94	—	44		

とによる局所進行NSCLCの治療成績の向上を目指した．この試験は，切除不能ⅢA/ⅢB期NSCLCを対象として，従来の化学放射線療法（プラチナ併用療法＋胸部放射線療法60 Gy）を標準治療とし，放射線量の増加（74 Gy）を試験治療とし実施されている．

- 結果は期待されていたものとは異なり，全生存期間，局所再発それぞれにおいて標準的放射線療法群が28.7か月，25％，高線量放射線療法群19.5か月，34％で，試験は早期中止となり，高線量化学放射線療法の意義は見出されなかった[7]．この結果の背景には，高線量放射線療法の品質管理の課題，放射線による毒性（特に心毒性，肺毒性）の課題などがあったことが指摘されているが，現在詳細な検討が実施されており報告が待たれる．

肺癌に対するtrimodality therapy

- Ⅲ期NSCLCに対する化学療法と胸部放射線療法の同時併用療法における初回再発形式は，局所再発単独17～29％，局所および遠隔再発4～36％，遠隔再発単独23～47％であり，腫瘍の局所制御は，依然として重要課題の1つである．

- 局所治療として手術の追加の有無を比較する第Ⅲ相試験が，特にⅢA-N2 NSCLCに対して複数実施されてきた．欧州EORTCで行われた第Ⅲ相試験では，当初切除不能と判断され術前導入化学療法が奏効し切除可能となったⅢA-N2 NSCLC患者に対して，標準治療として根治的放射線療法を，試験治療として手術を実施している（EORTC08941試験）．本試験の結果，全生存期間，5年生存割合は，放射線療法群で17.5か月，14％，手術群で16.4か月，15.7％であり，手術を追加する意義は見出されなかった[8]（**6**）．

- 北米の複数の臨床試験グループが協力してインターグループ試験として実施されたINT-

0139試験（RTOG-9309, CAN-NCIC-BR13, CALGB-9592, E-R9309, NCCTG-R9309, NCI-94-C-0043, SWOG-9336）では，ⅢA-N2 NSCLCのなかでもリンパ節転移の範囲の狭いsingle station N2の患者が75％程度含まれた患者集団において，術前導入化学放射線療法後に，標準治療として化学放射線療法を，試験治療として手術を実施している．本試験の主要エンドポイントである2年生存割合では統計学的な有意差は認めなかったものの，5年生存割合は手術群でややよい傾向（27％ vs 20％）がみられた[9]．

- さらに，ドイツのグループから報告された，化学放射線療法と，導入化学放射線療法後の手術を比較する第Ⅲ相試験（ESPATUE試験）では，いずれの群も5年生存割合が40％程度と同等という結果ではあったが，これまで報告された多くの試験の成績を凌駕するものであった[10]．

今後期待される集学的治療分野の進展

■肺癌の生物学的特徴に基づく治療

- 放射線療法後にPD-L1が発現し，それによる腫瘍免疫の回避が起こっていることを示唆する基礎的な知見が報告され，進行NSCLCで大きな成功を収めた抗PD-1/PD-L1抗体による免疫チェックポイント阻害薬が局所進行NSCLCにおいても試みられている（PACIFIC試験[NCT02125461]）[11]．
- 癌のゲノム解析に基づくprecision medicineの潮流はN2 NSCLCにおいても例外ではない．ALK融合遺伝子陽性のⅢ期NSCLCとともに，EGFR遺伝子変異陽性のNSCLCを対象に，化学放射線療法の導入療法としてEGFRチロシンキナーゼ阻害薬（TKI）を実施する試験（LOGIK1105試験[UMIN000005086]），手術を含む集学的治療の導入療法としてEGFR-TKIやALK-TKIを用いる試験など

（RTOG 1306[NCT01822496], SAKULA試験[UMIN000017906]）が実施中であり，結果が期待される．

■肺癌の解剖学的特徴に基づく治療

- precision medicineに代表される分子生物学に基づく肺癌分類全盛期の現代にあっても，肺癌においては解剖学的なheterogeneityを意識した治療戦略の開発が続けられている．
- ヨーロッパで実施されている術後放射線療法のLung ART試験（EORTC 22055, NCT 00410683）は，切除後病理標本でN2リンパ節転移が明らかとなった700例の患者を対象に実施されている．試験治療である術後放射線療法54 Gyが経過観察群に対して，無病生存割合で10％上回ることが期待されている．本試験で注目すべき点は，病理学的にN2リンパ節転移が明らかになった，N2領域にあわせてきめ細やかな照射野設定がなされていることである．その背景として採用されているのが，日本の渡辺らが1990年代はじめに報告した手術と系統的リンパ節郭清のデータであり，原発巣，転移リンパ節に基づく照射野のアルゴリズムが作成された[12]．

おわりに

- 本稿では肺癌に対してこれまで試みられていた手術，放射線療法，化学療法の開発の経過と，今後の新たな治療開発の方向性について概観してきた．進行期NSCLCで近年大きな進展を示したprecision medicineのアプローチの導入（個別化治療）とともに，主病巣やリンパ節転移の広がりについての精緻な解析・治療アプローチも必須である．全身治療と局所治療の最適化により，あらゆるmodalityを総動員して治癒を目指す肺癌の治療開発が望まれる．

（堀之内秀仁）

文　献

1) 日本肺癌学会編．EBMの手法による肺癌診療ガイドライン2016年版．金原出版；2016．
2) Eberhardt WE, et al. 2nd ESMO Consensus Conference in Lung Cancer：locally advanced stage III non-small-cell lung cancer. Ann Oncol 2015；26：1573-88.
3) Pignon JP, et al. Lung adjuvant cisplatin evaluation：a pooled analysis by the LACE Collaborative Group. J Clin Oncol 2008；26：3552-9.
4) NSCLC Meta-analysis Collaborative Group. Preoperative chemotherapy for non-small-cell lung cancer：a systematic review and meta-analysis of individual participant data. Lancet 2014；383：1561-71.
5) Yamamoto N, et al. Phase III study comparing second- and third-generation regimens with concurrent thoracic radiotherapy in patients with unresectable stage III non-small-cell lung cancer：West Japan Thoracic Oncology Group WJTOG0105. J Clin Oncol 2010；28：3739-45.
6) Segawa Y, et al. Phase III trial comparing docetaxel and cisplatin combination chemotherapy with mitomycin, vindesine, and cisplatin combination chemotherapy with concurrent thoracic radiotherapy in locally advanced non-small-cell lung cancer：OLCSG 0007. J Clin Oncol 2010；28：3299-306.
7) Bradley JD, et al. Standard-dose versus high-dose conformal radiotherapy with concurrent and consolidation carboplatin plus paclitaxel with or without cetuximab for patients with stage IIIA or IIIB non-small-cell lung cancer（RTOG 0617）：a randomised, two-by-two factorial phase 3 study. Lancet Oncol 2015；16：187-99.
8) van Meerbeeck JP, et al. Randomized controlled trial of resection versus radiotherapy after induction chemotherapy in stage IIIA-N2 non-small-cell lung cancer. J Natl Cancer Inst 2007；99：442-50.
9) Albain KS, et al. Radiotherapy plus chemotherapy with or without surgical resection for stage III non-small-cell lung cancer：a phase III randomised controlled trial. Lancet 2009；374：379-86.
10) Eberhardt WE, et al. 2nd ESMO Consensus Conference in Lung Cancer：locally advanced stage III non-small-cell lung cancer. Ann Oncol 2015；26：1573-88.
11) Antonia SJ, et al. Durvalumab after Chemoradiotherapy in Stage III Non-Small-Cell Lung Cancer. N Engl J Med 2017；377：1919-29.
12) Watanabe Y, et al. Mediastinal nodal involvement and the prognosis of non-small cell lung cancer. Chest 1991；100：422-8.

原発性肺癌の治療方針

高齢者肺癌

高齢者肺癌とは

- 『平成28年版高齢社会白書』によると，65歳以上の高齢者人口は，昭和25年には総人口の5％に満たなかったが，平成27年には26.7％と，4分の1を超えている（**1**）．この傾向は，今後さらに拡大し，2060年には，約40％に達すると予測されている．

- 国立がん研究センターが公表しているデータベースから，わが国の肺癌の罹患率，死亡率は40歳代後半から増加し始め，高齢になるほど増加すること，高齢人口の増加に伴い高齢者の肺癌による死亡数が増加していることがわかる（**2**）．

- そのため，高齢者肺癌に対する治療戦略の確立は，目を背けることが許されない重要な課題である．しかし，いわゆるエビデンスの元となる臨床試験，治験の大部分は，非高齢者を対象とし，75歳以上の高齢者は除外されていることが多いため，高齢者肺癌におけるエビデンスは十分ではない[1]．

- 高齢者肺癌の定義は，まだ十分に定まっていない．世界保健機関（WHO）が65歳以上を高齢者と定義し，また日本肺癌学会による『EBMの手法による肺癌診療ガイドライン2016年版』では，75歳以上を高齢者と定義している．

- このように高齢者を暦年齢で線引き，定義することは可能ではある．しかしながら同じ暦年齢であっても，加齢による肉体的な多様な変化，また経年による社会生活の変化は非常に多岐にわたり，非高齢者よりも，個体間の格差の幅が大きい．そのためヘテロな高齢者の肺癌患者集団に対して画一的な標準治療を確立することは非常に重要であり，また困難な取り組みでもある．

- JCOG（Japan Clinical Oncology Group）が策定した高齢者研究ポリシーでは，高齢者を1. "fit"：元気な非高齢者と同じ標準治療を受けることができる状態の患者，2. "unfit"：

1 高齢化の推移

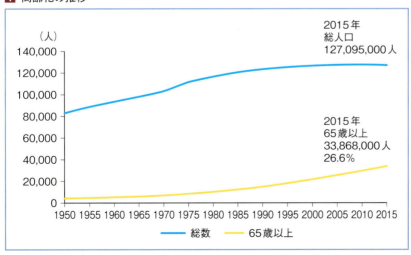

（国立社会保障・人口問題研究所．内閣府平成28年版高齢社会白書より）

2 年齢階級別の肺癌死亡数の推移

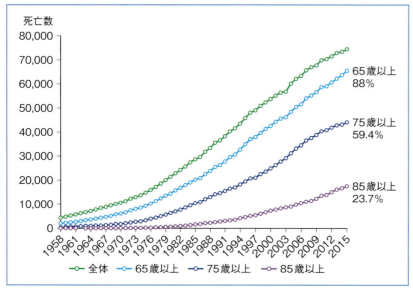

(国立がん研究センターがん情報サービス．がん登録・統計より)

元気な非高齢者と同じ標準治療を受けることができない状態の患者，に大別し，"unfit"な患者をさらに，①"vulnerable"：元気な非高齢者と同じ標準治療を受けることができないが，何らかの治療を受けることができる状態の患者，②"frail"：積極的な治療の適応にならないと思われる状態の患者[★1]，に選別する概念を提唱している(**3**)．今後の超高齢社会においては，このvulnerableな患者集団に対する標準治療の確立が求められている．

- 次に問題となるのは，いかにそのvulnerableな患者集団に対して，fit，vulnerable，frailな状態が混在したヘテロな患者集団から選別し，安全性，効果ともに担保された適切な治療を確立していくのか？という点である．
- 現状は，PS（performance status），心機能，呼吸機能など主要な臓器機能が保たれているかどうかで判断されていることが多い．これに対して，客観的に治療が可能な患者集団を選別するためのさまざまなスクリーニングツール，基準が作成されているが[2)]，まだ完全に確立したものはない．簡便で短時間に評価できる実用性の高いスクリーニングツールの開発が望まれている．

高齢者肺癌の治療戦略

- 次に，エビデンスとして確立している高齢者肺癌に対する治療戦略および実地治療のコンセンサスについて述べる．

■ 非小細胞肺癌（NSCLC）

手術病期—Ⅰ，Ⅱ期

外科切除の適応：

- 高齢者肺癌に対して，手術をせずに監視した場合の予後は1〜1.5年程度との報告があり[3)]，実地臨床において耐術能があると判断されれば外科切除が行われている．実際，2016年版の肺癌診療ガイドラインでは高齢者の手術を否定する記載はない．
- ただし，高齢者に対する外科的肺切除は，当然のことながら周術期の致死的な有害事象は若年者と比すると増加することが報告されている[4)]．術前の評価を慎重に行い，対象を慎重に選択して行うべきと考えられる．現状

[★1] "frail"と"フレイル"
ここでいう"frail"は，日本老年医学会が提唱する"フレイル"とは別の概念であり，JCOG高齢者研究ポリシーでは英字標記が採用されている．老年医学会における"フレイル"とは「しかるべき介入により再び健常な状態に戻る状態」と定義している．

❸ 高齢者研究の対象となる患者集団を設定する際の概念的な区分

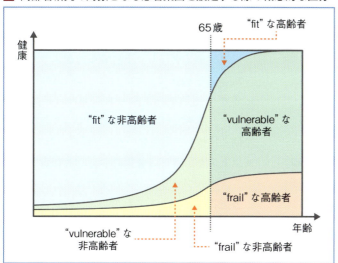

(日本臨床腫瘍グループ高齢者研究委員会．高齢者研究ポリシーより)

は，施設ごとにそれぞれ外科切除の適応が異なることが推察されるが，耐術能，外科切除の適応について客観的な共通基準の確立が望まれる．

術後補助化学療法：

- 術後補助化学療法について，若年者の術後病理病期ⅠA（T1bN0M0）およびⅠBに対して，テガフール・ウラシル配合（UFT）が推奨される．この治療のもととなる臨床試験において，登録患者の約半数は65歳以上が占めており，UFTに忍容性★2があると判断されれば，vulnerableな集団でもUFTによる術後治療が検討されるべきである．
- 術後病理病期Ⅱ～ⅢA期の若年者ではシスプラチンベースのレジメンが推奨されるが，高齢者の試験への参加は限定的である．またvulnerableな集団には，シスプラチンの投与自体が困難であることが多く，実地診療での術後化学療法は行われていないことが多いと想像される．
- カルボプラチンベースの術後化学療法は，十分な根拠がない．そのため高齢者であるからといってカルボプラチンベースの術後化学療法を行うことは推奨されない．

根治切除不能な局所進行肺癌 ─ Ⅲ期

- プラチナ系抗癌薬の忍容性があれば，若年者と同様のプラチナ系抗癌薬をベースとした同時化学放射線療法を検討すべきである．またvulnerableな患者集団の中にも，同時化学放射線療法の恩恵を享受できる患者群がいる．シスプラチンの使用が困難，70歳以上かつPS 0～2であれば，低用量カルボプラチン連日点滴投与による化学放射線療法が胸部放射線照射単独療法より優れていることが証明され，標準治療と位置付けられている[5]．
- その他の選択肢として，筆者らは，経口の抗癌薬であるS-1と胸部放射線療法の同時併用療法の忍容性，有効性を報告した[6]．S-1内服は，抗癌薬の連日点滴投与より簡便である点に強みがあり，現在JCOGで同時化学放射線療法における抗癌薬として，カルボプラチンとS-1の比較試験が検討されている．

★2 認容と忍容
日常生活において，「にんよう」といえば「認容」のほうが使用する機会が多いと思われる．認め，許すときに使用する用語である．一方で薬物療法における「にんよう」といえば「忍容」となる．薬物による有害な作用に，どれだけ耐え忍ぶことができるかの程度を表すことばである．重篤な有害事象にて患者が治療を中断しなければならない場合，忍容性が低いあるいは忍容性がない，有害事象が許容範囲で長期間の治療が可能な場合は，忍容性が高いあるいは忍容性があると判断される．

- 化学放射線療法の忍容性がない集団については，放射線療法単独の治療成績は若年者における放射線療法単独の成績と遜色ないと考えられ，放射線療法単独が推奨される．

切除不能―Ⅲ期，術後再発―Ⅳ期
ドライバー変異陽性の肺癌：
- 治療戦略を立てるうえで，EGFR変異，ALK転座およびROS1転座などドライバー変異を検索することの重要性は，若年者，高齢者であっても変わることがない．また今後もますます検索すべきドライバー変異の数は増えるものと考えられる．
- 患者数が多いEGFR変異では高齢者におけるEGFR-TKIであるゲフィチニブの忍容性，効果につき前向きの臨床試験が行われ，若年者と遜色ない有効性が示されている[7]．
- ALK融合遺伝子陽性，ROS1融合遺伝子陽性の肺癌などについて，その希少性から高齢者に絞った検討はなされていないが，大規模臨床試験に一定数の高齢者が組み入れられており，またALK阻害薬のアレクチニブについては，PS不良に対する忍容性が臨床試験で示されている．
- 以上より，vulnerableな高齢者が，進行期で非小細胞肺癌，特に肺腺癌と診断された場合には，ドライバー変異を検索し，遺伝子変異に対応した分子標的薬の投与を検討すべきと考える．ただし，分子標的薬は必ずしも毒性が軽微なものばかりではないため，慎重に治療適応を検討する必要がある．

免疫チェックポイント阻害薬の効果，忍容性について：
- 2014年に，悪性黒色腫にニボルマブが認可されたのを契機に，さまざまな悪性腫瘍を対象に免疫チェックポイント阻害薬の開発が急速に進んでいる．非小細胞肺癌に対して，抗PD-1抗体であるニボルマブ，ペムブロリズマブが認可され，革新的な効果が得られる一方で致命的な有害事象が発生することも報告されており，治療には習熟と慎重な姿勢が必要である．
- KEYNOTE024試験でペムブロリズマブによる治療は，PD-L1発現強陽性の肺癌を対象にプラチナダブレットによる治療よりも明らかな生存延長効果を示した．この試験に高齢者が一定数組み入れられており，またサブセット解析で65歳以上の集団でも，若年者集団と比較して遜色ない効果が確認されている．
- 以上より，PD-L1強陽性の高齢者肺癌に対して，ペムブロリズマブの使用は検討されるべき選択肢といえる．ただし，この試験に入った高齢者は，おそらく全身状態が良好で，どちらかといえば"fit"な患者集団であることが想像される．試験結果を，全身状態がやや不安定なvulnerableな患者に当てはめてよいかどうかは現状では不明確である．PS不良の患者に対する免疫チェックポイント阻害薬の効果，安全性については不明確であり，治療適応については慎重に検討する必要がある．
- 2次治療においてペムブロリズマブ，ニボルマブはいずれもドセタキセルに対して生存延長効果を示している．しかしながら，高齢者集団においては，生存延長効果を示すことができていない．これが，組み入れ症例数が少ないためなのか，PD-L1発現などによる集団選択が不十分なことが問題なのか，高齢による全身状態による問題なのかは結論がいまだなく，高齢者に高額な免疫チェックポイント阻害薬を投与することの適切性も含めて，今後の課題とされている．

細胞障害性抗癌薬の効果，忍容性について：
- 分子標的薬，免疫チェックポイント阻害薬の登場によって，細胞障害性抗癌薬の影が薄くなった感はある．しかし，若年者肺癌のみならず高齢者肺癌においても細胞障害性抗癌薬は一定の役割を担い続けている．
- 古典的なランドマーク試験として，進行期高齢者肺癌に対して細胞障害性抗癌薬ビノレルビンで生存延長効果があることを証明したELVIS試験，ビノレルビンに対するゲムシ

タビンの同等性を示したMILES試験，本邦からはWJTOG9904試験にてドセタキセルの効果，安全性が示されている[8]．以上より，細胞障害性抗癌薬単剤による治療法が標準治療と認識されている．

- 2剤併用の有効性については，欧州よりIFCT0501試験にてカルボプラチンとパクリタキセル毎週投与の併用でビノレルビン単剤に対する生存延長効果が示されており，症例を選択すれば2剤併用のメリットを享受できる集団がいると思われる．本邦でもJCOGがカルボプラチンとペメトレキセド併用とドセタキセルの比較試験が行われており，また筆者らもカルボプラチンとS-1の併用療法の忍容性，有効性を報告している[9]．ここで問題となるのがやはり集団選択であり，vulnerableな患者集団のすべてが2剤併用化学療法の適応になるわけでなく，いかに適切に患者選択をしていくかが課題である．
- 若年肺癌では，カルボプラチンとパクリタキセル併用療法にさらに血管新生阻害薬ベバシズマブを上乗せする3剤併用にて生存延長効果が示されている．高齢者集団でのサブセットでは，生存延長効果は不明確であり，有害事象の増加などでむしろ不利益な可能性があり，現状では高齢者肺癌に対するベバシズマブ投与は推奨されない．

■小細胞肺癌（SCLC）

限局型小細胞肺癌

- 同時化学放射線療法にて根治を目指す病態である．高齢者肺癌のみを対象に同時化学放射線療法の忍容性，効果の検証は十分になされていないが，治癒，根絶の可能性のある病態にて，暦年齢のみで安易に治療強度を落とすべきではない．同時化学放射線療法を開発する際に行われた臨床試験に高齢者が組み入れられていること，また小規模ながらプラチナダブレットとの同時化学療法の有効性の報告があり，忍容性があると考えられた場合は，根治を目指した治療計画を立てるべきである．
- ただし，vulnerableな患者集団の大部分に対しては，慎重に逐次化学放射線療法を行っているのが現状と思われる．先行する化学療法のレジメンとして，固定したものはないがカ

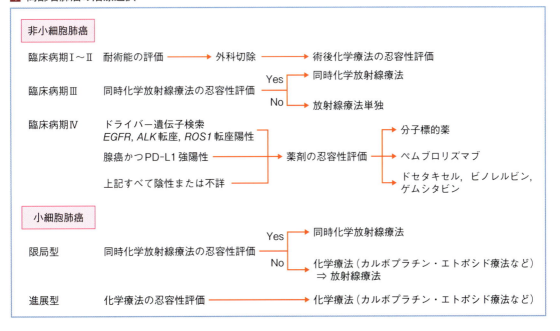

4 高齢者肺癌の治療選択

ルボプラチンベースのものと，シスプラチンの少量分割ベースのものがある[10]．実地診療では，カルボプラチン・エトポシド併用療法が最も頻用されているものと思われる．

予防的全脳照射（PCI）
- 限局型小細胞肺癌に対して化学放射線療法にてCRが得られた際に，PCIを行うことで生存延長効果が示されている．しかしながら，高齢者において認知機能低下症状などの有害事象の頻度が上がる懸念などあり，若年者と同様の治療戦略としてPCIを施行することがよいかどうかは，未解決の問題である．

進展型小細胞肺癌
- 若年者の標準治療と同様にシスプラチンベースの化学療法を行うことは，vulnerableな高齢者には困難であり，カルボプラチン・エトポシド併用療法が最も汎用されている治療と思われる．
- 小細胞癌は，化学療法への感受性が高く，PS不良でも化学療法を行うことが検討される．高齢者肺癌において，患者の全身状態が肺癌の進行によって悪化しているのか，加齢変化により悪化しているのか慎重に判断し，治療適応を検討する必要がある．

おわりに
- 以上，高齢者肺癌の概念，治療について概説した．vulnerableな高齢者肺癌の治療選択の概要について，4 にまとめた．高齢者肺癌は，非常に多様でヘテロな集団であり，画一的な治療を提供することが困難であり，個別に忍容性を評価，治療戦略を立てる必要があると考える．

（大橋圭明，久保寿夫，木浦勝行）

文 献

1) Sacher AG, et al. Elderly patients with advanced NSCLC in phase III clinical trials：are the elderly excluded from practice-changing trials in advanced NSCLC? J Thorac Oncol 2013；8：366-8.
2) 林直美，安藤雄一．超高齢がん患者，なにをどこまでやるべきか―臨床での意思決定を支える評価法とスクリーニングツール．Cancer Board Square 2016；2：260-6.
3) McGarry RC, et al. Observation-only management of early stage, medically inoperable lung cancer：poor outcome. Chest 2002；121：1155-8.
4) Eguchi T, et al. Impact of Increasing Age on Cause-Specific Mortality and Morbidity in Patients With Stage I Non-Small-Cell Lung Cancer：A Competing Risks Analysis. J Clin Oncol 2017；35：281-90.
5) Atagi S, et al. Thoracic radiotherapy with or without daily low-dose carboplatin in elderly patients with non-small-cell lung cancer：a randomised, controlled, phase 3 trial by the Japan Clinical Oncology Group（JCOG0301）. Lancet Oncol 2012；13：671-8.
6) Aoe K, et al. A phase II study of S-1 chemotherapy with concurrent thoracic radiotherapy in elderly patients with locally advanced non-small-cell lung cancer：the Okayama Lung Cancer Study Group Trial 0801. Eur J Cancer 2014；50：2783-90.
7) Maemondo M, et al. First-line gefitinib in patients aged 75 or older with advanced non-small cell lung cancer harboring epidermal growth factor receptor mutations：NEJ 003 study. J Thorac Oncol 2012；7：1417-22.
8) Abe T, et al. Randomized phase III trial comparing weekly docetaxel plus cisplatin versus docetaxel monotherapy every 3 weeks in elderly patients with advanced non-small-cell lung cancer：the intergroup trial JCOG0803/WJOG4307L. J Clin Oncol 2015；33：575-81.
9) Kuyama S, et al. A phase II trial of carboplatin plus S-1 for elderly patients with advanced non-small-cell lung cancer with wild-type epidermal growth factor receptor：The Okayama Lung Cancer Study Group Trial 1202. Lung Cancer 2017；112：188-94.
10) Kubo T, et al. A phase II study of topotecan and cisplatin with sequential thoracic radiotherapy in elderly patients with small-cell lung cancer：Okayama Lung Cancer Study Group 0102. Cancer Chemother Pharmacol 2016；78：769-74.

原発性肺癌の治療方針

併存症合併肺癌—間質性肺炎を中心に

併存症としての間質性肺炎

- 肺癌の最大のリスク因子は喫煙である．一方，喫煙は肺気腫ないし慢性閉塞性肺疾患，さらに間質性肺炎（interstitial pneumonia：IP）のリスク因子でもあるため，肺癌には肺気腫やIPを合併する頻度が高い．肺気腫とIPは同時に存在することも多く，気腫合併肺線維症とよばれている．これらの併存症のうち，肺癌の治療では，外科治療，薬物療法，放射線治療のいずれでも，致命的なIPの急性増悪が問題になる．また，IP合併肺癌の予後は非合併例と比較して不良である．
- 最近，びまん性肺疾患に関する調査研究班から『特発性肺線維症の治療ガイドライン2017』[1]が刊行された．このガイドラインでは，IP合併肺癌についてもクリニカルクエスチョン（CQ）が設定され，一定の指針が示された．
- 本稿では，併存症として臨床上特に問題となるIPを有する肺癌の治療方針について，本邦でのガイドラインの内容も含めて述べることにする．

間質性肺炎（IP）の評価

- IP合併肺癌の治療前には，IP自体の精査が必要である．『特発性間質性肺炎診断と治療の手引き（改訂第3版）』[2]等に従い，multidisciplinary discussionを行って，IPのタイプを診断し，重症度も判定する．
- 特発性間質性肺炎（idiopathic interstitial pneumonias：IIPs）の中でも，過半数を占める特発性肺線維症（idiopathic pulmonary fibrosis：IPF）は，その他のIPより急性増悪をきたしやすいため，IPFかnot IPFかを区別することは肺癌の治療を行ううえで重要である．
- なお，IPFの経過中には，年間10～15％程度の頻度で急性増悪を発症する[2]．また，急性増悪は，IPの重症度が高いほど発症しやすいので，日本呼吸器学会の重症度分類やGAP index[3]を用いて評価を行う．

外科治療

- 早期肺癌の治療としては，外科治療が第一選択となるが，術後の急性増悪が課題となっている．術後急性増悪の危険因子を検索するため，本邦で大規模な多施設共同後ろ向きコホート研究が行われた[4]．IP合併肺癌1,763例中164例（9.3％）に急性増悪が発症し，うち72例（43.9％）が死亡した．多変量解析の結果，男性，術前急性増悪の既往歴，術前ステロイド治療歴，KL-6＞1,000 U/mL，％VC≦80％，CTでの通常型間質性肺炎（UIP）パターン，区域切除以上の7つが急性増悪の危険因子として同定された．
- さらに，これら7つの危険因子より，術後急性増悪を予測するリスクスコアが作成され（**1**a），術後急性増悪の予測が可能となった（**1**b）[5]．
- IP合併肺癌手術例の全体の5年生存率は40％，IA期でも59％と悪かった[6]．特に，予測％肺活量が80％未満のIA期患者の5年生存率は20％であった．部分切除は急性増悪のリスクを下げるが，長期予後は不良であった．
- 以上のようなエビデンスに基づき，本邦のガイドライン[1]では，「IPFを含むIP合併肺癌患者に対する外科治療は推奨されるか？」と

いうCQに対して，外科治療を行うことが提案されている（**2**）．術前に急性増悪のリスクを評価することが大切である．

1 術後急性増悪予測のためのリスクスコア

a．リスク因子とリスクスコア

1. 術前急性増悪の既往歴（あり：5点，なし0点）
2. 術式（区域切除以上：4点，部分切除：0点）
3. CT上の通常型間質性肺炎パターン（あり：4点，なし0点）
4. 性別（男性：3点，女性0点）
5. 術前ステロイド治療歴（あり：3点，なし：0点）
6. KL-6（>1,000 U/mL：2点，≦1,000 U/mL：0点）
7. ％VC（≦80％：1点，>80％：0点）

b．リスク分類と予測術後急性増悪発症率

	リスクスコア（点）	予測術後急性増悪発症率（％）
低リスク（<10％）	0	0.4
	1	0.5
	2	0.7
	3	0.9
	4	1.3
	5	1.8
	6	2.4
	7	3.3
	8	4.4
	9	6.0
	10	8.0
中リスク（10〜25％）	11	10.7
	12	14.1
	13	18.4
	14	23.6
高リスク（>25％）	15	29.8
	16	36.8
	17	44.5
	18	52.4
	19	60.2
	20	67.5
	21	74.0
	22	79.6

術後急性増悪に対する予防投薬

- 前述のIP合併肺癌切除患者における術後急性増悪の後ろ向き研究のなかで，予防投薬についても検討された[3]．IP合併肺癌1,763例中544例（31％）にステロイド，シベレスタット，ウリナスタチンによる予防投薬が行われていたが，急性増悪の予防効果は認められなかった．
- その後，IPF合併肺癌患者に対して，抗線維化薬であるピルフェニドンを周術期に投与することで術後急性増悪の発症頻度を軽減できる可能性が報告された[7]．
- 本邦のガイドライン[1]では，「IPFを含むIP合併肺癌患者に対する術後急性増悪の予防投薬は推奨されるか？」というCQに対して，予防投薬（抗線維化薬を除く）は行わないことが推奨されている（**2**）．

化学療法

■禁忌

- IP合併進行肺癌に対しては，化学療法またはbest supportive care（BSC）[★1]が行われる．既存肺にIPがあると抗癌薬による薬剤性肺障害ないしIPの急性増悪が生じやすい．添付文書では，IPを有する肺癌患者に対して，イリノテカン，ゲムシタビン，アムルビシンは禁忌となっている．

■臨床試験によるエビデンス

- 肺癌の臨床試験のほとんどで，IPは除外基準になっているため，IP合併肺癌に関する化学療法のエビデンスは少ない．進行肺癌患者に対する化学療法はBSCと比較して有意に予後を改善するが，IP合併肺癌患者を対象とした第Ⅲ相試験は実施されていないため，化学療法による延命効果は証明されていない．

★1　BSC
BSCとは，症状緩和の治療のみ行うことである．

2 特発性肺線維症(IPF)を含む間質性肺炎(IP)合併肺癌の治療に関するガイドライン

クリニカルクエスチョン(CQ)	ステートメント	推奨の強さ	エビデンスの質
IPFを含むIP合併肺癌患者に対する外科治療は推奨されるか?	IPFを含むIP合併肺癌患者に対する外科治療を提案する.	弱い	低
IPFを含むIP合併肺癌患者に対する術後急性増悪の予防投薬は推奨されるか?	IPFを含むIP合併肺癌患者に対する術後急性増悪の予防投薬は推奨しない(抗線維化薬は除く).	強い	低
IPFを含むIP合併肺癌患者に対する化学療法は推奨されるか?	IPFを含むIP合併肺癌患者に対する化学療法を行うことを提案する. ただし, 少数の患者にはこの治療法が合理的な選択肢でない可能性がある.	弱い	非常に低い

(特発性線維症の治療ガイドライン 2017. 南江堂;2017[1]より)

3 間質性肺炎合併進行肺癌に対する初回化学療法の前向き研究

報告者	対象	症例数	IPの種類	レジメン	奏効率(%)	無増悪生存期間中央値(月)	生存期間中央値(月)	急性増悪(%)
Minegishi Y, et al.[8]	非小細胞肺癌	18	IIPs	CBDCA+weekly PTX	61	5.3	10.6	5.6
Sekine A, et al.[9]	非小細胞肺癌	21	ILD	CBDCA+S-1	33	4.1	9.7	10.0
Minegishi Y, et al.[10]	小細胞肺癌	17	IIPs	CBDCA+エトポシド	88	5.5	8.7	5.8

IIPs:特発性間質性肺炎, ILD:間質性肺疾患, CBDCA:カルボプラチン, PTX:パクリタキセル.

プラチナ製剤併用療法

- 本邦から, IP合併進行肺癌の1次治療に関する3つの前向き研究が報告されている(3). 対象患者は2つの研究が非小細胞肺癌[8,9], 1つが小細胞肺癌[10]で, 症例数は20例前後であった. レジメンは, 非小細胞肺癌ではカルボプラチン+weeklyパクリタキセルとカルボプラチン+S-1, 小細胞肺癌ではカルボプラチン+エトポシドであった. いずれも奏効率と無増悪生存期間は, IP非合併例と同等であったが, 全生存期間はやや短い傾向にあった. 急性増悪の発症率は10%以下であった.
- IP合併進行肺癌を対象とした1次治療の後ろ向き研究は複数報告されている. レジメンとしてはプラチナ製剤併用療法が多くを占めた. 急性増悪の頻度は報告により幅があり, IPのタイプや重症度などの影響が考えられる.
- IP合併進行肺癌に対する化学療法に関するアンケート調査も実施された. 平成21年度びまん性肺疾患に関する調査研究班において, 弦間ら[11]は, IIPs合併進行肺癌に対する化学療法の実態調査を行った. 全国19施設から396例の回答が得られ, 1次治療による急性増悪の発症率は13.1%であった. 非小細胞肺癌に対するレジメンとしては, カルボプラチン+パクリタキセルが140例(35.4%)で最も多く, 急性増悪の頻度は8.6%と低かった. このほかには, プラチナ製剤+ビノレルビンなどが用いられていた.
- これらのプラチナ製剤併用療法の奏効率は約30~40%, 無増悪生存期間中央値は約4~5

か月で，IP非合併例とほぼ同じであるが，生存期間中央値は7.0～11.4か月とやや短かった．この理由として，急性増悪の発症や2次治療の頻度が低いことなどがあげられる．
- 一方，先述の平成21年度びまん性肺疾患に関する調査研究班において，IP合併小細胞肺癌に対する1次治療としてはカルボプラチン＋エトポシド療法が82例（20.7％）に実施されて最も多く，急性増悪の発症率は3.7％と低かった[11]．プラチナ製剤＋エトポシド療法により，IP非合併例と同様に高い奏効率が報告されており[10]，1次治療として勧められる．

2次治療以降の化学療法
- IP合併進行肺癌に対する2次治療に関する報告は少ない．峯岸ら[12]は，平成24年度びまん性肺疾患に関する調査研究班で，IIPs合併進行/術後再発肺癌の2次治療以降の化学療法に関する実態調査を行った．全国17施設から278例が集積され，全体の奏効率は7.4％であった．急性増悪の発症率は16.2％で，初回治療と同程度であった．単剤治療が約70％を占め，最も使用頻度が高かった抗癌薬はドセタキセルの26％で，急性増悪は15.3％に認められた．

EGFR-TKI
- 上皮成長因子受容体チロシンキナーゼ阻害薬（EGFR-TKI）であるゲフィチニブは，本邦で実施された大規模なコホート内ケースコントロールスタディの結果，化学療法より薬剤性肺障害を発症する頻度が約3倍高く，死亡率は31.6％に上がった[13]．既存のIPは，薬剤性肺障害の危険因子として同定されたことから，IP合併非小細胞肺癌に対するEGFR-TKIの投与は原則として勧められない．

化学療法による急性増悪のリスク因子
- IP合併肺癌患者に対する化学療法による急性増悪のリスク因子として，胸部CTでのUIPパターン[14]や肺活量低値[15]などが報告されている．したがって，化学療法前にはIPのCTパターンを評価し，肺機能検査を実施することが大切である．

まとめ
- 以上のように，エビデンスの質は非常に低いながら，前向きおよび後ろ向き研究などの報告に基づき，本邦のガイドラインでは，「IPFを含むIP合併肺癌患者に対する化学療法は推奨されるか？」というCQに対して，化学療法を行うことを提案するが，少数の患者にはこの治療法が合理的な選択肢でない可能性があると述べられている[1]．実際には，個々の患者で化学療法による益と害を慎重に検討し，患者の希望も踏まえて治療方針を決定することになる．

（岸　一馬）

文献
1) 厚生労働省科学研究費補助金難治性疾患政策研究事業「びまん性肺疾患に関する調査研究」班特発性肺線維症の治療ガイドライン作成委員会編．特発性肺線維症の治療ガイドライン2017．南江堂；2017．
2) 日本呼吸器学会びまん性肺疾患診断・治療ガイドライン作成委員会編．特発性間質性肺炎　診断と治療の手引き，改訂第3版．南江堂；2016．
3) Ley B, et al. A multidimensional index and staging system for idiopathic pulmonary fibrosis. Ann Intern Med 2012；156：684-91.
4) Sato T, et al. Impact and predictors of acute exacerbation of interstitial lung diseases after pulmonary resection for lung cancer. J Thorac Cardiovasc Surg 2014；147：1604-11.
5) Sato T, et al. A simple risk scoring system for predicting acute exacerbation of interstitial pneumonia after pulmonary resection in lung cancer patients. Gen Thorac Cardiovasc Surg 2015；63：164-72.
6) Sato T, et al. Long-term results and predictors of survival after surgical resection of patients with

lung cancer and interstitial lung diseases. J Thorac Cardiovasc Surg 2015 ; 149 : 64-9.
7) Iwata T, et al. A phase II trial evaluating the efficacy and safety of perioperative pirfenidone for prevention of acute exacerbation of idiopathic pulmonary fibrosis in lung cancer patients undergoing pulmonary resection : West Japan Oncology Group 6711 L (PEOPLE Study). Respir Res 2016 ; 17 : 90.
8) Minegishi Y, et al. The safety and efficacy of weekly paclitaxel in combination with carboplatin for advanced non-small cell lung cancer with idiopathic interstitial pneumonias. Lung Cancer 2011 ; 71 : 70-4.
9) Sekine A, et al. Safety and efficacy of S-1 in combination with carboplatin in non-small cell lung cancer patients with interstitial lung disease : a pilot study. Cancer Chemother Pharmacol 2016 ; 77 : 1245-52.
10) Minegishi Y, et al. The feasibility study of carboplatin plus etoposide for advanced small cell lung cancer with idiopathic interstitial pneumonias. J Thoracic Oncol 2011 ; 6 : 801-7.
11) 弦間昭彦, 峯岸裕司. 特発性間質性肺炎合併肺癌に対する化学療法の現況と治療関連急性増悪に関する実態調査. びまん性肺疾患に関する調査研究班. 平成21年度研究報告書. 2010. p.105-7.
12) 峯岸裕司ほか. 特発性間質性肺炎合併進行/術後再発肺癌の二次治療以降の化学療法に関する実態調査. びまん性肺疾患に関する調査研究班. 平成24年度研究報告書. 2013. p.164-9.
13) Kudoh S, et al. Interstitial lung disease in Japanese patients with lung cancer : a cohort and nested case-control study. Am J Respir Crit Care Med 2008 ; 177 : 1348-57.
14) Kenmotsu H, et al. The risk of cytotoxic chemotherapy-related exacerbation of interstitial lung disease with lung cancer. J Thorac Oncol 2011 ; 6 : 1242-6.
15) Enomoto Y, et al. Low forced vital capacity predicts cytotoxic chemotherapy-associated acute exacerbation of interstitial lung disease in patients with lung cancer. Lung Cancer 2016 ; 96 : 63-7.

原発性肺癌の治療方針

oncologic emergencyに対する対応

oncologic emergencyとは

- 癌の進行は一般的に緩徐であるが，その経過中において時間・日の単位で急速に進行し，早急に対処しなければ不可逆的となる臓器障害や，場合によっては死に至るものをoncologic emergencyとよぶ．
- 免疫チェックポイント阻害薬による免疫関連有害事象（immune-related adverse events：irAE）には，急速に発症し，速やかに対処しないと致命的となりうる副作用が複数あり，今後は新しいoncologic emergencyのカテゴリーとして認識すべきである．
- oncologic emergencyは空間占拠性病変（狭窄・閉塞，圧排，穿孔，出血），内分泌代謝異常，癌治療の合併症，irAEの4つに大別される（**1**）．
- oncologic emergencyを発症した患者は一般的にPS不良・予後不良と捉えられがちであるが，*EGFR*[★1]遺伝子変異，*EML4/ALK*[★2]転座などのドライバー変異陽性例では，緊急症から脱したのちに分子標的療法によって長期生存が望める可能性がある．
- 本稿では肺癌での発症頻度が高い心タンポナーデ，上大静脈症候群，頭蓋内圧亢進症，脊髄圧迫，電解質異常（低ナトリウム血症，高カルシウム血症），irAEについて概説する．

心タンポナーデ

- 心タンポナーデとは，腫瘍の進展や治療の有害事象のために心嚢水が貯留することにより心膜腔内圧が上昇し，心臓の拡張期充満が得られなくなり心拍出量が維持できなくなった状態である[★3]．

■症状，診断

- 症状としては息切れ，浮腫，頻脈がみられ，重症例では血圧低下，ショックをきたす．特徴的な徴候としてBeckの三徴（頸静脈怒張，低血圧，心音減弱）がある．症状発現の有無は，心嚢水の量だけでなく貯留速度が関与する．なお，脱水を合併した例では頸静脈怒張はみられないので注意を要する．
- 胸部単純X線写真で心陰影の拡大と氷嚢状の心陰影を認め，心電図は低電位となる．超音波検査，胸部CTも有用である．特に心臓超音波検査では心臓の周囲のecho free spaceの確認と拡張障害から生じた左室と右室の虚脱，経皮的心嚢穿刺の可否が評価可能である．
- 癌性心膜炎と診断されるとその86％が1年未満（そのうち1/3の症例は1か月以内）で死亡するとのデータがあるが[1]，適切な処置が実施されれば症状の改善は可能であり，患者のQOLを重視した治療方針の検討が必要である．

■治療

- 緊急対応として心嚢水の排液が第一選択である．心電図モニター，血圧監視下に行う．単回の穿刺排液のみでは高頻度に再貯留を認め

★1　EGFR
epidermal growth factor receptor，上皮成長因子受容体．

★2　EML4/ALK
echinoderm microtubule-associated protein-like 4/anaplastic lymphoma kinase

★3　急速な心嚢水の貯留
急速に心嚢水が貯留した場合は150 mLでもタンポナーデを発症するが，胸部X線で心拡大を認めるのは200 mL以上貯留した場合であり注意が必要である．

表1 oncologic emergencyの種類

1) 空間占拠性	上大静脈症候群, 気道狭窄, 心タンポナーデ, 頭蓋内圧亢進, 脊髄圧迫
2) 代謝異常	高カルシウム血症, 低ナトリウム血症, 抗利尿ホルモン不適合分泌症候群 (SIADH), 腫瘍崩壊症候群
3) 抗癌薬の副作用	発熱性好中球減少症, infusion reaction, 血栓塞栓症, 血液過粘稠度症候群
4) 免疫関連有害事象	大腸炎, 劇症1型糖尿病, 甲状腺機能異常, 下垂体炎, 薬剤性肺障害

ることから, ピッグテールカテーテルを用いた持続的なドレナージ, 留置後の持続吸引を実施することもある.

- 超音波ガイド下に内科的なアプローチが困難な症例では外科的心嚢ドレナージも検討が必要である.
- 心膜癒着術としてブレオマイシンやミノサイクリン, ピシバニールを用いた報告があるが, 現時点で確立された方法はない.

上大静脈症候群

- 上大静脈症候群 (superior vena cava syndrome：SVCS) では, 腫瘍やリンパ節の腫大・浸潤に伴う上大静脈の圧迫・閉塞により頭頸部・上肢・体幹上部の静脈還流障害を呈する. 肺癌は原因となる癌腫の第1位であり, その70％以上を占める[1,2].

■ 症状, 診断

- 臨床症状としては咳嗽, 呼吸困難, 重症例では頭痛, めまい, 失神を生ずることもある.
- 重症度は閉塞機転出現までの速度に依存する. すなわち, 腫瘍の増大が緩徐であった場合には胸壁皮静脈などに側副血行路が形成・発達するためあまり症状が出ないこともある.
- 胸部単純X線写真で上縦隔の拡大, 胸水, 心拡大の有無, 右傍気管線の消失・肥厚を評価するが, 診断に最も適するのは胸部造影CTであり, 閉塞部位の確認と, 気管, 脊椎など重要部位の圧排・閉塞についても同時に評価する.

■ 治療

- 治療法は症例の癌腫 (組織型) と症状の重症度, 予後を加味して検討し実施する. 側副血行路が発達し, 症状がほとんどない場合にはSVCS自体に対する緊急治療の必要はなく, 病理組織学的診断を優先する. Yuら[3]が提唱した重症度分類と治療アルゴリズムを示す (表2, 3).
- 特に小細胞肺癌では化学療法が奏効する可能性が高く, SVCS単独では予後因子とならないと考えられる. 限局型小細胞肺癌もしくは化学放射線療法が適応となる病期の非小細胞肺癌では化学療法・放射線療法併用でアプローチする.
- 化学療法の感受性が期待できない場合や化学療法に耐えられないと判断される場合には, 放射線治療単独を検討する.
- まれではあるが, 腫瘍塊が巨大で気道閉塞を合併している場合や, 脳圧亢進による脳浮腫の徴候などを認める場合には, 確定診断を待たずに気管挿管・ステント留置など速やかに対応する必要がある.
- 診断確定後治療開始まで, あるいはbest supportive care中の短期間の症状緩和には, 頭部挙上の保持とステロイド, 利尿薬が有効な場合がある.
- 上肢からの点滴は浮腫を増悪させることがあり, 筋肉・皮下注射は静脈還流障害による炎症や薬剤吸収遅延を引き起こす可能性があることに留意すべきである.

2 上大静脈症候群の重症度分類

Grade	重症度	頻度(%)	定義
0	無症候	10	画像上SVCSを疑うが症状がない
1	軽度	25	頭頸部の浮腫，チアノーゼ，多血症
2	中等度	50	機能障害を伴った頭頸部の浮腫 ・嚥下障害，咳嗽，頭部，顎，眼瞼の動かしにくさ ・眼の浮腫による視野障害
3	重度	10	軽度〜中等度の脳浮腫（頭痛，めまい），喉頭浮腫，屈伸後の失神
4	生死にかかわる	5	重度の脳浮腫（意識障害），喘鳴，失神，血圧低下
5	死亡	1%未満	

(Yu JB, et al. J Thorac Oncol 2008；3：811-4[3] より)

3 上大静脈症候群の治療アルゴリズム

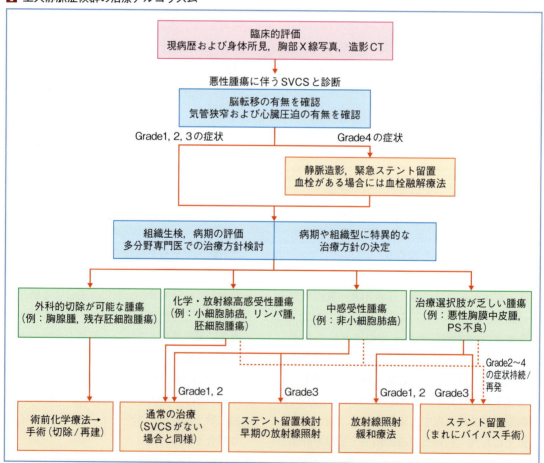

腫瘍の放射線・化学療法への感受性および症例の全身状態と評価した重症度を基に治療方針を選択する．

(Yu JB, et al. J Thorac Oncol 2008；3：811-4[3] より)

頭蓋内圧亢進症

- 転移性脳腫瘍による脳浮腫によって頭蓋内圧が上昇する状態である．頭蓋内圧亢進が続くと意識障害や瞳孔不同，外転神経麻痺などをきたし，さらに不可逆的な脳ヘルニアに進行するため緊急処置が必要である．

■症状，診断

- 症状としては頭痛（睡眠中には$PaCO_2$が上昇するため血管が拡張し，頭痛は起床時に強い），悪心，嘔吐，うっ血乳頭，意識障害を認める．腫瘍の部位による巣症状や脳神経圧迫に伴う神経症状で発症することも多い．
- 臨床所見から脳転移による頭蓋内圧亢進を疑った場合には，速やかに頭部造影CT検査を実施し，占拠性病変の有無，正中偏位や脳室の圧排所見の有無を確認する．単純CTも同時に実施すると脳出血・脳梗塞との鑑別に有用である．MRIの実施が可能であれば，腫瘍の性状や脳浮腫の範囲に関する情報が得られる．

■治療

- 治療は緊急入院のうえ，脳浮腫改善のために浸透圧利尿薬（グリセオール，マンニトール）とデキサメタゾンを点滴投与することで症状は一時的に改善する場合が多い．重症の場合にはデキサメタゾンを16 mg/日から，それ以外では4～8 mg/日で投与を開始し，症状の改善後3～4日ごとに減量し漸減・中止する[4]．
- 開頭腫瘍摘出術によって神経障害の回復が見込める場合には，脳外科医と協議のうえ検討する．摘出が困難な嚢胞性腫瘍の場合には内容液の穿刺排液やOmmayaリザーバーの留置も選択肢である．
- 手術適応がない症例では全脳照射（一般的には総線量30 Gy）が標準治療となる．

脊髄圧迫

- 脊椎転移による病的骨折や直接浸潤，髄内転移など脊髄の圧迫によって生じる．早期に圧迫を解除しないと脊髄内圧の上昇によって血流障害，壊死のために非可逆的な神経障害を生じる．

■症状，診断

- 腫瘍の増大による骨膜の刺激，神経根の圧迫などは局所の疼痛を発生させ，部位に一致した叩打痛を認める．進行すると知覚神経症状として，脊髄圧迫レベル以下のしびれ，知覚鈍麻，知覚過敏などを生じ，運動神経症状として上肢では巧緻運動障害，下肢では歩行障害を生じる．膀胱直腸障害をきたすと，尿，便失禁，尿閉，肛門周囲の感覚鈍麻を認める．
- 脊柱の単純X線写真では変形像，椎体の破壊像を認める場合があるが，MRI検査が脊髄圧迫の有無を評価するのに最も有用である．よって，脊髄圧迫の可能性が高いと考えられるときには躊躇せずにMRIを実施し，診断と腫瘍の進展を評価する．さらに骨シンチグラフィやPET/CTの検査結果を補助的に使用する．

■治療

- 脊髄圧迫の治療は，予測される生命予後，全身状態，神経症状出現からの期間などを整形外科医，放射線治療医とともに総合的に判断し方針を決定する[5]．
- 麻痺を認めた場合には，脊髄の除圧を得ることを第一目標に手術適応の検討が必要である．放射線治療単独よりも椎弓切除後に放射線治療を行った群で機能的予後が良好であったとの比較試験の結果から，適応があれば積極的な外科治療の実施が推奨される．
- 放射線治療は症状出現後早期から開始すると麻痺の回復率が高まることが知られている．また，奏効すると腫瘍が縮小し，除痛が得られるとともに再骨化を認める．一般的には総線量30 Gy（3 Gy×10 Fr）で照射されることが多いが，照射線量や方法についての比較試験は存在しない．
- 対症療法では，麻痺症状が出現した際には浮腫改善を目的にデキサメタゾン投与が推奨さ

> **ADVICE**
>
> **生理食塩水による低Naの補正**
>
> 血清Na値が120 mEq/Lと著明低値で痙攣や意識障害などの中枢神経障害を伴う場合には速やかな補正が必要であり，高張（3％）食塩水を1.5〜3.0 mL/kg/時の速度で投与しながら，適宜フロセミドを10〜20 mg静注する．血清Naの補正速度は1〜2 mEq/L/時程度，24時間で12 mEq/L以内を目標とする．慢性の場合には生理食塩水あるいは高張（3％）食塩水（±フロセミド）で治療を開始し，補正速度は24時間で1 mEq/L/時以内，8 mEq/L以内を目標とする緩徐な補正を心がける．

れる．また，ビスホスホネート（bisphosphonate：BP）製剤，RANKL（receptor activator of NF-κB ligand）に対するモノクローナル抗体であるデノスマブによって，骨有害事象の発症が抑制されることも報告されており，腎機能低下などの禁忌がない場合には積極的に投与を考慮すべきである．

低ナトリウム血症[6)]

- 血清Naが135 mEq/L以下を低ナトリウム血症という．癌救急の領域では，抗利尿ホルモン不適合分泌症候群（syndrome of inappropriate secretion of antidiuretic hormone：SIADH）がよく知られている．このほかにも抗癌薬の副作用（嘔吐，下痢，腎不全）や癌性腹膜炎に伴う腸閉塞などが低ナトリウム血症を起こしうる．
- SIADHは，血漿浸透圧低下に伴うADH分泌の減少が認められず，腎臓の水再吸収亢進により尿中Na排泄量が増加し低Na血症を呈する病態である．

■症状，診断

- 症状として，軽度（120 mEq/L以上）の場合は倦怠感，食欲不振，悪心・嘔吐，脱力，頭痛を，重度（110 mEq/L以下）になると傾眠，痙攣，意識障害などの中枢神経症状を呈してくるが，特徴的なものはない．また，症状の発現は低ナトリウム血症の進行速度にも関係しており，急速に低下した場合には軽度でも痙攣や意識障害を呈する場合もあり，緩徐に低下した場合には重度でも軽微な症状しか呈さないこともある．
- 体液量について患者背景を評価し，血漿浸透圧，尿浸透圧，尿中Na，K濃度の測定結果から診断する（ 4 ）．SIADHの診断基準は厚生労働省が策定しており参照されたい．

■治療

- 急速に進行した低ナトリウム血症であれば比較的速やかに是正してもよい．急性症候性低ナトリウム血症は細胞外液量の低下から循環不全を呈している場合があり，まずは生理食塩水などで循環動態を安定させる．慢性に進行した場合，経過不明な場合は急速な是正を行うと脳細胞内から細胞外へ水が移行し橋中心脱髄症候群を招く危険性が高くなるため，緩徐な補正を心がける．
- SIADHの場合，治療は水分制限が基本となり，総水分摂取量を15〜20 mL/kgに制限し食塩を経口もしくは非経口的に1日200 mEq以上投与する．Na是正速度に関しては前述のとおりである．
- 近年SIADH治療薬として腎の遠位尿細管におけるADHV2（抗利尿ホルモンバソプレシンV2）受容体拮抗薬モザバプタンの使用が可能となっているが，適応は既治療で効果不十分な異所性抗利尿ホルモン産生腫瘍に限られている[★4]．

★4 **ADHV2受容体拮抗薬の使用**
同種薬であるトルバプタンは欧米ではSIADHに対し適応が取得されているものの，本邦では心不全における体液貯留に使用が限定されている．

4 低ナトリウム血症の鑑別診断

```
            血清Na値
           ≦135 mEq/L
                │
              浮腫
         ┌─────┴─────┐
        あり          なし
         │            │
   うっ血性心不全    尿中Na濃度
   腎不全        ┌─────┴─────┐
   肝硬変     <20 mEq/L    ≧20 mEq/L
                │            │
          摂取不足，嘔吐・下痢  副腎不全，甲状腺機能低下症
          多飲症          ミネラルコルチコイド作用不足
          輸液過剰         利尿薬過剰
                         浸透圧利尿
                         SIADH
                            │
                      血中バソプレシン濃度
                       ┌─────┴─────┐
                     ADH          ADH
                  <20 mEq/L     ≧20 mEq/L
                                   │
                                 SIADH
```

血清Na値のほか，尿電解質および血漿浸透圧，尿浸透圧を測定し評価する．SIADHの診断基準は厚生労働省が策定しているので参照のこと．

高カルシウム血症[6]

- 悪性腫瘍に合併する高カルシウム血症は，癌細胞で産生される液性因子（humoral hypercalcemia of malignancy：HHM）によるものと，骨転移巣における骨破壊（local osteolytic hypercalcemia：LOH）によるものに分類される[7]．
- HHMでは，骨転移のあるなしにかかわらず，癌細胞で産生された液性因子（主にparathyroid hormone-related protein：PTHrP）が骨と腎に作用して高カルシウム血症が誘導される．
- LOHは広範な骨転移（骨破壊）によって骨から血中に流出したCaイオンが，腎の処理能力を越えた場合に惹起される．肺癌においてはPTHrPが関与するものが多く，特に扁平上皮癌に多いといわれている．

> **ADVICE**
>
> **生理食塩水点滴による高Caへの対応**
>
> 生理食塩水は200～300 mL/時から点滴を開始し，その後は尿量100～150 mL/時が確保できるように点滴量を調整する．過剰な輸液負荷に注意しつつ，患者の心機能，腎機能，高カルシウム血症の重症度や臨床症状によって変更する．中等度以上の高カルシウム血症の場合は，本治療単独で改善することは困難であり，本文に記載する治療と併用して実施する．

5 高カルシウム血症の鑑別診断

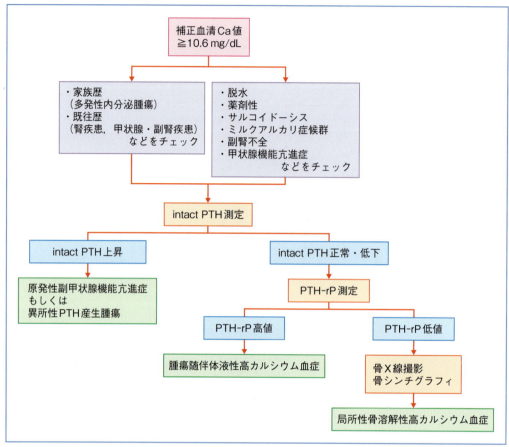

oncologic emergencyと判断する前に，癌に関係した機序以外の血清Caを上昇させるような原因（脱水，サプリメントの過剰摂取，薬剤性，副腎不全，甲状腺機能亢進など）の併存も鑑別すべきである．

■ 症状，診断
- 症状としては口渇，食欲不振，便秘，多飲，多尿，倦怠感，傾眠，意識障害を生じる．癌患者では低アルブミン血症を伴うことが多く，補正式で補正した血清Ca値を算出（補正血清Ca値＝実測血清Ca値＋4－血清アルブミン値）し，判定する必要がある（5）．

■ 治療
- 通常，補正Ca値が11 mg/dLを超えた場合は治療を考慮し，12 mg/dL以上になれば治療すべきとされる．
- 高カルシウム血症では尿中の浸透圧利尿が生じ，脱水傾向となり，腎血流が低下しさらにCaクリアランスが減少するため，より高カルシウム血症が増悪する．そのためまずは脱水の是正が必要である．生理食塩水などを用い，脱水が改善された後にループ利尿薬を併用し尿中Na排泄を増加させると尿中Ca排泄量も増加させることができる．この際，サイアザイド利尿薬はCa再吸収を促進するために禁忌とされる．
- 骨吸収抑制薬としては，BP製剤が第一選択となる★5．BP製剤はその効果発現までに3～

★5　BP製剤
BP製剤は高カルシウム血症の治療において最も効果的である．ゾレドロン酸は投与後1週間経過してもCa値が改善しない場合は再投与が可能である．また腎機能障害例に対する投与も米国臨床腫瘍学会の高カルシウム血症治療に関する提言ではクレアチニン値3.0 mg/dLまでは用量調節を行わず投与可能とされており，ゾレドロン酸の添付文書上も慎重投与という記載のみで用量調節基準はないことに留意する．

4日を要するため，高カルシウム血症が緊急症と判断された場合には，速効性を期待してカルシトニン製剤を併用する．
- なお，デノスマブは高カルシウム血症の保険適用はないが，BP製剤と同様Caを低下させる作用がある．

免疫関連有害事象（irAE）[★6]

- 別項でも述べられるとおり，免疫チェックポイント阻害薬はすでに肺癌に対する薬物療法の新たな柱になった．現在，本邦で使用が可能な抗PD-1抗体はニボルマブとペムブロリズマブであり，どちらも一部の症例には劇的な腫瘍縮小効果を示す一方で，頻度は低いながらもirAEの発症に注意が必要である[8]．

[★6] irAE
Chenらは免疫チェックポイント阻害薬を用いた50の臨床試験におけるirAEについて，grade 3/4の発現は平均で21％と報告している[7]．主なirAEには薬剤性肺炎，腸炎，下垂体炎，重症筋無力症，肝・腎機能障害，皮膚障害などがあげられる．

[★7] 適正使用ガイドに記載されている，自己免疫性腸炎に対してステロイド不応時に投与が必要となるインフリキシマブ，肝障害に対して投与が考慮されるミコフェノール酸モフェチルは，本邦では現時点で保険適用がないため注意が必要である．

- irAEには速やかに対処しないと致命的となりうる副作用が複数存在し，今後は新しいoncologic emergencyのカテゴリーとして，すべての癌診療に携わる医療者は認識すべきである．
- irAEはさまざまな臓器に免疫反応が起こって発症するため，全身管理と他診療科との連携が不可欠である．発症頻度の高い臓器は皮膚，腸管，内分泌系，肝臓であり，頻度は低いが重篤となりうる臓器は肺，腎，神経筋疾患である．
- マネージメントの基本原則はまず認識し疑うこと，そして診断を確定した後，早期に重症度に応じた適切な免疫抑制薬を投与することである．そのためにも抗PD-1抗体投与中の甲状腺機能検査，血糖値もしくは尿糖のチェック，全身状態の確認は投与ごとに確実に実施すべきであり，他診療科・メディカルスタッフはもとより，かかりつけ医との連携体制を構築し，irAEを疑う症状が出現した場合にはチーム医療での迅速な対応が必要である．
- それぞれの有害事象に対する治療アルゴリズムは，投与中の抗PD-1抗体中止・休薬の必要性の有無も含め，各薬剤の適正使用ガイドに詳細に記載されているため参照されたい[★7]．

（村木慶子，津端由佳里，礒部　威）

文献

1) PDQ Supportive and Palliative Care Editorial Board. Cardiopulmonary Syndromes (PDQ®)-Health Professional Version, National Cancer Institute Published Online, 2016.
2) Wilson LD, et al. Clinical practice. Superior vena cava syndrome with malignant causes. N Engl J Med 2007；356：1862-9.
3) Yu JB, et al. Superior vena cava syndrome—a proposed classification system and algorithm for management. J Thorac Oncol 2008；3：811-4.
4) Ryken TC, et al. The role of steroids in the management of brain metastases：a systematic review and evidence-based clinical practice guideline. J Neurooncol 2010；96：103-14.
5) Loblaw DA, et al Systematic review of the diagnosis and management of malignant extradural spinal cord compression：the Cancer Care Ontario Practice Guidelines Initiative's Neuro-Oncology Disease Site Group. J Clin Oncol 2005；23：2028-37.
6) 津端由佳里．高カルシウム血症と低ナトリウム血症．呼吸器内科2014；25：411-8.
7) Stewart AF. Clinical practice. Hypercalcemia associated with cancer. N Engl J Med 2005；352：373-9.
8) Chen TW, et al. A systematic review of immune-related adverse event reporting in clinical trials of immune checkpoint inhibitors. Ann Oncol 2015；26：1824-9.

原発性肺癌治療の実際

4章

原発性肺癌治療の実際

手術療法

肺癌手術の歴史

- 肺癌に対する外科手術の記録は19世紀後半の部分切除が最初とされるが，1933年のワシントン大学（St. Louis）のGrahamの報告した左肺癌（扁平上皮癌）に対する左肺全摘例が初の長期生存例であった．以来，肺全摘術が標準とされたが，死亡率は約40％にも及び満足のいくものではなかった．
- 1951年にスローンケタリング記念病院のCahanらが肺全摘術にリンパ節郭清を加えた手術をradical pneumonectomyとして報告し，さらに1960年代にリンパ節郭清を加えたradical lobectomyを確立して予後の同等性を報告して以来，肺葉切除以上およびリンパ節郭清が今日に至るまで標準手術とされている．
- 本邦における初めての肺癌切除は，1923年に報告された順天堂医院の佐藤清一郎による部分切除であるが，長期生存例は1937年の大阪大学の小澤凱夫により報告された左肺全摘である．1955年の日本外科学会宿題報告「肺腫瘍」で河合・篠井・石川らが肺癌切除104例を全国から集積し，当時のわが国の実情を明らかにした（3年以上生存していたのは2例のみだった）．この活動がもとになり，文部省班研究班が立ち上がり，1960年の肺癌研究会設立，1966年の日本肺癌学会設立と続き，本邦における肺癌研究の端緒となった．
- 症例集積研究は，全国肺癌登録合同委員会が引き継ぎ，1994年，1999年，2004年の術後5年生存率は，各51.9％，61.6％，69.6％と改善されてきているが，検診やCTスキャンの普及による末梢小型肺癌の割合が高くなっていること，MRIやPETスキャンの導入・普及による遠隔転移の診断向上による的確な手術適応（進行例の除外）がなされてきたためと考えられている．
- 近年では，対象患者の高齢化，非浸潤癌の画像診断，胸腔鏡手術の普及などにより，根治の追求よりも侵襲の軽減が重要視される傾向があり，後述の臨床研究が実施されている．

手術療法の考え方

- もとより局所療法である手術療法は，早期肺癌に対する最も有効な治療である．
- リンパ節転移を有する症例には，術後補助化学療法や術前導入療法などの集学的治療が適用されるが，後者については外科治療の意義に関するエビデンスは確立していない．
- 脳転移や副腎転移例には，手術を含む局所療法の適応を考慮する場合がある．
- 従来，進行肺癌に対する姑息手術は否定されてきたが，薬物療法の進歩や，画像評価の精度向上により，集学的治療（サルベージなど）や管理（生検）の一環として外科介入の機会が考慮される機会が増えている．

臨床病期からみた手術適応

- 2016年の肺癌診療ガイドラインでは，現行のUICC TMN分類8版ではなく6～7版に準じた病期分類をもとに治療法を示しているため，術後補助化学療法などの適応に関しては一部過去のStageに読み替えて判断する必要があるが，外科治療の適応に関しては，従来と同様のStage分類でおおむね対応することができる（**1**）．
- 非小細胞肺癌の臨床病期Ⅰ期・Ⅱ期・Ⅲ期

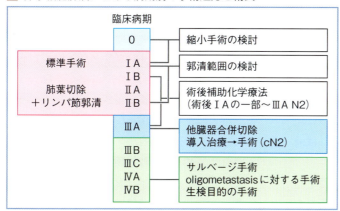

1 非小細胞肺癌における病期別の手術適応と術式

0期からIVb期まで外科治療が適応される症例があるが，初回治療としての根治術の一般的な適応はIA期からIIIA期の一部までである．

（N0-1）は手術のよい適応である．

- 臨床病期IIIA（N2）期非小細胞肺癌はいまだ議論の対象であるが，解剖学的に切除可能な症例では，手術を含む集学的治療の選択も許容されている．
- 一方，これまでcN2が切除可能か否かの判断が施設・術者間で統一されていなかったが，最近，American College of Chest Physiciansのガイドライン第3版において，cN2を画像的に切除不能なinfiltrative N2と切除可能なdiscrete N2が類型され，cN2に対する外科研究に発展の機会が広がった．
- 臨床病期IIIB期は完全切除困難な局所進行例であり，放射線化学療法あるいは化学療法が考慮される．Radiation Therapy Oncology Group 0617試験では局所治療として74 Gyと60 Gyを比較しているが，予想に反して74 Gyの群で癌死が多かった．局所制御のための放射線治療には限界もあり，サルベージ手術が考慮される一因となっている．
- 臨床病期IV期は原則として手術適応外となる．しかし遠隔転移が限られた個数（oligometastasis）の症例や，分子標的治療後の残存病変に対するサルベージ手術など，一部の症例には手術の試みがなされている．
- 同一肺葉内に癌が多発した場合，もしくは同一肺葉内結節として転移が確認された場合（PM1）も手術適応となる．
- 小細胞肺癌の臨床病期I期に対しては手術および術後補助化学療法が推奨されている．他の病期では手術は推奨されないが，最近の後方視的研究ではII期でも良好な術後生存率を示す傾向にある．

患者背景からみた手術適応

- PS 0〜1の患者が適応となる．PS 2以上では慎重な評価が求められる．
- 呼吸機能検査，心電図検査が必須である．
- 肺葉切除のための術後呼吸機能の要件として，術前の1秒量≧1.5 L，術後予測1秒量≧800 mLといった指標が参考値として頻用されている．術後予測1秒量は亜区域法[★1]に基づき，肺換気血流シンチグラフィによる左右差などを考慮のうえ計算される．
- たとえば右上葉切除の場合，S^1（2亜区域）＋S^2（2亜区域）＋S^3（2亜区域）の合計6亜区域が切除される．呼吸機能は6/42（＝1/7）失われると考えられ，術後予測残存呼吸機能（FVCまたはFEV_1）は術前の値に6/7を乗じた値となる．
- 1秒量が低下しているような症例でも，術後

★1 亜区域法
肺全体の42亜区域と，切除される亜区域数（例：左上葉切除で10亜区域）から残る割合を計算する．

予測DLco≧80％であれば通常の肺切除が可能である．
- 術後予測DLco＜40％，または術後予測1秒率＜40％であるような境界にある患者では，運動負荷試験を検討する．最大酸素摂取量が$\dot{V}O_2max≧15\,mL/kg/$分であれば通常の肺切除が可能である．もしくは運動負荷試験に代わり，階段を3階以上昇ることができれば通常の肺切除が可能である．
- 術後予測DLco＜40％かつ術後予測1秒率＜40％であるような低肺機能患者では手術をすることが非常に高リスクである．$\dot{V}O_2max＜10\,mL/kg/$分，または階段を一階昇ることができないような，運動負荷に耐えられない症例でも同様に高リスクであると考えられる．
- 肺全摘のためには，もう一段階余裕のある呼吸機能が要求される．上記内容に関して，術前の1秒量≧2.0Lや運動耐容能として階段を5階以上昇れることが必要と考えられている．
- 以上のような生理検査結果を参考に，手術のベネフィットと比較して手術適応を決定する．

術式選択

■標準手術

最近の成績
- 現在，肺癌に対する標準手術は系統的肺門・縦隔リンパ節の郭清を伴う葉切除以上の肺切除である．
- 1995年にLung Cancer Study Groupにより施行された臨床病期Ⅰ期非小細胞肺癌に対する肺葉切除と縮小切除のランダム化比較試験では[1]，中間解析の時点で，縮小切除群で局所再発が3倍多く，5年無再発生存率も不良であったために試験が中断された．これは対象に中心型が含まれていたこと，縮小手術に部分切除が多かったことなどが結果に影響したと考察されている．
- 最近のメタアナリシスでは，肺葉切除は予後の点で区域切除にまさっていたが，ⅠA期に限ると同等であるという報告もある[2]．

リンパ節郭清
- 周囲の脂肪組織とともに一塊として所属リンパ節を摘出するリンパ節郭清は，個々のリンパ節のみ摘出するサンプリングと比べて予後における優位性は明らかではなく，むしろ診断における意義が重要視されている．
- American College of Surgery Oncology Groupによる系統的リンパ節とサンプリングでのランダム化比較試験では，生存期間の中央値（8.5年 vs 8.1年）および無再発5年生存率（68％ vs 69％）でほぼ同等であり，系統的リンパ節郭清の意義は認められなかった[3]．メタアナリシスでも同様の結果が報告されている[4]．
- 本邦において，リンパ節郭清の範囲については日本肺癌学会から刊行されている肺癌取扱い規約により，第1a/1b/2a/2b/3α/3β/3γ群に分けられている．それぞれの群において含まれるリンパ節は，原発巣の所属する肺葉ごとに異なっており，リンパ流路に基づいた分類となっている．
- 本邦での標準的な系統的リンパ節郭清では，ND2a-2の郭清が行われる．選択的リンパ節郭清はND2a-1の範囲で行われるが，現時点でND2a-2とND2a-1でどちらがより妥当であるかのエビデンスはなくJCOG1413試験で前向き多施設の第Ⅲ相試験で検証中である．

術中所見の表記法
- 術中所見に関して，下記のとおり記号で表されるが，肉眼所見は大文字，組織学的所見は小文字で表される．

胸膜播種：
- 胸膜播種の程度をDで表す．胸膜播種があればD1，なければD0である．

胸水：
- 胸水の有無をEで表す．胸水があればE1，なければE0である．胸水の細胞診を術中に調べている場合はその結果により細胞診陰性（E（−）），細胞診疑陽性（E（±）），および細胞診陽性（E（＋））となる．検体が不適な場合

- はE（不適），未施行の場合はE（未検）で表す．
- 胸水のない場合は胸腔内洗浄細胞診を調べることがある．PLCで表されEと同様に表記するが，現時点でTNM分類には反映されない．

胸膜浸潤：
- 胸膜浸潤の程度をPLで表す．臓側胸膜に達しない場合はPL0，臓側胸膜に達しているが明らかに露出していない場合はPL1，明らかに露出している場合はPL2，そして連続的に胸壁など隣接臓器，あるいは葉間を越えて隣接肺葉に及んでいる場合をPL3とする．

肺内転移：
- 肺内転移の有無をPMで表す．肺内転移を認めない場合はPM0，原発巣と同一肺葉内にのみ転移を認める場合はPM1，同側の異なる肺葉に認める場合はPM2，そして対側肺に認める場合はPM3となる．部位により決まり，個数は関係ない．

遺残腫瘍：
- 以上をふまえて，手術後の遺残腫瘍の有無はRで表される．完全切除されたものはR0だが，非完全切除の場合はR1（顕微鏡的遺残）またはR2（肉眼的遺残）で示される．
- 臨床的によくみられる状況として，R0手術後の病理で気管支断端に上皮内癌（carcinoma in situ：CIS）が認められた場合は，R1（is）となる．また同様にR0手術後に洗浄細胞診陽性であった場合はR1（cy＋）となる．これらはR0またはR1とは区別される．

■縮小手術（limited resection/sublobar resection）

- 十分な機能があるものの機能温存のためにあえて部分切除・区域切除を行う積極的縮小手術と，機能的な限界からやむをえず部分切除・区域切除を行う消極的（妥協的）縮小手術がある．
- 本邦では，臨床病期ⅠA期かつGGN部分を含めた最大腫瘍径が2cm以下の非小細胞肺癌に対し，区域切除を中心とする積極的縮小手術が検討されてきた経緯がある．
- El-Sherifらによる報告では，Ⅰ期非小細胞肺癌に対する784例の肺葉切除と207例の楔状切除を主とする縮小手術の比較で，ⅠA期において無再発生存に差がないと報告している[5]．メタアナリシスでは，肺葉切除に対して縮小切除でも予後は劣らないという報告もある[6]．
- 一方，2cm以下の肺癌に対する区域切除による局所再発率は，55例中4％[7]や230例中4.9％[8]という報告もあり，これらの症例では葉切除により局所再発が防がれた可能性もある．
- 薄切CTでは，腫瘍の充実部分およびすりガラス状陰影部分の比（consolidation/tumor ratio：C/T比）が求められる．C/T比が0.5以下であれば，病理学的に浸潤性に乏しい予後のよい腫瘍であるということがJapan Clinical Oncology Group（JCOG）0201試験で明らかにされた[9,10]．
- JCOGではその後，縮小手術に関して2つの臨床試験を行った．JCOG0804/WJOG4507L試験（検証的単アーム試験）では胸部CTでGGNを主体とする早期（画像的非浸潤）肺癌に対する楔状切除の妥当性を検証し，JCOG0802/WJOG4607L試験（無作為化比較試験）では2cm以下の浸潤肺癌に対する肺葉切除と区域切除のランダム化比較試験を行っている．
- 2017年に米国臨床腫瘍学会で報告された前者の最終解析結果では5年無再発生存率が99.7％（肺癌死亡なし）と仮説を満たし，画像的非浸潤肺癌には部分切除が標準術式となることが期待されている．
- 後者は症例集積が終了しており，最終解析が待たれているが，今年，米国胸部外科学会で報告された中間解析では区域切除群でわずかに術後の気漏やドレーン再挿入が多かったと報告されている．肺機能の優位性，生存の非劣性が証明されれば区域切除が末梢小型浸潤肺癌に対する標準術式になるかもしれない．

- これらのJCOG試験に近い臨床試験として，欧米では2007年よりCALGB140503試験が行われている．こちらも多施設共同第Ⅲ相試験であるが，縮小手術として区域切除のみならず楔状切除を容認していることやprimary endpointが無再発生存であることなど細部は異なっており，集積も遅延している．
- JCOG1211試験（検証的単アーム試験）では上記のJCOG0804/WJOG4507L試験およびJCOG0802/WJOG4607L試験のあいだに存在するような症例（画像的早期肺癌）に対し，区域切除の有用性を検討している．
- これらの臨床試験は，すべて旧Stage分類により症例群を区分して行われているため，第8版Stage分類をそのまま適応することはできない．したがってJCOG0804/WJOG4507L試験の結果は，0期，ⅠA期の一部（ⅠA1，ⅠA2の一部）に適用されるが，旧分類で読み替えて考慮したほうが簡便である．今後の臨床試験の結果の解釈も同様に旧分類に読み替えて整理する必要があろう．
- 消極的縮小手術として，臨床病期Ⅰ期の低肺機能患者（術後予測1秒率≦40％）に対する区域切除の結果，標準手術とほぼ同等の予後であったと報告されている[11]．

■ 拡大手術

- 臨床病期T3N0-1M0の胸壁浸潤を伴う非小細胞肺癌に対しては，胸壁合併切除を行う．手術死亡率は0～7.8％であり，合併症発生率は19～44％と報告されている．完全切除できた症例では5年生存率32％であったのに対し，非完全切除例では4％と報告されている[12]．
- 横隔膜（T4）や心膜（T3）に浸潤したN0-1M0の非小細胞肺癌には，それぞれの合併切除を考慮するが，横隔膜合併切除症例の手術死亡率は1.6～4.4％，合併症発生率は14.7％，5年生存率は19～42.6％と満足いくものではない．完全切除症例でも5年生存率22.6％に対し，非完全切除例では0％という報告もある[13]．心膜合併切除例の5年生存率は15.1～54.2％だが，心膜浸潤症例ではリンパ節転移の頻度が高く肺全摘の頻度も高い．
- 肺全摘の適応症例も存在するが，肺全摘は術後の呼吸機能に影響を与えるため（"Pneumonectomy itself is a disease"），極力避けたい術式であり，気管支・肺動脈形成術を駆使して肺全摘を回避することが推奨されている．
- 気管支形成術の手術死亡率は0.9～5.9％，合併症発生率は17.9～49％である．最も重大な合併症である吻合不全は1.9～6.9％でみられ，吻合部における癌の局所再発は2.5～8.9％でみられるという報告もあるが，後方視的比較研究を集めたシステマティックレビューでは，全摘よりも合併症の頻度や，生存率は良好とされている．全摘回避のために気管支・肺動脈形成術が選択されることが多い．
- 2014年の日本胸部外科学会の統計からは，気管支形成は肺癌手術38,444件に対して471例（1.2％）のみで行われている[14]．
- 2葉以上を同時に切除・再建する複雑気管支形成はextended sleeve lobectomyとして報告されている．

アプローチ

■ 開胸手術

- 後側方開胸による開胸手術が標準経路として汎用されてきた．広背筋，前鋸筋，大菱形筋，僧帽筋などの筋群を切開することが古典的な方法であるが，広背筋以外は筋膜の剥離を十分行うことで温存することも可能である．一般には肋骨の後方を1cm程度切離し，開胸器をかけて視野を得る．侵襲は高く，相応の術後疼痛を伴う開胸方法である．
- 側方切開，腋窩切開，聴診三角開胸など，胸部の筋肉を温存し肋骨を切離しない，もしくは開胸器をかけない術式も広く行われている．しかし後側方開胸ほどの視野を得ることは困難である．

■ 胸腔鏡下/胸腔鏡補助下手術

- ビデオ補助下胸部手術（video-assisted tho-

racic surgery：VATS）とよばれる本法は，1990年頃には道具も限定的なためあまり普及しなかった．1994年に胸腔鏡下肺切除術が保険適用になるとともに行う施設が増えはじめ，2000年には肺の悪性腫瘍に対する手術も保険適用となり，最近では70％以上の肺癌手術がVATSにより行われるようになった．
- わが国では，小開胸を併用して術者が直視，助手が鏡視下に行うハイブリッドVATSが，VATS肺葉切除の半数を占めている．
- 2014年に「開胸器を用いず，肺動脈・肺静脈・気管支を個別に剝離処理し，標準的なサンプリングまたは郭清を8 cmまでの補助開胸と数か所のポート孔で行う手術をVATS肺葉切除とする」というコンセンサスレポートが発表され，国際基準としてのVATS肺葉切除が示された．
- 手術の安全性および肺癌の生存率において，VATSが開胸手術にまさるというエビデンスはない．
- Da Vinciなどのロボット手術は胸腔鏡下手術の延長にあるとされているが，胸腔鏡下手術に比べたコストが高く，安全性を含めた有用性に関するエビデンスはない（Column「da Vinci手術」p.191参照）．

手術成績

- 全国肺癌登録合同委員会における1994年，1999年，2004年の調査研究では，周術期死亡率はそれぞれ1.3％，1.0％，0.3％であった．
- 2010年の日本胸部外科学会学術調査では，2008年に切除された原発性肺癌27,881人を対象とした調査で周術期（術後1か月以内）死亡率は0.4％，在院死亡率は0.9％と報告されている．このように長期的には周術期死亡率は減少傾向にある[15]．
- 2016年の日本胸部外科学会学術調査では，2014年に切除された原発性肺癌38,444例の周術期死亡率は0.3％，在院死亡率は0.7％と報告された．わずかに減少しているもののほぼ横ばいである[14]．
- 1964年に河合により報告された肺癌手術の5年生存率は9％であった．
- 1977年の山口による4,345例の報告では，5年生存率は25.5％であった．
- 全国肺癌登録合同委員会による2004年に手術を施行された11,663例の調査研究では，全体の5年生存率は69.6％であり，腺癌，女性の予後が良好であった．

（坂入祐一，吉野一郎）

文　献

1) Ginsberg RJ, et al. Randomized trial of lobectomy versus limited resection for T1N0 non-small cell lung cancer. Lung Cancer Study Group. Ann Thorac Surg 1995；60：615-22.
2) Zhang L, et al. Comparison of the oncologic outcomes of anatomic segmentectomy and lobectomy for early-stage non-small cell lung cancer. Ann Thorac Surg 2015；99：728-37.
3) Allen MS, et al. Morbidity and mortality of major pulmonary resections in patients with early-stage lung cancer：initial results of the randomized, prospective ACOSOG Z0030 trial. Ann Thorac Surg 2006；81：1013-9.
4) Huang X, et al. Mediastinal lymph node dissection versus mediastinal lymph node sampling for early stage non-small cell lung cancer：a systematic review and meta-analysis. PLoS One 2014；9：e109979.
5) El-Sherif A, et al. Outcomes of sublobar resection versus lobectomy for stage I non-small cell lung cancer：a 13-year analysis. Ann Thorac Surg 2006；82：408-15.
6) Nakamula H, et al. Survival following lobectomy vs limited resection for stage I lung cancer：a meta-analysis. Br J Cancer 2005；92：1033-7.
7) Tsubota N, et al. Ongoing prospective study of segmentectomy for small lung tumors. Study Group of Extended Segmentectomy for Small Lung Tumor. Ann Thorac Surg 1998；66：1787-90.

8) Okada M, et al. Radical sublobar resection for small-sized non-small cell lung cancer : a multicenter study. J Thorac Cardiovasc Surg 2006 ; 132 : 769-75.
9) Asamura H, et al. Radiographically determined noninvasive adenocarcinoma of the lung : survival outcomes of Japan Clinical Oncology Group 0201. J Thorac Cardiovasc Surg 2013 ; 146 : 24-30.
10) Suzuki K. JCOG0201 defined "radiological early peripheral lung adenocarcinoma". J Thorac Oncol 2011 ; 6 : 1452-3.
11) Martin-Ucar AE, et al. A case-matched study of anatomical segmentectomy versus lobectomy for stage I lung cancer in high-risk patients. Eur J Cardiothorac Surg 2005 ; 27 : 675-9.
12) Downey RJ, et al. Extent of chest wall invasion and survival in patients with lung cancer. Ann Thorac Surg 1999 ; 68 : 188-93.
13) Yokoi K, et al. Results of surgical treatment of lung cancer involving the diaphragm. J Thorac Cardiovasc Surg 2000 ; 120 : 799-805.
14) Masuda M, et al. Thoracic and cardiovascular surgery in Japan during 2014 : Annual report by The Japanese Association for Thoracic Surgery. Gen Thorac Cardiovasc Surg 2016 ; 64 : 665-97.
15) Sakata R, et al. Thoracic and cardiovascular surgery in Japan during 2008 : annual report by The Japanese Association for Thoracic Surgery. Gen Thorac Cardiovasc Surg 2010 ; 58 : 356-83.

Column

da Vinci手術

ロボット支援手術の歴史と肺癌手術における利点

　ロボット支援手術は1900年代の中頃からComputer Motion社のAesopやZeusと，Intuitive Surgical社のda Vinciが主導して行われていたが，2000年頃にはIntuitive Surgical社のda Vinci以外は用いられなくなったようである[1]．

　当初は心臓の弁置換手術や冠動脈のバイパス手術などの報告が多かったが，肺癌の手術についても行われるようになってきた[2]．

　従来の胸腔鏡手術と比較すると，手術器械に7か所の関節があるので術野に近い部位での可動性が優れていて，縫合や吻合が行いやすい．炭酸ガスを送気して行う手術が基本であるため，微小な出血が抑えられ，良好な視野を得やすい．また手の振戦が術野に伝わらず，3次元の映像をみながら手術を行えるなどの点が，da Vinci肺癌手術では利点として述べられた．

　泌尿器科での前立腺癌の切除術における利点がおおむね認められてda Vinciがわが国でも普及していったのに伴い，多くの施設で肺癌の手術にも有用性を求めて手術が行われるようになった．もちろん胸腔鏡手術の普及と同様，肺の部分切除から行われ，肺癌に対する肺葉切除とリンパ節郭清や区域切除などが報告された．

　Intuitive Surgical社が主導して行ってきたため，特に胸腔鏡手術と比較するとトレーニングシステムが確立し，learning curveの期間が短く，すぐに上達し，また術者が術野から離れているので術者には優しい手術であることがその利点として強調されてきた．

費用と保険収載への動き

　費用としてロボット本体が約3億円，維持費が毎年1〜2千万円と高額で，肺癌に関しては保険に収載されておらず先進医療にも採用されていない．どのようにこの費用を分担するかは結論が得られていない．

　最近ではわが国でも2016年9月現在でda Vinciの台数が237台と全世界の6％が存在し，この保険収載への動きは強まっている．

胸腔鏡手術との比較

　開胸手術と比較しての利点は多くの報告がみられるが，胸腔鏡手術と比較するとその利点は有意なものが報告されていない．また行われ始めてから15年以上も経過しているのに，肺癌手術におけるda Vinci手術の有用性を確実に報告したものはみられない．

　胸腔鏡手術が，5cm程度の1か所の皮切で行うsingle-port VATSや3mm径の鉗子や5mm径の胸腔鏡を用いた小さい切開の手術が報告されてくると，現状のda Vinci手術では皮膚切開の箇所が4，5か所でそれぞれ1〜2cmの切開が必要であるため，患者にとっては胸腔鏡手術より侵襲が大きいとも考えられる．

　胸腔鏡手術のトレーニングシステムを整備すると，縫合や吻合は高額な器械を使用しなくてもできるという意見もある．

　7か所の関節を有していて術野での可動性が優れていることは利点であるが，手の振戦が手術器械に伝わらないのはポートを介した胸腔鏡手術では同様に得られる利点で，炭酸ガスの送気や3次元画像での手術もda Vinciに限ったものではない．さらなるda Vinci肺癌手術の普及には患者にとって胸腔鏡手術と比較しての有用性を示す努力が必要であると考えられる．

安全性

特に近年では手術が多く行われている米国から，da Vinciを用いたから生じたと考えられる合併症が10万件につき200件以上みられたという報告が行われてきている[3]．

現状のda Vinciについては費用の低額化と同時に，米国のように多数の症例を行うようになったときの安全性にも配慮が必要だと考える．

今後の展望

今後の展望としては，現在の胸腔鏡手術と同様，器械の細径化と必要とする皮切の減少化が必要である．1か所の皮切で，細い径の器械で，適切な費用で，安全で十分な肺癌手術を行えるロボット支援手術が望まれる．

（河野　匡）

文献

1) Akasu T, Asamura H. Robotic surgery. Jpn J Clin Oncol 2000；30：371-2.
2) Bodner J, et al. First experiences with the da Vinci operating robot in thoracic surgery. Eur J Cardiothorac Surg 2004；25：844-51.
3) Alemzadeh H, et al. Adverse events in robotic surgery：a retrospective study of 14 years of FDA data. PloS One 2016；11：e0151470.

原発性肺癌治療の実際

放射線療法

はじめに

- 肺癌に対する放射線治療は種々のガイドライン[1-3]においてさまざまな場面で推奨されている．Ⅰ期非小細胞肺癌の定位照射，局所進行非小細胞肺癌の（化学）放射線療法や，Ⅳ期の肺癌における骨転移や脳転移などに対してである．
- 本稿では，その主な適応と照射範囲の設定法と治療の実際について，非小細胞肺癌と小細胞肺癌に分けて概説する．なお肺癌の放射線治療計画については『放射線治療計画ガイドライン 2016 年版』[4,5]に詳しい．本稿では主な注意すべきポイントについて記載する．

非小細胞肺癌

■ 局所進行肺癌の化学放射線療法

- 切除が不能もしくは困難な局所進行肺癌（多くの場合 N2-3M0）例に対しては，化学療法が可能な場合，化学療法を併用した放射線治療が行われる[1]．高齢などで化学療法が禁忌の場合や臓器機能が十分でない場合には放射線治療単独で治療が行われる．
- 総線量は米国の臨床試験で 60 Gy 群と 74 Gy 群において前者が有意に成績良好であったため[6]，現在のガイドライン上では線量分割は 60 Gy/30 分割を用いることが標準となっている[2]．
- 正常肺の線量が問題となるが，最近では予後に影響を与える心臓の線量を減らすため，NCCN のガイドラインでは IMRT★1 を用いることも推奨している[2]．まだ日本では一般化されておらず，臨床試験として行うなど，注意深い適用が必須である．

治療計画

- 治療計画は CT を用いて 3 次元的に病変と正常臓器の位置を確認しながら施行する．
- 透視装置もしくは 4DCT（p.196 参照）にて病変の呼吸性移動を確認しつつ治療計画用 CT を撮像する．
- 画像を放射線治療計画装置に転送し，診断用に撮られた造影 CT および PET-CT を参考にして，まず肉眼的腫瘍体積（gross tumor volume：GTV）として原発巣＋転移リンパ節を描画する．
- 臨床的に腫瘍進展が疑われる範囲（clinical target volume：CTV）として，原発巣＋転移リンパ節に隣接したリンパ節領域を描出し，途中（40 Gy 程度）までは照射範囲に含める（elective nodal irradiation）．患者の状態の悪いとき，臓器機能が十分でないとき，また投与線量を増加したりして，後述するように正常肺などへの線量制約が超過してしまうときなどは省略が許容される．
- さらに 5 mm 程度の計画標的体積（planning target volume：PTV）を付加して，治療計画を行う．
- 40 Gy からは原発巣ならびに腫大したリンパ節を CTV として，それに PTV を付加して計画する．
- 治療計画時には腫大したリンパ節の描画も大切であるが，原発巣の部位によるリンパ流の経路の把握も大切である．**1** に原発巣の主な部位別のリンパ流の経路をあげる[4,7]．また肺癌学会から出されているリンパ節の CT

★1 **IMRT（intensity modulated radiation therapy）**
強度変調放射線治療．照射野内の線量強度を変調させることによって凹型の形状の腫瘍に対してもその形状に沿った形の線量分布が得られ，それに近接した正常臓器の線量を低減させられる照射技法．

❶ 原発部位別の標準的なリンパ流の経路

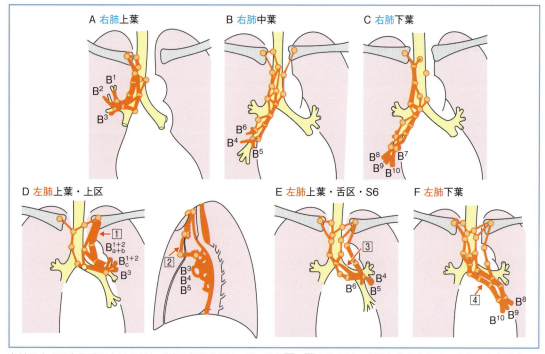

各線の太さは各経路におけるリンパ流の頻度を示す．D〜Fの①〜④の数字は，左肺からの主な4つのルートを示す．
(Hata E, et al. Theor Surg 1990；5：19-25[7])を参考に作成）

アトラス[8])も参考になる．
- 対側肺門に病変が及ぶときには，根治的治療の適応外になる．また悪性胸水貯留時にも適応外であることを心得ておく．
- そのほか，技術的には使用するX線のエネルギーは6〜10メガボルト（MV）のものを用い，胸部の組織は縦隔と肺野で電子密度が異なるので，電子密度を考慮に入れた治療計画技法で治療計画を行う．

正常臓器の線量制約（dose constraint）

- 放射線治療計画を行う際，最近では腫瘍ならびに有害事象が問題となる正常臓器の線量体積ヒストグラム（dose-volume histogram：DVH）を求める．それから，たとえばV_{20}（20 Gy以上照射される正常臓器の割合）を求め，その値が定められた値を超えないように計画を最適化していくプロセスを経る．❷に通常分割照射における肺癌にかかわる線量制約を示す．

❷ 正常臓器の線量制約（通常分割照射）

要注意臓器	通常分割30〜35回での線量
脊髄	最大線量≦50 Gy
肺	V_{20}≦35％，V_5≦65％，MLD≦20 Gy
心臓	V_{40}≦80％，V_{45}≦60％，V_{60}≦30％，MHD≦35 Gy
食道	平均≦34 Gy，最大≦処方線量の105％
腕神経叢	最大線量≦66 Gy

MLD：mean lung dose, MHO：mean heart dose.
（NCCNガイドラインを参考に作成）

- たとえば，化学療法併用の場合の正常肺の線量はV_{20}が35％を超えないように計画することが推奨されている．また患者のもともとの正常肺の体積や合併症（間質性肺炎など）によって線量制約は異なってくる．間質性肺炎の部分が多く照射範囲に含まれる場合には特に注意が必要で，場合によっては照射禁忌となる．
- 最近では，心臓の線量の重要性が叫ばれるよ

③ Ⅲ期非小細胞肺癌に対する典型的な線量分布図

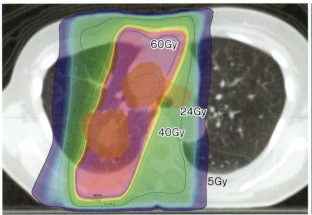
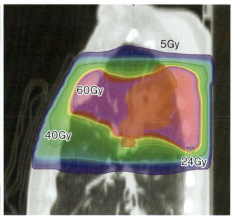
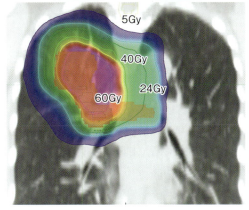

Ⅲ期非小細胞肺癌に対し，最初に前後対向二門照射法にて予防照射域を含めて40 Gyの照射を施行後，脊髄を避けて20 Gyの斜め方向からの二門照射を行った際の線量分布図の例（左上：軸位断像，右上：矢状断像，右下：冠状断像）．脊髄の線量を40 Gyに抑えるとともに，正常肺に20 Gy以上照射される体積を可及的に抑制する必要がある．
等線量線：ピンク60 Gy，緑40 Gy，水色24 Gy，紫5 Gy．

うになり，その低減目的に肺癌に対してもIMRTを用いる傾向にある．その場合は病変に対する線量の集中性は改善するが，正常肺の広範な部分に低い線量が照射されることになる．その際にはV_{20}だけでなく，V_5も問題となってくる．

- ③に典型的な線量分布図を示す．

治療および治療中・治療後の注意点

- 治療は一般に最初に前後対向2門で開始し，40 Gy/20分割程度の時点で脊髄を遮蔽する目的で照射方向を斜めにする．
- 肺臓炎は放射線治療終了時頃より始まり，数か月の期間続く．患者の呼吸予備能力，年齢，間質性肺炎の合併，照射範囲などによるが，健側の肺に肺臓炎が出現するとしばしば致死的になるので，治療計画時には対側肺への線量と体積を減らすことが要求される．
- 技術的には上葉よりは下葉のほうが，縦隔寄りよりは縦隔から離れているほうが照射範囲が広くなるので，治療計画時に慎重さが要求される．

Ⅰ期非小細胞肺癌の定位放射線治療

- 肺癌診療ガイドライン[1]にも医学的に手術不能なⅠ期非小細胞肺癌に対しては，放射線治療が推奨され，最近では体幹部定位照射（stereotactic body radiation therapy：SBRTもしくはstereotactic ablative body radiotherapy：SABR）★2という線量を原発巣に集中させ，1回の線量を10 Gy以上に増加させ，それを数回投与するという方法で，より根治的な治療を目指せるようになった．
- SBRTは以前の放射線治療に比べて，腫瘍に

★2　日本ではSABRよりもSBRTが用語として用いられる．

4 治療計画用CT

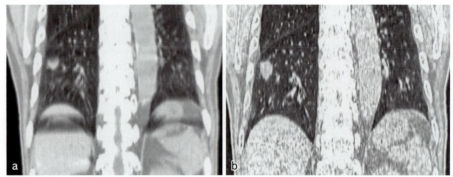

自由呼吸下のCT（a）と4DCT（b）の違いを示す．4DCTを撮ることにより標的体積および正常臓器の輪郭がシャープになり位置情報の取得が可能になる．

線量が集中する一方で，周囲の正常肺への高線量照射体積を可及的に低減できるため，呼吸機能をほとんど落とさずに，高率に局所の腫瘍を制御することが可能であるというメリットをもつ．正常肺がいわゆる並列臓器で，一部の肺が放射線治療によって機能しなくなっても，他の正常肺で十分肺としての機能は維持できることを利用している．

- ただし，気管支や食道，大血管など肺門や縦隔に近い部分に存在する，いわゆる中枢型肺癌においては，1回大線量がそれら直列臓器（一箇所の傷害で全体の機能が失われる臓器）の壁に与える影響のため，時に致死的な有害事象を引き起こす可能性があり，それらの治療には1回線量を低下させ，分割回数，総線量を増加させる試みがなされている．
- 一部の臨床報告では，切除可能なⅠ期症例について，手術とSBRTのランダム化比較試験を行ったところ，SBRTのほうが手術の成績より上回ったという報告がある[9]．NCCNガイドラインでは，これをもってただちにSBRTを用いるべきということにはならないものの，その低侵襲性から，高齢者，低肺機能の症例や，手術を拒否する症例にはSBRTが推奨されるべきとしている．

治療計画

4DCTを用いたPTVの作成：

- 肺癌は呼吸性に位置が変動する．最近のCTの高精度化に伴い，各呼吸の約10分割された位相ごとに位置情報を取得し，それを画像化して，呼吸の各位相時の腫瘍の位置をクリアな画像で表現させることが可能となった．これを3次元に時間軸を足した4DCTとよぶが，肺癌のSBRTには4DCTによる撮像が望ましい（ 4 ）．
- それ以外では，4秒程度のスキャン時間をかけてその間に腫瘍が通過する範囲を取得する方法，呼気時と吸気時のCTを撮り補間する方法，ある一時点の腫瘍の位置でCTを撮像し，その時点で呼吸を止めて照射を行う方法などがあるが，1〜3の方法の中では，4DCTを用いる方法が最も一般的であるので，この方法について以下に記述する．
- 4DCTで撮像したCT画像には腫瘍周囲のspiculaがはっきり確認できるので，その部分を含んでCTVを描画する．それを10位相分描画し，それらの和集合をとりそれを全体のCTVとする．さらに状況によっては2 mm程度のマージン（ITVマージン）をとり，さらに3〜5 mmのset-upマージンを設定して，PTVを作成する．
- そして， 5 の線量制約を満たすように，多

5 定位照射における正常臓器の線量制約（最大線量）

要注意臓器	1分割	4分割	5分割
脊髄	14 Gy	26 Gy (6.5 Gy)	30 Gy (6 Gy)
食道	15.4 Gy	30 Gy (7.5 Gy)	PTV処方線量の105%*
腕神経叢	17.5 Gy	27.2 Gy (6.8 Gy)	32 Gy (6.4 Gy)
心臓	22 Gy	34 Gy (8.5 Gy)	PTV処方線量の105%*
大血管	37 Gy	49 Gy (12.25 Gy)	PTV処方線量の105%*
気管/近位の気管支	20.2 Gy	34.8 Gy (8.7 Gy)	PTV処方線量の105%*
肋骨	30 Gy	40 Gy (10 Gy)	NS
皮膚	26 Gy	36 Gy (9 Gy)	32 Gy (6.4 Gy)
胃	12.4 Gy	27.2 Gy (6.8 Gy)	NS

PTV：計画標的体積，NS：not stated．*中枢型肺癌についての記載
（NCCNガイドラインを参考に作成）

6 線量分布図とDVH

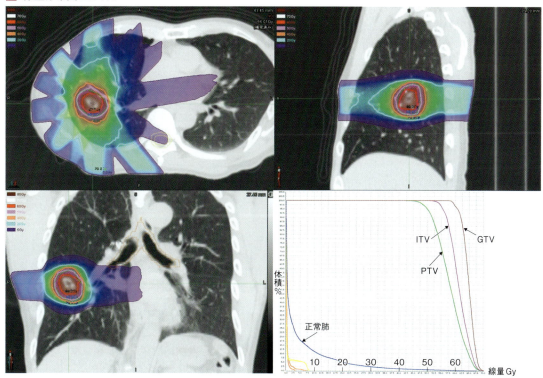

左上：軸位断像，右上：矢状断像，左下：冠状断像，右下：target volumeと正常肺のDVH．PTVの95%の体積に50 Gyを処方すると，PTV自体，ITV，GTVにはそれより大きな線量が投与されている．

方向からPTVに線量が集中するように多門照射を行う．線量分布図は6のようになる．

リスクマージンのとり方：

- その際PTVのマージンに照射筒に適切なマージン（リーフマージンとよぶ）をつける．7はリーフマージンの大きさによって変わる線量プロファイルである．一般にリーフマージンを狭めたほうがPTVのマージンおよびその外側の線量は低下するが，中心への線量は増加する．よって周囲の正常肺の線量は低下する（6）．

- 筆者らの施設では処方線量は5 mmのリーフマージンでPTVの95%に1回線量12.5 Gyを計4回，総線量が50 Gyという線量を用いて1週間で治療を行っている．線量分割法は45〜60 Gy/3〜5分割/1〜2週間で行われることが

7 リーフマージンの大きさによる線量プロファイルの差

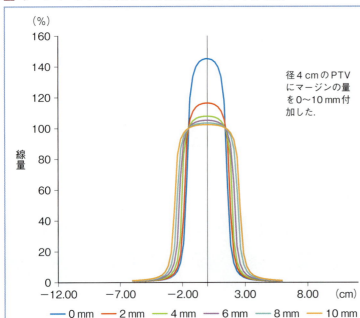

径4cmのPTVにマージンの量を0～10mm付加した.

リーフマージンを大きく設定すると腫瘍(ターゲット)内の線量は均一化するが,周囲への線量降下が緩やかになる.リーフマージンを減らしていくと腫瘍内の線量の均一性が失われる一方で中心部分の線量が増加する.さらに腫瘍周囲への線量降下が急になる.リーフマージンの設定は施設によって異なるが,このような特徴があり,線量処方によく注意することが必要である.

一般的である.

- 線量の指示点は腫瘍の中心にするか,辺縁にするかで大きく異なる.またリーフマージンのとり方によっても分布が大きく異なるため,論文を読む際には注意が必要である.

治療直前,および治療中の観察

- 治療前には一般にX線画像を撮って計画時の画像と比較するか,CBCT(cone beam CT)を撮って治療計画時のCTと比較して位置のずれを計算し,位置を補正してから治療に入る.またEPID(electronic portal imaging device)という装置で治療ビームのX線を画像化し,治療中の位置を確認する方法もある.

治療

- 治療中には特に問題となる有害事象はない場合がほとんどである.腫瘍はCT上,治療後1か月後くらいより縮小を始め,やがて3か月くらいから正常肺の肺臓炎の陰影が高線量域を中心に現れ出し,4～6か月後に最大化し,その後緩徐に吸収され,治療後1～2年で固定化する.
- 肺臓炎の症状は治療後2～6か月に起こることが多い.治療計画として正常肺の20Gy以上照射される割合V_{20}を15%以内に抑えることが肝要で,可能であれば10%以内に抑えることが望ましい.
- 一方腫瘍の局所再発は治療後6～24か月付近で起こることが多く,その後は減るが,5年後以降にも局所再発することがある.よって治療2年後までは3か月に1度のCTでの経過観察が望ましい.それ以降は4～6か月に1度のCTでの経過観察で差し支えない.

小細胞肺癌

■胸部照射

- 他章でも取り上げられているように小細胞肺癌は化学療法に良好に反応するため,いずれのステージでも化学療法が用いられる[3].小細胞肺癌は治療の面から限局期(LD)と進展期(ED)に分けられ,Ⅰ期以外の限局期の場合,臓器機能に問題がない場合は初回の治療として同時化学放射線療法が用いられる[3].
- 放射線治療は現時点では45Gy/30分割/3週間の加速過分割照射法を用いて行う.照射技

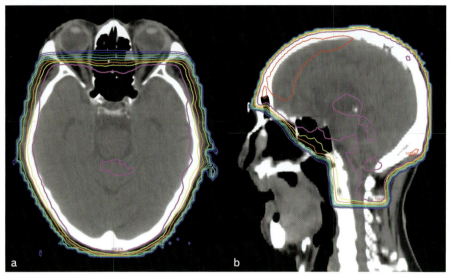

8 予防的全脳照射の線量分布図

a. 軸位断像
b. 矢状断像

法は非小細胞肺癌のそれに準じる．
- 小細胞肺癌は進展速度が速く，また縦隔進展をきたすことが多く脊髄や正常肺の線量制約が満たせない場合もしばしば起こる．そのような場合には化学療法を先行させ腫瘍の体積を縮小させてから，放射線療法を行うこともある（逐次化学放射線療法）．その場合の線量分割法は50〜60 Gy/20〜30分割/5〜6週である．
- 非小細胞肺癌と同様な線量制約を用い，また対側肺門への腫瘍浸潤は根治照射の適応とならない．なお最近EDについても化学療法後原発巣への照射が予後を改善するという報告もあるが，まだ臨床試験で行われるべき治療法である．

■ 予防的全脳照射

- 予防的全脳照射（prophylactic cranial irradiation：PCI）は，小細胞肺癌の1次治療後にCRかそれに近い状態となった場合に，将来生じうる脳転移を予防する目的で行う全脳照射である．
- 1次治療後6か月以内に照射を行うことが推奨されている．LDではガイドラインの推奨グレードがAとなっているが，EDの症例に関しては，以前は予後を改善するというエビデンスがあり推奨されていたが，日本からの報告[10]で予後を改善する効果が認められなかったため，現在では推奨グレードがDであり，行わないことが推奨されている．

治療計画

- CTVは全脳で，それに対して適切なPTVマージンを設定してPTVを作成する．
- 照射にあたっては，頭部が照射中移動しないように固定具を作製して治療を行う．
- 照射は眼球を避ける目的で，両側方から照射し，線量分割法は1回線量2.5 Gyの計10回，総線量25 Gy/10分割相当の照射を行う．あくまでも予防照射なので，脳の遅発性有害事象を避ける目的で1回線量はなるべくこの線量以下に抑える．
- **8**に典型的な照射野を示す．マルチリーフコリメータを使用する場合，前頭葉の底部と水晶体との位置関係に配慮し，前者を照射体積に含めて，後者を照射野から外すことを心がける．

おわりに

- 主な肺癌の放射線治療の実際について概説し

- 2017年のNCCNガイドラインの非小細胞肺癌の放射線治療の一般的原則（general principle）の項には，次のような記載がある．「放射線治療の妥当性の決定は肺癌治療を主に行っている専門の放射線腫瘍医が行うこと，集学的な症例検討の場面で，すべての非小細胞肺癌のステージで放射線治療は根治的もしくは緩和的役割を果たすので，すべての患者において放射線治療の可能性が検討されるべきであること，抗腫瘍効果を最大にし，治療の有害事象を最小にするため，最低でもCTによる3次元放射線治療計画が行われ，そして根治的放射線治療を安全に用いるために4DCTやPET-CTを使った計画，IMRTやVMAT★3，画像誘導放射線治療，呼吸性移動への対応，そして陽子線治療など，より進んだ治療技術を用いていくことは妥当なことである」[2]（筆者要約）としている．
- 放射線治療の技術は今世紀になり，非常なスピードで進歩を遂げている．今後，より身体に優しい放射線治療が行われるようになることが期待される．

（唐澤克之）

★3 VMAT
IMRTの方法の一種．IMRTをガントリーを回転させつつ行う方法．

文　献

1) 日本肺癌学会編．EBMの手法による肺癌診療ガイドライン2016年版．金原出版；2016.
2) National Comprehensive Cancer Network. https：//www.nccn.org/professionals/physician_gls/pdf/nscl.pdf
3) National Comprehensive Cancer Network. https：//www.nccn.org/professionals/physician_gls/pdf/sclc.pdf
4) 日本放射線腫瘍学会編．非小細胞肺癌．放射線治療計画ガイドライン2016年版．金原出版；2016. p.143-9.
5) 日本放射線腫瘍学会編．小細胞肺癌．放射線治療計画ガイドライン2016年版．金原出版；2016. p.150-6.
6) Bradley JD, et al. Standard-dose versus high-dose conformal radiotherapy with concurrent and consolidation carboplatin plus paclitaxel with or without cetuximab for patients with stage IIIA or IIIB non-small-cell lung cancer（RTOG 0617）：a randomised, two-by-two factorial phase 3 study. Lancet Oncol 2015；16：187-99.
7) Hata E, et al. Rationale for extended lymphadenectomy for lung cancer. Theor Surg 1990；5：19-25.
8) 小宮山貴史ほか．肺癌放射線治療計画のためのリンパ節部位のCTアトラス．肺癌 2015；55：189-205.
9) Chang JY, et al. Stereotactic ablative radiotherapy versus lobectomy for operable stage I non-small-cell lung cancer：a pooled analysis of two randomised trials. Lancet Oncol 2015；16：630-7.
10) Takahashi T, et al. Prophylactic cranial irradiation versus observation in patients with extensive-disease small-cell lung cancer：a multicentre, randomised, open-label, phase 3 trial. Lancet Oncol 2017；18：663-71.

原発性肺癌治療の実際

薬物療法
分子標的治療薬

ドライバー変異と分子標的治療薬

- 癌は遺伝子の疾患であり，ゲノムの異常により生じる．ゲノムの1次構造異常には遺伝子の増幅・欠失，点突然変異，染色体転座に伴う再構成などがあげられる．癌はこのような遺伝子変異を多数蓄積した状態で診断される．
- その中で特に癌細胞の発生・増殖，生存の維持に関与する遺伝子変異をドライバー変異（driver mutation）とよぶ．その一方で発癌・増殖に影響が少ない，遺伝子の不安定性や細胞分裂過程で偶然に発生しただけの変異はパッセンジャー変異（passenger mutation）とよばれる．
- 細胞の増殖・生存の維持が特定のドライバー変異に強く依存している状態はoncogene addiction（癌遺伝子依存性）と表現され，そのようなドライバー変異を標的とした分子標的治療薬の中には，従来の殺細胞性抗癌薬よりも高い抗腫瘍活性を示すものがあり，肺癌治療においても広く用いられている．
- 各ドライバー変異の検査方法については，2章の「遺伝子診断」(p.77)を参照．

*EGFR*遺伝子変異とEGFR-TKI

■*EGFR*遺伝子変異

- わが国の肺癌におけるドライバー変異として最も頻度が高いものが上皮成長因子受容体（epidermal growth factor receptor：EGFR）であり，肺腺癌の35〜53％に認められる[1,2]．
- EGFRはすべての上皮細胞に存在する受容体型チロシンキナーゼで，EGF，TGF-αなどのリガンドが結合し二量体を形成すると，EGFRの内因性チロシンキナーゼが活性化され，細胞内ドメイン内のチロシン残基の自己リン酸化が生じ，RAS/MAPキナーゼ，PI3キナーゼ/AKT，STAT経路を含む複数のシグナル伝達が開始され，細胞増殖やアポトーシスの抑制などが生じる．これによりEGFRは正常組織において細胞の分化，発達，増殖，維持の調節に重要な役割を果たしている．
- EGFR蛋白のチロシンリン酸化酵素をコードするexonのうち最初の4つであるexon18〜21に変異が起こると，リガンドに依存しないEGFRの持続的な活性化が生じ，癌化に至る．

■EGFR-TKI

- EGFRチロシンキナーゼ阻害薬（tyrosine kinase inhibitor：TKI）はEGFR細胞内ドメインに存在するチロシンリン酸化酵素のATP結合部位に結合することにより下流へのシグナル伝達を抑制し，抗腫瘍効果を発揮する薬剤である．
- 前述の*EGFR*遺伝子変異，特にexon19の欠失型変異とexon21の点突然変異（L858R）を有する非小細胞肺癌において，EGFR-TKIの反応性が高いことが知られている．
- 高頻度の毒性としては，野生型EGFRを阻害することに伴う皮疹や下痢があげられ，長期間の投与に際してその管理が重要となる．また致死的有害事象として，間質性肺炎に注意が必要である．

■第1世代EGFR-TKI

- 本邦ではゲフィチニブ（イレッサ®）とエルロチニブ（タルセバ®）が保険承認されている．
- 両剤とも，未治療の進行*EGFR*遺伝子変異陽性非小細胞肺癌を対象とした複数の第Ⅲ相試験において，標準的なプラチナ併用化学療法を有意に上回る効果が示されており

1 未治療EGFR遺伝子変異陽性非小細胞肺癌に対する第1世代EGFR-TKI

試験	治療	症例数	mPFS	HR (95% CI)
NEJ002[3)]	ゲフィチニブ	99	10.8か月	0.30 (0.22-0.41)
	CBDCA+PTX	101	5.4か月	$p<0.001$
WJTOG3405[4)]	ゲフィチニブ	88	9.2か月	0.489 (0.336-0.710)
	CDDP+DTX	88	6.3か月	$p<0.001$
OPTIMAL[5)]	エルロチニブ	82	13.1か月	0.16 (0.10-0.26)
	CBDCA+GEM	72	4.6か月	$p<0.0001$
EURTAC[6)]	エルロチニブ	86	9.7か月	0.37 (0.25-0.54)
	platinum doublet	87	5.2か月	$p<0.0001$

CBDCA:カルボプラチン,PTX:パクリタキセル,CDDP:シスプラチン,DTX:ドセタキセル,GEM:ゲムシタビン,mPFS:無増悪生存期間中央値.

(文献3-6)をもとに作成)

2 EGFR-TKIによる主な毒性の出現頻度

有害事象	グレード	ゲフィチニブ	エルロチニブ	アファチニブ	オシメルチニブ
皮膚障害	全グレード	71.1〜85.1%	66.7〜73.5%	80.8〜89.1%	21.4〜33.7%
	グレード3以上	2.3〜5.3%	2.4〜13.1%	9.4〜16.2%	0.0〜0.7%
下痢	全グレード	34.2〜61.0%	25.3〜52.4%	88.3〜95.2%	36.5〜40.5%
	グレード3以上	0.9〜1.3%	1.2〜4.8%	5.4〜14.4%	0.5〜1.1%
肝機能障害	全グレード	23.9〜70.1%	3.6〜37.3%	9.4〜20.1%	4.9〜6.5%
	グレード3以上	7.5〜27.6%	2.4〜3.6%	0.0〜1.7%	0.7〜1.1%
間質性肺炎	全グレード	2.3〜5.3%	0.0〜1.2%	0.0〜1.3%	2.7〜3.6%

(文献3-6), 9-12)をもとに作成)

(**1**)[3-6].EGFR遺伝子変異陽性非小細胞肺癌の標準的初回治療の一つと位置づけられている.

- いくつかの前向き臨床試験でゲフィチニブとエルロチニブの効果の差異が検討されているが,効果においては明確な差は示されていない[7,8].有害事象においては,エルロチニブで下痢,皮疹などの頻度・重症度が高い傾向がある一方で,肝機能障害はゲフィチニブで頻度が高い傾向がある(**2**).

■ **第2世代EGFR-TKI**

- アファチニブ(ジオトリフ®)は,EGFRだけでなく,同じHER family分子であるErbB2,4も含め,それらを非可逆的に阻害するTKIであり,第2世代EGFR-TKIとよばれる.
- アファチニブも第1世代EGFR-TKIと同様に,進行EGFR遺伝子変異陽性非小細胞肺癌の初回治療で,複数の第Ⅲ相試験においてプラチナ併用化学療法を上回る効果を示しており[9,10],こちらもEGFR遺伝子変異陽性非小細胞肺癌の標準的初回治療の一つとされている.

- 第ⅡB相試験であるLUX-Lung 7試験でアファチニブと第1世代EGFR-TKIのゲフィチニブの効果の差異が検討されている.primary endpointの一つである無増悪生存期間(progression free survival:PFS)では中央値でアファチニブ11.0か月,ゲフィチニブで10.9か月($p = 0.0178$)と,アファチニブで有意に良好な結果であったが,もう一つのprimary endpointの全生存期間(overall survival:OS)では有意差は認めなかった(27.9

薬物療法／分子標的治療薬

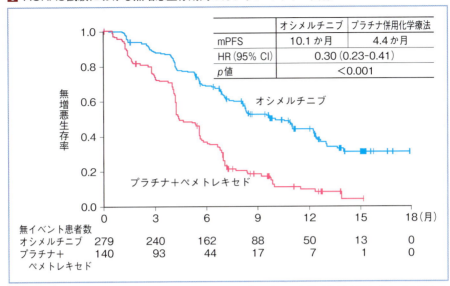

3 AURA3試験における無増悪生存期間のカプランマイヤー曲線

T790M陽性非小細胞肺癌において，オシメルチニブはプラチナ併用化学療法に対して有意に良好な無増悪生存期間を示した．

（Mok TS, et al. N Engl J Med 2017；376：629-40[12]　より）

か月 vs 24.5か月，$p = 0.258$)[11]．その一方で，アファチニブでは下痢や皮膚障害の頻度・重症度がゲフィチニブに比して高い傾向があった（**2**）．

- 第1世代と第2世代の使い分けについては現時点では明確な規準はなく，日本肺癌学会ガイドライン2016においても両者の推奨グレードに差はない．

■ 第1/2世代EGFR-TKI耐性

- 第1/2世代EGFR-TKIを投与し1年を超えると多くの症例で増悪をきたし，臨床的にEGFR-TKI耐性が生じる．
- 耐性機序としては，exon20 T790Mなどの2次変異の獲得，MET・HER2などによるバイパスシグナル，PTEN欠失などによる下流シグナルの活性化，小細胞肺癌などへの形質転化などが報告されているが，その中でもexon20 T790Mの2次変異による耐性が最も頻度が高く，約半数を占める．

■ 第3世代EGFR-TKI

- EGFR-TKI感受性変異に加え，耐性変異であるexon20 T790Mも標的とし，非可逆的に阻害するEGFR-TKIがオシメルチニブ（タグリッソ®）である．
- 初回治療としてEGFR-TKIを投与された後に増悪し，再生検にてT790Mが確認された*EGFR*遺伝子変異陽性非小細胞肺癌を対象としたオシメルチニブとプラチナ併用化学療法を比較する第Ⅲ相試験（AURA3試験）では，primary endpointのPFSにおいてオシメルチニブは中央値で10.1か月と，プラチナ併用化学療法の4.4か月に対し有意に良好な結果を示しており（**3**）[12]，*EGFR* T790M陽性非小細胞肺癌における標準治療の一つに位置づけられている．
- 野生型*EGFR*に対する阻害活性が低いこともオシメルチニブの特徴の一つであり，そのため下痢や皮疹といった従来のEGFR-TKIで問題となっていた有害事象が比較的軽微である（**2**）．しかしその一方で日本人患者における間質性肺炎の発生頻度が6.3%とやや高いことや，心電図でのQTc延長などの毒性に注意が必要である．
- 現在未治療進行*EGFR*遺伝子変異陽性非小

細胞肺癌を対象にオシメルチニブとゲフィチニブを直接比較する第Ⅲ相試験(FLAURA試験)が進行中であり，その結果によってはオシメルチニブの位置づけが大きく変わる可能性がある．

ALK融合遺伝子とALK-TKI

■ALK融合遺伝子
- 2007年に日本の間野らのグループにより，細胞内骨格蛋白質をコードする微小管会合蛋白(echinoderm microtubule associated protein-like 4：EML4)遺伝子と受容体型チロシンキナーゼをコードするanaplastic lymphoma kinase(ALK)が融合した新しい融合遺伝子が，非小細胞肺癌の約5%に発現していると報告され，マウスを用いた実験によってこのALK融合遺伝子がoncogene addictionの極めて強いドライバー変異であることが証明された．

■クリゾチニブ
- クリゾチニブ(ザーコリ®)はALK/MET阻害薬であり，ALKキナーゼのATP結合部位に結合することで酵素活性をキャンセルし，抗腫瘍効果を発揮する．
- 当初はMET遺伝子増幅を有する消化器腫瘍を対象に開発が進められていたが，ALK融合遺伝子の発見を受け，そちらを対象に開発されるようになった．
- EGFR-TKIと同様に，クリゾチニブも未治療の進行ALK融合遺伝子変異陽性非小細胞肺癌を対象とした第Ⅲ相試験(PROFILE1014試験)において，標準的なプラチナ併用化学療法を有意に上回る結果が示されており[13]，ALK融合遺伝子変異陽性非小細胞肺癌の標準的初回治療の一つとされている．
- 有害事象としては，主に悪心・下痢といった消化器毒性や，視覚障害の発現頻度が高く，その管理が重要となる．

■アレクチニブ
- アレクチニブ(アレセンサ®)はよりALK選択性を高めたいわゆる第2世代のALK-TKIとして本邦で開発された薬剤である．加えてMETなどの他のキナーゼに対する阻害活性が極めて低いことが特徴とされる．
- ALK-TKI未投与の進行ALK融合遺伝子変異陽性非小細胞肺癌を対象に，アレクチニブとクリゾチニブの効果を比較する第Ⅲ相試験(J-ALEX試験)において，primary endpointのPFSでクリゾチニブの中央値10.2か月に対し，アレクチニブは中央値未到達(ハザード比 0.34, $p<0.0001$)という，驚異的な大差をつけてアレクチニブが上回ったことが報告されている(4)[14]．
- 毒性が軽微であることも特徴であり，J-ALEX試験ではグレード3以上の有害事象が103例中5例(4.9%)のみであった．
- この結果より，日本肺癌学会ガイドライン2016では，ALK-TKI未投与の進行ALK融合遺伝子変異陽性非小細胞肺癌に対する治療として，クリゾチニブの推奨グレードBに対し，アレクチニブは推奨グレードAと，より高い推奨を受けている．

■セリチニブ
- セリチニブ(ジカディア®)もALK選択性の高い第2世代ALK-TKIである．
- クリゾチニブ耐性後の進行ALK融合遺伝子変異陽性非小細胞肺癌を対象とした第Ⅰ相試験，第Ⅱ相試験において，奏効割合38.6～56%，PFS中央値5.7～6.9か月という成績が報告されており[15,16]，それらの結果をもとに，現在本邦ではクリゾチニブ耐性例を対象に保険承認されている．
- 2017年に入り，未治療例を対象としてセリチニブと標準的なプラチナ併用療法を比較した第Ⅲ相試験(ASCEND-4試験)の結果が報告され，primary endpointのPFSにおいて中央値で16.6か月 vs 8.1か月(ハザード比 0.55, $p<0.00001$)とセリチニブで有意に良好な結果が示されている[17]．この結果をもって，近いうちにクリゾチニブ耐性例に限らず

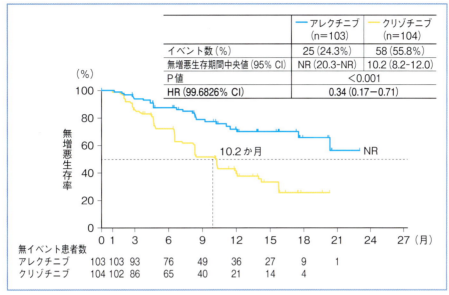

4 J-ALEX試験における無増悪生存期間のカプランマイヤー曲線

クリゾチニブの無増悪生存期間中央値10.2か月も極めて良好な結果であるが，アレクチニブはまだ中央値未到達であり，24か月を超える可能性がある．

(Nokihara H, et al. J Clin Oncol 2016；34（suppl；abstr 9008)[14]より)

投与が可能になるものと予想される．
- 毒性としては，下痢や悪心・嘔吐，腹痛，肝機能障害などが主に報告されており，ASCEND-4試験ではグレード3以上の有害事象が78％の症例で生じたとされている．慎重な有害事象管理が必要な薬剤と思われる．

■ ALK-TKI耐性

- ALK-TKIにおいてもEGFR-TKIと同様に，2次変異やバイパスシグナルの活性化などの耐性機序が報告されている．
- EGFR-TKIに対する2次変異と異なるのは変異部位が多岐にわたる点で，クリゾチニブに対する耐性機序としては，ALK-TKIにおけるいわゆるゲートキーパー変異と考えられているL1196M以外に，1151Tins，L1152R，C1156Y，F1174L，G1202R，S1206Y，G1269Aなど多彩な2次変異が報告されている．またアレクチニブにおいてV1180LやI1171T，G1202Rが，セリチニブにおいてはF1174C，F1174V，G1202Rなど，薬剤によって耐性変異が異な

ることも指摘されている．
- EGFR T790Mのような耐性遺伝子のタイプに基づいた治療戦略は，現時点では確立していない．

ROS1 融合遺伝子

- ROS1はインスリン受容体ファミリーの受容体型チロシンキナーゼであり，ALKと類似した構造をもつ．
- ALK同様にさまざまな癌でROS1の再構成が起こっていることが知られており，再構成によりパートナー遺伝子と融合することで，恒常的に下流シグナルを活性化し，細胞の悪性形質転換をもたらす．
- 非小細胞肺癌の約1％に*ROS1*融合遺伝子が存在する．
- ROS1とALKは構造が類似しており，前臨床研究でクリゾチニブはROS1にも高い親和性をもつことが報告されていた．
- *ROS1*融合遺伝子変異陽性非小細胞肺癌を対象としたクリゾチニブの第Ⅰ相試験，第Ⅱ相

> **ADVICE**
>
> **分子標的薬における治療シークエンス**
>
> 　未治療のALK融合遺伝子陽性非小細胞肺癌の初回治療としては，本文中に述べたようにアレクチニブがグレードA，クリゾチニブはグレードBで推奨されている．しかし，アレクチニブはクリゾチニブ耐性後でも奏効割合は約50％，PFS中央値は約9か月と一定の効果が得られることが報告されており[20,21]，クリゾチニブを先行させたほうがトータルでの病勢制御期間が長く得られる可能性も指摘されている[22]．このような治療シークエンスの問題はALK阻害薬に限ったものではなく，今後は各分子標的薬の投与の順序についても検討を重ねていくことが重要と思われる．

試験において，奏効割合69.3〜72％，PFS中央値13.4〜19.2か月という良好な成績が報告されており[18,19]，それらの結果をもとに，日本肺癌学会ガイドライン2016ではROS1陽性非小細胞肺癌において，推奨グレードAで投与を推奨している．

その他のドライバー変異と分子標的治療薬

- その他，RET融合遺伝子や，BRAF変異，MET exon14変異，MET遺伝子増幅，PIK3CA変異，FGFR変異など，さまざまな遺伝子変異を治療ターゲットとして分子標的薬の開発が進められており，今後の実臨床への導入が期待される．
- しかしその一方で，これらの遺伝子変異はいずれも発現頻度が低いことが知られている．実臨床への導入に際し，このような多数の遺伝子変異をどうやって効率的に検査していくかが課題といえる．

〔高　遼，髙橋和久〕

文　献

1) Kohno T, et al. KIF5B-RET fusions in lung adenocarcinoma. Nat Med 2012；18：375-7.
2) Serizawa M, et al. Assessment of mutational profile of Japanese lung adenocarcinoma patients by multitarget assays：a prospective, single-institute study. Cancer 2014；120：1471-81.
3) Maemondo M, et al. Gefitinib or chemotherapy for non-small-cell lung cancer with mutated EGFR. N Engl J Med 2010；362：2380-8.
4) Mitsudomi T, et al. Gefitinib versus cisplatin plus docetaxel in patients with non-small-cell lung cancer harbouring mutations of the epidermal growth factor receptor（WJTOG3405）：an open label, randomised phase 3 trial. Lancet Oncol 2010；11：121-8.
5) Zhou C, et al. Erlotinib versus chemotherapy as first-line treatment for patients with advanced EGFR mutation-positive non-small-cell lung cancer（OPTIMAL, CTONG0802）：a multicentre, open-label, randomised, phase 3 study. Lancet Oncol 2011；12：735-42.
6) Rosell R, et al. Erlotinib versus standard chemotherapy as first-line treatment for European patients with advanced EGFR mutation-positive non-small-cell lung cancer（EURTAC）：a multicentre, open-label, randomised phase 3 trial. Lancet Oncol 2012；13：239-46.
7) Urata Y, et al. Randomized phase III study comparing gefitinib with erlotinib in patients with previously treated advanced lung adenocarcinoma：WJOG5108L. J Clin Oncol 2016；34：3248-57.
8) Yang JJ, et al. A randomized controlled trial of erlotinib versus gefitinib in advanced non-small-cell lung cancer harboring EGFR mutations（CTONG0901）. J Thorac Oncol 2015；10（Suppl 2）：S321（abstr）.
9) Sequist LV, et al. Phase III study of afatinib of cisplatin plus pemetrexed in patients with metastatic lung adenocarcinoma with EGFR mutations. J Clin Oncol 2013；31：3327-34.

10) Wu YL, et al. Afatinib versus cisplatin plus gemcitabine for first-line treatment of Asian patients with advanced non-small-cell lung cancer harbouring EGFR mutations (LUX-Lung 6) : an open-label, randomised phase 3 trial. Lancet Oncol 2014 ; 15 : 213-22.

11) Paz-Ares L, et al. Afatinib versus gefitinib in patients with EGFR mutation-positive advanced non-small-cell lung cancer : overall survival data from the phase IIb LUX-Lung 7 trial. Ann Oncol 2017 ; 28 : 270-7.

12) Mok TS, et al. Osimertinib or platinum-pemetrexed in EGFR T790M-positive lung cancer. N Engl J Med 2017 ; 376 : 629-40.

13) Solomon BJ, et al. First-line crizotinib versus chemotherapy in ALK-positive lung cancer. N Engl J Med 2014 ; 371 : 2167-77.

14) Nokihara H, et al. Alectinib (ALC) versus crizotinib (CRZ) in AKL-inhibitor naïve ALK-positive non-small cell lung cancer (ALK＋NSCLC) : primary results from the J-ALEX study. J Clin Oncol 2016 ; 34 (suppl ; abstr 9008).

15) Shaw AT, et al. Ceritinib in ALK-rearranged non-small-cell lung cancer. N Engl J Med 2014 ; 370 : 1189-97.

16) Crino L, et al. Multicenter phase II study of whole-body and intracranial activity with ceritinib in patients with ALK-rearranged non-small-cell lung cancer previously treated with chemotherapy and crizotinib : results from ASCEND-2. J Clin Oncol 2016 ; 34 : 2866-73.

17) Soria JC, et al. First-line ceritinib versus platinum-based chemotherapy in advanced AKL-rearranged non-small-cell lung cancer (ASCEND-4) : a randomised, open-label, phase 3 study. Lancet 2017 ; 389 : 917-29.

18) Goto K, et al. Phase II study of crizotinib in east Asian patients (pts) with ROS1-positive advanced non-small cell lung cancer (NSCLC). J Clin Oncol 2016 ; 34 (suppl ; abstr 9022).

19) Garon EB, et al. Pembrolizumab for the treatment of non-small-cell lung cancer. N Engl J Med 2015 ; 372 : 2018-28.

20) Ou SH, et al. Alectinib in crizotinib-refcatory ALK-rearranged non-small-cell lung cancer : a phase II global study. J Clin Oncol 2016 ; 34 : 661-8.

21) Shaw AT, et al. Alectinib in ALK-positive, crizotinib-resistant, non-small-cell lung cancer : a single-group, multicentre, phase 2 trial. Lancet Oncol 2016 ; 17 : 234-42.

22) Ito K, et al. Sequential therapy with crizotinib and alectinib in ALK-rearranged non-small cell lung cancer - a multicenter retrospective study. J Thorac Oncol 2017 ; 12 : 390-6.

原発性肺癌治療の実際
薬物療法
殺細胞性抗癌薬

殺細胞性抗癌薬とは

- 抗癌薬とは悪性腫瘍の細胞増殖を抑制することを目的とした薬剤である．抗癌薬は殺細胞性抗癌薬や分子標的薬などの薬剤に分類され，これらの抗癌薬を用いた治療を総称して癌薬物療法あるいは癌化学療法とよぶ．
- 殺細胞性抗癌薬は，細胞のDNA合成や細胞分裂を障害することで細胞の増殖を抑制する薬剤である．肺癌に使用される殺細胞性抗癌薬には，白金製剤，代謝拮抗薬，微小管阻害薬，トポイソメラーゼ阻害薬などがある．
- 殺細胞性抗癌薬は，M期紡錘形成時に作用する微小管阻害薬を除いて，ほぼすべてDNA代謝に働きかけ，DNA合成・分裂を阻害し，細胞増殖の抑制効果・殺細胞効果を発揮する．
- 肺癌に使用される主な殺細胞性抗癌薬を **1** に列挙し，各薬剤における作用機序や適応，副作用について概説する．

白金（プラチナ）製剤

- 白金製剤とは中心金属として白金をもつ化合物である．細胞内DNAのプリン塩基と共有結合し架橋を形成して，アポトーシスを誘導する．
- 最初に臨床的価値が実証されたのはシスプラチン（CDDP）である．1965年にRosenbergらによって，白金化合物が大腸菌の細胞分裂を阻止することが明らかにされ，CDDPが広い抗腫瘍スペクトルを有することが判明した．1980年代より呼吸器悪性腫瘍に対する薬物療法において重要な役割を果たしている．

■シスプラチン（CDDP．商品名：ブリプラチン，ランダなど）

作用機序
- DNAのプリン塩基と共有結合し，DNA鎖内および鎖間に架橋を形成することでDNAの複製および転写を阻害し，アポトーシスを誘導する．細胞周期非依存性の抗腫瘍効果を示す．

適応と禁忌
- 第3世代以降の抗癌薬との併用療法は，非小細胞肺癌や小細胞肺癌における標準治療の1つである．さらに悪性中皮腫に対しても重要な薬剤である．一方，重篤な腎障害のある患者には禁忌である．

主な代謝・排泄経路
- 腎排泄．

投与時の注意と副作用
- 主な副作用は腎機能障害と消化器症状（悪心・嘔吐），神経障害である．腎機能障害を軽減するために水分負荷と強制利尿を行い，十分な尿量を保つよう観察する必要がある．マグネシウムの補給が腎障害を予防するとの報告がある[1]．近年，より少量の水分負荷や経口補水の代替にて腎機能管理が可能であるとの報告がある[2,3]．
- CDDPは高度催吐性リスクの抗癌薬に分類されるため[4]，急性の悪心・嘔吐に対する5-HT$_3$受容体拮抗薬とステロイドホルモンの投与，また遅発性や予測性嘔吐に対するニューロキニン1（NK$_1$）受容体阻害薬の投与が推奨される．

■カルボプラチン（CBDCA．商品名：パラプラチンなど）

作用機序
- CDDPと機序が非常に類似しており，DNA鎖内および鎖間に架橋を形成しDNA合成を

1 肺癌に用いられる主な殺細胞性抗癌薬

分類	一般名（略語）	商品名	保険適用	作用機序	禁忌（一部）	主な副作用	主な排泄・代謝
白金製剤	シスプラチン（CDDP）	ブリプラチン，ランダ	非小細胞肺癌 小細胞肺癌	DNA鎖との架橋形成 細胞周期非依存性	重篤な腎障害	腎障害，消化器毒性	腎排泄
	カルボプラチン（CBDCA）	パラプラチン	非小細胞肺癌 小細胞肺癌	DNA鎖との架橋形成 細胞周期非依存性		骨髄抑制	腎排泄
	ネダプラチン（NDP）	アクプラ	非小細胞肺癌 小細胞肺癌	DNA鎖との架橋形成 細胞周期非依存性	重篤な腎障害	骨髄抑制	腎排泄
代謝拮抗薬（ピリミジン拮抗薬）	ゲムシタビン（GEM）	ジェムザール	非小細胞肺癌	シチジン類縁化合物 S期に作用	間質性肺炎，胸部放射線療法中	骨髄抑制	腎排泄
	テガフール・ウラシル（UFT）	ユーエフティ	肺癌	ウラシル類縁化合物 S期に作用	重篤な下痢	肝障害，下痢	腎排泄
	テガフール・ギメラシル・オテラシル（S-1）	ティーエスワン	非小細胞肺癌	ウラシル類縁化合物 S期に作用	重篤な腎障害，肝障害	骨髄抑制，消化器毒性	腎排泄
代謝拮抗薬（葉酸拮抗薬）	ペメトレキセド（PEM）	アリムタ	非小細胞肺癌 悪性胸膜中皮腫	葉酸拮抗 S期に作用		骨髄抑制，皮疹	腎排泄
微小管阻害薬（ビンカアルカロイド系）	ビノレルビン（VNB）	ナベルビン	非小細胞肺癌	微小管重合阻害 G2/M期に作用		骨髄抑制，血管炎，神経障害	肝代謝，胆汁・腎排泄
微小管阻害薬（タキサン系）	パクリタキセル（PTX）	タキソール	非小細胞肺癌	微小管重合促進 G2/M期に作用		骨髄抑制，末梢神経障害，脱毛，アナフィラキシー	肝代謝
	nab-パクリタキセル（nab-PTX）	アブラキサン	非小細胞肺癌	微小管重合促進 G2/M期に作用	アルブミンに対する過敏症	骨髄抑制，末梢神経障害，脱毛	肝代謝
	ドセタキセル（DTX）	タキソテール	非小細胞肺癌	微小管重合促進 G2/M期に作用		骨髄抑制，脱毛，浮腫・体液貯留	肝代謝
トポイソメラーゼ阻害薬	イリノテカン（CPT-11）	カンプト，トポテシン	非小細胞肺癌 小細胞肺癌	トポイソメラーゼⅠ阻害 S期に作用	間質性肺炎，下痢，腸管麻痺・腸閉塞，多量の胸水・腹水，黄疸	骨髄抑制，下痢	肝代謝
	ノギテカン（NGT）	ハイカムチン	小細胞肺癌	トポイソメラーゼⅠ阻害 S期に作用		骨髄抑制	腎・胆汁排泄

（次頁につづく）

1 つづき

	エトポシド (VP-16, ETP)	ラステット, ベプシド	小細胞肺癌	トポイソメラーゼⅡ阻害 S期に作用		骨髄抑制	腎排泄, 肝代謝
	アムルビシン (AMR)	カルセド	非小細胞肺癌 小細胞肺癌	トポイソメラーゼⅡ阻害, DNA インターカレーション S期に作用	間質性肺炎, 心機能異常	骨髄抑制	肝代謝

阻害する．細胞周期非依存性であるが，S期において最も細胞傷害作用が強い．

適応と禁忌
- CDDP治療に耐えられない高齢者や腎機能・心機能低下患者などへの投与が可能である．

主な代謝・排泄経路
- 腎排泄．

投与時の注意と副作用
- CBDCAはCDDPと比べて腎毒性や消化器毒性は少ないが，骨髄抑制，特に血小板減少は強いため注意が必要である．
- CBDCAの薬理動態において，血中薬物濃度時間曲線下面積（area under the curve：AUC）が骨髄抑制とよく相関し，また，AUCがGFRとよく相関していたことから，GFRからカルボプラチンの投与量を決定するCarvertの式★1がよく用いられる．GFRは，一般にクレアチニンクリアランス（Ccr）で代用する．また，蓄尿できない場合は，血清クレアチニン値と患者背景からCcrを計算するCockroftの式を用いる．

■ネダプラチン（NDP．商品名：アクプラ）
作用機序
- CDDPと同様，DNA鎖内および鎖間に架橋を形成しDNA合成を阻害する．細胞周期非依存性である．

適応と禁忌
- 肺扁平上皮癌を対象としたNDP＋ドセタキセルとCDDP＋ドセタキセルの比較第Ⅲ相試験において全生存期間（OS）の有意な延長が示された[5]．重篤な腎障害のある患者には禁忌である．

主な代謝・排泄経路
- 腎排泄．

投与時の注意と副作用
- NDPはCDDPと比べて腎毒性や消化器毒性は少ないが，骨髄抑制（好中球減少，血小板減少）の頻度は高い．

代謝拮抗薬

- 代謝拮抗薬は核酸・蛋白合成に必須の代謝産物と類似した構造をもち，DNA合成の際に競合的に取り込まれることでDNA合成を阻害する．
- 生物学的経路あるいは作用点によりピリミジン拮抗薬，葉酸拮抗薬などに分類され，多くは細胞周期特異的である．

ピリミジン拮抗薬

■ゲムシタビン（GEM．商品名：ジェムザール）
作用機序
- シチジン類縁化合物であり，細胞内でリン酸化され活性型ヌクレオチドである三リン酸化合物（dFdCTP）となり抗腫瘍効果を発揮する．dFdCTPはDNAポリメラーゼの正常基質であるdCTPと競合してDNAに取り込まれDNA合成阻害をきたす．細胞周期のS期に作用する．

適応と禁忌
- 白金製剤との併用療法は，非小細胞肺癌にお

★1 Carvertの式
CBDCA投与量 ＝ AUC × [糸球体濾過量（GFR）＋ 25]

ける標準治療の1つである．間質性肺炎のある患者および胸部放射線療法を施行している患者には禁忌である．

主な代謝・排泄経路
- 腎排泄．

投与時の注意と副作用
- 主な副作用は骨髄抑制（好中球減少，血小板減少）である．通常，30分の点滴静注で用いられるが，60分以上の点滴静注では骨髄抑制などの副作用が増強する．CBDCAとの併用により血小板減少が高頻度に認められるため注意が必要である．

■テガフール・ウラシル（UFT．商品名：ユーエフティ）

作用機序
- ウラシル類縁化合物である5-FUは，ピリミジン代謝経路で同化代謝を受け活性化され，チミジル酸シンターゼ（TS）を阻害する．TSは生体内でdUMPからdTMPへの反応を触媒する唯一のde novo系合成酵素であるため，TS阻害によりdTTPの生成が抑制され，DNA合成を阻害する．
- UFTはテガフール（5-FUのプロドラッグ）とウラシル（5-FUの無毒化を阻害）を1：4で配合した合剤である．

適応と禁忌
- 本邦において非小細胞肺癌（腫瘍径2cmを超えるⅠ期の完全切除例）に対する術後補助化学療法として考慮される．
- 重篤な下痢のある患者には禁忌である．

主な代謝・排泄経路
- 肝代謝，腎排泄．

投与時の注意と副作用
- 主な副作用は骨髄抑制である．また，劇症肝炎などの重篤な肝障害や下痢の報告がある．

■テガフール・ギメラシル・オテラシル（S-1．商品名：ティーエスワン）

作用機序
- テガフールに，5-FUを無毒化するdihydrogenaseを阻害するギメラシルと5-FUのリン酸化酵素であるOPRTを拮抗阻害し消化管毒性を軽減するオテラシルが配合された経口5-FU製剤である．

適応と禁忌
- 本邦において，S-1と白金製剤の併用療法は非小細胞肺癌における標準治療の1つである．また，プラチナ既治療の再発非小細胞肺癌を対象としたS-1単剤とドセタキセル単剤の比較第Ⅲ相試験にて，OSにおいてS-1単剤のドセタキセル単剤に対する非劣性が示された[6]．
- 重篤な腎障害・肝障害のある患者には禁忌である．

主な代謝・排泄経路
- 肝代謝，胆汁排泄，ギメラシルは腎排泄．

投与時の注意と副作用
- 主な副作用は骨髄抑制と消化器毒性である．また，腎機能障害時にはCcrを考慮したうえで投与量を調節する必要がある．

葉酸拮抗薬

■ペメトレキセド（PEM．商品名：アリムタ）

作用機序
- 葉酸類似の薬剤で，プリンとピリミジンの合成に使用される3つの酵素，TS，ジヒドロフォレート還元酵素（DHFR），グリシンアミドリボヌクレオチド・ホルミル基転移酵素（GARFT）に作用し，ヌクレオチド前駆体の合成を阻害することでDNAとRNAの合成を阻害する．

適応と禁忌
- 主に非扁平上皮非小細胞肺癌および悪性胸膜中皮腫に対して用いられる．悪性中皮腫に対しては，CDDPとの併用療法で適応がある．

主な代謝・排泄経路
- 腎排泄．

投与時の注意と副作用
- 重篤な副作用の発現を軽減するため，葉酸およびビタミンB_{12}の前投与が必要である．また，NSAIDsの併用はPEMの血中濃度が増

加し，副作用が増強する可能性がある．
- 間質性肺炎，肺線維症の既往歴のある患者では肺毒性が現れることがあるため注意が必要である．さらに，多量の胸水または腹水を有する患者では副作用の増強が懸念されるため注意が必要である．
- 重度の腎機能障害患者において死亡例が報告されているので，投与しないことが望ましい．

微小管阻害薬

- 分裂期に微小管の構成物質であるチューブリンに結合し，細胞分裂をM期で停止させ，アポトーシスを誘導する．
- 微小管阻害薬は神経細胞の軸索輸送にも関与しており，神経細胞障害が生じる．作用点によりビンカアルカロイド系抗癌薬，タキサン系抗癌薬に分類される．

ビンカアルカロイド系

■ビノレルビン（VNB．商品名：ナベルビン）
作用機序
- チューブリンに結合し重合を阻害することで，チューブリンと微小管の動的平衡状態を微小管解体へ導き，細胞分裂をM期で停止させる．

適応と禁忌
- 白金製剤との併用療法は，非小細胞肺癌における標準治療の1つである．単剤投与はPS不良例または高齢者に対して行われる．
- 髄腔内への投与は，中枢神経障害の死亡例が報告されており禁忌である．

主な代謝・排泄経路
- 肝代謝，胆汁・腎排泄．

投与時の注意と副作用
- 主な副作用は骨髄抑制（好中球減少）である．また，組織障害性が強く，血管外漏出時には強い炎症を惹起し潰瘍形成に至る可能性があるため注意が必要である．

タキサン系

■パクリタキセル（PTX．商品名：タキソール）
作用機序
- 微小管のβサブユニットに結合し，重合を促進することにより微小管の安定化，過剰形成を引き起こし，脱重合を阻害することで細胞の分裂を阻害する．

適応と禁忌
- 白金製剤との併用療法は，非小細胞肺癌における標準治療の1つである．
- クレモホールEL®（ポリオキシエチレンヒマシ油）含有製剤に対し過敏症の既往歴のある患者には禁忌である．

主な代謝・排泄経路
- 肝代謝，胆汁排泄．

投与時の注意と副作用
- 主な副作用は骨髄抑制（好中球減少）である．また，蓄積性の末梢神経障害（手袋靴下型）により投与継続が困難になる場合もある．
- PTXは難水溶性で溶解剤にクレモホールEL®を用いるため，この物質に起因すると考えられる過敏反応（アナフィラキシー）が問題となる．そのため，ステロイド薬，抗ヒスタミン薬，H_2ブロッカーを前投薬として用いる必要がある．
- 組織障害性が強く，血管外漏出時には強い炎症を惹起し潰瘍形成に至る可能性があるため注意が必要である．

■nab-パクリタキセル（nab-PTX．商品名：アブラキサン）
作用機序
- nab-PTXはPTXで問題となる過敏反応，末梢神経障害などの克服とともに，治療効果向上を目指して創薬された抗癌薬で，PTXをヒト血清アルブミンと結合させたナノ粒子製剤である．

適応と禁忌
- 白金製剤との併用療法は，非小細胞肺癌にお

ける標準治療の1つである．
- アルブミンに対し過敏症の既往歴のある患者には禁忌である．

主な代謝・排泄経路
- 肝代謝，胆汁排泄．

投与時の注意と副作用
- PTXと同様，主な副作用は骨髄抑制（好中球減少）である．一方，nab-PTXはPTXとは異なり，クレモホールEL®を含有しないため，過敏反応などの副作用が軽減される．

■ドセタキセル（DTX．商品名：タキソテール，ワンタキソテール）

作用機序
- PTXと同様，微小管の重合を促進することにより，脱重合を阻害し細胞の分裂を阻害する．

適応と禁忌
- 白金製剤との併用療法は，非小細胞肺癌に対する標準治療の1つである．単剤投与はPS不良例または高齢者に対して行われる．日本での承認用量は60 mg/m²である．
- 溶媒としてポリソルベート80を含有しており，同薬剤に対し重篤な過敏症の既往歴のある患者には禁忌である．

主な代謝・排泄経路
- 肝代謝，胆汁排泄．

投与時の注意と副作用
- 主な副作用は骨髄抑制（好中球減少）である．末梢性浮腫，体腔液貯留がみられるが，ステロイド併用により頻度は減少する．

トポイソメラーゼ阻害薬

- DNAトポイソメラーゼはDNA鎖の切断と再結合に関与する酵素である．トポイソメラーゼⅠはDNAと結合して一本鎖のみを切断し，DNAのねじれを解消したのち再結合させる．トポイソメラーゼⅡは二本鎖DNAを切断し，切断鎖間に非切断鎖を通したのち再結合させる．トポイソメラーゼ阻害薬は，切断複合体へ結合し安定させることでDNAとの再結合を抑制する．

トポイソメラーゼⅠ阻害薬

■イリノテカン（CPT-11．商品名：カンプト，トプテシン）

作用機序
- 主に肝臓内でSN38に変換され，トポイソメラーゼⅠ阻害作用を発揮する．SN38はUGT1A1によるグルクロン酸抱合を受け，胆汁へ排出される．

適応と禁忌
- 白金製剤との併用療法は，非小細胞肺癌および小細胞肺癌に対する標準治療の1つである．
- 間質性肺炎，下痢，腸管麻痺・腸閉塞，多量の腹水・胸水，黄疸患者には禁忌である．

主な代謝・排泄経路
- 肝代謝，胆汁排泄．

投与時の注意と副作用
- 主な副作用は骨髄抑制（好中球減少）と下痢である．投与中もしくは投与後24時間以内に発現する下痢は早発性下痢と呼ばれる．コリン作動性の副作用であるため抗コリン薬にて対応する．
- 投与後24時間以降に発現する遅発性下痢は，SN38による腸管上皮障害が原因となるため，炭酸水素ナトリウムやウルソデオキシコール酸内服による腸管内・胆汁中のアルカリ化および酸化マグネシウム内服による排便コントロールが推奨される．
- SN38は主にUGT1A1によりグルクロン酸抱合を受け胆汁へ排泄される．2つの遺伝子多型（*UGT1A1*6*，*UGT1A1*28*）において，いずれかをホモ接合体またはいずれもヘテロ接合体（複合ヘテロ接合体）である患者では，薬物代謝の遅延により重篤な副作用の発現（特に好中球減少）の可能性が高くなるとの報告がある[7,8]．

■ノギテカン（NGT．商品名：ハイカムチン）

作用機序
- CPT-11と同様，トポイソメラーゼⅠ阻害によりDNA合成を阻害する．

適応と禁忌
- 主に小細胞肺癌の2次治療以降に用いられる．

主な代謝・排泄経路
- 腎・胆汁排泄．

投与時の注意と副作用
- 主な副作用は骨髄抑制（好中球減少）である．腎機能障害時には用量調節が必要である．

トポイソメラーゼⅡ阻害薬

■エトポシド（ETP，VP-16．商品名：ベプシド，ラステット）

作用機序
- トポイソメラーゼⅡと複合体を形成してDNAの再結合を阻害する．S期とG2期の細胞が最も感受性が高い．

適応と禁忌
- 白金製剤との併用療法は，小細胞肺癌に対する標準治療の1つである．

主な代謝・排泄経路
- 肝代謝，腎排泄．

投与時の注意と副作用
- 主な副作用は骨髄抑制（白血球減少と好中球減少）である．排泄は腎排泄が56％，胆汁排泄が44％であるため，肝機能障害時のみならず，腎機能障害時にも用量調節が必要である．

■アムルビシン（AMR．商品名：カルセド）

作用機序
- アントラサイクリン系抗癌薬の1つである．トポイソメラーゼⅡの阻害作用に加えて，DNAへ直接結合しDNA合成を阻害する（DNAインターカレーション）．

適応と禁忌
- 主に小細胞肺癌の2次治療以降に用いられる．
- 症状のある間質性肺炎患者や心機能異常のある患者，他のアントラサイクリン系薬剤による前治療が限界量にある患者には禁忌である．

主な代謝・排泄経路
- 肝代謝．

投与時の注意と副作用
- 主な副作用は骨髄抑制（白血球減少と好中球減少）である．また，血管外漏出時には潰瘍を形成する可能性があるため注意が必要である．
- 間質性肺炎または肺線維症，心機能異常のある患者には禁忌である．また，他のアントラサイクリン系薬剤など心毒性を有する薬剤による前治療が限界量に達している患者も禁忌である．

〈米嶋康臣，岡本　勇〉

文　献

1) Willox JC, et al. Effects of magnesium supplementation in testicular cancer patients receiving cisplatin：a randomised trial. Br J Cancer 1986；54：19-23.
2) Tiseo M, et al. Short hydration regimen and nephrotoxicity of intermediate to high-dose cisplatin-based chemotherapy for outpatient treatment in lung cancer and mesothelioma. Tumori 2007；93：138-44.
3) Horinouchi H, et al. Short hydration in chemotherapy containing cisplatin（>/＝75 mg/m^2）for patients with lung cancer：a prospective study. Jpn J Clin Oncol 2013；43：1105-9.
4) Basch E, et al. Antiemetics：American Society of Clinical Oncology clinical practice guideline update. J Clin Oncol 2011；29：4189-98.
5) Shukuya T, et al. Nedaplatin plus docetaxel versus cisplatin plus docetaxel for advanced or relapsed squamous cell carcinoma of the lung（WJOG5208L）：a randomised, open-label, phase 3 trial. Lancet Oncol 2015；16：1630-8.
6) Nishio M, et al. EAST-LC：Randomized controlled phase III trial of S-1 versus docetaxel in patients with non-small-cell lung cancer who had received a platinum-based treatment. Ann Oncol 2016；27：1218PD.
7) Minami H, et al. Irinotecan pharmacokinetics/pharmacodynamics and UGT1A genetic polymor-

phisms in Japanese : roles of UGT1A1*6 and *28. Pharmacogenet Genomics 2007 ; 17 : 497-504.
8) Yamamoto N, et al. Phase I/II pharmacokinetic and pharmacogenomic study of UGT1A1 polymorphism in elderly patients with advanced non-small cell lung cancer treated with irinotecan. Clin Pharmacol Ther 2009 ; 85 : 149-54.

原発性肺癌治療の実際

薬物療法
血管新生阻害薬

腫瘍における血管新生と血管新生阻害薬の作用

- 腫瘍は既存の血管から栄養を供給されているが，腫瘍増大に伴い酸素や栄養の需要が増大することで低酸素状態や飢餓ストレスにさらされる．このとき腫瘍はhypoxia inducible factor（HIF）などの転写因子の活性化を介して，血管新生のための増殖シグナルの活性化を誘導する．そのシグナルの中でも血管内皮細胞増殖因子（vascular endothelial growth factor：VEGF）のカスケードは主要なものとされている．

- VEGFのカスケードにおいてはリガンドであるVEGF-A，VEGF-B，VEGF-C，VEGF-Dとレセプターである VEGFR-1，VEGFR-2とVEGFR-3が主要な役割を果たす．VEGFの中でもVEGF-Aが血管新生に最も関与しており，主にVEGFR-2と結合して腫瘍の血管新生のシグナルを活性化させる（**1**）[1]．

- 血管新生阻害薬は腫瘍局所の脈管構造の正常化を促し，腫瘍への栄養・酸素供給の阻害作用や，血管透過性や腫瘍間質圧の低下を介した抗癌薬の腫瘍内濃度の上昇などにより抗腫瘍効果を増強させると考えられている[2]．

- 血管新生阻害薬はVEGF-A/VEGFR-2の結合を阻害する抗体医薬のモノクローナル抗体と，VEGFRのキナーゼ活性を阻害する小分子化合物のマルチキナーゼ阻害薬の2つのグループに大きく分類される．前者にはVEGF-Aと結合しその活性を阻害するベバシズマブ（BEV）と，VEGFR-2と結合しその活性を阻害するラムシルマブ（RAM）がある．後者にはニンテダニブなどが知られているが，本邦では肺癌治療においては未承認である．

ベバシズマブ（BEV）の役割

■初回化学療法との併用による有効性，安全性

- BEVは抗腫瘍効果が臨床的に認められた初の血管新生阻害薬である．扁平上皮癌を除く（non-squamous：non-Sq）切除不能な進行・再発非小細胞肺癌（non-small cell lung cancer：NSCLC）患者を対象にプラチナ製剤併用化学療法（カルボプラチン＋パクリタキセル：CP）にBEVを併用したCP＋BEV併用療法がCP療法と比して全生存期間（overall survival：OS）（12.3か月 vs 10.3か月，HR 0.79，$p=0.003$）の有意な延長を認めた（ECOG4599試験）[3]（**2**）．

- 本邦においても同様のデザインの無作為化第Ⅱ相試験（JO19907試験）が行われ，奏効率（objective response rate：ORR）の上昇（60.7% vs 31.0%，$p=0.0013$），無増悪生存期間（progression free survival：PFS）の延長（6.9か月 vs 5.9か月，HR 0.61，$p=0.009$）が認められた[4]．これらの試験を含むメタアナリシスでも，プラチナ製剤併用療法にBEVを追加することのOSの延長効果が示されている[5]．またその後に中国で行われたBEYOND試験においても再現性をもってOSの延長効果が示されている[6]（**2**）．

- ベバシズマブをプラチナ製剤併用療法に追加することは，肺癌診療ガイドライン2016年版ではⅣ期のnon-Sq NSCLCの初回化学療法としてグレードB（科学的根拠があり，行うよう勧められる）で推奨され，遺伝子変異の有無にかかわらず使用可能な分子標的薬と

1 VEGFRsを介した血管新生シグナル経路のシェーマ

VEGFRsは各リガンドと結合し，脈管形成・血管新生やリンパ管形成に関与する．VEGFR-2は主にVEGF-Aと結合して，血管新生，脈管形成に働き，VEGFR-3はリンパ管新生に関与する．ベバシズマブはVEGF-Aに対する抗体で，VEGF-AとVEGFR-1, 2との結合を阻害する．ラムシルマブはVEGFR-2の細胞外ドメインに対する抗体でVEGFR-2とVEGF-A, C, Dの3つのリガンドすべてとの結合を阻害する．
PIGF：胎盤増殖因子，VEGF：血管内皮細胞増殖因子，VEGFR：血管内皮細胞増殖因子受容体，NRP：ニューロピリン．

(Ellis LM, Hicklin DJ. Nat Rev Cancer 2008；8：579-91[1]）より)

2 主要な比較臨床試験におけるベバシズマブ併用療法，ラムシルマブ併用療法それぞれの無増悪生存期間（副次的評価項目）と全生存期間（主要評価項目）

試験名	レジメン	奏効率	無増悪生存期間中央値	全生存期間中央値
ECOG4599 N＝878（2006）	BEV＋CP vs. CP	35% 15% ($p<0.01$)	6.2か月 4.5か月 (HR，0.66；$p<0.01$)	12.3か月 10.3か月 (HR，0.79；$p<0.01$)
JO19907 N＝180（2012）	BEV＋CP vs. CP	60.7% 31.0% ($p<0.001$)	6.9か月 5.9か月 (HR，0.61；$p<0.01$)	22.8か月 23.4か月 (HR，0.99；$p=0.95$)
BEYOND N＝276（2015）	BEV＋CP vs. CP	54% 26% ($p<0.001$)	9.2か月 6.5か月 (HR，0.40；$p<0.0001$)	24.3か月 17.7か月 (HR，0.68；$p=0.0154$)
JO25567 N＝154（2014）	BEV＋Erlo vs. Erlo	69% 49% ($p=0.50$)	16.0か月 9.7か月 (HR，0.54；$p=0.0015$)	NR NR
REVEL N＝1253（2014）	RAM＋DOC vs. DOC	23% 14% ($p<0.0001$)	4.5か月 3.0か月 (HR，0.76；$p<0.0001$)	10.5か月 9.1か月 (HR，0.86；$p=0.023$)
JVCG N＝160（2016）	RAM＋DOC vs. DOC	28.9% 18.9%	5.2か月 4.2か月 (HR，0.83；95% CI：0.59-1.16)	15.2か月 14.7か月 (HR，0.86；95% CI：0.56-1.32)

CP：カルボプラチン＋パクリタキセル，RAM：ラムシルマブ，DOC：ドセタキセル，Erlo：エルロチニブ，HR：ハザード比，NR：未到達．

（文献3, 4, 6, 8, 9, 12)を参考に作成)

3 各適正使用ガイドからの主な血管新生阻害薬の除外基準，慎重投与基準，投与休止，投与中止基準のまとめ

ベバシズマブ[7)]

除外基準	慎重投与	中止基準	休薬基準
・PS 3以上 ・2.5 mL以上の鮮血の喀出 ・区域枝までの腫瘍の露出 ・コントロール不良な高血圧 ・BEV投与中の放射線治療 ・28日以内の手術歴 ・扁平上皮癌 ・血栓塞栓症の合併 ・2+以上の蛋白尿 ・消化管穿孔・瘻孔の合併	・脳転移 ・大血管への癌浸潤 ・腫瘍内空洞化 ・血栓塞栓症の既往 ・消化管穿孔・瘻孔の既往 ・消化管など腹腔内の炎症 ・先天性出血性素因・凝固異常 ・抗凝固薬・アスピリン製剤・NSAIDsの投与 ・胸部放射線治療の既往	・G3以上の静脈系血栓塞栓症 ・G1以上の動脈系血栓塞栓症 ・G3以上の出血（喀血を除く） ・画像上明らかな空洞化かつ継続的な血痰 ・注射止血剤を要するG2以上の喀血・血痰 ・G4の蛋白尿 ・G4の高血圧 ・消化管穿孔 ・瘻孔 ・可逆性後白質脳症症候群 ・心血管毒性	・発熱性好中球減少 ・G4の好中球減少 ・G4の血小板減少 ・G2の出血（喀血を除く） ・G1の喀血，内服止血薬を要するG2の喀血 ・G2/3の蛋白尿 ・G3の高血圧

ラムシルマブ[10)]

除外基準	慎重投与	中止基準	休薬基準
・PS 3以上 ・喀血（2か月以内；鮮血または2.5 mL以上） ・区域枝までの腫瘍の露出 ・コントロール不良な高血圧 ・RAM投与中の放射線治療 ・未治癒の術創/手術の予定 ・胸部主要血管への癌浸潤 ・腫瘍内空洞化	・胸部放射線治療の既往 ・出血性素因・凝固異常 ・抗凝固薬の併用 ・消化管穿孔の恐れのある病変 ・血栓塞栓症 ・2+以上の蛋白尿	・重度の喀血 ・1日3 g以上の尿蛋白量 ・G3以上のinfusion reaction ・消化管穿孔 ・瘻孔の発現 ・静脈血栓塞栓症 ・動脈血栓塞栓症 ・うっ血性心不全 ・可逆性後白質脳症症候群	・1日2 g以上の尿蛋白量 ・症候性のG2以上の高血圧，またはG3以上の高血圧 ・手術予定患者 ・創傷治癒障害による合併症

除外基準に関しては両薬剤に共通するものは赤字で示した．これらを参考に血管新生阻害薬の適応と，投与継続を慎重に判断する必要がある（実臨床においては最新の安全性情報を確認しながら，カンファレンスなどを経て適応の判断を行うことが望ましい）．

（文献7, 10）を参考に作成）

位置づけられている．

- ただし，70歳以上の高齢者に関してはECOG4599のサブセット解析ではベバシズマブの上乗せ効果は認められず，Grade 3以上の好中球減少，出血，蛋白尿が多かったとされている点や，他の観察研究などにおいても動脈血栓塞栓症などの副作用が増えたとの報告があり適応には慎重な判断が必要である．

■ ベバシズマブの安全な投与のために

- メタアナリシスにおいてCP＋BEV併用群での臨床的に重要な出血の有害事象が有意に増えることが示されている（4.4% vs 0.7%，$p <$ 0.001）[5)]．臨床試験における適格・除外基準や，重篤な出血や血栓症などの合併症のリスクを低減するためにBEVの適正使用ガイド[7)]において，除外基準や減量・休薬・中止基準がまとめられており，実臨床で使用する際には必ず確認を行い，これらの点を十分に考慮して適切に症例選択を行うことが重要である（**3**）．

■ 今後の展望

- 治癒切除不能な進行・再発の結腸・直腸癌では化学療法とBEVの併用療法の増悪後に次治療においてもBEV併用を継続する，いわ

COLUMN

DOC＋RAM併用療法におけるG-CSF予防投与

本邦で行われたJVCG試験においては発熱性好中球減少症がDOC＋RAM併用療法群で34.0％，DOC療法でも18.4％と，欧米を中心に行われたREVEL試験と比して高い傾向にあった（表）．これは人種差に起因する理由も考えられるが，G-CSF製剤の予防的投与割合が本邦で低いことも原因の1つと考えられる．RAMの添付文書情報には，＜重要な基本的注意＞に「本剤を投与する際には，予防投与（一次予防）を含めたG-CSF製剤の適切な使用を，最新のガイドライン等を参考に考慮すること」と記載されている．本邦における『G-CSF適正使用診療ガイドライン』（2013年版 Ver.4　日本癌治療学会編）（図）[14]によれば，G-CSF一次予防的投与はDOC＋RAM併用療法においては推奨され，DOC療法においても考慮されるべき副作用マネージメントといえる．

REVEL試験とJVCG試験における血液学的有害事象の発症頻度とG-CSF予防投与割合

REVEL試験　n（％）	ラムシルマブ群（n＝627）		プラセボ群（n＝618）	
	全グレード	グレード3, 4	全グレード	グレード3, 4
好中球減少症	345（55.0）	306（48.8）	284（46.0）	246（39.8）
白血球減少症	134（21.4）	86（13.7）	117（18.9）	77（12.5）
血小板減少症	84（13.4）	18（2.9）	32（5.2）	4（0.7）
発熱性好中球減少症	―	100（15.9）	―	62（10.0）
G-CSF予防投与割合	62％		66％	

JVCG試験　n（％）	ラムシルマブ群（n＝94）		プラセボ群（n＝98）	
	全グレード	グレード3, 4	全グレード	グレード3, 4
好中球減少症	90（95.7）	85（90.4）	97（99.0）	88（89.8）
白血球減少症	85（90.4）	68（73.4）	90（91.8）	72（73.4）
血小板減少症	25（26.6）	3（3.2）	15（15.3）	3（3.0）
発熱性好中球減少症	―	32（34.0）	―	18（18.4）
G-CSF予防投与割合	15％		6％	

JVCG試験においては発熱性好中球減少症がDOC＋RAM併用療法群で34.0％，DOC療法でも18.4％と，REVEL試験と比して高い傾向にあった．ただしJVCG試験においては，G-CSF製剤の予防的投与割合がREVEL試験と比して低い傾向にあった．

（文献8, 9）を参考に作成）

G-CSF一次予防的投与のアルゴリズム

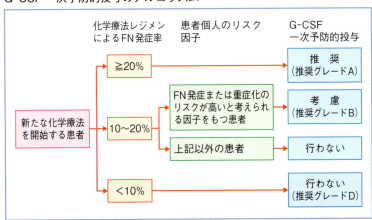

FN：febrile neutropenia，発熱性好中球減少症．
（日本癌治療学会編．G-CSF適正使用ガイドライン 2013年版 Ver.4[14]より）

ゆる bevacizumab beyond PD（BBP）が，BEV併用を中止する場合よりも有効であることが第Ⅲ相試験で示されているが，NSCLCにおいてはランダム化比較第Ⅲb相試験（AvaAll試験）において，OSの延長効果は示されず（生存期間中央値：11.86か月 vs 10.22か月，HR 0.84［90％ CI 0.71-1.00］），2次治療以降にBEVを継続することの有用性を示す根拠はない．

ラムシルマブ（RAM）の役割

2次治療におけるドセタキセル＋RAM併用療法の有効性，安全性

- RAMはVEGFR-2に結合するモノクローナル抗体で，プラチナ製剤併用化学療法後に増悪したSqを含む進行NSCLC症例を対象とし，ドセタキセル（DOC）＋RAM併用療法がDOC療法と比較してOSが有意に延長した（10.5か月 vs 9.1か月，HR 0.86，p＝0.023）（REVEL試験）[8]（**2**）．本邦で行われた同様のデザインのJVCG試験においてもDOC＋RAM併用療法がORR，PFS，OSにおいてともに良好な結果が示された[9]．

- JVCG試験においては併用群で発熱性好中球減少症の発現割合（34.0％ vs 18.4％）が高く，治療中止に至った有害事象の発現割合（40.4％ vs 20.4％）も高かった．以上より，RAMが適応となる症例においてはDOCに追加するよう勧められるが，発熱性好中球減少症をはじめとする有害事象とOSのバランスが考慮され，肺癌診療ガイドライン2016年版ではⅣ期NSCLCの2次治療以降のレジメンとして推奨グレードはBとされている．

- REVEL試験とJVCG試験においては適格基準が，75歳以上の高齢者では推奨グレードC1である初回治療としてのプラチナ製剤併用化学療法後に増悪したNSCLC症例であることや，実際にJVCG試験においては75歳以上の高齢者はほぼ含まれていなかったこと，REVEL試験では70歳以上の症例が20％ほど含まれているもののサブグループ解析ではDOC療法のほうが有効性が高い傾向があったこと，高齢者のみを対象としたRAMの上乗せ効果を確認した試験もないことなどから，高齢者でのDOC＋RAM併用療法の意義はいまだ不明であると考えられる．

ラムシルマブの安全な投与のために

- RAMもBEVと同様に重篤な出血や血栓症などによる合併症のリスクを低減するために，除外基準や減量・休薬・中止基準が「適正使用ガイド」としてまとめられている．実臨床における投与に際しては十分な確認を行い適正に使用していくことが重要である（**3**）[10]．

血管新生阻害薬とEGFR-TKI併用療法

血管新生阻害薬とEGFR-TKI併用療法の有効性，安全性

- *EGFR*変異陽性NSCLCにおいてはEGFR-チロシンキナーゼ阻害薬（tyrosine kinase inhibitor：TKI）併用療法により，全生存期間中央値（median survival time：MST）が約12か月程度であることが示されているが，忍容性を保ちつつPFSやOSを延長するための新しい治療法の開発が試みられている．

- いくつかの非臨床試験において，EGFRとVEGF経路の2重阻害は血管内皮細胞の増殖抑制を促進するだけでなくEGFR-TKIに対する耐性化を抑制すること[11]などが知られており，血管新生阻害薬とEGFR-TKI併用療法が単剤療法よりも効果的である可能性を示唆している．

- 本邦においてエルロチニブ（Erlo）＋BEV併用療法の有効性と安全性をErlo単独療法と比較する第Ⅱ相試験（JO25567）が行われ，PFSは16.0か月 vs 9.7か月（HR 0.54，p＝0.0015）で安全性プロファイルはこれまでの報告と同様であった[12]（**2**）．この結果を受けErlo＋BEV併用療法は期待される治療戦略と考えられ，肺癌診療ガイドライン2016年版においては推奨グレードC1と位置づけら

4 血漿 short VEGF-A 濃度，血漿 VEGFR-2 濃度，血漿 NRP-1 濃度によるベバシズマブのOSに与える影響

臨床試験名	HR（95% CI）	HR（95% CI）	p値
	低 short VEGF-A	高 short VEGF-A	
AVADO（乳癌） 低 short VEGF-A (n=139) 高 short VEGF-A (n=126)	0.86 (0.56-1.32)	0.49 (0.31-0.76)	0.08
AVAGST（胃癌） 低 short VEGF-A (n=357) 高 short VEGF-A (n=355)	1.01 (0.77-1.31)	0.72 (0.57-0.93)	0.07
AVITA（膵癌） (n=222)	1.02	0.56	0.03
	低 pVEGFR-2	高 pVEGFR-2	
AVADO（乳癌） 低 pVEGFR-2 (n=134) 高 pVEGFR-2 (n=131)	0.75 (0.49-1.16)	0.54 (0.35-0.85)	0.25
AVITA（膵癌） (n=224)	1.04	0.60	0.06
	低 pNRP-1	高 pNRP-1	
AVAGAST（胃癌） 低 pNRP-1 (n=350) 高 pNRP-1 (n=329)	0.75 (0.59-0.97)	1.07 (0.81-1.40)	0.06

血漿 short VEGF-A 濃度に関してはAVADO試験，AVAGST試験とAVITA試験に参加した患者，血漿 VEGFR-2 濃度に関してはAVADO試験とAVITA試験，血漿 NRP-1 濃度に関してはAVAGST試験で各々に参加した患者に関して，各試験ごとの血漿濃度の中央値で低値群，高値群に分けて各々OSを算出し，そのHRを示している．血漿 short VEGF-A 濃度と血漿 VEGFR-2 濃度の高値群，血漿 NRP-1 濃度の低値群でOSが良好な傾向が示されている．
OS：全生存期間，CI：信頼区間，HR：ハザード比，VEGF：血管内皮細胞増殖因子，VEGFR：血管内皮細胞増殖因子受容体，NRP：ニューロピリン．
（Kurzrock R, Stewart DJ. Clin Cancer Res 2017；23：1137-48[13] より）

れている．
- しかしながら，同併用療法の有効性と安全性の証明が第Ⅱ相試験単独の結果であり，OSに関するデータが不十分であることから適応は慎重に検討する必要がある．現在，同併用療法に関する非盲検無作為化比較第Ⅲ相臨床試験（NEJ026）が進行中である．またErlo＋RAM併用療法をErlo単剤と比較する二重盲検無作為化比較第Ⅲ相試験（RELAY）が進行中であり，血管新生阻害薬とEGFR-TKI併用療法の臨床的有用性の確立に期待したい．

血管新生阻害薬のバイオマーカーについて

- 腫瘍および腫瘍間質における微小血管の密度やVEGF-AやVEGFR-2の発現についてはすでに複数の臨床試験において解析されているが，効果予測因子としての有用性は示されていない．
- VEGFR-1やNRP-1の低発現が，胃癌，乳癌，大腸癌などの他癌腫においてBEVのOSに対しての正の効果予測因子である可能性が示唆されている．
- 血漿中のshort isoform VEGF-A高濃度，VEGFR-2高濃度，NRP-1低濃度のOSに対

する正のバイオマーカーとしての意義が胃癌，膵癌，乳癌，大腸癌などにおいて検証され，その有用性が期待されている（**4**）．そのほかにも腫瘍のTP53変異の有無やVEGF-AやVEGFRの遺伝子バリエーションなどもBEVの効果予測因子として注目されている[13]．

- しかしながら現在のところ，BEV，RAM双方においてNSCLCで前向きに検証され，有用性が確立されたバイオマーカーは存在しない．
- 主な理由としては，各試験において，血管新生阻害薬へのクロスオーバーが許容されるためにOSでの差が検出されにくいことや，血管新生阻害薬自体が他の抗癌薬との併用により抗腫瘍効果を発揮するため併用薬の影響が無視できず，またそれにより各試験の統合解析も困難となることや，血漿中濃度などの定量的な指標においては検査手法のばらつきによる結果の違いが無視できず，標準化しにくいことなどがあげられる．

おわりに

- 血管新生阻害薬は，進行・再発NSCLC症例において初回もしくは2次治療における化学療法との併用により，単剤療法に比して全生存期間を延長させることを示した有望な薬剤である．
- EGFR-TKIなどとの併用療法に関してもその有用性に関するエビデンスが蓄積されつつあり，血管新生阻害薬はNSCLCの治療戦略のさらなる発展に欠かせない薬剤といえる．実臨床において慎重にその適応を判断することが重要であるが，患者の予後を改善しうる薬剤であることを常に念頭におき，適応症例には積極的に使用していく姿勢も必要と考えられる．

（原田大二郎，野上尚之）

文献

1) Ellis LM, Hicklin DJ. VEGF-targeted therapy：mechanisms of anti-tumour activity. Nat Rev Cancer 2008；8：579-91.
2) McCrudden KW, et al. Anti-VEGF antibody in experimental hepatoblastoma：suppression of tumor growth and altered angiogenesis. J Pediatr Surg 2003；38：308-14.
3) Sandler A, et al. Paclitaxel-carboplatin alone or with bevacizumab for non-small-cell lung cancer. N Engl J Med 2006；355：2542-50.
4) Niho S, et al. Randomized phase II study of first-line carboplatin-paclitaxel with or without bevacizumab in Japanese patients with advanced non-squamous non-small-cell lung cancer. Lung Cancer 2012；76：362-7.
5) Soria JC, et al. Systematic review and meta-analysis of randomised, phase II/III trials adding bevacizumab to platinum-based chemotherapy as first-line treatment in patients with advanced non-small-cell lung cancer. Ann Oncol 2013；24：20-30.
6) Zhou C, et al. BEYOND：A Randomized, Double-Blind, Placebo-Controlled, Multicenter, Phase III Study of First-Line Carboplatin/Paclitaxel Plus Bevacizumab or Placebo in Chinese Patients With Advanced or Recurrent Nonsquamous Non-Small-Cell Lung Cancer. J Clin Oncol 2015；33：2197-204.
7) アバスチン適正使用検討委員会監．アバスチン，扁平上皮癌を除く切除不能な進行・再発の非小細胞肺癌に用いる際に．適正使用ガイド．中外製薬；2016.
8) Garon EB, et al. Ramucirumab plus docetaxel versus placebo plus docetaxel for second-line treatment of stage IV non-small-cell lung cancer after disease progression on platinum-based therapy（REVEL）：a multicentre, double-blind, randomised phase 3 trial. Lancet 2014；384：665-73.
9) Yoh K, et al. A randomized, double-blind, phase II study of ramucirumab plus docetaxel vs placebo plus docetaxel in Japanese patients with stage IV non-small cell lung cancer after disease progression on platinum-based therapy. Lung Cancer 2016；99：186-93.

10) サイラムザ非小細胞肺癌適正使用アドバイザリーボード. サイラムザ, 切除不能な進行・再発の非小細胞肺癌, 適正使用ガイド. 日本イーライリリー；2016.
11) Naumov GN, et al. Combined vascular endothelial growth factor receptor and epidermal growth factor receptor (EGFR) blockade inhibits tumor growth in xenograft models of EGFR inhibitor resistance. Clin Cancer Res 2009；15：3484-94.
12) Seto T, et al. Erlotinib alone or with bevacizumab as first-line therapy in patients with advanced non-squamous non-small-cell lung cancer harbouring EGFR mutations (JO25567)：an open-label, randomised, multicentre, phase 2 study. Lancet Oncol 2014；15：1236-44.
13) Kurzrock R, Stewart DJ. Exploring the Benefit/Risk Associated with Antiangiogenic Agents for the Treatment of Non-Small Cell Lung Cancer Patients. Clin Cancer Res 2017；23：1137-48.
14) 日本癌治療学会編. G-CSF適正使用ガイドライン 2013年版, Ver.4.
http://www.jsco-cpg.jp/item/30/index.html

原発性肺癌治療の実際
薬物療法
免疫チェックポイント阻害薬

癌と免疫チェックポイント

- 生体内で遺伝子異常などが起こった細胞は，免疫監視システムにより監視され排除されている．しかし，癌細胞の発生過程では，この免疫監視システムをくぐり抜けて増殖する．このメカニズムは癌免疫編集機構（cancer immune editing）とよばれており，癌細胞が顕在化した状態というのは，免疫細胞の攻撃を逃れるために免疫抑制環境を形成し，免疫逃避の状態であると考えられる[1]．

- 免疫抑制環境において，免疫チェックポイントであるPD-1/PD-1リガンド（PD-L1およびPD-L2）経路は，癌細胞が抗原特異的なT細胞からの攻撃を回避する機序の一つとして考えられている．

- 細胞の表面に発現しているPD-1に，癌細胞表面に発現したPD-L1が結合すると，T細胞の活性化が抑制されて抗腫瘍効果が減弱する．ここに抗PD-1抗体を投与すると，T細胞表面のPD-1と結合してPD-L1との結合を阻害しT細胞の活性を回復させ，抗腫瘍効果を発揮する（**1**）．

免疫チェックポイント阻害薬

- 免疫チェックポイント阻害薬は，これまでの殺細胞性抗癌薬にはみられないような，非常に長期にわたって高い治療効果が持続する症

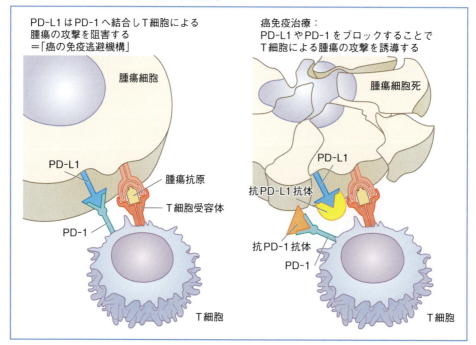

1 免疫チェックポイント阻害薬の作用機序

（NCI Dictionary of Cancer Terms. immune checkpoint inhibitor より）

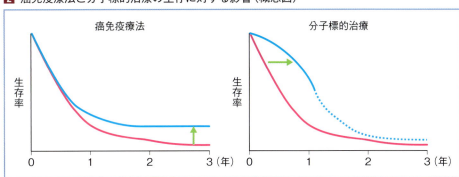

2 癌免疫療法と分子標的治療の生存に対する影響（概念図）

（Ribas A, et al. Clin Cancer Res 2012；18：336-41[2]）を参考に作成）

3 承認済み抗PD-1抗体薬の臨床試験

治療ライン	試験名	試験の種類	対象	治療薬	症例数	全生存期間(OS, 月)	HR for OS (95% CI)	PFS (PFS, 月)	HR for PFS (95% CI)
1次治療	KEYNOTE-024	第Ⅲ相	非小細胞肺癌（PD-L1≧50%）	ペムブロリズマブ	154	NR	0.60 (0.41-0.89)	10.3	0.50 (0.37-0.68)
				プラチナ併用療法	151	NR		6.0	
2次治療	CheckMate 017	第Ⅲ相	扁平上皮癌 (all comers)	ニボルマブ	135	9.2	0.59 (0.44-0.79)	3.5	0.62 (0.47-0.81)
				ドセタキセル	137	6.0		2.8	
	CheckMate 057	第Ⅲ相	非扁平上皮癌 (all comers)	ニボルマブ	292	12.2	0.73 (0.59-0.89)	2.3	0.92 (0.77-1.1)
				ドセタキセル	290	9.4		4.2	
	KEYNOTE-010	第Ⅱ/Ⅲ相	非小細胞肺癌（PD-L1≧1%）	ペムブロリズマブ	344	10.4	0.71 (0.58-0.88)	3.9	0.88 (0.74-1.23)
				ドセタキセル	343	8.5		4.0	

例があるなど，開発の段階から非常に高い注目を集めた（**2**）[2]．
- 本邦では，2015年12月にニボルマブ，2017年2月にペムブロリズマブという2種類の抗PD-1抗体が承認された（**3**）．以降，肺癌の一般診療は大きく変化したといっても過言ではない．同時に高額な薬価が大きくクローズアップされ，医療費の問題が国民を巻き込んだ議論となった．
- 以上から，免疫チェックポイント阻害薬の使用を考慮する際には，その恩恵を強く受ける患者に，適切に使用することが求められている．
- 現在，1次治療としてペムブロリズマブが，2次治療以降としてニボルマブとペムブロリズマブが使用可能である．これら免疫チェックポイント阻害薬の効果を最大限得られる対象を絞るため，PD-L1 IHC（免疫組織化学染色）検査で患者選択をすることが重要である．

PD-L1 IHC検査と抗PD-1抗体の使用について

■1次治療：ペムブロリズマブ適正使用のためのPD-L1検査

- ペムブロリズマブは，国際共同第Ⅲ相試験（KEYNOTE-024試験）によって，化学療法

のない*EGFR*遺伝子変異陰性，*ALK*融合遺伝子陰性およびPD-L1陽性（TPS[★1]≧50％）の切除不能な進行・再発非小細胞肺癌患者において，プラチナ製剤を含む標準的化学療法と比較して主要評価項目であるPFS，副次評価項目であるOSを有意に延長することが示された[3]．したがって，ペムブロリズマブは，TPS≧50％の非小細胞肺癌患者において1次治療の標準治療と位置づけられている．

- 非小細胞肺癌の診断時には，*EGFR*遺伝子や*ALK*遺伝子を検討していたのと同様に，PD-L1の免疫染色を実施することが標準的な手順となる．

■2次治療以降：ニボルマブ・ペムブロリズマブ適正使用のためのPD-L1検査

ニボルマブ

- 扁平上皮癌における第Ⅲ相比較試験（CheckMate017試験）および非扁平上皮癌における第Ⅲ相試験（CheckMate057試験）いずれの試験でも，プラチナ製剤を含む化学療法歴を有する切除不能なⅢB期/Ⅳ期または再発の肺癌患者において，ドセタキセル群に対してOSについて優越性が証明された[4,5]．よって，ニボルマブは既治療非小細胞肺癌の標準治療として確立した．
- しかし，非扁平上皮癌の患者ではサブグループ解析においてPD-L1発現率によりニボルマブの有効性は傾向が異なることが示されている．これを根拠に，2017年2月14日に厚生労働省より発出されたニボルマブの最適使用推進ガイドラインでは，非扁平上皮癌患者においてニボルマブの投与を考慮する際，PD-L1発現＜1％であることが確認された場合には，原則ドセタキセルなどの抗悪性腫瘍薬の使用を優先することを検討することと記載されている[6]．

ペムブロリズマブ

- 国際共同第Ⅱ・Ⅲ相試験（KEYNOTE-010試験）において，プラチナ製剤を含む化学療法歴を有するPD-L1陽性（TPS≧1％）の切除不能な進行・再発の非小細胞肺癌患者を対象に，有効性および安全性が，ドセタキセルを対照として検討され，主要評価項目であるOSについて有意に延長した．したがって，TPS≧1％の非小細胞肺癌患者において，ペムブロリズマブは2次治療以降の標準治療となった[7]．

▎PD-L1検査における各診断薬の「読み替え」

- 現時点で，抗PD-1抗体の治療効果を最も予測することのできるバイオマーカーはPD-L1 IHC検査である．しかし，4 に示すように，各免疫チェックポイント阻害薬の開発に対応して，それぞれ別々の診断薬が用いられてきたため，複数のPD-L1 IHC検査法が存在する．
- 今後の日常診療においては，1次治療の治療法を決定する際に，PD-L1の発現率をペムブロリズマブの診断薬であるPD-L1 IHC 22C3 pharmDx「ダコ」を用いて検討されるものと思われる．一方，ニボルマブの診断薬はPD-L1 IHC 28-8 pharmDx「ダコ」であるため，PD-L1の発現を新たに検討し直す必要があるのか問題となる．しかし，抗体間でPD-L1の染色性に大きな差異が認められないという報告がまとめられており[8]，再生検の侵襲性も考慮すると，2次治療以降の方針決定の際，すでに1次治療前に判定されたPD-L1 IHC 22C3 pharmDx「ダコ」での結果を参考にしてニボルマブ投与の可否を判断することが現実的と考えられる．

▎治療の実際について ─治療前スクリーニング，irAEの対応

- 免疫チェックポイント阻害薬を用いたいずれ

[★1] TPS
PD-L1を発現した腫瘍細胞が占める割合．TPSはPD-L1 IHC 22C3 pharmDx「ダコ」を用いて測定する．

4 免疫チェックポイント阻害薬と効果予測のためのPD-L1 IHC検査

薬剤	ニボルマブ	ペムブロリズマブ	atezolizumab（未承認）	durvalumab（未承認）	avelumab（未承認）
製造会社	BMS	MERCK	ROCHE	AstraZeneca	Pfizer
抗体クローン	ダコ 28-8	ダコ 22C3	Ventana SP142	Ventana SP263	Dako 73-10
免疫染色プラットフォーム	Link 48	Link 48	BenchMark ULTRA	BenchMark ULTRA	Link 48
評価細胞	腫瘍細胞	腫瘍細胞	腫瘍細胞および腫瘍浸潤免疫細胞	腫瘍細胞	腫瘍細胞
陽性細胞カットオフ値	≧1% ≧5% ≧10%	≧50%（1次治療） ≧1%（2次治療以降）	TC1/2/3 or IC1/2/3≧1%	≧25%	≧1%
本邦での承認	体外診断薬	コンパニオン診断薬	未承認	未承認	未承認

の臨床試験においても，従来の殺細胞性抗癌薬と比較してGrade 3以上の悪心，食欲不振，下痢などの有害事象の発現頻度は低い結果が報告されている．しかし，過度の免疫反応による免疫関連有害事象（immune-related adverse events：irAE）が報告されている．irAEとして知られているものを **5** に示す．治療前に適格性について慎重に検討することが必要であり，特に間質性肺炎，自己免疫疾患の有無について事前に評価することが重要である[6]．

- 以下に該当する患者については，免疫チェックポイント阻害薬の投与は推奨されない．
  - 間質性肺疾患の合併または既往のある患者
  - 胸部画像検査で間質影を認める患者および活動性の放射線肺臓炎や感染性肺炎などの肺に炎症性変化がみられる患者
  - 自己免疫疾患の合併，または慢性的もしくは再発性の自己免疫疾患の既往歴のある患者
  - ECOG PS 3-4の患者
- irAEは多種多様な臓器に発生する可能性があり，発現時期もさまざまである．よって，irAEが疑われた場合に受診する必要性を患者と共有すること，院内の他の診療科と連携してirAEの治療にあたる体制を作らねばならない．
- そのほか，免疫チェックポイント阻害薬使用後にEGFR-TKIを使用した患者において，高い間質性肺炎の発症が認められ，死亡例も報告されているため，十分注意する必要がある．

免疫チェックポイント阻害薬使用における効果判定とpseudo progression（偽増悪）

- 開発が先行した悪性黒色腫における免疫チェックポイント阻害薬の臨床試験の中において，従来のRECIST基準★2では病勢進行（PD）と判断されるような症例の中に，免疫チェックポイント阻害薬を継続することにより臨床的な恩恵を受ける患者がいることが知られていた．報告によると，通常のRECIST基準でPDとされた患者の中で，immune related response criteriaでは病勢安定（SD），部分寛解（PR）であったものが22例/167例（13%）確認された[9]．つまり，一度腫瘍が増大した後に腫瘍縮小が認められることがあり，この事象はpseudo progression（偽増悪）と名付けられた．
- しかし，その後の固形癌を対象とした報告によると，いわゆるpseudo progressionが確認

★2 RECIST基準
response evaluation criteria in solid tumors，固形癌の治療効果判定の基準．

5 免疫チェックポイント阻害薬で起こりうる過度の免疫反応

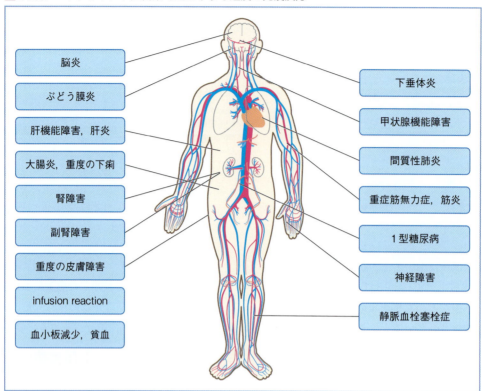

(オプジーボメディカルスタッフ向け適正使用のお願い(2016年2月作成)を参考に作成)

されたのは44例/1,126例(約4％)であり，当初の予想よりも低い割合であった[10]．また，ニボルマブ，ペムブロリズマブの臨床試験においても，pseudo progressionはおおむね5％未満であったと報告されている．

- したがって，現時点でpseudo progressionの定義は曖昧であり，実際には免疫チェックポイント阻害薬の効果が得られなくなっているにもかかわらず治療を続けてしまうことで，通常の化学療法に切り替えるタイミングを逃すほうが問題である．
- 以上から，やはり免疫チェックポイント阻害薬を用いる場合でも，基本的にはRECIST基準に基づき，治療方針の変更を検討するべきである．しかし，RECIST PDの確認後，pseudo progressionと考えて免疫チェックポイント阻害薬の使用を継続する場合は，pseudo progressionであることを示唆する他の指標(たとえば臨床症状の改善，腫瘍マーカーの低下，良好なPS)を総合的に判断して，beyond PDで投与の継続をするかどうか判断する必要があると考える．

今後の展望

- 2017年5月，FDAはKEYNOTE-021試験の結果によって非扁平非小細胞肺癌の1次治療としてペムブロリズマブと化学療法(カルボプラチン＋ペメトレキセド)を迅速承認した．そのほか，わが国でも，新規免疫チェックポイント阻害薬の開発や，免疫チェックポイント阻害薬と化学療法との併用，免疫チェックポイント阻害薬同士の併用療法について非常に活発な開発が行われており，常に情報をアップデートしなければならない．
- また，PD-L1のIHCは抗PD-1抗体のバイオマーカーであることは確かであるが，PD-L1

の発現の有無で完全に薬剤の効果予測をすることはまだ実現できていない．免疫チェックポイント阻害薬の使用においては，腫瘍と免疫の相互作用の複雑性があるため，腫瘍だけでなく宿主の免疫[★3]を考慮したバイオマーカーが今後必要になると考えられる．

（高濱隆幸，中川和彦）

★3　たとえば，浸潤CTL（cytotoxic T-lymphocyte，細胞傷害性Tリンパ球）や骨髄由来免疫抑制細胞（myeloid-derived suppressor cells：MDSC）．

文献

1) Schreiber RD, et al. Cancer immunoediting：integrating immunity's roles in cancer suppression and promotion. Science 2011；331：1565-70.
2) Ribas A, et al. New challenges in endpoints for drug development in advanced melanoma. Clin Cancer Res 2012；18：336-41.
3) Reck M, et al. Pembrolizumab versus Chemotherapy for PD-L1-Positive Non-Small-Cell Lung Cancer. N Engl J Med 2016；375：1823-33.
4) Brahmer J, et al. Nivolumab versus Docetaxel in Advanced Squamous-Cell Non-Small-Cell Lung Cancer. N Engl J Med 2015；373：123-35.
5) Borghaei H, et al., Nivolumab versus Docetaxel in Advanced Nonsquamous Non-Small-Cell Lung Cancer. N Engl J Med 2015；373：1627-39.
6) 厚生労働省．ニボルマブ（遺伝子組換え）製剤及びペムブロリズマブ（遺伝子組換え）製剤の最適使用推進ガイドライン（非小細胞肺癌及び悪性黒色腫）について．薬生薬審発 0214 第1号．平成29年2月14日．
7) Herbst RS, et al. Pembrolizumab versus docetaxel for previously treated, PD-L1-positive, advanced non-small-cell lung cancer（KEYNOTE-010）：a randomised controlled trial. Lancet 2016；387：1540-50.
8) Hirsch FR, et al. PD-L1 Immunohistochemistry Assays for Lung Cancer：Results from Phase 1 of the Blueprint PD-L1 IHC Assay Comparison Project. J Thorac Oncol 2017；12：208-22.
9) Wolchok JD, et al. Guidelines for the evaluation of immune therapy activity in solid tumors：immune-related response criteria. Clin Cancer Res 2009；15：7412-20.
10) Chiou VL, Burotto M. Pseudoprogression and Immune-Related Response in Solid Tumors. J Clin Oncol 2015；33：3541-3.

薬物療法
その他の免疫療法

癌免疫療法の歴史と分類

- 抗腫瘍免疫機構の解明とその治療への応用は1980年代以降に始まる（**1**）．それ以前はヒトの癌に対して免疫応答が生じるのかということについても不明であった．
- 2010年，米国FDAは，免疫細胞療法としてProvenge®（sipuleucel-T）をホルモン抵抗性の前立腺癌を適応とする医薬品として承認したが，その治療法の煩雑さなどから，広く普及するには至らなかった．
- 抗腫瘍免疫応答を人為的に強化する治療とは異なり，抑制の解除に働く免疫チェックポイント阻害薬が2010年以降薬事承認され，適応が広がっている．

抗腫瘍免疫応答

- 癌細胞に対する免疫応答を，担当する細胞レベルから図に示した．免疫応答は抗原特異的（獲得）免疫（**2**）[1]と非特異的（自然）免疫（**3**）に分類される．
- 癌細胞は正常細胞が生産しにくい異常蛋白を生産し抗原として認識される．抗原は細胞内で分断され，T細胞が認識する抗原決定基となる部分が腫瘍抗原ペプチドとして癌細胞表面に発現するクラス1の主要組織適合複合体

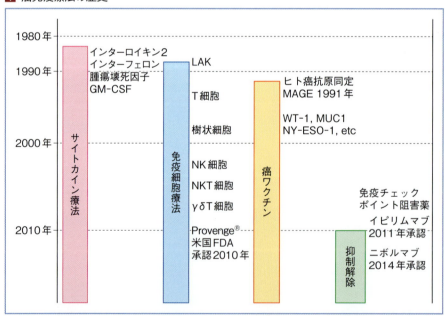

1 癌免疫療法の歴史

T細胞の増殖因子として知られたインターロイキン2や腫瘍壊死因子などの同定・合成と患者への投与によるサイトカイン療法は1980年代から，ヒト癌抗原の同定と癌ワクチンへの応用は1990年代から，癌免疫応答を担当する細胞群の解明とサイトカイン，癌抗原を応用した免疫細胞療法は1980年代から開始，発展してきた．2010年以降は免疫応答が制御・抑制される機構を解除する治療が登場した．

2 腫瘍細胞に対する抗原特異的免疫応答

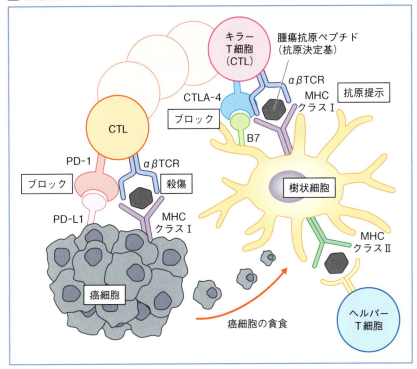

癌細胞からの癌抗原の放出，抗原提示細胞による貪食，T細胞への提示・細胞傷害性T細胞（CTL）の誘導，CTLの腫瘍組織への移動，腫瘍内への浸潤，CTLによる癌細胞の認識，殺傷という一連の癌免疫サイクルが働く[1]．癌抗原のT細胞への提示，認識・殺傷には調節機構が存在する．免疫チェックポイント分子としてPD-1とPD-L1あるいはB7とCTLA4などが存在し，それら各々の結合によって，癌抗原の提示や認識が抑制・制御される．

3 腫瘍細胞に対する自然（非特異的）免疫応答

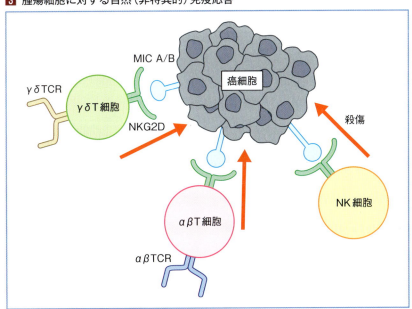

この自然免疫にかかわる細胞の代表は，NK細胞やγδ（ガンマ・デルタ）鎖のT細胞受容体（TCR）を発現するT細胞の中のマイナーな集団であるγδT細胞である．

(MHC) と結合して提示される．また，癌細胞を貪食した樹状細胞も同様に抗原ペプチドをクラス2あるいはクラス1のMHCと結合させ，それを認識するT細胞受容体（TCR）と結合し，抗原提示を行う．クラス1 MHCは細胞傷害性T細胞（CTL）を誘導する．クラス2 MHCは，ヘルパーT細胞への抗原提示を行っている．誘導されたCTLは，その

誘導にかかわった抗原を特異的に認識し癌細胞を殺傷する．
- 細胞は癌化，ウイルス感染などストレスを被るとMIC A/Bなど普段は作らない蛋白を細胞表面に表出することが知られている．NK細胞やγδT細胞はNKG2DなどのNK受容体を介して，癌細胞上のこれらの分子を認識して，殺傷する．
- 古くから癌患者における免疫機構の破綻が報告されている．癌患者においては細胞免疫応答にかかわるリンパ球の減少，サイトカイン生産の低下，1型ヘルパーT細胞から2型へのシフトなどが報告されてきた．制御性T細胞や骨髄由来免疫抑制細胞など抑制型の免疫細胞が過剰となっていることも指摘されている[2]．

癌ワクチン

■ペプチドワクチン
- 癌細胞が特異的に生産する蛋白は抗原となり，約9個のアミノ酸からなる腫瘍抗原ペプチドはMHCと結合してT細胞に認識される．1つの抗原蛋白に腫瘍抗原ペプチド部分は複数存在するのが一般的である．
- 腫瘍抗原ペプチドを合成して投与する治療がペプチドワクチン療法である．同じ抗原蛋白であってもHLA（ヒトのMHC）の型によって腫瘍抗原ペプチドとなる部分が異なっている．そのため，HLA型ごとにペプチドワクチンを用意しなければならない．
- 癌細胞が生産する抗原蛋白の種類は，その癌細胞が有する遺伝子変異によって規定される．比較的多くの患者の癌細胞で発現する共通抗原であっても，すべての患者で発現するわけではない．癌ワクチン治療を行うに際しては使用する抗原の発現を確認することが望ましい．
- 通常は皮内へ投与され，投与部位に存在する樹状細胞などの抗原提示細胞のMHCと結合したうえで，T細胞への提示が可能となる．T細胞受容体はペプチド単体とは結合せず，MHCと結合したペプチドのみと結合可能である．

■その他の癌ワクチン
- MHCと結合して提示される腫瘍抗原ペプチド以外にも癌細胞に特異的に発現する分子を標的とした癌ワクチンが臨床研究されている．
- ムチン抗原であるMUC1を標的としたワクチンの製品開発を目的として臨床試験が行われ，免疫賦活薬を組み合わせた製剤としてBLP25，TG4010が開発されている．
- 癌細胞に強く発現するガングリオシドやEGF（epidermal growth factor，上皮成長因子）などを標的としたワクチン開発も進められている．
- 癌細胞そのものに免疫賦活作用を付加してワクチンとして使用することも試みられている．

免疫細胞療法
- 樹状細胞ワクチンおよびエフェクター細胞療法は体外で細胞を加工して治療に使用する治療法であり，免疫細胞療法として本邦では「再生医療等安全性確保法」の法制下で行われている．

■樹状細胞ワクチン
- 通常，患者の末梢血から単核球をアフェレーシスにより大量に採取，単球をインターロイキン4（IL-4），GM-CSFなどのサイトカインの存在下で培養し，分化，誘導された樹状細胞へ患者の腫瘍細胞が発現する抗原を導入，提示させる．
- 抗原としては合成した抗原あるいは自己腫瘍細胞からの抽出物（溶解物あるいはmRNA）が使用されてきた．自己腫瘍細胞からの抽出物には新生抗原も含まれると考えられ，樹状細胞ワクチンがこの新生抗原を提示する可能性がある．

■エフェクター細胞療法
T細胞移入療法
- 患者の末梢血単核球を，主にIL-2と抗CD3

> **COLUMN**
>
> **共通抗原と新生抗原**
>
> 　癌ワクチン，樹状細胞ワクチンには，比較的に多くの患者の癌細胞に発現する共通抗原とされるものが使われてきた．共通抗原は，正常細胞では精巣のみで発現する癌・精巣抗原，特定の細胞への分化に伴い発現する分化抗原，癌細胞で過剰に発現する過剰発現抗原などで，正常細胞にもある程度は発現しているものである．したがって，免疫応答は自己免疫反応の範囲であり，理論的には異物に対する強力な免疫応答とは異なるものである．
>
> 　一方，ネオアンチゲン（新生抗原）は個々の患者の癌細胞の変異遺伝子が転写，翻訳してできる変異抗原のことで，正常な細胞には発現していない．共通抗原とは異なり，患者個々で異なっている．免疫チェックポイント阻害薬において生じる免疫応答の標的もこのネオアンチゲンが主体であることが報告されている[3]．

> **TOPICS**
>
> **遺伝子導入を伴うエフェクター細胞療法**
>
> 　遺伝子導入を伴うエフェクター細胞療法の研究開発が行われている．癌抗原特異的TCR遺伝子やキメラ型抗原受容体（chimeric antigen receptor：CAR）遺伝子を導入したT細胞療法が開発されている．MAGE-A4 TCR遺伝子導入T細胞を用いた固形癌に対する多施設共同医師主導治験が行われている．また，CAR遺伝子導入T細胞を用いた臨床試験は血液腫瘍に対して行われ，良好な効果が報告されている．

抗体で増殖させると，T細胞を中心とした細胞が増殖し，それを用いたT細胞移入療法が臨床応用されている．

- 数10 mLの末梢血を用いて50～100億個のT細胞を増殖させることが容易である．50～100億個は癌患者の循環血液内のT細胞の総数の2から3倍に相当する．癌患者においては制御性T細胞以外のT細胞の減少を中心とした免疫不全が生じており，その解消に働く治療法となりえる[2]．

γδT細胞療法

- γδT細胞が末梢血中のT細胞の数％を占める．このγδT細胞は腫瘍細胞に対して強い抗腫瘍活性を有していることが明らかにされてきた．
- IL-2とともにゾレドロン酸を含んだ培地で末梢血単核球を培養することにより，γδT細胞を選択的に大量増殖させることが可能である．一般に10～100億のγδT細胞を増殖させることが可能である．50億個のγδT細胞は癌患者の循環血液内のγδT細胞の総数の約80倍に相当する[2]．

NK細胞療法

- NK（natural killer）細胞は末梢血の単核球の5％程度を占める．選択的にNK細胞を増殖させることが可能となっている．
- NK細胞は腫瘍細胞のMHCクラス1が抑制性のシグナルとして働き，MHCの発現の低下・消失した腫瘍で強いキラー活性を有する．また，NK細胞は抗体依存性細胞傷害反応を媒介するFcγreceptorⅢを強く発現する．したがって，NK細胞療法は抗体医薬品の薬効を増強できる可能性がある．

NKT細胞療法

- NKT細胞はNK receptorとinvariantなVα24抗原受容体を有する細胞で，腫瘍に対して強力な抗腫瘍効果を発揮する．
- NKT細胞は特異的リガンドであるαガラクトシルセラミドにより活性化される．末梢血より樹状細胞を誘導し，αガラクトシルセラミドをパルスしたうえで患者本人に投与，体

内のNKT細胞の活性化を誘導するNKT細胞療法が行われている．

肺癌に対する癌ワクチンおよび免疫細胞療法

- 肺癌に対する癌ワクチン，免疫細胞療法について過去に行われた18の無作為化比較試験の結果についてメタアナリシスが行われ2016年に報告された[4]．ここには免疫チェックポイント阻害薬や遺伝子導入を伴う細胞を使ったスタディは含まれない．癌ワクチン，免疫細胞療法により生存期間，無増悪生存期間が延長され，ペプチドワクチンに比較して，免疫細胞療法の効果が高かった．
- 免疫チェックポイント阻害薬が有効であるためには免疫機構が正常に備わり，作動していることが前提となる．そのため，免疫チェックポイント阻害薬と他の免疫療法を組み合わせた複合免疫療法の開発が期待されている[4]．
- 進行肺癌に対する$\gamma\delta$T細胞療法は15例の標準治療抵抗性の非小細胞性肺癌を対象とした試験では126日のPFS(progression free survival，無増悪生存期間)が報告されており，重篤な有害事象なく先進医療として実施されている．NKT細胞療法の23例を対象に行われた第Ⅰ，Ⅱ相試験では生存期間中央値は18.6月であった．
- 免疫細胞療法の進行肺癌の長期予後に関する効果については，本邦では無作為化比較試験は行われていない．多施設共同のhistorical cohort studyが行われた．非小細胞性肺癌患者を対象として，免疫細胞療法としてT細胞移入療法が行われ，化学療法群207例，化学療法と免疫細胞療法との併用群132例において，生存期間中央値は各々15.7月，20.8月と有意な生存期間の延長が報告された[5]．
- 肺癌の術後の補助療法として免疫細胞療法の第Ⅲ相試験が行われた．103例の非小細胞性肺癌例で術後の化学療法に活性化キラーT細胞療法を上乗せする無作為化比較試験が行われた．2年，5年全生存率は免疫細胞療法群で93.4％，81.4％で対照群の66.0％，48.3％に比較して有意に増加したことが報告されている[6]．

（後藤重則）

文献

1) Chen DS, Mellman I. Oncology meets immunology：the cancer-immunity cycle. Immunity 2013；39：1-10.
2) Noguchi A, et al. Impaired and imbalanced cellular immunological status assessed in advanced cancer patients and restoration of the T cell immune status by adoptive T-cell immunotherapy. Int Immunopharmacol 2014；18：90-7.
3) Gubin MM, et al. Checkpoint blockade cancer immunotherapy targets tumour-specific mutant antigens. Nature 2014；515：577-81.
4) Dammeijer F, et al. Efficacy of Tumor Vaccines and Cellular Immunotherapies in Non-Small-Cell Lung Cancer：A Systematic Review and Meta-Analysis. J Clin Oncol 2016；34：3204-12.
5) Iwai K, et al. Extended survival observed in adoptive activated T lymphocyte immunotherapy for advanced lung cancer：results of a multicenter historical cohort study. Cancer Immunol Immunother 2012；61：1781-90.
6) Kimura H, et al. Randomized controlled phase III trial of adjuvant chemo-immunotherapy with activated killer T cells and dendritic cells in patients with resected primary lung cancer. Cancer Immunol Immunother 2015；64：51-9.

薬物療法
非小細胞肺癌の1次治療

非小細胞肺癌の1次治療アプローチ

- 日本肺癌学会監修『EBM の手法による肺癌診療ガイドライン 2016 年版』[1]（以下，ガイドライン）に則れば，Ⅳ期非小細胞肺癌（non-small cell lung cancer：NSCLC）の1次治療は，臨床因子（年齢，performance status：PS），組織型，ドライバー遺伝子変異（driver mutation）の有無（*EGFR* 遺伝子変異，*ALK*・*ROS1* 遺伝子転座）および癌細胞の PD-L1 陽性率（tumor proportion score：TPS）に基づいて選択される（**1**）．なお，本項で用いている推奨グレードはガイドラインに準拠する．

■ 年齢

- 暦年齢のみで化学療法の適応を判断するべきではないとされている（グレード A）．大多数の国際共同臨床試験では年齢上限は設けられておらず，高齢者と若年者で効果・毒性に差はないと報告されている．
- しかし，実際に登録されている75歳以上の患者は少数であり，現実の肺癌患者の年齢分布とは大きく異なる．つまり，臨床試験に登録されている患者は，厳しい基準や担当医の主観により選抜された高齢者である．
- 一方で日本の臨床試験は75歳以上の患者は除外されていることが多く，75歳未満に対して75歳以上高齢患者のエビデンスは少ない．このため，ガイドラインではⅣ期 NSCLC における高齢者を75歳以上と定義し，エビデンスの豊富な75歳未満とは区別して治療方針を示している．

■ PS

- PS は，ECOG（Eastern Cooperative Oncology Group）の定義が広く用いられている．PS

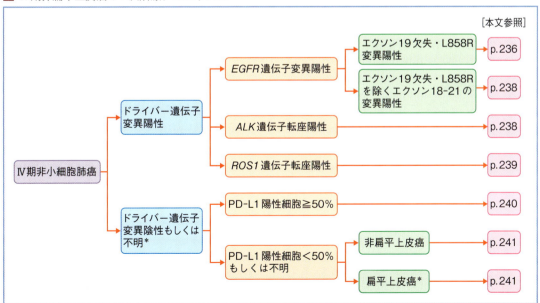

1 Ⅳ期非扁平上皮癌の1次治療アルゴリズム

**EGFR 遺伝子変異，*ALK* 遺伝子転座の検索は必須ではない．

は病期に次ぐ重要な予後因子であり，臨床試験ではPS良好 (0-1) が適格条件であるが，PS不良 (2以上)[★1]を対象とした臨床試験も少数であるが実施されている．
- ガイドラインでは，ECOG PS 0-2で全身状態良好なⅣ期NSCLCに対する化学療法は生存期間を延長し，QOLも改善することから，行うよう勧められている（グレードA）．

■ ドライバー遺伝子変異の有無

- 癌化プロセスの核となるドライバー遺伝子変異は癌遺伝子依存 (oncogene addiction) を引き起こしていることが多く，ドライバー遺伝子変異をターゲットとした分子標的治療は重要な治療戦略である．
- *EGFR*遺伝子変異および*ALK*遺伝子転座は日常臨床でも必須の分子生物学的情報であり，また，*ROS1*，*RET*遺伝子転座が発見され，治療法の確立が期待されている．
- *EGFR/ALK*遺伝子検査は，原則として腺癌成分を含む組織において行うよう推奨されている（グレードB）．しかし，生検や細胞診試料など微量サンプルでは，腫瘍全体像の把握は困難であり，腺癌以外の組織型と診断された症例においても遺伝子検査を考慮してもよい（グレードC1）．実際の臨床現場で得られる試料は微量のことが多く，*EGFR/ALK*遺伝子変異陽性例がまれである扁平上皮癌を除いて，原則的に遺伝子検査は実施されている[★2]．

■ PD-L1 陽性率

- 2016年12月，免疫チェックポイント阻害薬[★3]のペムブロリズマブが「PD-L1陽性の切除不能な進行・再発の非小細胞肺癌」を効能・効果として承認され，コンパニオン診断のPD-L1免疫染色法も保険償還されている．ペムブロリズマブの1次治療での使用にはPD-L1 TPS 50%以上が条件である．

*EGFR*遺伝子変異陽性の1次治療

■ エクソン19欠失・L858R変異陽性 [2] PS 0-1, 75歳未満

EGFR-TKI単剤とプラチナ製剤併用療法：

- *EGFR*遺伝子変異の約90％は，エクソン19の欠失変異とエクソン21のL858R変異が占めている．このため，*EGFR*遺伝子変異陽性NSCLCを対象にしたEGFR-TKI（ゲフィチニブ，エルロチニブ，アファチニブ）とプラチナ製剤併用療法との第Ⅲ相試験は，エクソン19欠失変異とL858R変異に限定されているか，大部分を占めている．
- 有効性については，すべての第Ⅲ相試験において一貫してEGFR-TKI単剤はプラチナ製剤併用療法に対して無増悪生存期間 (progression free survival : PFS) の有意な延長が示されている．国内で実施された2つの第Ⅲ相試験 (NEJ002，WJTOG3405) は，いずれもPS 0-1, 75歳以下を対象としていた．
- 以上より，PS 0-1, 75歳未満では，EGFR-TKI単剤が1次治療として推奨される（グレードA）．
- PFSの延長が報告されているEGFR-TKI単剤とプラチナ製剤併用療法の第Ⅲ相試験では一貫してEGFR-TKI単剤の全生存期間 (overall survival : OS) における優越性は確認されていない．2次治療以降でもEGFR-TKIは高い治療効果を示すため，全治療期間におけるEGFR-TKI単剤とプラチナ製剤併用療法の最適な投与順序に関して，明確な回答はない．より高い有効性が期待される

[★1] **PS不良患者**
癌自体の進行，高齢や合併症，精神的要因など多彩な原因からなる多様な集団である．

[★2] *EGFR*遺伝子変異は細胞診試料から同定可能であるが，*ALK*遺伝子転座とPD-L1発現検査にはホルマリン固定・パラフィン包埋標本が必須であり，十分な量の組織検体の採取が重要である．

[★3] **免疫チェックポイント阻害薬**
PD-1に対するヒト化モノクローナル抗体であり，活性化T細胞上のPD-1に結合することにより，癌細胞上のPD-L1およびPD-L2との結合を阻害することで，癌細胞による活性化T細胞の抑制を阻害する．その結果，抑制されていたT細胞が再度癌抗原を認識する際に再活性化され，癌細胞を排除する．

2 EGFR遺伝子変異陽性の1次治療

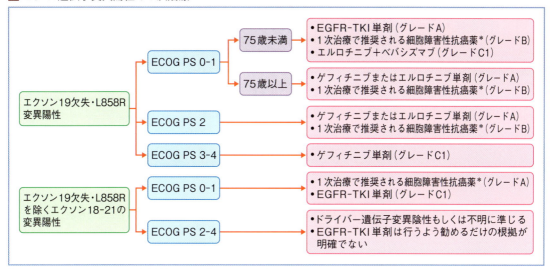

*1次治療で推奨される細胞障害性抗癌薬は「ドライバー遺伝子変異陰性 PD-L1発現50％未満」の項を参照.

EGFR-TKIによる治療を逸しないため，プラチナ製剤併用療法に先行してEGFR-TKI単剤を行うことが推奨される．

アファチニブ：
- アファチニブの2つの比較第Ⅲ相試験（LUX-Lung 3, LUX-Lung 6）の統合解析では事前に計画された変異別解析で，エクソン19欠失変異を有する患者において，OS（中央値31.7 vs 20.7か月，HR 0.59）の有意な延長が示された[2]．

ゲフィチニブ vs アファチニブ：
- LUX-Lung 7は，ゲフィチニブ単剤とアファチニブ単剤を直接比較した無作為化第Ⅱb相試験である．PFS（HR 0.73，2年生存割合18％ vs 8％）はアファチニブ単剤がゲフィチニブ単剤に対して有意に延長したが，OSは中央値で3.4か月延長したものの有意差は認められなかった[3]．
- 有害事象はゲフィチニブ単剤がアファチニブ単剤に対して軽度であったが，QOLスコアに差を認めていない．

エルロチニブとベバシズマブの併用：
- エルロチニブにベバシズマブを追加することによりPFSが併用群で延長（中央値16.0か月 vs 9.6か月，HR 0.54）することが国内無作為化第Ⅱ相試験で示されている[4]．
- 有害事象では併用群で高度な皮膚毒性の頻度が高かった．長期生存のデータが不十分であること，脳転移症例が除外されていることから，結論するには比較第Ⅲ相試験での再検証が必要である．

PS 0-1，75歳以上
- 高齢者を対象とした比較第Ⅲ相試験の報告はない．ゲフィチニブ単剤とエルロチニブ単剤は75歳以上を対象にそれぞれ第Ⅱ相試験が実施され，若年者と同等の有効性と安全性が報告されている．約10,000症例を対象としたエルロチニブの市販後全例調査では75歳以上と75歳未満で有害事象の頻度，重篤度に差はないと報告されている．
- アファチニブ単剤はLUX-lung 7の75歳以上を対象としたサブグループ解析でゲフィチニブ単剤と比較して有害事象は高頻度であるが減量により継続投与が可能であり，有効性は高い傾向が示されている．しかし，高齢者に対するアファチニブ単剤は，日本人のデータ，前向き検証のエビデンスが乏しいため，ガイドラインでは明記されていない．

3 ALK・ROS1遺伝子転座陽性の1次治療

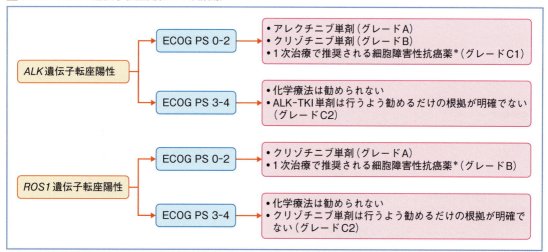

＊1次治療で推奨される細胞障害性抗癌薬は「ドライバー遺伝子変異陰性 PD-L1発現50％未満」の項を参照．

PS 2-4

- PS不良患者に対するエビデンスは乏しい．ゲフィチニブ単剤では，PS不良患者に対する有効性を検証した報告がなされている．また，エルロチニブ単剤の2つの比較第Ⅲ相試験において，PS 2が各々7％，14％含まれており，PS 0-1と同等の有効性が示されている．アファチニブ単剤に関しては，PS不良患者に対する安全性，有効性の検証は不十分である．
- NEJ001試験はPS 3-4が大部分を占める*EGFR*遺伝子変異陽性患者を対象に1次治療としてゲフィチニブ単剤が投与され，極めて良好な治療効果が得られたと報告されている．一方で，PS 2以上は間質性肺障害発症の危険因子とも報告されている．

■エクソン19欠失・L858R変異を除く遺伝子変異陽性 ❷

- *EGFR*遺伝子変異全体の90％を占めるエクソン19欠失変異・L858R変異をcommon mutation，その他の遺伝子変異はuncommon mutationと称されている．
- エクソン18-21にわたってE709X，G719X，T790M，S768I，P848L，L861Q，エクソン19挿入変異が報告されているが，uncommon mutationを対象とした臨床試験は報告されておらず，少数例でのサブグループもしくは後方視的解析にとどまっている．これらの報告では，uncommon mutationは，EGFR-TKIに感受性は認めるもののcommon mutationに比して相対的に奏効率が低く，生存期間が短い傾向が示されていることから，1次治療はドライバー遺伝子変異陰性で推奨される細胞障害性抗癌薬がグレードA，EGFR-TKIはグレードC1にとどめられている．
- uncommon mutation間でもG719X，S768I，L861Gは，EGFR-TKIにより48～71％の奏効率が示されており，1次治療でEGFR-TKIを考慮してもよいとされる．耐性変異として同定されたT790Mやエクソン20挿入変異では臨床的利益は限定的と考えられ，1次治療として使用することは推奨されない．
- 75歳以上高齢者およびPS不良例を対象としたEGFR-TKI治療のデータはない．実臨床においては，uncommon mutation別のEGFR-TKIに対する感受性を考慮して，個別に判断する．

*ALK*遺伝子転座陽性の1次治療 ❸

PS 0-1，75歳未満

- *ALK*遺伝子転座はNSCLCの3～5％に認め

TOPICS

セリチニブの承認

セリチニブはクリゾチニブ既治療例に対して良好な成績が示され，2016年3月に「クリゾチニブに抵抗性または不耐容の*ALK*融合遺伝子陽性の切除不能な進行・再発の非小細胞肺癌」を適応として承認され，2017年9月には1次治療においても適応が拡大された．アレクチニブもクリゾチニブ既治療例に対する有効性が報告されており，1次治療セリチニブまたはアレクチニブに対するクリゾチニブ→セリチニブ（アレクチニブ）のシークエンス治療の評価が課題となる．また，アレクチニブ既治療例に対するセリチニブの有効性も報告されており，今後の*ALK*融合遺伝子陽性非小細胞肺癌の治療は複数のALK阻害薬を使用するシークエンス治療が重要かもしれない．

られ，ALK-TKIが有効である．現在，日本では1次治療としてクリゾチニブ，アレクチニブとセリチニブが使用可能である．

クリゾチニブ：

- クリゾチニブは，当初，c-Met阻害薬として開発が進められたが，高いALK阻害作用も有しており，*ALK*遺伝子転座陽性の進行期NSCLCに対する第Ⅰ相試験とその拡大コホートにて優れた治療効果を示した．
- さらに*ALK*遺伝子転座陽性の未治療進行期非扁平上皮NSCLCを対象とした第Ⅲ相試験（PROFILE1014）で，クリゾチニブ単剤はプラチナ製剤併用療法に対して高い奏効率（overall response rate：ORR 74% vs 45%）とPFSでの優越性（10.9か月 vs 7.0か月，HR 0.45）が示された[5]．

アレクチニブ：

- アレクチニブは選択的ALK阻害薬であり，国内で実施されたALK阻害薬未投与*ALK*遺伝子転座陽性進行期NSCLCを対象とした第Ⅰ/Ⅱ相試験（AF-001JP）で非常に高い有効性（ORR 93.5%，PFS 33か月以上）が示された[6]．
- さらに1次治療として*ALK*遺伝子転座陽性進行期NSCLCを対象としたアレクチニブ単剤とクリゾチニブ単剤の第Ⅲ相試験（J-ALEX）の中間解析結果が2016年ASCOで報告され，主要評価項目のPFSで有意な延長（未到達 vs 10.2か月，HR 0.37，$p<0.0001$）が示されたため，試験は早期有効中止となった[7]．
- その後，多国籍第Ⅲ相試験においてもアレクチニブのクリゾチニブに対する有効性が確認された[8]．日本における第Ⅲ相試験でPFS延長が示され，有害事象においてもアレクチニブで軽度であることから，ガイドラインではアレクチニブ単剤が推奨グレードA，クリゾチニブ単剤がグレードB，細胞障害性抗癌薬がグレードC1とされている．

PS 2-4もしくは75歳以上

- 75歳以上高齢者もしくはPS 2を対象としたALK-TKIの臨床試験は報告されていない．前述のPROFILE1014およびJ-ALEX試験にはPS 2，75歳以上の患者も登録数は少ないものの含まれており，それぞれPS 0-1および75歳未満と比較して同等の有効性が示されている．よって，75歳以上もしくはPS 2も75歳未満かつPS 0-1と同様の推奨が適応されるものとされる．
- PS 3-4に対しては細胞障害性抗癌薬の適応はない．*EGFR*遺伝子変異陽性のPS不良患者に対するEGFR-TKIと同様にPS不良であっても*ALK*遺伝子転座陽性であればALK-TKIの有効性は期待できる．しかし，PS不良患者を対象とした有効性および安全性のデータは乏しく，PS不良患者に対するALK-TKIの投与は慎重に考慮されるべきである．

*ROS1*遺伝子転座陽性の1次治療 [3]

- *ROS1*遺伝子転座は*EGFR*遺伝子変異や

4 ドライバー遺伝子変異陰性もしくは不明の1次治療

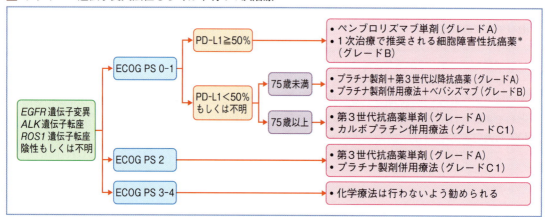

*1次治療で推奨される細胞障害性抗癌薬は，PD-L1発現50％未満に準ずる．
扁平上皮癌では，ペメトレキセド・ベバシズマブは行わないよう勧められる（グレードD）．

ALK遺伝子転座と同様に肺癌の重要なドライバー遺伝子変異の一つであり，NSCLCの1～2％，EGFR遺伝子変異陰性非扁平上皮NSCLCでは4％（LC-SCRUM Japan）と報告されている．発現頻度には，EGFR遺伝子変異のような人種差はないと考えられている．

■クリゾチニブの有効性

- ROS1遺伝子転座陽性患者に対してクリゾチニブの高い治療効果が報告されている[9]．50人が参加した米国中心の第Ⅰ相試験と拡大コホートでは，ORR 72％，PFS 19.2か月が示され，この結果をもとにクリゾチニブのROS1遺伝子転座陽性NSCLCに対する適応拡大が2016年，米国，欧州で承認された．
- 日本人26人が参加した東アジア国際共同第Ⅱ相試験では，127人にクリゾチニブが投与されORR 69.3％，PFS 13.4か月と良好な成績であった[10]．
- これらの成績は，ALK遺伝子転座陽性患者に対するクリゾチニブ単剤の有効性と遜色はないため，ドライバー遺伝子変異陽性患者に対する他の分子標的薬の有効性も考慮され，推奨グレードAと評価されている．

PS 0-2

- 前述の2つの臨床試験では年齢の上限は定められていない．PSについては，東アジア国際共同第Ⅱ相試験はPS 0-1が対象であり，米国中心の試験でもPS 2は1例しか登録されておらず，PS 2に対する評価は不十分であるが，クリゾチニブの安全性はALK遺伝子転座陽性患者で担保されているため，ガイドラインでは年齢にかかわらず，PS 0-2に対するクリゾチニブ単剤をグレードA，細胞障害性抗癌薬をグレードBとしている．

PS 3-4

- PS 3-4に対しては細胞障害性抗癌薬の適応はない．EGFR遺伝子変異陽性のPS不良患者に対するEGFR-TKIと同様にPS不良であってもROS1遺伝子転座陽性であればクリゾチニブの有効性は期待できる．
- しかし，PS不良患者を対象とした有効性および安全性のデータは現状では乏しく，PS不良患者に対するクリゾチニブの投与は慎重に考慮されるべきである．

ドライバー遺伝子変異陰性の1次治療（4）

■PD-L1発現50％以上

- 免疫染色においてPD-L1陽性腫瘍細胞（TPS）が50％以上ではペムブロリズマブ単剤を行

ADVICE

ニボルマブ単剤の安全性の評価

2016年第17回世界肺癌学会において既治療の進行/再発NSCLCを対象に実臨床におけるニボルマブ単剤の安全性を評価する前向き観察研究のニボルマブ単剤投与1年までの年齢・PS別の投与データが報告された．Grade 3/4の有害事象発症率は，70歳未満と70歳以上，PS 0-1とPS 2でほとんど差はなかった（11％ vs 13％および12％ vs 11％）．しかし，年齢では生存に差を認めなかったのに対して，PSでは，OS中央値および1年生存率が，PS 0-1では10.5か月，46％に対してPS 2では，3.9か月，23％と不良であった．PS不良患者では有効性が低下する可能性が示唆されたが，PD-L1のTPSは考慮されておらず，現状ではPSで一様に判断するべきではないかもしれない．

うように勧められる（グレードA）．

PS 0-1

- KEYNOTE-024試験は，TPS≧50％以上かつ*EGFR*遺伝子変異および*ALK*遺伝子転座を有しない未治療Ⅳ期NSCLCを対象にペムブロリズマブ単剤と標準的プラチナ併用化学療法の第Ⅲ相試験である[11]．1次登録された患者のうち1,653人にPD-L1判定が実施され，500人（30.2％）がTPS≧50％であった．主要評価項目であるPFS（中央値10.3か月 vs 6.0か月，HR 0.50）でペムブロリズマブの優越性が示された．ORR（44.8％ vs 27.8％）および観察期間が不十分であるがOSもペムブロリズマブで有意に良好な結果であった．さらにグレード3～5の有害事象発症率（26.6％ vs 53.3％）およびQOLでも優れていた．
- PFSのサブグループ解析では，年齢（65歳未満 vs 65歳以上），人種（東アジア vs 東アジア以外），ECOG PS（0 vs 1），組織型（扁平上皮癌 vs 非扁平上皮癌）とは無関係にペムブロリズマブで良好な傾向が示されている．

高齢者・PS 2

- 75歳以上・PS 2に対する免疫チェックポイント阻害薬の有用性については十分な評価はなされていない．KEYNOTE-024試験は，PS 0-1が対象，年齢上限は設けられていないが，75歳以上を対象とした解析は実施されていない．75歳以上・PS 2のデータは乏しいため，ペムブロリズマブ単剤を行うよう勧めるだけの根拠が明確ではない．

■PD-L1発現50％未満もしくは不明

PS 0-1，75歳未満

- プラチナ製剤と併用する薬剤について第2世代抗癌薬と第3世代抗癌薬を比較したメタアナリシスでは第3世代抗癌薬併用化学療法が奏効率で12％，1年生存率で6％良好であったと報告されている．

ドセタキセル：

- 国内ではシスプラチン（CDDP）との併用で第2世代抗癌薬ビンデシンと第3世代抗癌薬ドセタキセル（DOC）の比較第Ⅲ相試験（TAX-JP-301）が実施され，CDDP＋DOC併用療法の優越性が示された（OS中央値 11.3か月 vs 9.6か月）．

イリノテカン，ゲムシタビン，パクリタキセル，ビノレルビン：

- プラチナ製剤併用第3世代抗癌薬同士の比較試験では，国内においてCDDP＋イリノテカン（CPT-11）併用療法を対照群として，CDDP＋ゲムシタビン（GEM）併用療法，カルボプラチン（CBDCA）＋パクリタキセル（PTX）併用療法，CDDP＋ビノレルビン（VRB）併用療法の4群比較第Ⅲ相試験（FACS）が行われた．
- OS中央値および1年生存率は，CDDP＋CPT-11併用療法が13.9か月，59.2％，CDDP＋GEM併用療法が14.0か月，59.6％，CBDCA＋PTX

併用療法が12.3か月，51.0％，CDDP＋VRB併用療法が11.4か月，48.3％と報告された．

- 米国では，CDDP＋VRB併用療法とCBDCA＋PTX併用療法の2群，さらにCDDP＋GEM併用療法，CDDP＋DOC併用療法，CBDCA＋PTX併用療法，CDDP＋PTX併用療法の4群が比較されたが，いずれの試験においても各レジメン間の生存期間に有意差がないことが示されている．

S-1：

- その後，国内ではS-1の有効性を評価する2つの第Ⅲ相試験が行われ，CDDP＋S-1併用療法はCDDP＋DOC併用療法（CATS），CBDCA＋S-1併用療法はCBDCA＋PTX併用療法（LETS）に対して，それぞれ非劣性（OS中央値：16.1か月 vs 17.1か月および14.0か月 vs 10.6か月）が証明された[12,13]．

nab-PTX：

- また，日本も参加した国際共同試験（CA031）では，ヒト血清アルブミンとPTXを結合させたナノ粒子製剤であるnab-PTXとCBDCAの併用療法がCBDCA＋PTX併用療法に対して有意なORRの上昇を認めた．nab-PTXは，従来のPTXと比較して溶媒にアルコールを含まず，過敏反応に対する前処置が不要で点滴時間が短いといった利点が認められる．上記臨床試験は，いずれも扁平上皮癌/非扁平上皮癌の区別なく集積がなされている．
- レジメンごとに異なる毒性プロファイルが報告されており，患者の臨床背景を考慮してレジメンを選択する．

ペメトレキセド：

- ペメトレキセド（PEM）はCDDPとの併用においてCDDP＋GEM併用療法を対照とした第Ⅲ相試験が行われ，全体の有効性は同等であり非劣性が証明されたが組織型で有効性に差が認められた．
- サブグループ解析において非扁平上皮癌ではCDDP＋PEM併用療法でOS延長（中央値11.8か月 vs 10.4か月）を認めたが，扁平上皮癌ではPFS・OSがともに劣っていた（中央値9.4か月 vs 10.8か月）[14]．
- PEM単剤の2次治療の第Ⅲ相試験においても同様の傾向が確認されており，有効性の点から扁平上皮癌にはPEMを使用しないよう勧められている（グレードD）．
- CDDP＋PEM併用療法に引き続きPEM単剤を継続する維持療法の上乗せを検証する第Ⅲ相試験（PARAMOUNT）が行われ，維持療法群でPFS延長（4.1か月 vs 2.8か月）とOS延長（13.9か月 vs 11.0か月）が認められた[15]．以上より，CDDP＋PEM併用療法4コース後，病勢増悪を認めず，毒性も忍容可能な患者に対してはPEM単剤による維持療法を行うよう勧められる（グレードB）．

ベバシズマブ：

- 抗血管内皮細胞増殖因子（VEGF）のモノクローナル抗体であるベバシズマブ（BEV）との併用療法については，CBDCA＋PTX併用療法にBEVの上乗せ効果を検証する第Ⅲ相試験（ECOG4599）が行われ，BEV併用群でORRの上昇，PFSおよびOSの有意な延長が認められた[16]．
- 一方でCDDP＋GEM併用療法にBEVの上乗せ効果を検証する第Ⅲ相試験および国内のCBDCA＋PTX併用療法にBEVの上乗せ効果を検証するランダム化第Ⅱ相試験ではORRとPFSの延長は示されたもののOS延長は示されていない．中国ではECOG4599の追試が実施され，副次評価項目であるがOSの延長が示されているが，2次治療以降もBEV併用が可能なデザインであった．
- CBDCA＋PTX併用療法にはBEVを追加するよう勧められる．ただし，他のレジメンへの上乗せについてはOSの延長が示せておらず，毒性の増加，コスト増加の問題があり，適応は慎重に考慮されるべきである．
- 安全性では，ECOG4599に先行する第Ⅱ相試験においてBEV併用療法で6例の喀血による死亡を認め，うち4例が扁平上皮癌であっ

たことから扁平上皮癌は試験対象から除外されている．扁平上皮癌，喀血の既往に対するBEV投与は禁忌，大血管浸潤，腫瘍の空洞化，中枢気道への腫瘍露出，胸部放射線治療の併用および既往は喀血の危険因子と認識されている．以上より，毒性の点からBEV併用は扁平上皮癌に対して行わないよう勧められる（グレードD）．

ネダプラチン：
- ⅢB/Ⅳ期扁平上皮癌を対象にネダプラチン（NDP）+DOC併用療法とCDDP+DOC併用療法の第Ⅲ相試験が行われ，NDP+DOC併用療法は主要評価項目であるOSの有意な延長（13.6か月 vs 11.4か月）が示された[17]．
- 毒性では，NDP群は好中球減少と血小板減少が多く，CDDP群では悪心，倦怠感，低ナトリウム血症，低カリウム血症が多くみられた．
- NDP+DOC併用療法は扁平上皮癌に対する新たな標準治療と考える．

PS 0-1，75歳以上

第3世代抗癌薬単剤：
- 70歳以上高齢者に対して，緩和治療と比較してVRB単剤が生存期間を延長すること，VRB単剤と比較してGEM単剤が同等の有用性を示すことが確認されている．国内の第Ⅲ相試験ではVRB単剤に対してDOC単剤が有意差はないものの良好なPFS，OSが報告されており，DOCをはじめとした第3世代抗癌薬単剤を行うよう推奨されている（グレードA）．

プラチナ製剤併用療法：
- プラチナ製剤併用療法に関しては，複数のサブグループ解析結果は報告されているもののエビデンスは不十分であり明確な結論に至っていない．VRBまたはGEM単剤に対するCBDCA+weekly PTX併用療法の第Ⅲ相試験が行われ，PFS（6.0か月 vs 2.8か月，$p<0.001$），OS（10.3か月 vs 6.2か月，$p<0.001$）の優越性が示されたが，4.4％に治療関連死が認められ，問題点も指摘されている[18]．
- 国内で実施されたCBDCA+weekly PTX併用療法とDOC単剤のランダム化Ⅱ相試験では，併用療法群でORR（54％ vs 24％），PFS（6.6か月 vs 3.5か月）で良好な傾向がみられ，発熱性好中球減少，吐き気など毒性はむしろDOC単剤で高頻度であり，併用療法は忍容可能であった．一方，国内で行われたDOC単剤とweekly CDDP+DOC併用療法の第Ⅲ相試験では，中間解析において併用療法が単剤療法を上回らないことが示され，試験は中止された．
- 上記2つの第Ⅲ相試験は70歳以上を対象としているが実際に登録された患者の多くは75歳以上であった．以上よりCBDCA+weekly PTX併用療法はPS良好な75歳以上に対して選択肢と考えられる．

PS 2

- PS 2患者は多様な集団であることを念頭に適切な治療選択を行わなければならない．化学療法と緩和治療を比較したメタアナリシスのサブグループ解析ではPSにかかわらず，OSの延長とQOLの改善が報告されている．
- ガイドラインでは第3世代抗癌薬（DOC，PTX，VRB，GEM）単剤を行うよう推奨されている（グレードA）．
- 扁平上皮癌を含むPS 2患者を対象にCBDCA+PEM併用療法とPEM単剤の第Ⅲ相試験が行われ，併用療法群でPFS（中央値5.9か月 vs 3.0か月，HR 0.46）とOS（中央値9.1か月 vs 5.6か月，HR 0.57）の有意な延長が認められたが，毒性に関しては併用療法群で骨髄抑制が強く，治療関連死も多く認められている[19]．
- その他，カルボプラチン併用療法を中心に小規模ではあるがプラチナ製剤併用化学療法の有用性を示唆する報告がなされており，毒性が耐用可能と判断できる患者に対しては，PS 2であってもプラチナ製剤併用療法を考慮してもよい（グレードC1）．

PS 3-4

- PS 3-4に対しては分子標的薬を含む化学療法

は行わないよう勧められる（グレードD）[★4].

★4
2012年ASCOから，癌診療の質を向上させるために実施すべきではない"Top 5 List"が公表された．この項目1の中でPS 3-4の患者には化学療法を行わないよう勧告している．

PS 3-4の患者では，重篤な有害事象や治療関連死の増加，QOLへの悪影響が報告されている．

（峯岸裕司，弦間昭彦）

文　献

1) 日本肺癌学会編．EBMの手法による肺癌診療ガイドライン2016年版．金原出版；2016.
2) Yang JC, et al. Afatinib versus cisplatin-based chemotherapy for EGFR mutation-positive lung adenocarcinoma (LUX-Lung 3 and LUX-Lung 6)：analysis of overall survival data from two randomised, phase 3 trials. Lancet Oncol 2015；16：141-51.
3) Park K, et al. Afatinib versus gefitinib as first-line treatment of patients with EGFR mutation-positive non-small-cell lung cancer (LUX-Lung 7)：a phase 2B, open-label, randomised controlled trial. Lancet Oncol 2016；17：577-89.
4) Seto T, et al. Erlotinib alone or with bevacizumab as first-line therapy in patients with advanced non-squamous non-small-cell lung cancer harbouring EGFR mutations (JO25567)：an open-label, randomised, multicentre, phase 2 study. Lancet Oncol 2014；15：1236-44.
5) Solomon BJ, et al. First-line crizotinib versus chemotherapy in ALK-positive lung cancer. N Engl J Med 2014；371：2167-77.
6) Tamura T, et al. Three-Year Follow-Up of an Alectinib Phase I/II Study in ALK-Positive Non-Small-Cell Lung Cancer：AF-001JP. J Clin Oncol 2017；35：1515-21.
7) Hida T, et al. Alectinib versus crizotinib in patients with ALK-positive non-small-cell lung cancer (J-ALEX)：an open-label, randomised phase 3 trial. Lancet 2017；390：29-39.
8) Peters S, et al. Alectinib versus Crizotinib in Untreated ALK-Positive Non-Small-Cell Lung Cancer. N Engl J Med 2017；377：829-38.
9) Shaw AT, et al. Crizotinib in ROS1-rearrenged non-small-cell lung cancer. N Engl J Med 2014；371：1963-71.
10) Goto K, et al. Phase II study of crizotinib in east Asian patients (pts) with ROS1-positive advanced non-small cell lung cancer (NSLC). J Clin Oncol 2016；34 (suppl：abstr 9022).
11) Reck M, et al. Pembrolizumab versus Chemotherapy for PD-L1-Positive Non-Small-Cell Lung Cancer. N Engl J Med 2016；375：1823-33.
12) Kubota K, et al. A randomized phase III trial of oral S-1 plus cisplatin versus docetaxel plus cisplatin in Japanese patients with advanced non-small-cell lung cancer：TCOG0701 CATS trial. Ann Oncol 2015；26：1401-8.
13) Okamoto I, et al. Phase III trial comparing oral S-1 plus carboplatin with paclitaxel plus carboplatin in chemotherapy-naïve patients with advanced non-small-cell lung cancer：results of a west Japan oncology group study. J Clin Oncol 2010；28：5240-6.
14) Scagliotti GV, et al. Phase III study comparing cisplatin plus gemcitabine with cisplatin plus pemetrexed in chemotherapy-naive patients with advanced-stage non-small-cell lung cancer. J Clin Oncol 2008；26：3543-51.
15) Paz-Ares LG, et al. PARAMOUNT：Final overall survival results of the phase III study of maintenance pemetrexed versus placebo immediately after induction treatment with pemetrexed plus cisplatin for advanced nonsquamous non-small-cell lung cancer. J Clin Oncol 2013；31：2895-902.
16) Sandler A, et al. Paclitaxel-carboplatin alone or with bevacizumab for non-small-cell lung cancer. N Engl J Med 2006；355：2542-50.
17) Shukuya T, et al. Nedaplatin plus docetaxel versus cisplatin plus docetaxel for advanced or relapsed squamous cell carcinoma of the lung (WJOG5208L)：a randomised, open-label, phase 3 trial. Lancet Oncol 2015；16：1630-8.
18) Quoix E, et al. Carboplatin and weekly paclitaxel doublet chemotherapy compared with monotherapy in elderly patients with advanced non-small-cell lung cancer：IFCT-0501 randomised, phase 3

trial. Lancet 2011 ; 378 : 1079-88.
19) Zukin M, et al. Randomized phase III trial of single-agent pemetrexed versus carboplatin and pemetrexed in patients with advanced non-small-cell lung cancer and Eastern Cooperative Oncology Group performance status of 2. J Clin Oncol 2013 ; 31 : 2849-53.

Mini Lecture

oligometastasis

oligometastasisとは

　非小細胞肺癌の約3分の2は発見時に遠隔転移を有する．遠隔転移が存在しても，限られた臓器に少数個までの転移にとどまっている状態をoligometastasisという．遠隔転移を有する症例には通常は全身治療が行われるが，oligometastasisに対しては外科的切除や放射線療法などの局所治療が有効である可能性がある．

oligometastasisに対する臨床試験

　本邦ではcT1-2N0-1非小細胞肺癌の同時性または異時性単一臓器の遠隔転移（3個以下）に対する外科的切除の意義を問うた前向き第Ⅱ相試験が行われた[1]．適格例34例のうち20例（59％）で原発巣，転移巣が完全切除された．完全切除された20例の5年生存割合は44.7％と良好であった（**1**）．

　北米ではⅣ期非小細胞肺癌に対し1次治療として全身療法が行われた後に3個以下の転移を有する症例に局所療法（放射線療法または外科的切除）と維持療法または経過観察を比較するランダム化第Ⅱ相試験が行われた[2]．49例がランダム化された時点で早期試験中止となったが，主要評価項目である無増悪生存期間は局所療法群（中央値11.9か月），維持療法群（中央値3.9か月），ハザード比0.35，$p=0.0054$と有意に局所療法群で良好であった（**2**）．

1 原発巣と転移巣が完全切除された症例の全生存期間

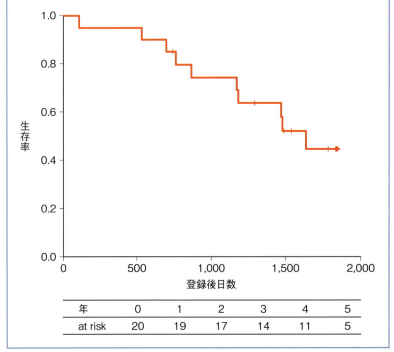

(Endo C, et al. Ann Thorac Surg 2014；98：258-64[1]より）

2 無再発生存期間

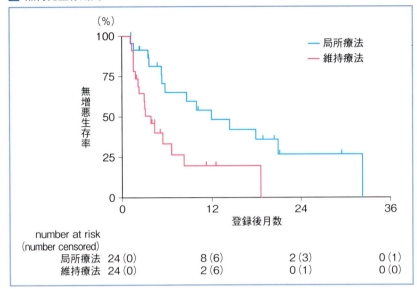

(Gomez DR, et al. Lancet Oncol 2016；17：1672-82[2]より)

まとめ

過去の報告では適切に選択されたoligometastasisを伴う非小細胞肺癌に対して放射線療法や外科的手術などの局所療法が有用である可能性が示唆されているが，そのエビデンスは十分ではない．oligometastasisの中でもどのような症例に局所療法が適しているのか，そのような症例に対する全身療法の意義はどうかなど臨床的疑問は尽きないが，これらの解決のためには大規模多施設の第Ⅲ相試験が必要である．

（津谷康大，岡田守人）

文献

1) Endo C, et al. A prospective study of surgical procedures for patients with oligometastatic non-small cell lung cancer. Ann Thorac Surg 2014；98：258-64.
2) Gomez DR, et al. Local consolidative therapy versus maintenance therapy or observation for patients with oligometastatic non-small cell lung cancer without progression after first-line systemic therapy：a multicentre, randomised, controlled, phase 2 study. Lancet Oncol 2016；17：1672-82.

薬物療法
非小細胞肺癌の2次治療以降の治療

はじめに

- 非小細胞肺癌の2次治療以降の治療においては，非扁平上皮癌EGFR遺伝子変異・ALK遺伝子転座・ROS1遺伝子転座陰性もしくは不明，非扁平上皮癌EGFR遺伝子変異陽性，非扁平上皮癌ALK遺伝子転座陽性，非扁平上皮癌ROS1遺伝子転座陽性，扁平上皮癌に細分化され，行われている．この区分に沿って以下に解説する．

非扁平上皮癌EGFR遺伝子変異・ALK遺伝子転座・ROS1遺伝子転座陰性もしくは不明

- 2次治療の化学療法は，①初回治療にペムブロリズマブを使用しなかった場合，②ペムブロリズマブを使用した場合，に分類され，治療方針を決定する（**1**）．

■初回治療にペムブロリズマブを使用しなかった場合

- ニボルマブ，ペムブロリズマブ，ドセタキセルとラムシルマブの併用療法の，3つの選択肢がある．

ニボルマブ
CheckMate057試験：

- プラチナ併用療法の治療歴を有する非扁平上皮癌非小細胞肺癌の2次治療の標準療法であるドセタキセル（DOC）単剤とニボルマブ（NIVO）を比較したCheckMate057試験が行われた．
- 主要評価項目である全生存期間（OS）の中央値はNIVO群12.2か月，DOC群9.4か月とNIVO群でDOC群を有意に上回っていた（**2**）[1]．
- 1年生存率，2年生存率はNIVO群で51％，29％，DOC群で39％，16％，奏効率はそれぞれ19％，12％とNIVO群で有意に高かった．

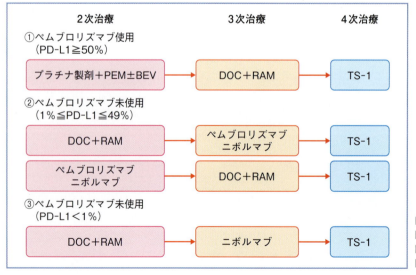

1 EGFR陰性ALK陰性ROS1陰性非小細胞肺癌の2次治療以降の治療戦略

PEM：ペメトレキセド
BEV：ベバシズマブ
DOC：ドセタキセル
RAM：ラムシルマブ

❷ CheckMate057試験の全生存期間の結果

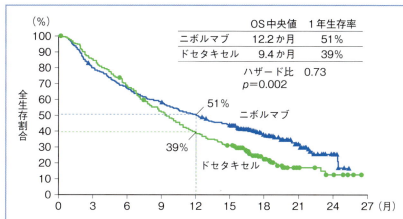

進行期非扁平上皮癌非小細胞肺癌において，NIVO群でOSの中央値12.2か月，DOC群で9.4か月であり，HR 0.73，p=0.002にてNIVOのDOCに対する優越性が証明された．
(Borghaei H, et al. N Engl J Med 2015；373：1627-39[1]より)

- 腫瘍細胞のPD-L1の発現を検討したところ，1％以上のPD-L1発現の症例において，OSと無増悪生存期間（PFS）ともNIVO群で効果が高かった．PD-L1発現が1％未満の症例では，PFSではDOC群のほうが良好な傾向がみられ，生存期間では2群には差を認めなかった[1]．

NIVOの『最適使用推進ガイドライン』：

- 2017年2月にNIVOの『最適使用推進ガイドライン』が厚生労働省より公表され，非扁平上皮癌の患者では，PD-L1発現率により有効性の傾向が異なることが示唆される結果が得られていることから，非扁平上皮癌の患者においてはPD-L1発現率も確認したうえでNIVOの投与可否の判断をすることが望ましく，PD-L1発現率が1％未満である非小細胞肺癌においては，原則DOCなどのNIVO以外の抗癌薬を優先することが推奨されている．

CheckMate003試験：

- 2017年米国癌学会では，治療歴を有する進行非小細胞肺癌を対象にNIVOを投与したCheckMate003試験の5年生存率のデータが報告され，5年生存率は16％であった．良好な抗腫瘍効果が得られた患者が長期生存に寄与していた．
- PD-L1発現レベル（PD-L1＜1％：20％，PD-L1≧1％：23％，PD-L1≧50％：43％）および腫瘍の組織型（扁平上皮癌16％，非扁平上皮癌15％）にかかわらず長期生存が認められたが，PD-L1発現が高いほど5年生存率も高かった．また3年生存率は18％で，3年から5年にかけてKaplan-Meier曲線はほぼ横ばいとなっていて，長期生存が認められた．
- 最長96週間の治療期間であったが，NIVO投与終了後も治療効果が長期に持続する症例が多く認められていた．

ペムブロリズマブ

KEYNOTE010試験：

- プラチナ併用療法の治療後に再発し，腫瘍細胞のPD-L1陽性細胞≧1％の非小細胞肺癌を対象に，DOCとペムブロリズマブを比較したKEYNOTE010試験が行われた．
- ペムブロリズマブ2 mg/kg群，ペムブロリズマブ10 mg/kg群，DOC群の3群に割り付けられた．主要評価項目であるOSの中央値は，それぞれ10.4か月，12.7か月，8.5か月であり，DOC群に対してペムブロリズマブは有意な延長を示した（❸）[2]．
- PFSの中央値はそれぞれ3.9か月，4.0か月，4.0か月と差を認めなかったが，奏効率はそれぞれ18％，18％，9％とペムブロリズマブ群で有意に良好であった．ペムブロリズマブ

3 KEYNOTE010試験の全生存期間の結果

	OS中央値	ハザード比	p値
ペムブロリズマブ 2 mg/kg	10.4か月	0.71	p=0.0008
ペムブロリズマブ 10 mg/kg	12.7か月	0.61	p<0.0001
ドセタキセル	8.5か月		

進行期非小細胞肺癌におけるOSの中央値は，ペムブロリズマブ2 mg/kg群で10.4か月，ペムブロリズマブ10 mg/kg群で12.7か月，DOC群で8.5か月であり，ペムブロリズマブのDOCに対する優越性が証明された．
(Herbst RS, et al. Lancet 2016；387：1540-50[2]より）

のDOCに対する優越性が証明された[2]．

- 以上より，腫瘍細胞のPD-L1陽性細胞≧1％の非小細胞肺癌においてペムブロリズマブを行うように勧められる．

まとめ：

- PD-L1高発現群（50％以上）において，PD-L1低発現群と比較するとOS，PFSでもペムブロリズマブ群によるより良好な治療効果が示された．
- 2次治療において，ペムブロリズマブとNIVOのどちらがより有用であるかは比較がないため不明である．2次治療としてPD-L1発現1〜49％に対するペムブロリズマブ200 mg/bodyの有効性のデータがないし，また22C3抗体を用いたPD-L1発現1〜49％に対するニボルマブの有効性のデータがないので，2次治療として22C3抗体を用いてtumor proportion score（TPS）1％以上を対象としたペムブロリズマブとNIVOの比較試験を施行しなければ結論は難しい．

ドセタキセルとラムシルマブの併用療法

- DOCと血管新生阻害薬ラムシルマブ（RAM）の併用療法は非小細胞肺癌を対象にした第Ⅲ相試験において，DOC単剤に対して2次治療で初めてOSの延長を示し，2次治療以降の標準治療の1つである．

REVEL試験：

- 2次治療以降の非小細胞肺癌で全組織型を対象として，DOC単剤とDOC＋RAM併用療法を比較するREVEL試験が行われた．
- 生存曲線は，ほぼ全期間を通してRAM併用群がDOC単剤群を上回っており，主要評価項目であるOSの中央値は，RAM併用群10.5か月，DOC単剤群9.1か月とRAM併用群で有意な延長を認めた（ 4 ）[3]．
- 副次的評価項目のPFS，奏効率は，RAM併用群で4.5か月，23％であり，DOC単剤群の3.0か月，14％と比較してRAM併用群でそれぞれ有意に良好な結果であった[3]．
- REVEL試験において，組織別にDOC＋RAM群の有効性について解析したところ，非扁平上皮癌では，OSの中央値が，9.7か月から11.1か月に延長し，ハザード比は0.83と有意な改善が認められた．また扁平上皮癌では，OSの中央値が，8.2か月から9.5か月に延長し，ハザード比は0.88を示した．組織型にかかわらずOSの一貫した改善が認められた．
- REVEL試験のサブグループ解析の結果から，ベバシズマブによる前治療の有無にかか

4 REVEL試験の全生存期間の結果

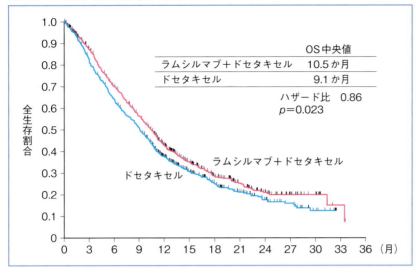

進行期非小細胞肺癌において，DOC＋RAM群でOSの中央値10.5か月，DOC群で9.1か月であり，HR 0.86，p＝0.023にてDOC＋RAM群の優越性が証明された．
(Garon EB, et al. Lancet 2014；384：665-73[3]より)

わらず，DOC＋RAM群で一貫した有効性を確認することができた．進行性非小細胞肺癌患者に対して，ベバシズマブによる初回治療は，2次治療のDOC＋RAM療法の有効性に影響は及ぼさないと考えられる．

- REVEL試験においてGrade 3以上の有害事象のうち，DOC群に比べ，DOC＋RAM群で5％以上高かったのは，好中球減少症の48.8％と発熱性好中球減少症（FN）の15.9％で，特に注目すべき有害事象については，口内炎，鼻出血と高血圧が増加したが，Grade 3以上では大きな差は認めなく，Grade 3以上の高血圧は6％で出血性イベントの多くはGrade 1/2であった．DOC＋RAM群では死亡に至った有害事象は認めなかった．QOLについても両群を比較しても有意な差は認めなかった．

JVCG試験：

- 日本人を対象にした国内第Ⅱ相試験（JVCG試験）において，主要評価項目であるPFSの中央値は，RAM併用群5.22か月，DOC単剤群4.21か月であり，ハザード比は0.83であった．また奏効率，病勢制御率は，RAM併用群で28.9％，78.9％であり，DOC単剤群の18.5％，

70.4％と比較してRAMのDOCに対する上乗せ効果を認めた[4]．

- JVCG試験では，FNがドセタキセル群において18.4％であったのに対し，DOC＋RAM群で34.0％と高い発現率となっていた．毒性のプロファイルもREVEL試験と相違はなかった．

- FNの発症頻度が20％以上なので，肺癌診療ガイドラインでは，DOC＋RAMを投与するときは，FNを予防するために顆粒球コロニー刺激因子（G-CSF）の1次予防的投与を行うことを強く推奨している．

- RAMはベバシズマブ（BEV）と異なり，扁平上皮癌にも使用可能であるが，組織型にかかわらず，大血管浸潤，空洞性病変，喀血の既往，中枢気道への腫瘍の露出など出血のリスクの高い患者への投与は，慎重に判断する必要がある．喀血のリスクを最小化するための患者選択が重要である．

まとめ：

- 既治療の非小細胞肺癌におけるペムブロリズマブでのKEYNOTE001試験でのペムブロリズマブの奏効率は，PD-L1発現50％以上の患者群では43.9％，1～49％の患者群では

15.6％，1％未満の患者群で9.1％であった．CheckMate057試験でのNIVOの奏効率は，PD-L1発現が10％未満の低発現患者で11％であることが示された．一方，DOC＋RAM療法は，日本人を対象にしたJVCG試験では28.9％の奏効率と78.9％の病勢制御率が得られている．

- 以上より，PD-1阻害薬は，PD-1発現の程度によって有効性が異なることが示唆され，PD-L1低発現の場合，DOC単剤と比較して必ずしも良好な効果が得られるとは限らない．一方DOC＋RAM療法は，奏効率の高さやPD率の低さの点が治療選択をする際の特徴と考えられる．したがって，PD-L1発現1％未満の場合はDOC＋RAM療法を優先し，PD-L1発現1～49％であっても，確実な効果を得たい場合は，PD-L1の発現にかかわらず，DOC＋RAM療法を優先して使用することも選択肢の1つと考えられる．
- 進行が速い患者，腫瘍量が多い患者，また早急に寛解が必要な患者においては奏効までの期間が早い治療，奏効率あるいは病勢制御率の高い治療であるDOC＋RAM療法から開始し，必要に応じてPD-1阻害薬に移行する順序が望ましいと考える．

ティーエスワン（TS-1）

EAST-LC試験：

- プラチナ既治療の再発非小細胞肺癌を対象として，TS-1単剤とDOC単剤を比較するEAST-LC試験が行われた．OSの中央値はTS-1群で12.75か月，DOC群で12.52か月であり，主要評価項目であるOSにおいてTS-1単剤のDOC単剤に対する非劣性が示された．副次評価項目であるPFS，奏効率は，TS-1群2.86か月，8.3％，DOC群2.89か月，9.9％であった[5]．

まとめ：

- TS-1単剤はDOC単剤に対する非劣性が示され，2次治療としての有用性は示されているが，DOC＋RAM，NIVO，ペムブロリズマブなどDOC単剤よりも優越性を示したレジメンが報告されているので，それらの治療法が適さない患者への2次治療，もしくはそれらの治療法を用いた後での使用が勧められる．

■初回治療にペムブロリズマブを使用した場合

- プラチナ製剤と第3世代以降の抗癌薬併用が推奨されるとともにBEV併用や維持療法の化学療法も推奨されている．非扁平上皮癌のキードラッグであるペメトレキセド（PEM）を含むレジメンが選択肢の1つとして重要である．BEV適格例ではシスプラチン（CDDP）＋PEM＋BEV，BEV不適格例ではCDDP＋PEMのレジメンが標準的である．

非扁平上皮癌EGFR遺伝子変異陽性 [5]

■T790M変異陽性

- 第1・2世代のEGFR-TKI治療後に病勢進行を認めたEGFR遺伝子変異陽性のうち，再生検によってEGFR遺伝子のエクソン20に生ずる点突然変異（T790M）陽性が認められた場合は，2次治療としてオシメルチニブを行うことが推奨されている．

AURA3試験：

- 初回治療EGFR-TKI治療後に病勢を認めたEGFR遺伝子変異陽性のうち，T790M変異陽性と診断された症例を対象として，オシメルチニブと化学療法（プラチナ製剤＋PEM）を比較するAURA3試験が報告され，主要評価項目であるPFSの中央値はオシメルチニブ群で10.1か月，標準化学療法群が4.4か月とオシメルチニブ群で有意に延長した（[6]）[6]．
- 奏効率は，オシメルチニブ群で71％，標準化学療法群で31％，病勢制御率は，それぞれ93％，74％であり，いずれもオシメルチニブ群で有意に高い結果が示された．
- オシメルチニブ群における毒性の種類は，下痢・皮疹・爪囲炎など従来のEGFR-TKIと同様で，間質性肺炎の頻度は4％であった[6]．

5 非扁平上皮癌EGFR遺伝子変異陽性の2次治療以降の治療戦略

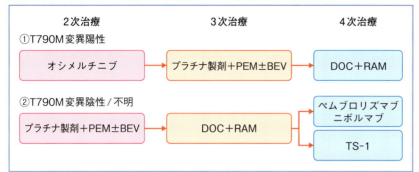

6 AURA3試験の無増悪生存期間の結果

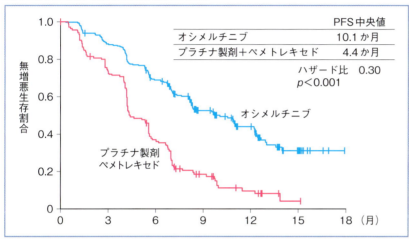

T790M変異陽性EGFR変異陽性肺癌におけるPFSの中央値は，オシメルチニブ群で10.1か月，標準化学療法群で4.4か月であり，オシメルチニブ群で有意に延長した．
(Mok TS, et al. N Engl J Med 2017；376：629-40[6]より)．

- 初回のEGFR-TKIでは間質性肺疾患は出現しなかったにもかかわらず，オシメルチニブによって間質性肺疾患を発現しているので，初回のEGFR-TKIで問題なくても，オシメルチニブ投与中は画像検査を行い，十分に間質性肺疾患の発現には注意する必要がある．

まとめ：
- NIVO後にオシメルチニブを投与した症例に間質性肺疾患を発症した事例が複数報告されているので，PD-1阻害薬の前治療歴がある患者にはEGFR-TKI投与は避けたほうがよいと考える．
- 3次治療としては，プラチナ製剤と第3世代以降の抗癌薬併用が推奨されるとともにBEV併用や維持療法の化学療法も推奨されている．EGFR遺伝子変異陽性例の多くが腺癌である

ことを考慮すると，非扁平上皮癌のキードラッグであるPEMを含むレジメンが選択肢の1つとして重要である．BEV適格例ではCDDP＋PEM＋BEV，BEV不適格例ではCDDP＋PEMのレジメンが標準的である．

■T790M変異陰性または不明
- T790M変異陰性もしくは再生検が実施できないなどの理由で不明の場合は，2次治療としてプラチナ製剤と第3世代以降の抗癌薬併用が推奨されるとともにBEV併用や維持療法の化学療法も推奨されている．BEV適格例ではCDDP＋PEM＋BEV，BEV不適格例ではCDDP＋PEMのレジメンが標準的である．

LUX-Lung4試験：
- 第1世代のEGFR-TKIによる治療後に耐性となった非小細胞肺癌を対象として，第2世

代のアファチニブによる治療を検討した LUX-Lung4 試験では，奏効率は8.2％，PFS の中央値は4.4か月と不十分な結果であり，第1世代EGFR-TKI耐性後の2次治療としてアファチニブは勧められない[7]．

IMPRESS試験：
- EGFR-TKI耐性後のEGFR-TKIの継続投与に関しては，初回治療のゲフィチニブに耐性となった*EGFR*遺伝子変異陽性非小細胞肺癌を対象に，CDDP＋PEMにゲフィチニブの継続投与を行う群と行わない群を比較するIMPRESS試験が行われ，主要評価項目であるPFSの中央値は両群ともに5.4か月と差を認めず，OSの中央値においてはゲフィチニブの継続投与群で13.4か月，継続投与なし群で19.5か月であり，継続投与群でOSを下回る結果であった[8]．
- T790M変異別のOSにおいても，T790M変異陰性の場合，ゲフィチニブの継続投与群で21.4か月，継続投与なし群で22.5か月とT790M変異が陰性であってもbeyond PDでEGFR-TKIを継続する有用性はないと考えられる．

まとめ：
- 3次治療としてDOC＋RAM療法か，PD-1阻害薬のいずれかを選択することになる．
- PD-1阻害薬において，*EGFR*遺伝子変異の有無による効果の違いが示唆されている．
- KEYNOTE010試験のOS，PFSのサブグループ解析の結果によると，*EGFR*遺伝子変異陽性例では，OSにおいては差を認めないが，PFSにおいてはペムブロリズマブ群に比べ，DOC群で良好な効果が得られる可能性が示唆された．
- またCheckMate057試験のOS，PFSのサブグループ解析でも同様に，*EGFR*遺伝子変異陽性例では，NIVO群に比べて，DOC群で良好な効果が得られる可能性が示唆された．*EGFR*遺伝子変異陽性例ではPD-1阻害薬の効果が得られにくく，有効性に対する負のバイオマーカーである．
- 一方，DOC＋RAM療法において，OSのサブグループ解析では，少数であったが*EGFR*遺伝子変異例においても上乗せ効果が得られる傾向が示された．PFSのサブグループ解析でも同様に，*EGFR*遺伝子変異陽性・野生型にかかわらず，PFSの延長をきたす傾向がみられた．
- *EGFR*遺伝子変異陽性例におけるPD-1阻害薬の効果を考慮すると，PD-1阻害薬の効果が必ずしも良好とはいえないことから，DOC＋RAMを優先して使用することを念頭に治療方針を検討する．

EGFR-TKIの耐性獲得と再生検について

- EGFR-TKI耐性を獲得するメカニズムとして，T790M変異による耐性が約60％を占めると報告されている[9]．
- EGFR-TKIによってRECIST PDとなった時点で再生検の実施を検討する．
- 再生検は，PETでFDG集積の多い増悪部位から行うことが望ましい．
- 再生検の実施にあたって，気管・気管支周囲の病変に対しては超音波気管支鏡ガイド下針生検が有用であり，また，肺末梢病変に対しては，ガイドシース併用気管支腔内超音波断層法を用いることで診断率の向上がみられている．
- 気管支鏡でアプローチが困難な胸膜や胸膜直下病変，縦隔病変に対してはCTガイド下生検，また，副腎，胃周囲，腹部リンパ節，膵臓や食道周囲の縦隔・肺門リンパ節に対しては，消化器内科との連携で胃，腸または食道からの超音波内視鏡下の穿刺が有用である．

EGFR T790M変異検査における血漿検査の位置づけ 7

- オシメルチニブの適応を判定するための補助として，コバス*EGFR*変異検出キットv2.0

7 T790M検査と治療戦略

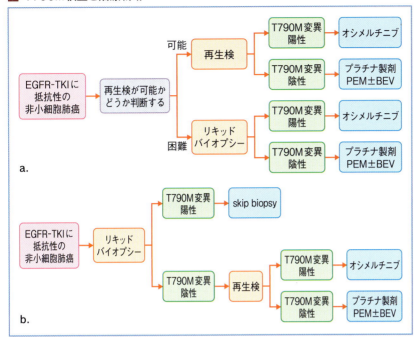

T790M検査の手順は再生検を優先するか血漿検査を優先するかによって異なる.
a：再生検が可能かどうかをまず検討のうえ，可能な場合は再生検，困難な場合は血漿検査の実施を検討する.
b：血漿検査を先に実施するとき，陰性の場合は，血漿検査による偽陰性の可能性を考慮し，再生検のうえ，組織検査を実施する.
PEM：ペメトレキセド
BEV：ベバシズマブ

8 組織検体と血漿検体によるT790M変異検査結果の一致率について（AURA2試験）

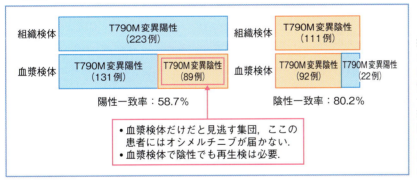

組織検体と血漿検体を用いたT790M変異検査の結果は必ずしも一致しない．陽性一致率は58.7%，陰性一致率は80.2%であった．組織検体でT790M変異が陽性となる中で，血漿検体で陰性となる群は4割程度いることを認識しておくことが重要である．

によるT790M変異検出のための血漿検査が承認された.

- 8 のようにオシメルチニブのAURA2試験において組織検体と血漿検体を用いたT790M変異検査の結果は一致しないことが示された．陽性一致率は58.7%であった．組織検体で陽性となる中で，血漿検体で陰性となる群は4割程度いることを認識しておくことが重要である．血漿検査では，腫瘍由来DNAが血漿中に十分に漏出していないために，腫瘍組織にはT790M変異が存在していてもT790M変

異が検出できなかった可能性が考えられる．血漿検体だけで診断すると本来はオシメルチニブでメリットを得る可能性のある多くの患者がタグリッソ®投与の機会を逃してしまうことになるので注意が必要である．

- 血漿検体においてEGFR-TKI感受性変異における感度・特異度に比べT790M変異のほうが約2割感度・特異度が低い傾向がある．例として，血漿検体において感受性変異が陽性，T790M変異が陰性の結果が得られてもT790M変異の検出感度が低いために陰性と

- なっている可能性もあるので組織生検での確認が望ましい．
- 血漿検査でT790M変異が陰性の場合は，偽陰性の可能性を考慮して，再生検の可能性について再検討し，組織採取が可能となった時点で組織検体を用いてT790M変異の有無を確認することが勧められる．
- 初回EGFR-TKI耐性後の再生検には，T790M変異を調べるだけではなく，小細胞肺癌への形質転換なども調べるといった目的もある．再生検が可能である場合には，積極的に組織を採取することが重要であり，T790M変異検査も感度の高い組織検査を選択すべきである．
- 血漿検査は簡便で，患者にとっての負担が少ない検査であるが，偽陰性が多いことを考慮すると，EGFR-TKI耐性時の増悪病変部位や患者の状態によって組織採取が困難なときに限って血漿検査を用いたほうがいい．
- 血漿検査は組織検査と置き換わる検査ではなく，組織検査の補助的な位置づけである．

非扁平上皮癌ALK遺伝子転座陽性

- 非扁平上皮癌ALK遺伝子転座陽性の2次治療の化学療法は，①初回治療にALK阻害薬であるクリゾチニブを使用した場合，②アレクチニブを使用した場合，の2つに分類し，治療方針を決定する．

初回治療でクリゾチニブを使用した場合

- プラチナ製剤と第3世代以降の抗癌薬併用療法，アレクチニブ，セリチニブの，3つの選択肢がある．

プラチナ製剤と第3世代以降の抗癌薬併用療法

- PROFILE1014試験において標準治療群CDDP＋PEMの奏効率は45％と，ALK遺伝子転座を問わない試験での奏効率は30％前後と比較して高い傾向があるので，PEMを含むレジメンが重要な選択肢と考えられる[10]．BEV適格例ではCDDP＋PEM＋BEV，BEV不適格例ではCDDP＋PEMのレジメンが標準的である．

アレクチニブ

- クリゾチニブ耐性後のALK遺伝子転座陽性非小細胞肺癌を対象とし，アレクチニブを投与する第Ⅱ相試験が海外で行われ，奏効率は48％，PFSの中央値は8.1か月と良好な成績が報告されている[11]．

セリチニブ

- クリゾチニブ治療歴のある再発ALK遺伝子転座陽性非小細胞肺癌例を対象とした第Ⅱ相試験（ASCEND2試験）において，奏効率38.6％，PFSの中央値5.7か月と単アームの試験ながらセリチニブはクリゾチニブ既治療症例においてきわめて良好な成績を示した[12]．主な有害事象は，悪心（80.0％），嘔吐（62.1％），下痢（79.3％）が報告されている．
- セリチニブは，悪心・嘔吐の有害事象が多く，催吐性は中等度リスクに分類されるので，急性の悪心・嘔吐に対しては5-HT$_3$受容体拮抗薬の内服薬とステロイド内服薬の併用で予防していく．
- ASCEND2試験がクリゾチニブ耐性例を対象にした試験だったため，セリチニブの適応は，クリゾチニブ耐性後のALK遺伝子転座陽性肺癌の使用に限定されている．
- クリゾチニブ耐性となるALKキナーゼドメインのL1196M，I1171TやC1156Y変異を有する非小細胞肺癌細胞株に対して強力な抗腫瘍効果をもつことが示されている．
- セリチニブも数年以内に耐性が生じ再発するが，耐性機構としてG1202R，L1174V/Cが発見された．その中でもG1202R変異は，クリゾチニブ，アレクチニブ，セリチニブいずれにも耐性を示している．lorlatinibがその耐性を克服できるか期待されている．

初回治療でアレクチニブを使用した場合

プラチナ製剤と第3世代以降の抗癌薬併用療法

- BEV適格例ではCDDP＋PEM＋BEV，BEV不適格例ではCDDP＋PEMのレジメンが標

9 扁平上皮癌の２次治療以降の治療戦略

2次治療	3次治療	4次治療
①ペムブロリズマブ使用（PD-L1≧50%） 第3世代抗癌薬プラチナ製剤	DOC＋RAM	TS-1
②ペムブロリズマブ未使用（1%≦PD-L1≦49%） DOC＋RAM	ペムブロリズマブ ニボルマブ	TS-1
ペムブロリズマブ ニボルマブ	DOC＋RAM	TS-1
③ペムブロリズマブ未使用（PD-L1＜1%） DOC＋RAM	ニボルマブ	TS-1

PEM：ペメトレキセド
BEV：ベバシズマブ
DOC：ドセタキセル
RAM：ラムシルマブ

準的である．

- アレクチニブによる治療歴のある患者を対象にセリチニブの有効性・安全性を評価する第Ⅱ相試験が進行しており，アレクチニブ耐性後にも効果があるか，その結果が注目される．

非扁平上皮癌 *ROS1* 遺伝子転座陽性

- 非扁平上皮癌*ROS1*遺伝子転座陽性の２次治療の化学療法は初回治療にクリゾチニブを使用しているので，プラチナ製剤と第3世代以降の抗癌薬併用が推奨されるとともにBEV併用や維持療法の化学療法も推奨されている．
- *ROS1*遺伝子転座陽性例の多くが腺癌であることを考慮すると，非扁平上皮癌のキードラッグであるPEMを含むレジメンが選択肢の1つとして重要である．

扁平上皮癌 9

- 2次治療の化学療法は，①初回治療にペムブロリズマブを使用しなかった場合，②ペムブロリズマブを使用した場合，に分類され，治療方針を決定する．

■初回治療にペムブロリズマブを使用しなかった場合

ニボルマブ

CheckMate017試験：

- プラチナ併用療法の治療歴を有する肺扁平上皮癌の２次治療の標準療法であるDOC単剤とNIVOを比較したCheckMate017試験が行われた．主要評価項目であるOSの中央値はNIVO群9.2か月，DOC群6.0か月とNIVO群でDOC群を有意に上回っていた（10）[13]．
- 1年生存率，2年生存率，PFS，奏効率においても，NIVO群42%，23%，3.5か月，20%，DOC群24%，8%，2.8か月，9%とNIVO群で有意に良好な結果であった．
- NIVOのDOCに対する優越性が証明された[13]．

まとめ：

- 非扁平上皮癌ではPD-L1発現と治療効果の関連性はあったが，CheckMate017試験のサブグループ解析によると扁平上皮癌ではPD-L1発現状況にかかわらず，NIVOの生存ベネフィットが認められている．喫煙と関連している扁平上皮癌と非喫煙者が多い非扁平上皮癌では，免疫原性が異なっている可能性がある．

10 CheckMate017試験の全生存期間の結果

	OS中央値	1年生存率
ニボルマブ	9.2か月	42%
ドセタキセル	6.0か月	24%

ハザード比 0.59
$p < 0.001$

進行期肺扁平上皮癌において，NIVO群でOSの中央値9.2か月，DOC群で6.0か月であり，HR 0.59，$p<0.001$にてNIVOのDOCに対する優越性が証明された．
(Brahmer J, et al. N Engl J Med 2015；373：123-35[13]より)

- 喫煙者の肺癌でPD-1阻害薬の効果が高い傾向が各試験でみられており，喫煙歴は重要なバイオマーカーである．

ペムブロリズマブ
KEYNOTE010試験：

- KEYNOTE010試験において，組織型によらず，ペムブロリズマブはDOCに対する優越性が証明された．

DOC＋RAM併用療法
REVEL試験：

- REVEL試験において，組織別にDOC＋RAMの有効性について解析したところ，非扁平上皮癌では，OSの中央値が，9.7か月から11.1か月に延長し，ハザード比は0.83と有意な改善が認められた．また扁平上皮癌では，OSの中央値が，8.2か月から9.5か月に延長し，ハザード比は0.88と示した．
- 組織型にかかわらずOSの一貫した改善が認められた．

■ペムブロリズマブを使用した場合

- プラチナ製剤と第3世代以降の抗癌薬併用療法を行う．

免疫療法

- 肺癌ではNIVO，ペムブロリズマブが臨床導入されている．
- 適応は，PS 0-1，活動性炎症や自己免疫疾患のない患者である．
- 臨床試験ではPS 0-1であったため，PS 2におけるNIVOやペムブロリズマブの有効性や安全性は不明であるからPS 2における2次治療としてNIVOやペムブロリズマブを投与することは推奨されない．毒性のプロファイルが従来の殺細胞性抗癌薬と比べて軽いことから，投与の是非は今後の症例集積や検討の結果に注目したい．
- 合併症を有する場合のPD-1阻害薬においては，NIVO，ペムブロリズマブの臨床試験では自己免疫疾患，間質性肺炎は除外されていたため，実際の投与によりどのような影響があるのかは不明である．しかし，関節リウマチなどの自己免疫疾患を有する患者にPD-1阻害薬を投与したことで免疫疾患が増悪したという報告例があるので現時点では使用を優先すべき薬剤ではないと考えられる．
- PD-1阻害薬では，殺細胞性抗癌薬と比較すると重篤な有害事象の頻度が低いことが報告されている．しかし頻度は低いながらも，これまで殺細胞性抗癌薬や分子標的治療薬ではほとんど経験しなかった免疫関連有害事象（immune-related adverse events：irAE）がみられる．肺障害（間質性肺炎），内分泌・代謝障害（甲状腺機能障害，下垂体炎），消化管障害（下痢・大腸炎），劇症型Ⅰ型糖尿

病，肝機能障害，皮膚障害，過敏症（注射部位の反応）などが報告されている．
- 免疫関連有害事象の多くは過剰な免疫反応が原因であり，治療の基本は休薬とステロイド治療を中心とした免疫抑制である．
- 多くの症例ではirAEは治療中に発症するが，少数例では治療終了後数週〜数か月後に発症することもあり注意が必要である．
- NIVO，ペムブロリズマブの国内臨床試験では間質性肺疾患の頻度は約5〜7％程度で，日本人に多い傾向があり，死亡例も発生している．その中には，間質性肺疾患を発症し休薬した後，再投与後に，間質性肺疾患を再発して死亡に至った症例もあるので，間質性肺疾患が発現し回復した後の再投与については慎重な検討が必要である．

（齋藤良太，井上　彰）

文　献

1) Borghaei H, et al. Nivolumab versus Docetaxel in Advanced Nonsquamous Non-Small-Cell Lung Cancer. N Engl J Med 2015；373：1627-39.
2) Herbst RS, et al. Pembrolizumab versus docetaxel for previously treated, PD-L1-positive, advanced non-small-cell lung cancer（KEYNOTE-010）：a randomised controlled trial. Lancet 2016；387：1540-50.
3) Garon EB, et al. Ramucirumab plus docetaxel versus placebo plus docetaxel for second-line treatment of stage IV non-small-cell lung cancer after disease progression on platinum-based therapy（REVEL）：a multicentre, double-blind, randomised phase 3 trial. Lancet 2014；384：665-73.
4) Yoh K, et al. A randomized, double-blind, phase II study of ramucirumab plus docetaxel vs placebo plus docetaxel in Japanese patients with stage IV non-small cell lung cancer after disease progression on platinum-based therapy. Lung Cancer 2016；99：186-93.
5) Nishio M, et al. EAST-LC：Randomized controlled phase III trial of S-1 versus docetaxel in patients with non-small-cell lung cancer who had received a platinum-based treatment. Annals of Oncol 2016；27.
6) Mok TS, et al. Osimertinib or Platinum-Pemetrexed in EGFR T790M Positive Lung Cancer. N Engl J Med 2017；376：629-40.
7) Katakami N, et al. LUX-Lung 4：a phase II trial of afatinib in patients with advanced non-small-cell lung cancer who progressed during prior treatment with erlotinib, gefitinib, or both. J Clin Oncol 2013；31：3335-41.
8) Soria JC, et al. Gefitinib plus chemotherapy versus placebo plus chemotherapy in EGFR-mutation-positive non-small-cell lung cancer after progression on first-line gefitinib（IMPRESS）：a phase 3 randomised trial. Lancet Oncol 2015；16：990-8.
9) Cortot AB, Jänne PA. Molecular mechanisms of resistance in epidermal growth factor receptor-mutant lung adenocarcinomas. Eur Respir Rev 2014；23：356-66.
10) Solomon BJ, et al. First-line crizotinib versus chemotherapy in ALK-positive lung cancer. N Engl J Med 2014；371：2167-77.
11) Shaw AT, et al. Alectinib in ALK-positive, crizotinib-resistant, non-small-cell lung cancer：a single-group, multicentre, phase 2 trial. Lancet Oncol 2016；17：234-42.
12) Crinò L, et al. Multicenter Phase II Study of Whole-Body and Intracranial Activity With Ceritinib in Patients With ALK-Rearranged Non-Small-Cell Lung Cancer Previously Treated With Chemotherapy and Crizotinib：Results From ASCEND-2. J Clin Oncol 2016；34：2866-73.
13) Brahmer J, et al. Nivolumab versus Docetaxel in Advanced Squamous-Cell Non-Small-Cell Lung Cancer. N Engl J Med 2015；373：123-35.

Mini Lecture

beyond PD

beyond PDとは

抗癌薬投与中に病勢増悪（progressive disease：PD）を認めた場合は，薬剤を変更するという考え方が一般的であるが，2009年，進行HER2陽性乳癌治療でトラスツズマブ（ハーセプチン®）がRECIST（Response Evaluation Criteria in Solid Tumor）-PDとなった後，次治療でも同剤を継続することでの有効性が報告され，他癌腫で同様の治療戦略が行われるようになった．このような治療戦略をbeyond PDという．

進行期非小細胞肺癌では，進行が緩徐で無症状の症例，ほかに有効な薬剤がない症例，あるいはoligometastasisの症例で局所治療を行った後，beyond PDが行われていることが多い．

EGFR-TKIのbeyond PD

2016年，エルロチニブ（タルセバ®）を担当医の判断でPD後も継続する前向き第Ⅱ相試験の結果が報告された（ASPIRATION試験）[1]．

事後解析ではあるが，RECIST-PDから臨床的PDまでの差は3.1か月であった．

セレクションバイアスが存在する試験だが，症例を選択すればEGFR-TKI単剤でのbeyond PDが有用である可能性が示唆される．

併用療法に関しては，初回治療のゲフィチニブ（イレッサ®）がPDとなった症例を対象に，標準治療の1つであるシスプラチン+ペメトレキセドにプラセボあるいはゲフィチニブを上乗せする無作為化比較試験（IMPRESS試験）[2]が行われた．

主要評価項目のPFSで優越性が示されず，副次的評価項目のOSはむしろゲフィチニブ群がプラセボ群より劣っていた．

この結果から，EGFR-TKIがPDとなった症例に化学療法を行う際にEGFR-TKIを上乗せするbeyond PDは，現時点で推奨されていない．

ベバシズマブのbeyond PD

大腸癌では，ベバシズマブ（アバスチン®）を併用した化学療法がPDとなった後，次治療でもベバシズマブを上乗せすることでOSの改善が報告されているが，非小細胞肺癌ではベバシズマブのbeyond PDの意義は証明されていない．ベバシズマブを併用した初回治療がPDとなった症例を対象に，2次治療以降も標準治療にベバシズマブを継続して上乗せする無作為化比較試験（AvaALL試験）が行われた．3次治療のPFSはbeyond PD群で良好な傾向を認めたが，主要評価項目である初回治療PD後のOSでは有意差を認めなかった．

免疫チェックポイント阻害薬のbeyond PD

最近臨床導入された免疫チェックポイント阻害薬では，奏効前に一時的に腫瘍が増大（pseudoprogression）する症例が報告されており，RECIST-PD後も投与を継続することで最終的に奏効が得られる可能性がある．

まとめ

EGFR-TKI，ALK-TKI，ベバシズマブ，抗PD-1抗体のbeyond PDは，実臨床でしばしば行われているが，現時点で有用性が証明されたものではないため，個々の症例で，主治医の責任のもと行われるべきである．また，beyond PDによって次治療のタイミングを逃がしたり，体力低下を招くなど，患者の不利益にならないよう，慎重に行う必要がある．

（東内理恵，里内美弥子）

文献

1) Park K, et al. First-Line Erlotinib Therapy Until and Beyond Response Evaluation Criteria in Solid Tumors Progression in Asian Patients With Epidermal Growth Factor Receptor Mutation-Positive Non-Small-Cell Lung Cancer The ASPIRATION Study. JAMA Oncol 2016 ; 2 : 305-12.

2) Soria JC, et al. Gefitinib plus chemotherapy versus placebo plus chemotherapy in EGFR-mutation-positive non-small-cell lung cancer after progression on first-line gefitinib (IMPRESS) : a phase 3 randomised trial. Lancet Oncol 2015 ; 16 : 990-8.

原発性肺癌治療の実際

薬物療法
小細胞肺癌の1次治療

小細胞肺癌の特徴と病期分類

- 小細胞肺癌（small cell lung cancer：SCLC）は，肺癌全体の約10〜15％を占める腫瘍である．小細胞肺癌は喫煙者に多く発症し，腫瘍の増殖速度が速く，早期に転移を起こす悪性度の高い腫瘍であるが，化学療法や放射線治療に対する感受性は高い．
- 小細胞肺癌では，UICC（国際対がん連合）が定めたTNM分類とは別に，治療選択の面から，①限局型（limited disease：LD）と，②進展型（extensive disease：ED）に分ける病期分類が汎用されてきた．
- LDとEDを分ける基準は，根治照射可能な範囲内に腫瘍が限局しているか否かである．LD/EDについて定まった定義はないものの，「病変が同側胸郭内に加え，対側縦隔，対側鎖骨上窩リンパ節までに限られており，悪性胸水，心嚢水を有さないもの」をLDとし，その範囲を超えている場合にEDとすることが多く，肺癌診療ガイドライン2016年版[1]もこの定義に従っている．
- 小細胞肺癌の病期と治療法の概略を **1** にまとめた．本稿では，進展度に応じた小細胞肺癌の1次治療につき示す．

限局型小細胞肺癌

- 限局型小細胞肺癌における治療目的は根治である．肺癌診療ガイドライン2016年度版[1]をもとに作成した，限局型小細胞肺癌1次治療のアルゴリズムを **2** に掲載する．

■臨床病期Ⅰ期の限局型小細胞肺癌

- 本邦では，完全切除された小細胞肺癌を対象に，術後化学療法としてシスプラチン＋エト

1 小細胞肺癌の病期と治療法の概略

LD/ED 分類	TNM分類 (第8版)	治療法
限局型 (LD)	ⅠA	手術→術後化学療法
	ⅠB	
	ⅡA〜ⅢC	化学療法＋胸部放射線治療 (→予防的全脳照射)
進展型 (ED)	ⅢB〜ⅣB	化学療法

（EBMの手法による肺癌診療ガイドライン2016年版．金原出版；2016[1]をもとに作成）

ポシド（PE）療法4コースの有用性を検証した第Ⅱ相試験（JCOG9101試験）が行われ，全体の3年生存率は61％であり，特に臨床病期Ⅰ期では68％と良好な成績であった[2]．臨床病期Ⅰ期の小細胞肺癌はまれであり，比較試験は困難と考えられることから，本試験結果をもって標準治療の1つとして認識されている．

- 肺癌診療ガイドライン2016年度版[1]では，臨床病期Ⅰ期の限局型小細胞肺癌に対する治療として，全身状態（performance status：PS）が良好であれば，外科切除後に化学療法を加えることが推奨されている．
- 現在本邦において，小細胞肺癌を含む高悪性度神経内分泌肺癌完全切除例に対する術後化学療法として，シスプラチン＋イリノテカン（PI）療法を試験治療とし，PE療法と比較するランダム化第Ⅲ相試験（JCOG1205/JCOG1206）が進行中である．

■臨床病期Ⅰ期以外の限局型小細胞肺癌

- 限局型小細胞肺癌に対して，化学療法と胸部放射線治療の併用は，化学療法単独に比べて生存を改善することが，2つのメタアナリシスにより明らかにされている[3,4]．このメタ

2 限局型小細胞肺癌の1次治療

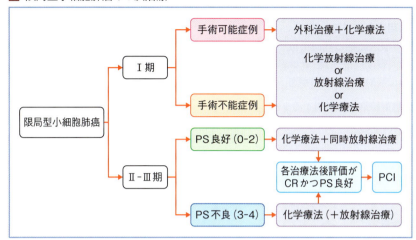

PCI：予防的全脳照射．
(EBMの手法による肺癌診療ガイドライン2016年版．金原出版；2016[1]より)

3 限局型小細胞肺癌に対する化学放射線治療

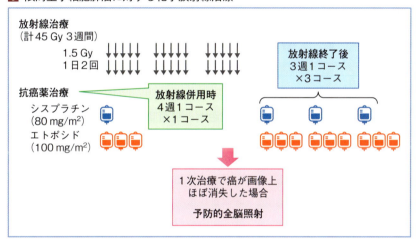

アナリシスの結果から，臨床病期Ⅰ期以外の限局型小細胞肺癌には，化学放射線治療が推奨されている．

- PSが良好な限局型小細胞肺癌に対しては，シスプラチン＋エトポシド（4コース）と1コース目からの加速過分割照射（計45 Gy）の同時併用が標準治療である（3）．
- 限局型小細胞肺癌（PS良好例）に対する化学放射線治療のポイントは，①放射線治療は早期同時併用，②加速過分割照射法を用いる，③併用する化学療法はシスプラチン＋エトポシド療法，である．

胸部放射線治療の併用時期

- 本邦では，限局型小細胞肺癌を対象として，化学放射線治療の早期同時併用と逐次併用の比較試験（JCOG9104）が行われ，早期同時併用群において，生存期間が良好な傾向にあったことが示された[5]．一方で，同時併用によって骨髄毒性や食道炎などの毒性が増強することも報告されており，治療にあたってはこれら毒性の制御も重要である．肺癌診療ガイドライン2016年度版[1]では，全身状態が良好な限局型においては，化学療法と放射線治療の早期同時併用が推奨されている．
- しかしPS 3-4の全身状態不良例や，高齢者

> **ADVICE**
>
> **化学療法に放射線治療を併用するタイミング**
>
> 「早期同時併用」とは化学療法開始と同時に放射線治療を開始する方法，「後期同時併用」とは数コースの導入化学療法後に放射線の同時併用を開始する方法，「逐次併用」とは化学療法後に放射線治療を行う方法である（図）．
>
> **化学療法に放射線治療を併用するタイミング**
>
> - 早期同時併用（early concurrent）：化学療法と並行して放射線治療
> - 後期同時併用（late concurrent）：化学療法途中から放射線治療
> - 逐次併用（sequential）：化学療法後に放射線治療

に対する化学放射線治療のエビデンスは十分ではない．そのため，高齢者やPS不良例など，放射線治療の同時併用が困難な場合には，化学療法を先行させ，腫瘍が縮小し全身状態の改善が得られた後に，逐次的に放射線治療を行うことも考慮される．

放射線照射法

- 化学療法と胸部放射線治療を併用する場合，過分割照射法と通常照射法のどちらが優れているかにつき，ランダム化比較試験で検討された．通常照射法（1回1.8 Gy/1日1回/5週，計45 Gy）と加速過分割照射法（1回1.5 Gy/1日2回/3週，計45 Gy）を比較したランダム化比較試験では，加速過分割照射のほうが，通常照射法と比較して有意に生存率を改善した[6]．このため放射線照射法としては，加速過分割照射法が推奨されている．
- 加速過分割照射による重篤な有害事象が懸念される場合には，通常照射法での治療も選択肢となる．

放射線治療と併用する化学療法

- 限局型小細胞肺癌に対する，化学療法と加速過分割照射による胸部放射線治療の同時併用の臨床試験では，ほとんどの試験でPE療法が選択されており，放射線治療と併用する化学療法として，PE療法が広く用いられている．
- 高齢者や心機能・腎機能が低下しているなど，シスプラチンの投与が不可能な患者に対しては，カルボプラチンへの変更も選択肢として考慮される．
- 本邦において，PE療法1コースと加速過分割照射による放射線治療後に，PE療法3コース継続する群と，PI療法3コース追加する群を比較したランダム化第Ⅲ相試験（JCOG0202試験）が行われたが，PI群で生存期間の延長効果を認めなかったため[7]，化学療法と放射線治療を同時併用する場合の化学療法は，PE療法4コースが標準である．

予防的全脳照射

- 予防的全脳照射（PCI）に対する7つのランダム化比較試験のメタアナリシスの結果，完全

4 進展型小細胞肺癌の1次治療

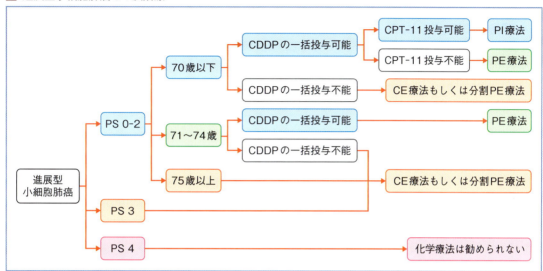

(EBMの手法による肺癌診療ガイドライン2016年版. 金原出版;2016[1])をもとに作成)

5 進展型小細胞肺癌の化学療法レジメン(1次治療)

治療法	薬剤	投与量	投与日	投与間隔とコース数
PI療法	シスプラチン イリノテカン	60 mg/m^2 60 mg/m^2	day 1 day 1, 8, 15	4週毎, 4コース
PE療法	シスプラチン エトポシド	80 mg/m^2 100 mg/m^2	day 1 day 1, 2, 3	3週毎, 4コース
分割PE療法	シスプラチン エトポシド	25 mg/m^2 80 mg/m^2	day 1, 2, 3 day 1, 2, 3	3週毎, 4コース
CE療法	カルボプラチン エトポシド	AUC 5 80 mg/m^2	day 1 day 1, 2, 3	3週毎, 4コース

奏効(CR)となった小細胞肺癌の患者に対してPCIを行うことにより,脳転移再発の抑制だけでなく生存期間の有意な延長が示されたため,1次治療でCRが得られた場合には,PCIを追加することが推奨されている[8].

- PCIの線量に関しては,1回2.5 Gy/10回計25 Gyと,1回2.0 Gy/18回計36 Gyを比較したランダム化比較試験において,両群間で脳転移再発頻度に差を認めなかったことから,PCIの線量としては25 Gyが推奨されている.

進展型小細胞肺癌

- 進展型小細胞肺癌における治療の目的は,延命と症状の緩和である.肺癌診療ガイドライン2016年度版[1]では,全身状態(PS)と年齢に応じて,1次治療で推奨される化学療法のレジメンが規定されている(4).進展型小細胞肺癌の1次治療で用いられる代表的な化学療法のレジメンを5に掲載する.

■全身状態良好(PS 0-2)かつ70歳以下に対する治療

- 進展型小細胞肺癌に対しては,1980年代以後PE療法が世界中で最も汎用される標準治療レジメンとなっている.PE療法の治療成績を改善するために,これまでさまざまな投与法の工夫や,1990年以後に臨床導入された新規抗癌薬の追加効果が検討されてきたが,いずれもPE療法を上回る治療成績は示

> **COLUMN**
>
> **小細胞肺癌の新たな1次治療**
>
> 　近年の癌治療において，ニボルマブ，ペムブロリズマブなどの免疫チェックポイント阻害薬（抗PD-1抗体）が脚光を浴びている．これら抗PD-1抗体は，非小細胞肺癌の1次治療や2次治療において全生存期間を延長することが確認され，すでに標準治療に組み込まれている．小細胞肺癌に対しても，免疫チェックポイント阻害薬の治療効果が期待され，1次治療において，抗PD-1/PD-L1抗体や抗CTLA-4抗体を用いた複数の第Ⅲ相試験が進行中である．

されなかった．

- 本邦では，進展型小細胞肺癌を対象とした，PE療法とPI療法を比較する第Ⅲ相試験（JCOG9511試験）が行われ，PI療法で有意な生存期間の延長を認めた[9]．しかし，海外で行われた2つの追試では，PE療法とPI療法で生存期間に差は認めなかった．
- PI療法とシスプラチン＋アムルビシン（PA）療法を比較する第Ⅲ相試験（JCOG0509試験）が本邦で行われたが，PA療法はPI療法に対する非劣性を証明することはできなかった[10]．
- JCOG9511は70歳以下の患者を対象としているため，71歳以上におけるPI療法のエビデンスは乏しい．
- 以上の背景により，肺癌診療ガイドライン2016年度版[1]では全身状態が良好な70歳以下に対してはPI療法が推奨され，全身状態良好だが71歳以上75歳未満の患者，およびイリノテカンの毒性（下痢や間質性肺炎など）が懸念される患者にはPE療法が推奨されている．

■ **全身状態不良（PS 3-4）もしくは75歳以上に対する治療**

- 小細胞肺癌は化学療法に対する感受性が良好であるため，PS 3の患者に対しても症状の緩和やPSの改善が期待できる．しかし高齢者やPS不良例に対する臨床試験は少なく，十分なエビデンスの集積が行えていないのが現状である．高齢者やPS不良の患者では，毒性が軽減された治療法が望まれる．
- JCOGでは，70歳以上のPS 0-2，および70歳未満でPS 3の進展型小細胞肺癌患者を対象として，シスプラチンを分割投与する「分割PE療法」とカルボプラチン＋エトポシド（CE）療法を比較する第Ⅲ相試験（JCOG9702）が行われた[11]．治療効果はほぼ同等で毒性も忍容可能であったことから，現在いずれのレジメンも標準治療と考えられている．試験治療であるCE療法の優越性は示されなかったが，実地臨床では利便性のあるCE療法が広く用いられている．
- 一方PS 4の患者では，治療関連死のリスクを十分に考慮する必要がある．また化学療法によりPSが改善する可能性も低い．したがってPS 4の患者に対しては，原則として対症療法のみの施行が推奨されている．
- 現在本邦において，71歳以上の高齢者の進展型小細胞肺癌に対する1次治療として，カルボプラチン＋イリノテカン療法を試験治療とし，CE療法と比較するランダム化第Ⅲ相試験（JCOG1201/TORG1528）が進行中である．

（梅村茂樹）

文　献

1) 日本肺癌学会編．EBMの手法による肺癌診療ガイドライン2016年版．金原出版：2016.
2) Tsuchiya R, et al. Phase II trial of postoperative adjuvant cisplatin and etoposide in patients with completely resected stage I-IIIa small cell lung cancer: the Japan Clinical Oncology Lung Cancer

Study Group Trial (JCOG9101). J Thorac Cardiovasc Surg 2005 ; 129 : 977-83.
3) Pignon JP, et al. A meta-analysis of thoracic radiotherapy for small-cell lung cancer. N Engl J Med 1992 ; 327 : 1618-24.
4) Warde P, Payne D. Does thoracic irradiation improve survival and local control in limited-stage small-cell carcinoma of the lung ? A meta-analysis. J Clin Oncol 1992 ; 10 : 890-5.
5) Takada M, et al. Phase III study of concurrent versus sequential thoracic radiotherapy in combination with cisplatin and etoposide for limited-stage small-cell lung cancer : results of the Japan Clinical Oncology Group Study 9104. J Clin Oncol 2002 ; 20 : 3054-60.
6) Turrisi AT 3rd, et al. Twice-daily compared with once-daily thoracic radiotherapy in limited small-cell lung cancer treated concurrently with cisplatin and etoposide. N Engl J Med 1999 ; 340 : 265-71.
7) Kubota K, et al. Etoposide and cisplatin versus irinotecan and cisplatin in patients with limited-stage small-cell lung cancer treated with etoposide and cisplatin plus concurrent accelerated hyperfractionated thoracic radiotherapy (JCOG0202) : a randomised phase 3 study. Lancet Oncol 2014 ; 15 : 106-13.
8) Aupérin A, et al. Prophylactic cranial irradiation for patients with small-cell lung cancer in complete remission. Prophylactic Cranial Irradiation Overview Collaborative Group. N Engl J Med 1999 ; 341 : 476-84.
9) Noda K, et al. Irinotecan plus cisplatin compared with etoposide plus cisplatin for extensive small-cell lung cancer. N Engl J Med 2002 ; 346 : 85-91.
10) Satouchi M, et al. Phase III study comparing amrubicin plus cisplatin with irinotecan plus cisplatin in the treatment of extensive-disease small-cell lung cancer : JCOG 0509. J Clin Oncol 2014 ; 32 : 1262-8.
11) Okamoto H, et al. Randomised phase III trial of carboplatin plus etoposide vs split doses of cisplatin plus etoposide in elderly or poor-risk patients with extensive disease small-cell lung cancer : JCOG 9702. Br J Cancer 2007 ; 97 : 162-9.

原発性肺癌治療の実際

薬物療法
小細胞肺癌の2次治療以降の治療

はじめに

- 小細胞肺癌（small cell lung cancer：SCLC）は初回治療で奏効が得られるが，治癒する患者は限られており，多くの患者で再発/増悪をきたす．再発/増悪時に全身状態が維持されている患者では2次治療が検討されるが，2次治療の効果を予測するうえで，①初回治療への反応，②初回治療終了後から再発/増悪までの期間，が重要となる．
- 初回治療が奏効し，初回治療から再発/増悪までの期間が長い患者（sensitive relapse）では，2次化学療法の効果が期待されるが，初回治療が奏効していない，もしくは奏効したが初回治療から再発/増悪までの期間が短い患者（refractory relapse）では2次化学療法の効果が低く，予後不良である（ 1 ）．
- 本稿では，再発/増悪SCLCに対する2次化学療法として選択されることが多いノギテカン療法，PEI療法，アムルビシン療法について述べたい．

ノギテカン単剤療法

■ 作用機序と特徴

- ノギテカンは中国原産の樹木である喜樹（Camptotheca acuminata）から抽出された植物アルカロイドであるカンプトテシンの水溶性半合成誘導体であり，トポイソメラーゼⅠを阻害することによって抗腫瘍効果を発揮する．
- 類薬のイリノテカンが胆汁排泄型であるのに対して，ノギテカンは腎排泄型であり，肝機能低下の影響は受けにくいことが示唆されているが，腎機能低下患者では血漿クリアランスの低下および半減期の延長が報告されている．

1 小細胞肺癌に対する2次化学療法

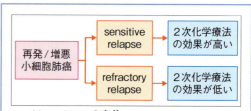

sensitive relapseの定義
初回化学療法が奏効し，初回治療終了後から再発/増悪までの期間が長い患者はsensitive relapseと判断される．初回治療終了後から再発/増悪までの期間は試験により異なっているが，最近は90日以上と定義されることが多い．

- 海外ではトポテカンという名称が使われているが，国内ではイリノテカンがトポテシンの商品名で登録されており紛らわしいため，一般名がノギテカンとなった．

■ 臨床試験と結果

- ノギテカン単剤療法の主な臨床試験の結果を 2 に示す[1,2]．初回治療から再発までの期間が60日以上の再発/増悪SCLCを対象とした比較試験においてCAV療法（シクロホスファミド，ドキソルビシン，ビンクリスチン）と同等の生存期間および有意な症状の改善効果が示され，初回治療から再発までの期間が45日以上の再発/増悪SCLCを対象とした比較試験ではbest supportive careと比較して有意な生存期間の延長が報告されている．
- これらの結果をもって，ノギテカン単剤療法は再発/増悪SCLC（sensitive relapse）に対して米国食品医薬品局（Food and Drug Administration：FDA）で承認され，標準治療と認識されている．
- 国内においても初回治療から再発までの期間

2 再発/増悪SCLC(sensitive relapse)に対するノギテカン単剤療法

治療レジメン	初回治療から再発までの期間	患者数	奏効割合(%)	生存期間中央値
ノギテカン単剤(注射薬)	60日以上	107	24	25.0週
CAV療法	60日以上	104	18	24.7週
ノギテカン単剤(内服薬)	45日以上	71	—	25.9週
best supportive care	45日以上	70	7	13.9週
ノギテカン単剤(注射薬)	8週以上	50	26	262日

(文献1〜3)を参考に作成)

が8週以上の再発/増悪SCLC (sensitive relapse)を対象としたノギテカン単剤療法 (1.0 mg/m²/日, 第1〜5日, 3週間毎, 静注) の第Ⅱ相試験が実施され, 奏効割合26%, 生存期間中央値262日の治療成績が報告されている[3]).

- 有害事象として, Grade 3〜4の下痢は0%であったが, Grade 3〜4の白血球減少72%, 好中球減少92%, 血小板減少40%, 貧血46%を認めており, 血液毒性には注意が必要である.

- なお, 国内ではノギテカンは注射薬のみ承認されており, 内服薬は使用できない.

PEI療法

■方法

- PEI療法(シスプラチン+エトポシド+イリノテカン療法)は, 初回治療として実施される機会が多いシスプラチン+エトポシド療法とシスプラチン+イリノテカン療法を組み合わせた治療法である.

■臨床試験と結果

- 再発/増悪SCLC (sensitive relapse)を対象に国内で実施された第Ⅱ相試験において, 奏効割合78%, 全生存期間中央値11.8か月と良好な結果が示されたため, 日本臨床腫瘍研究グループ(Japan Clinical Oncology Group: JCOG)でノギテカン単剤療法に対するPEI療法の優越性を検証する臨床試験(JCOG0605: 再発小細胞肺癌に対するノギテカン療法とPEI療法を比較する第Ⅲ相試験)が実施され, 結果が報告されている.

JCOG0605試験[4,5]

- JCOG0605試験の主な適格規準は, ①病理学的に小細胞肺癌と診断されている, ②初回治療として, プラチナ製剤を含む併用化学療法または, プラチナ製剤を含む化学放射線療法を受けている, ③初回治療が奏効し, 最終治療日から90日以上経過して, 画像にて再発が確認されている, ④PS 0-2, ⑤年齢が20〜75歳, ⑥臓器機能が保たれている, ⑦本人から文書で同意が得られている, であった.

- 2007年9月より登録が開始, 2012年11月までに180人の患者が登録され, 登録された患者のほとんどはPS 0-1であった. ノギテカン単剤療法, PEI療法それぞれに90人が割り付けられ, ノギテカン単剤療法ではノギテカン1.0 mg/m²を第1〜5日に静注し, 3週を1コースとして, 4コースまで繰り返し, PEI療法(3)ではシスプラチン25 mg/m²を第1, 8日に静注, エトポシド60 mg/m²を第1〜3日に静注, イリノテカン90 mg/m²を第8日に静注し, 2週を1コースとして, 5コースまで繰り返された. ノギテカン単剤療法では62%の患者が4コース完遂し, PEI療法では71%の患者が5コース完遂した.

- 主要評価項目である全生存期間の中央値はノギテカン単剤療法12.5か月(95% CI: 10.8-14.9か月), PEI療法18.2か月(95% CI: 15.7-20.6か月)であり, PEI療法で有意に良

4章 原発性肺癌治療の実際

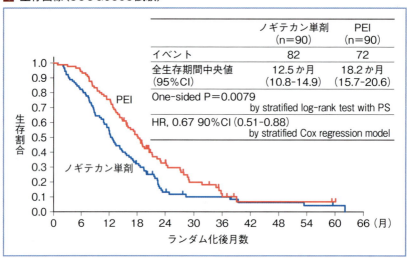

3 PEI療法

薬剤	用量 (mg/m²)	コース内投与日	コース 1 週1	2	3	4	5	6	7	8	9	10
シスプラチン	25	1, 8	●	●	●	●	●	●	●	●	●	●
エトポシド	60	1-3	●			●			●			●
イリノテカン	90	8		●			●			●		●
G-CSF												

4 生存曲線（JCOG0605試験）

好であった（HR 0.67, *p* = 0.0079）（**4**）．奏効割合はノギテカン単剤療法26.7％（95％CI：17.8-37.4％），PEI療法84.3％（95％CI：74.7-91.4％），無増悪生存期間中央値はノギテカン単剤療法3.6か月（95％CI：3.0-4.4か月），PEI療法5.7か月（95％CI：5.2-6.2か月）であり，いずれもPEI療法で有意に良好であった．

- PEI療法は血液毒性が強く，31.1％の患者で発熱性好中球減少症を認め，50％の患者で減量投与が行われたが，治療関連死亡は1人（ノギテカン単剤療法は2人）であった．
- これらの結果により，PEI療法は再発/増悪SCLC（sensitive relapse）に対する新たな標準治療になりえると結論されている．しかしながら，毒性に加えて，治療の煩雑さ，長期間の入院など患者・医療従事者ともに負担が大きい治療であり，汎用性の低さが臨床上の課題となっている．

アムルビシン単剤療法

■作用機序と特徴

- アムルビシンは体内において細胞障害活性の強い活性代謝物アムルビシノールに変換されるという特徴をもったアントラサイクリン系化合物であり，トポイソメラーゼⅡによるcleavable complexの安定化を介したDNA切断作用によって抗腫瘍効果を発揮する．
- アントラサイクリン系化合物であるため，心毒性が懸念されたが，これまでの検討では問題となっておらず，用量規制毒性は白血球減少，好中球減少，血小板減少などの血液毒性

表5 再発/増悪SCLCに対するアムルビシン単剤療法とノギテカン単剤療法の第Ⅲ相試験

治療レジメン	対象	患者数	奏効割合（%）	無増悪生存期間中央値（月）	全生存期間中央値（月）
ノギテカン単剤	全患者	213	16.9	3.5	7.8
アムルビシン単剤		424	31.1	4.1	7.5
ノギテカン単剤	sensitive relapse	117	23.1	4.3	9.9
アムルビシン単剤		225	40.9	5.5	9.2
ノギテカン単剤	refractory relapse	96	9.4	2.6	5.7
アムルビシン単剤		199	20.1	2.8	6.2

(von Pawel J, et al. Br J Cancer 2014；32：4012-9[6])を参考に作成）

である．

■臨床試験と結果

- 再発/増悪SCLCを対象に実施されたアムルビシン単剤療法とノギテカン単剤療法を比較した第Ⅲ相試験の結果を表5に示す[6]．全対象患者の生存解析では，ノギテカン単剤療法に対するアムルビシン単剤療法の優越性を検証することができなかったが，refractory relapseを対象としたサブグループ解析では，アムルビシン単剤療法により全生存期間の有意な延長が示された（HR 0.766, p = 0.047）．
- 国内においてもアムルビシン単剤療法が再発/増悪SCLC（refractory relapse）に対する標準治療とみなすことができるか否かを検証するための非ランダム化試験（JCOG0901試験）が実施され，結果が報告されている．

JCOG0901試験[7]

- JCOG0901試験の主な適格規準は，①病理学的に小細胞肺癌と診断されている，②前治療として1または2レジメンの化学療法が施行されており，プラチナ製剤を含む併用化学療法または，プラチナ製剤を含む化学放射線療法を受けている，③前治療が奏効しなかった，もしくは奏効したが前治療の最終治療日から90日未満の経過で画像にて再発が確認されている，④PS 0-1，⑤年齢が20～74歳，⑥測定可能病変を有する，⑦臓器機能が保たれている，⑧本人から文書で同意が得られている，であった．
- 2009年11月より登録を開始，2011年2月までに82人の患者が登録され，登録された患者のほとんどはPS 0-1であった．アムルビシン 40 mg/m^{2}を第1～3日に静注し，3週を1コースとして，治療無効と判断，もしくは有害事象により継続できないと判断されるまで繰り返され，投与コース数の中央値は4コース（1～22コース）であった．
- 有効性に関しては，奏効割合32.9%，無増悪生存期間中央値3.5か月，全生存期間中央値8.9か月と良好な結果が示された．安全性に関しては，治療関連死亡を1人も認めなかったものの，71.9%でGrade 4の好中球減少，26.8%でGrade 3の発熱性好中球減少症を認めた．
- これらの結果により，アムルビシン単剤療法は再発/増悪SCLC（refractory relapse）に対する標準治療とみなすことができると結論されているが，発熱性好中球減少症には注意が必要である．アムルビシン単剤療法では発熱性好中球減少症を予防するためにG-CSFの1次予防的投与が推奨され，持続型のG-CSF製剤（ペグフィルグラスチム）の投与も検討すべきである．
- 75歳以上の高齢者に対しては，アムルビシン 40 mg/m^2（第1～3日，3週間毎，静注）の忍容性が確認できておらず，35 mg/m^2/日以下への減量を考慮する必要がある[8]．

おわりに

- ノギテカン療法，PEI療法，アムルビシン療

法について概説した．小細胞肺癌では新規薬剤の臨床導入が10年以上進んでおらず，治療成績も頭打ちの状態にある．免疫チェックポイント阻害薬など新たな治療ストラテジーの導入によるブレイクスルーに期待したい．

(村上晴泰)

文 献

1) von Pawel J, et al. Topotecan versus cyclophosphamide, doxorubicin, and vincristine for the treatment of recurrent small-cell lung cancer. J Clin Oncol 1999；17：658-67.
2) O'Brien ME, et al. Phase III trial comparing supportive care alone with supportive care with oral topotecan in patients with relapsed small-cell lung cancer. J Clin Oncol 2006；24：5441-7.
3) Takeda K, et al. A phase II study of topotecan in patients with relapsed small-cell lung cancer. Clin Lung Cancer 2003；4：224-8.
4) Goto K, et al. Multi-institutional phase II trial of irinotecan, cisplatin, and etoposide for sensitive relapsed small-cell lung cancer. Br J Cancer 2004；91：659-65.
5) Goto K, et al. Combined chemotherapy with cisplatin, etoposide, and irinotecan versus topotecan alone as second-line treatment for patients with sensitive relapsed small-cell lung cancer (JCOG0605)：a multicentre, open-label, randomised phase 3 trial. Lancet Oncol 2016；17：1147-57.
6) von Pawel J, et al. Randomized phase III trial of amrubicin versus topotecan as second-line treatment for patients with small-cell lung cancer. J Clin Oncol 2014；32：4012-9.
7) Murakami H, et al. A single-arm confirmatory study of amrubicin therapy in patients with refractory small-cell lung cancer：Japan Clinical Oncology Group Study (JCOG0901). Lung Cancer 2014；84：67-72.
8) Sekine I, et al. A randomized phase III study of single-agent amrubicin vs. carboplatin/etoposide in elderly patients with extensive-disease small-cell lung cancer. Clin Lung Cancer 2014；15：96-102.

原発性肺癌治療の実際
内視鏡治療
PDT

PDTとは

- 光線力学的治療（photodynamic therapy：PDT）とは腫瘍親和性光感受性物質と低出力レーザー光により生じる光線力学的反応により殺細胞効果を引き起こす治療法で，腫瘍を選択的に壊死させる侵襲の少ない癌治療法である．低出力レーザー治療のために，高出力レーザーによる焼灼，熱凝固とは異なり患者に対して安全に容易に施行することができる[1]．
- 肺癌では1994年に中心型早期肺癌に対する治療法として承認され，2010年4月からは，中心型の進行肺癌に対して気道を開大するための姑息的治療として施行することが可能となった．
- 近年，悪性原発性脳腫瘍，食道癌などさまざまな癌腫に適応が拡大されており，今後癌治療において重要な位置を占めるものと考えられる．

原理と方法

- PDTは，光感受性物質とそれに対応する波長のレーザー光により光線力学的反応を生じさせ，その結果，癌病巣を治療する方法である．具体的には，患者に光感受性物質を静脈投与し，数時間後に気管支鏡下に赤色のレーザー光を病巣に照射する（**1**）．その際に，癌病巣内の光感受性物質はレーザー光により励起されるラジカル，ラジカルイオンを発生し，それと溶存酸素とが反応して腫瘍に傷害を与えると考えられている．
- こうした直接的な反応以外にさまざまな免疫応答による抗腫瘍効果や腫瘍血管を傷害するなどの複合的な作用が関与している．
- 使用するレーザーは低出力レーザーであり，組織の焼灼や熱凝固を目的とした高出力レーザーとは明らかに異なる．光感受性物質が集積していない正常部位にレーザーを照射しても傷害することはない．侵襲の少ない内視鏡

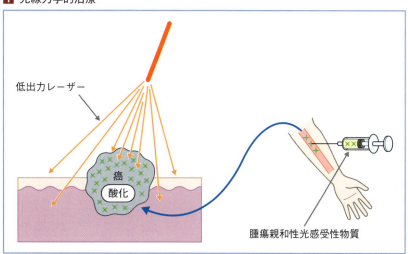

1 光線力学的治療

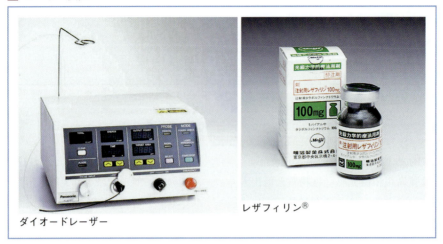

❷ レーザー装置

ダイオードレーザー　レザフィリン®

治療であり，高齢者や心肺機能の低下などのハイリスク患者にも安全に施行可能である．

肺癌におけるPDTの適応

- 肺癌でPDTの適応となるのは，中心型早期肺癌と気道を閉塞する進行肺癌である．
- 中心型早期肺癌の具体的な適応として，区域気管支より中枢に位置し，内視鏡的に病巣全体を確認可能で，気管支粘膜・粘膜下層に限局している，リンパ節転移や遠隔を認めない，平坦型の腫瘍径が10 mm以下の症例とされてきた[2]．しかし近年，光感受性物質の進歩などにより，腫瘍径が10 mmを超える病巣に対しても同等の治療効果を有することが報告されている[3]．
- 進行肺癌に対するPDTは，2010年から保険適用で行うことが可能になった．気道を閉塞する腫瘍に対して緩和的にPDTを施行し，気道を拡大することを目的としている．

肺癌治療に使用される光感受性物質とレーザー装置

- 現在，わが国で癌治療として厚生労働省より認可を受けている腫瘍親和性光感受性物質は，フォトフリン®(ポルフィマーナトリウム)とレザフィリン®(タラポルフィンナトリウム)の2種類である[4]．
- フォトフリン®は2 mg/kgを緩徐に静脈投与すると，腫瘍組織には正常組織のおよそ4倍取り込まれ，48時間以上停滞する特徴を有している．そのため，静脈投与，48時間後に吸収スペクトルを有する630 nmの波長域のレーザー照射を行う．
- レザフィリン®は，クロリン環を有する水溶性で664 nmに吸収スペクトルを有している．そのためフォトフリン®よりも長波長のレーザー光を使用するため，論理的にはより深部領域まで治療可能である．レザフィリン®は，40 mg/m^{2}を静脈投与し4〜6時間でレーザー照射を施行する．光線過敏症が極めて軽度であるため，約1週間直射日光を避ければ，外来治療も可能である．
- レーザー装置は，腫瘍親和性光感受性物質とセットで認可されている．フォトフリン®に対しては，630 nmの赤色レーザーとしてエキシマ・ダイレーザーとYAG-OPOレーザーが認可されている．しかしこれらは，装置が大きく設置スペースを要し，高価であることなどの理由により現在では製造されていない．レザフィリン®に対しては664 nmのダイオードレーザーが認可を受けており，小型化されて使用方法も簡便である(❷)．

治療成績

■中心型早期肺癌

- 中心型早期肺癌に対する治療成績は，フォトフリン®を用いた第Ⅱ相試験では完全寛解率84.8％，レザフィリン®を用いた第Ⅱ相試験では84.6％と報告されている．特に病巣の長径が10 mm以下であれば完全寛解率が90％以上であるが，10 mm以上の症例では50〜80％まで下がるとされてきた．
- しかし，最近では病巣の長径が10〜20 mmで内視鏡的な分類で平坦型，早期ポリープ型，結節型のいずれに対しても一様に有効で，90.4％の完全寛解率と従来の報告より高い治療効果を得られるようになった[5]（ 3 ）．この要因としては，中心型早期肺癌に対する自家蛍光内視鏡や超音波内視鏡を用いた局在診断，深達度診断技術の向上により適切な症例選択と正確なレーザー照射範囲の設定が可能になったためと考えられる．
- また，ある種の自家蛍光内視鏡を用いることで，蛍光力学的診断（photodynamic diagnosis：PDD）が可能である．レザフィリン®は赤色光の吸収領域のほかに，408 nmの青色レーザーに対して吸収領域を有しているため，PDTを施行する直前に病巣を自家蛍光内視鏡で観察すると癌病巣内のレザフィリン®が励起され，赤色光を発生する．PDT終了時には，この赤色光は消失している．レーザー照射されていない部位は赤色蛍光が残存するため追加照射の判断が可能となる．

■進行癌

- 進行癌に対するPDTは，2010年から保険診療で行うことができるようになった．気道を閉塞する腫瘍に対しPDTを施行し，気道を開大して症状を緩和することを目的とする．
- 従来インターベンション治療に用いられてきた高出力レーザー，アルゴンプラズマ凝固は気道内酸素濃度に注意が必要でレーザー照射のため換気中断が余儀なくされ，さらに出血などで内視鏡的に視野不良な状態では穿孔などのリスクがある．一方，PDTは高濃度酸素下でも施行可能であり比較的安全に施行できるといった利点がある．
- PDTは高出力レーザーと比較し，腫瘍が退縮し，症状改善までに日数を要する欠点はあるものの，再狭窄までの時間は長く，生存期間も延長し，合併症も少ないと報告されている．しかし，これらの報告は，すべてフォトフリン®を用いたPDTの報告でありレザフィリン®を用いた進行癌に対する比較試験がないこと，レザフィリン®の添付文書の改訂がなされていないこと，病巣に対するレーザー照射量などが決まっていないなどの問題点がある．

PDTの将来

- 2013年に悪性原発性脳腫瘍，2015年には局所遺残再発食道癌に対しレザフィリン®を用いたPDTが保険適用となり，さまざまな癌種に治療が試みられている．
- 肺癌治療の分野では，近年の気管支鏡技術の発達，3次元ナビゲーションシステム，極細径レーザープローブの開発が進み末梢小型肺癌に対してもレーザープローブを誘導することが可能となった．発見頻度が増加している末梢の小型肺癌に対するPDTの臨床試験が進行中である．高齢や肺気腫，間質性肺炎などを合併し外科手術が不可能な症例にも施行

3 中心型早期肺癌に対する治療成績

腫瘍型≦1.0 cm	腫瘍型＞1.0 cm
内視鏡所見：（CR） 平坦型：69（65） 早期ポリープ型：1（1） 結節型：0（0）	内視鏡所見：（CR） 平坦型：17（15） 早期ポリープ型：3（3） 結節型：1（1）
CR rate： 94％（66/70病巣）	CR rate： 90.4％（19/21病巣）

レザフィリン®-PDTの成績（2004.7-2008.12）．
（Usuda J, et al. Clin Cancer Res 2010；16：2198-204[3]）より）

可能であり有用性が期待される．
- また，PDTの代表的な副作用である光線過敏症は皮膚内に残留した薬剤の光感受性により発症する．光線過敏症発症のリスクを皮膚内に残留する薬剤量を経皮的に計測する皮膚内残留濃度計測システムを用いて，光線過敏症発症のリスク判断を行おうとする試みがある．リスク判断が可能になれば入院を必要とせず，外来での治療が一般に可能となる．

（前原幸夫，池田徳彦）

文　献

1) Hayata Y, et al. Hematoporphyrin deriveative and laser photoradiation in the treatment of lung cancer. Chest 1982；81：269-77.
2) Kato H, et al. Phase II clinical study of photodynamic therapy using mono-L-aspartyl chlorin e6 and diode laser for early superficiall squamous cell carcinoma of the lung. Lung Cancer 2003；42：103-11.
3) Usuda J, et al. Outcome of photodynamic therapy using NPe6 for bronchogenic carcinoma in central airways ＞1.0 cm in diameter. Clin Cancer Res 2010；16：2198-204.
4) Gomer CJ, et al. Photodynamic therapy：combined modality approaches targeting the tumor microenvironment. Lasers Surg Med 2006；38：516-21.
5) Ikeda N, et al. New aspects of photodynamic therapy for central type early stage lung cancer. Lasers Surg Med 2011；43：749-54.

原発性肺癌治療の実際

内視鏡治療
ステント

はじめに

- 中枢気道狭窄に対するステント留置は重度の呼吸困難を訴える患者,特に気管・気管分岐周辺に狭窄があり気管支鏡下に狭窄を解除しても十分な内腔確保が得られない場合や再狭窄を呈する患者の症状を改善し,QOLを向上させる有用な治療手段である[1].
- 一方で,肺癌症例に施行する場合はほとんどが進行癌で,姑息的治療であるが,リスク,緊急性が高く治療適応の判断を慎重に検討する必要がある.合併症を避けるためにも,高度な各種気管支鏡下手技の特徴を熟知し手技に習熟していなければならない.姑息的治療であるが,リスク,緊急性が高く治療適応の判断を慎重に検討する必要がある.

ステントの適応

- 悪性腫瘍による中枢気道狭窄の進展形式は,内腔腫瘍進展狭窄,気道壁外圧排性狭窄,混合性狭窄(**1**)の3型に分類される[2].
- 中枢気道狭窄を引き起こす疾患は肺癌が最多で,組織型としては扁平上皮癌,腺様嚢胞癌,粘表皮癌,カルチノイドなどがある.そのほかに気道近傍の悪性腫瘍としては食道癌,喉頭癌,縦隔腫瘍,悪性リンパ腫があげられ,転移性肺腫瘍などもある.
- 中枢気道狭窄に対するステント治療の有用性は広く認知されているが,適応基準は統一されたものは存在せず施設ごとに基準を設けているのが現状である.判断基準の指標として,窒息の危険性,末梢の気道や肺の状態,狭窄の状態,予後,他の治療選択がないことなどで,症例個別の判断になることも多い.参考に当院(東京医科大学病院)の適応基準を以下に示す.

①窒息の危険のある高度呼吸困難症例,
②化学療法,放射線療法が奏効しなくなった症例,
③50%以上の浸潤性,外圧性の狭窄,
④狭窄の解除により,肺機能の回復が期待できる,
⑤3か月以上の予後が期待できる,
⑥十分なインフォームドコンセントが得られている.

1 中枢気道狭窄の進展形式

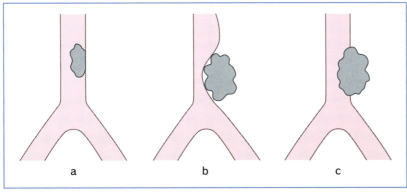

a. 内腔腫瘍進展狭窄
b. 気道壁外圧排性狭窄
c. 混合性狭窄

2 各種ステント

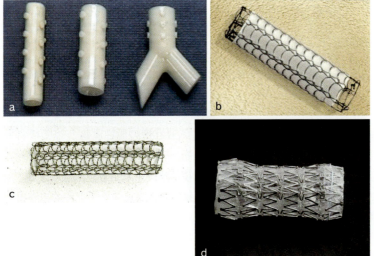

a. Dumon stent
b. coverd Ultraflex stent
c. Ultraflex stent
d. AERO stent

などである．

ステントの種類

- 気道ステントには自発拡張型金属ステントとシリコンステントに大別され，それぞれ長所短所がある．頻繁に使用されている金属ステントには，Ultraflex stent, coverd Ultraflex stentがある．シリコンステントではDumon stent, TM stentが用いられることが多く，ストレートタイプとYタイプがある．最近，金属をフルカバーしたハイブリッドステントであるAERO stentが開発され，2016年より保険収載された（**2**）．

金属ステント

- 自発拡張型金属ステントはシリコンステントに比較し拡張前容積が小さく留置前拡張をあまり必要としない．高度な狭窄にも比較的安全に留置可能であるため，緊急的気道開大目的に留置される場合が多い．
- Ultraflex stentが代表的であり，covered type（膜張型）とuncovered type（膜なし型）の2種類がある．covered typeは腫瘍の内腔増殖を防止できるが，留置直後は移動・逸脱しやすいので注意が必要である．uncovered typeは，気管支粘膜の線毛運動を妨げないので，喀痰排出が良好といわれている．
- 軟性気管支鏡下での留置が可能であり手技的には比較的容易であるが，留置後時間経過すると，ステントの抜去が困難になり，長期留置すると，両端の肉芽形成による再狭窄が起こりやすい．さらにステントの変形や破損を引き起こすなどの耐久性の問題がある．

シリコンステント

- シリコンステントのDumon stentやTM stentには，移動・逸脱予防のため表面にスタッドやリングが付いている．シリコンの中にバリウムが混入されており，X線透視下に確認できる．欧米では透明なシリコンステントも使用されている．Y字ステントは，気管分岐部周囲の狭窄に使用される．
- 利点しては，抜去や位置の修正が可能であること，長さ調節や形の形成が可能であること，長期留置が可能であること，安価であることがあげられる．

ハイブリッドステント

- ハイブリッドステントは金属ステントとシリコンステントの両方の特性を併せもつように開発されており，金属ステントのように手技

3 AERO stent

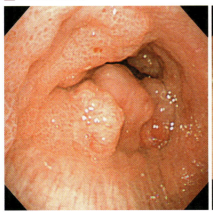
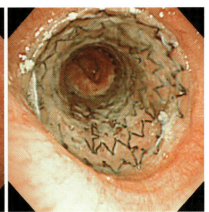

が比較的容易で，肉芽形成，腫瘍浸潤，および金属部分の破損といった金属ステントで報告されている主な合併症が発生しにくい設計になっている[3]（**3**）．

診断（治療前検査）

- 診断は症状から容易に可能である．ただし粘膜面が保たれている場合には，極度に狭窄が進行しない限り狭窄症状が現れにくく，逆に粘膜面が消失している場合には狭窄の割に症状が先行しやすい．また，体位によって症状は変化し，仰臥位で症状が強くなることが多い．
- 適切なステント留置を行うためには，治療前に狭窄部位の性状，狭窄型，狭窄の長さや程度を把握したうえで留置するステントを選択することが重要である．
- 治療前の検査として，胸部単純写真，胸部CTが必須であり，矢状断や冠状断画像，3D構築画像を用いて狭窄部位を評価する．可能であれば気管支鏡で観察しておくことが望ましい．狭窄が発生する前の画像が確認できれば治療効果を予測するのに有用である．

治療

- 軟性気管支鏡で金属ステントを留置する場合には，一般的にリドカインによる咽頭麻酔とミダゾラムによる鎮静を行う．
- 硬性気管支鏡を用いる場合には，全身麻酔が必要になる．気道ステント留置術の麻酔管理は，気道確保が困難な症例が対象となることが多く，硬性気管支鏡使用時には気道刺激により麻酔深度の維持が難しく，術者と麻酔科医の熟練度，麻酔科医との術前，術中のコミュニケーションが重要である．
- 金属ステントのUltraflex stentは，X線透視下で軟性気管支鏡下に留置位置を決定し，ガイドワイヤーを通してデリバリーカテーテルを挿入し，フィンガーリングを引くとステントのスーチャーが解けてステントが展開して留置できる．留置中も適切な位置で展開しているかを，X線透視あるいは軟性気管支鏡で確認する．
- シリコンステントの留置では，まず全身麻酔下に硬性鏡を挿入し，X線透視下に狭窄部位の末梢側と中枢側をマーキングする．あらかじめシリコンステントを充填しておいた留置キットを用いて，マーキングした部位にステントをX線透視に押し出し留置する．狭窄が高度の場合は，挿入前に高出力レーザー，アルゴンプラズマ凝固装置（argon plasma coagulator：APC），バルーンによる前拡張が必要になる．硬性気管支鏡の先端で腫瘍を機械的に削り取る場合もある．

- ハイブリッドステントであるAERO stentのデリバリーシステムは，OTW（over the wire）システムとDV（direct visualization）システムがあり，片手で容易に展開できる．OTWシステムは，ガイドワイヤーで誘導して留置する．DVシステムのカテーテルには側孔がついていて，軟性気管支鏡の近位側と遠位側を直接観察しながら留置することが可能である．
- 金属ステントの場合も同様であるが，狭窄か高度な出血の危険性や合併症が起こる可能性が高い症例においては，挿管チューブやラリンゲルマスク，硬性気管支鏡などで気道確保したうえで留置したほうがより安全である．

合併症

■出血
- 気道を拡張する際に出血することがあり，的確にコントロールすることが重要である．
- 硬性鏡下の処置施行中であれば，外筒の側壁での圧迫止血が有効なことがある．迅速な対応が必要とされ，時に出血や凝固塊によって換気障害を起こす場合があるが，左右肺いずれかの末梢気道を確保し，部分的にでも換気可能であれば，低酸素血症を回避しうる．
- 重症例に対する対応法としてPCPS（経皮的心肺補助）などをスタンバイする施設もある．

■喀痰排出困難
- ステント留置により絨毛円柱上皮が覆われ，気道分泌物の排出が障害され喀痰排出が困難になることがある．ネブライザー吸入や去痰薬の内服で対応するが，分泌物による気道閉塞で呼吸障害を起こすこともある．
- 高度喀痰排出困難症例には永続的な気管支鏡による吸痰，気管切開などで対応する．
- シリコンステントなどで起こりやすく，特に狭窄範囲が広く長いステントを留置した場合に頻発する．

■肉芽形成
- 肉芽形成の原因は気管自体が常に嚥下，咳嗽などで伸展を繰り返すことによるステントとの物理的な刺激による慢性炎症である．適切なサイズのステントを選択することによって予防するが，気管の変異などは常に存在し形状を完全に合わせることは不可能である．吸入ステロイドや経口薬による予防，レーザー焼灼術，ステントの入れ替え，追加挿入を考慮する．

■ステントの移動
- ステントの移動は，ステントの径が気道内径よりも小さい場合，拡張力の弱いステントを用いた場合，放射線治療や化学療法が奏効し圧迫が解除された場合に起こりうる．術前3DCTなどを用いることにより気道内腔に適したステントを用いることが予防となる．
- Dumon stentは外径が一定で複雑な気道変形がある場合，気道内腔に適合せず移動することがある．Ultraflex stentなど柔軟性があり屈曲した部位にも良好に適合するステントを用いるなど種類の選択も重要である．
- 気道は常に呼吸運動により動いているため金属ステントは時間の経過とともに金属疲労を起こし破損する．そのため長期予後が期待できる症例ではできるだけ避けることが望ましい．

（前原幸夫，池田徳彦）

文献

1) Ost ED, et al. Therapeutic bronchoscopy for malignant central airway obstruction : successs rates and impact on dyspnea and quality of life. Chest 2015；147：1282-98.
2) Ernst A, et al. Interventional pulmonary procedures : Guidelines from American College of Chest Physicians. Chest 2003；123：1693-717.
3) Dooms C, et al. Performance of fully coverd self-expanding metallic stent in benign airway strictures. Respiration 2009；77：420-6.

原発性肺癌治療の実際

内視鏡治療
その他の内視鏡治療

はじめに
- その他の内視鏡治療として，硬性気管支鏡，バルーン拡張術，Nd：YAGレーザー，高周波凝固療法について解説する．

硬性気管支鏡（硬性鏡）による core out

■概要
- 硬性鏡を用いた各種の処置は前項のステント治療（特にシリコンステント）を行う際に重要であるが，レーザー治療や高周波凝固療法後に硬性鏡の先の部分を用いて core out を行うことで，速やかに気道狭窄を解除することが可能である．

■適応
- 悪性腫瘍による中枢気道狭窄は内腔腫瘍進展型，気道壁外圧排型，混合型の3つに分けられる．
- 内腔腫瘍進展型および混合型は腫瘍による直接浸潤により気道内腔の狭窄をきたした病態であり，早期に気道確保が必要と判断した際にレーザーや高周波治療等の処置後に core out を行い，速やかな気道拡張を得ることができる．
- 気道壁外圧排型は主に縦隔リンパ節による圧排性狭窄であるため core out の適応にならない．

■手技
- 当科[★1]では手術室で麻酔科医の管理のもと，自発呼吸を残した全身麻酔下で治療を実施している．core out の手技は硬性鏡を挿入後に後述するレーザー等で前処置を行い硬性鏡の先端を左右に回転させながら腫瘍を削っていき，吸引チューブや鉗子を用いて腫瘍断片や血液を除去する．
- デューモンブロンコスコープセット（EFER ENDOSCOPY社）の硬性鏡は着脱可能であり，長さの短い硬性鏡で気道確保し，それより長い硬性鏡を径の細いものから順に core out しながら狭窄部に挿入していくことで徐々に狭窄部を拡張することが可能である（**1**）．
- 合併症としては硬性鏡の先端による気道損傷や穿孔，出血，声帯浮腫などがある．

[★1] 聖マリアンナ医科大学呼吸器内科．

1 硬性鏡セット

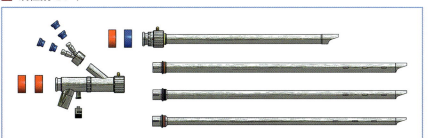

（原田産業株式会社提供）

> **ADVICE**
>
> **高度狭窄への対応**
>
> 当院では高度狭窄のときには経皮的心肺補助（PCPS）スタンバイ下で行うこともあった．最近では最狭窄部を越えて換気ができる細いガイドチューブを留置しjet ventilationを行うことで酸素化を保つことができ，ステント留置で気道確保が可能だった症例を経験している．

バルーン拡張術

■ 概要

- 気道狭窄部の拡張やステント留置後に十分な拡張を得るためにバルーン拡張術が行われる．以前は血管用のバルーンを用いていたが，現在では気管・気管支専用デバイスとしてCRE呼吸器用バルーンダイレータ（ボストン・サイエンティフィック社．**2**）があり，拡張圧を変えることで拡張に適した気道径を3段階変えることができ，1つのデバイスで気管・気管支狭窄を同時に処置することも可能である．

■ 適応

- ステント留置前後の気道拡張，放射線治療後や手術断端の瘢痕狭窄．

■ 手技

- 最初に狭窄部を越えてガイドワイヤーを挿入し，X線透視下にバルーンを狭窄部に誘導する．透視画像を観察しながらバルーンダイレータを回しバルーン自体を拡張させる．
- 鉗子孔が2mm以上の気管支鏡では鉗子孔にバルーンを挿入することが可能であり，狭窄部位を気管支鏡で目視しながら拡張することも可能である．

Nd：YAGレーザー

■ 概要

- neodymium：yttrium-aluminum-garnet（Nd：YAG）レーザーは，高エネルギーにより発生した熱で組織凝固および蒸散させる治療方法である．

2 呼吸器用バルーン

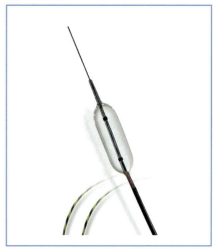

（ボストン・サイエンティフィック社提供）

■ 適応

- 悪性腫瘍による中枢気道狭窄や気道出血，放射線治療後や手術断端の瘢痕狭窄．

■ 手技

- 主に軟性鏡の鉗子孔からプローブを挿入し，軟性鏡の破損を防ぐためにプローブ先端をスコープの先から5mm以上離しておく．照射部位に接触しないように10mm以内の距離から赤いパイロット光で照射部分を確認しながら20〜40Wの出力で照射する．1回の照射時間は数秒以内とする．
- レーザー照射時の呼吸管理においては気道内の発火を防ぐためFiO_2 40％以下に設定する．レーザーの反射により術者が網膜損傷を起こすことがあるため保護眼鏡を必ず装着する．照射により表面が黒色炭化するとレーザー光の吸収がよくなり，照射効果が増すため注意が必要である．

TOPICS

凍結療法

凍結療法 (cryotherapy) は専用のプローブを凍結させて病変組織を摘出する治療方法である。従来では皮膚科で主に使用されていたが，呼吸器内視鏡分野でも凍結療法の有用性については海外で報告されており，近日中に本邦でもcryo発生装置とcryoprobeが使用可能となる．

内視鏡治療における凍結療法には肺癌診断における経気管支鏡下生検のときに用いる凍結療法と中枢気道狭窄に対するcryorecanalizationがある．凍結療法により大きな検体が得られ，cryorecanalizationでは腫瘍による中枢気道狭窄や気道ステントによる肉芽形成部分の処置に有用であるが，組織を引きちぎるような形で摘出するため出血には注意が必要である．

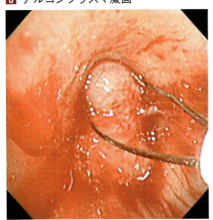

3 アルゴンプラズマ凝固

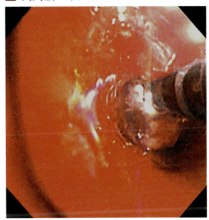

4 高周波スネア

- 重篤な合併症としては気管支穿孔や血管穿孔がある．またレーザー焼灼時の煤煙の吸入による肺障害の危険性もあるため，吸引をまめに行う必要がある．

高周波凝固療法（アルゴンプラズマ凝固，高周波スネア）

■概要

- 内視鏡治療ではアルゴンプラズマ凝固（argon-plasma coagulation：APC），高周波スネアが頻用されている．
- APCはアルゴンプラズマにより組織を凝固する方法で腫瘍病変に対する凝固および止血を行うことが可能である（**3**）．
- 高周波スネアは気管支内にポリープ状に突出している腫瘍に対して主に用いられ，スネアループを腫瘍の茎にかけ絞扼し，最後に通電して切除する治療方法である（**4**）．

■適応

- APCは腫瘍狭窄に対する前拡張，腫瘍からの出血に対する止血に用いられる．高周波スネアはポリープ状の腫瘍摘出に用いられる．

■手技

- APCは主に気管支鏡の鉗子孔からAPCプローブを挿入し処置部位に接触しないように5 mm以内の距離から数秒照射を行う．出力は20～40 Wとしスコープの損傷を防ぐためにAPC先端をスコープ先端から1 cm離して使用する．
- 高周波スネアはループスネアで腫瘍を絞扼しながら通電し腫瘍を切除する．腫瘍が大きい場合は硬性鏡もしくは挿管チューブから摘出できる大きさに分割切除し，切除された腫瘍は速やかに鉗子で除去する．切除された基部

は止血と再発を遅らせるためAPCで追加照射する．
- APCも高周波スネアも発火の危険性を減らすために，処置中はFiO$_2$ 40％以下にする．

（半田　寛，峯下昌道）

参考文献
- 浅野文祐, 宮澤輝臣. 気管支鏡ベストテクニック, 改訂2版. 中外医学社；2017, p.198-253.

原発性肺癌治療の実際

支持療法

制吐薬

はじめに

- 各癌腫を問わず，癌薬物療法，放射線治療，緩和ケアにおける鎮痛薬に伴う悪心・嘔吐は，生活の質（quality of life：QOL）の低下を招き，その後の治療転帰に影響を与えることから，その予防と治療は重要である．
- 国際的にはNCCN[★1]，MASCC/ESMO[★2]，ASCO[★3]から，制吐療法におけるガイドラインが作成・公表されており，本邦からは日本癌治療学会編の『制吐薬適正使用ガイドライン第2版』が2015年10月に公表されている．本項では，特に化学療法に伴う悪心・嘔吐に対する制吐療法について述べる．

■悪心と嘔吐のメカニズム

- 上部消化管に優位に存在するセロトニン（5-hydroxytryptamine-3：5-HT$_3$）受容体と第4脳室の化学受容器引金帯（chemoreceptor trigger zone：CTZ）に存在するニューロキニン1（neurokinin-1：NK$_1$）受容体が複合的に刺激され，延髄嘔吐中枢への求心性の迷走神経刺激により悪心を感じる．また延髄嘔吐中枢から遠心性の迷走神経，横隔神経，脊髄神経の刺激により嘔吐が起こる[1]．
- これらの化学受容体に作用する神経伝達物質には，セロトニン，サブスタンスP，ドパミンなどがあげられ，この部位をターゲットとする薬剤が制吐療法に用いられる．

■化学療法の催吐性リスクに応じた分類

- 癌薬物療法で誘発される悪心・嘔吐は，その使用される抗癌薬の催吐性に大きく影響され，その催吐リスクに応じて適切な催吐薬を使用することが求められる．
- 海外ガイドラインおよびそれに準拠した本邦ガイドラインでは，各抗癌薬をその催吐性リスク[★4]に従って分類し，それに応じた標準的な予防的制吐療法の推奨を行っている．
- 胸部悪性腫瘍で使用する具体的な抗癌薬について，催吐性リスクごとの分類を **1** に示す．また，制吐療法における各臨床試験の評価項目としては，急性期，遅発期，全期間における，嘔吐なし，かつ救済治療のない完全奏効（complete response：CR）の割合が用いられる（**2**）．

■催吐性リスクに応じた制吐療法

高度催吐性リスク

- 肺癌領域における高度催吐性化学療法（highly emetogenic chemotherapy：HEC）はシスプラチン（CDDP）を含むレジメンである．現在に至るまでHECを対象とした5-HT$_3$受容体拮抗薬とデキサメタゾン（DEX）の2剤併用群とNK$_1$受容体拮抗薬であるアプレピタント（APR，イメンド®）を加えた3剤併用群を比較した第Ⅲ相試験が3つ報告されている[2-4]．その結果3剤併用群のCR割合は，急

[★1] **NCCN**
National Comprehensive Cancer Network

[★2] **MASCC/ESMO**
Multinational Association of Supportive Care in Cancer/European Society for Medical Oncology

[★3] **ASCO**
American Society of Clinical Oncology

[★4] **催吐性リスク**
催吐性リスクは，その抗癌薬を投与した際に，予防的制吐薬の使用がない場合，投与後24時間以内（急性期）に発現する悪心・嘔吐（急性期悪心・嘔吐）の割合に従って分類されている．

1 胸部悪性腫瘍における抗癌薬の催吐性リスク分類

催吐性リスク		抗癌薬
高度 (>90%)	点滴	シスプラチン
中等度 (30〜90%)	点滴	カルボプラチン,アムルビシン,イリノテカン,ネダプラチン
	経口	クリゾチニブ,セリチニブ
軽度 (10〜30%)	点滴	ドセタキセル,ペメトレキセド,ゲムシタビン,パクリタキセル,パクリタキセルアルブミン懸濁型,ノギテカン,エトポシド
	経口	S-1,UFT,アレクチニブ,エトポシド,エベロリムス
最小度 (<10%)	点滴	ビノレルビン,ベバシズマブ,ラムシルマブ,ニボルマブ,ペンブロリズマブ
	経口	ゲフィチニブ,エルロチニブ,アファチニブ,オシメルチニブ

2 悪心・嘔吐の発現時期による分類と評価方法

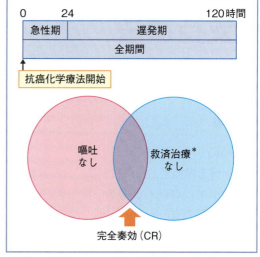

*発現した悪心・嘔吐に対する薬剤による治療.

性期92%,遅発期56〜67%,全期間63〜73%と,いずれも2剤併用群を上回り,HECに対する標準制吐療法と位置づけられた.

- 本邦において,第1世代5-HT_3受容体拮抗薬であるグラニセトロン(GRA,カイトリル®)とパロノセトロン(PALO,アロキシ®)を比較した第Ⅲ相試験(TRIPLE試験)が行われた[5].primary endpointであった全期間CR割合はGRA群59% vs PALO群66%(オッズ比1.35;95% CI 0.99-1.82,$p = 0.0539$)と,PALOの優越性は示されなかったが,secondary endpointである遅発期CR割合はPALO群で有意に良好であった(GRA群59% vs PALO群67%,オッズ比1.45;95% CI 1.07-1.96,$p = 0.0142$).この結果から,本邦ガイドラインでは,HECに対して使用する5-HT_3受容体拮抗薬はPALOが好ましいとされている(推奨度C1).

中等度催吐性リスク

- 従来,急性期の悪心・嘔吐に対しては,5-HT_3受容体拮抗薬とDEX 6.6〜9.9 mg静注(8〜12 mg経口)の2剤併用とされていた.中等度催吐性化学療法(moderately emetogenic chemotherapy:MEC)の分類は急性期嘔吐出現率30〜90%と幅広いため,一部の抗癌薬(カルボプラチン〈CBDCA〉,イホスファミド,イリノテカン,メトトレキサートなど)を投与する場合には,HECに準じたNK$_1$受容体拮抗薬の上乗せを行い,その際にはDEXを半分に減量することが推奨されている.
- 肺癌領域において頻用されるCBDCAレジメンはHECに近い催吐性を有するものと考えられる[6].CBDCAレジメンに対して,5-HT_3受容体拮抗薬とDEXにNK$_1$受容体拮抗薬の上乗せ効果はCR割合で10〜14%の上乗せがあることが各種のデータで示されてきている[7-9].
- 本邦ガイドラインおよびMASCC/ESMOガイドライン2016でも,CBDCAを含むMECに対して推奨される予防的制吐療法は,HECに準じた3剤併用療法(NK$_1$受容体拮抗薬+DEX+5-HT_3受容体拮抗薬)である.

軽度催吐性リスク

- 急性期の悪心・嘔吐に対してDEX 3.3〜6.6 mg静注(4〜8 mg経口)単剤投与を基本に,状況に応じてプロクロルペラジン(ノバミン®)もしくはメトクロプラミド(プリンペラン®)も使用する.さらにロラゼパム(ワイ

TOPICS

オランザピンの上乗せ効果

現在，本邦での制吐薬としての保険適用はないが，多受容体作用抗精神病薬（multi-acting receptor targeted antipsychotics：MARTA）であるオランザピン（OLZ，ジプレキサ®）のエビデンスが集約しつつある．HECに対する制吐療法において，PALO+DEXに上乗せする薬剤として，APRよりもOLZで遅発期および全期間のCR割合で優れていることを示した第Ⅲ相試験[11]や，HECに対して標準制吐療法（APR+PALO+DEX）において生じる，突出性悪心・嘔吐に対する救済治療として，メトクロプラミド（プリンペラン®）に比べて，OLZで服用後72時間以内の嘔吐事象の割合を有意に抑制したことを報告した第Ⅲ相試験がある[12]．

また，HECに対する標準制吐療法（APR+PALO+DEX）にOLZ 10 mgの上乗せの効果を検証した第Ⅲ相試験（Alliance A221301）にて，CR割合は急性期，遅発期，全期間すべてにおいて，OLZの優越性が示された[13]．

本邦においても，急性期および遅発性嘔吐に対する有効性を期待して，CDDP（50 mg/m² 以上）を用いるHECに対する標準制吐療法（APR+PALO+DEX）へのOLZ 5 mgの上乗せ効果を検証する第Ⅲ相比較試験（J-Support1604試験；J-FORCE試験：UMIN000024676）が現在症例集積中である．

パックス®）やH₂受容体拮抗薬あるいはプロトンポンプ阻害薬の併用も検討される．
- 遅発期においては推奨される制吐薬はない．

最小度催吐性リスク

- 基本的には予防的制吐薬は使用しない．抗癌薬投与時に，胸焼けや消化不良症状に対しては，制酸薬（H₂受容体拮抗薬，プロトンポンプ阻害薬）を考慮する．

■ 治療の実際

- 上記のように催吐リスクに従い，標準制吐療法を行っていても，遅発期以降に生じる突出性嘔吐についてはしばしば日常診療で遭遇する問題である．突出性嘔吐については，5-HT₃受容体拮抗薬の効果は確固としたエビデンスに欠けている．
- HECでは，次回治療から5-HT₃受容体拮抗薬をPALOへの変更，NK₁受容体拮抗薬の内服期間の延長，ドパミン受容体拮抗薬を十分量使用していくことなどがあげられる．
- 適切な予防的制吐療法をはじめとした支持療法の遵守は，化学療法の忍容性を保ち，期待される原疾患治療の転帰改善にも寄与するものとして重要である[10]．

骨転移治療薬

はじめに

- 原発性肺癌は高頻度に骨転移をきたす原発巣の1つであり，近年，本邦で行われた骨転移の診断にFDG-PET検査を用いた前向き観察研究（CSP-HOR13研究）では，Ⅳ期非小細胞肺癌の48%，進展型小細胞肺癌の40%で診断時に骨転移を認めたと報告されている[14]．
- また，骨転移に伴う病的骨折，脊髄圧迫，骨への放射線治療や外科的処置，高カルシウム血症といった骨関連事象（skeletal related event：SRE）は，骨転移を有する肺癌患者の約48〜60%で2年以内に認められ，SRE発生率は骨転移を認めてから半年以内にすでに約4割に達する[14,15]．
- SREは，患者の日常活動度やQOLの低下，強いては原疾患治療へも影響し，生存期間の短縮にもつながりかねないため，その予防・治療は早期から開始することが重要である．本項では，骨転移の薬物療法の中心である骨修飾薬について述べる．

■ 骨修飾薬の作用機序

- 骨転移に対する薬物治療の中心は，破骨細胞

の働きを抑制するなどの骨修飾薬(bone modifying agents：BMA)である．これらには，ビスホスホネート(bisphosphonate：BP)製剤★5および抗NFκB活性化受容体リガンド(receptor activator of nuclear factor kappa-B ligand：RANKL)ヒト型IgG2モノクローナル抗体製剤(デノスマブ)がある．

- 多発性骨髄腫や固形癌の骨病変では，骨吸収を司る破骨細胞およびその前駆細胞の表面に発現する受容体であるreceptor activator of nuclear factor kappa-B(RANK)を介して破骨細胞が活性化し，溶骨性の骨破壊が生じる．特に進行期の非小細胞肺癌では，原発巣にこれらのRANK/RANKLが高発現していることが報告されている[16]．

- これに対して，BP製剤は生理的に存在するピロリン酸のアナログで，破骨細胞に取り込まれ，そのアポトーシスを誘導することで骨吸収を抑制する．

- 一方，デノスマブは，破骨細胞の前駆細胞から破骨細胞への分化誘導や機能維持を行っているRANKに作用するリガンド(RANKL)を抑制し，RANKの活性化を阻害して，破骨細胞の分化誘導が阻害される．そのため，破骨細胞による骨吸収が低下し，骨転移に伴う溶骨性の骨破壊を抑制すると考えられている．

■ 肺癌で使用されるBMAの種類
ゾレドロン酸(ゾメタ®)

- 肺癌の骨転移に対して使用できるBP製剤はゾレドロン酸のみであり，通常4 mgを3～4週毎に投与し，SREが発現するまでの期間の延長が証明されている[17]．また，速効性はないものの，数週間単位での骨痛の緩和も期待される．

- 一方，BP製剤が，生存期間の延長に寄与するとの報告はこれまでない．

- 適切なゾレドロン酸の用法に関しては，乳癌骨転移症例を対象とした第Ⅲ相試験の結果ではあるが，1年後のSREの発生率や最初のSREが発症するまでの期間において，4週毎投与と比較して12週毎投与の非劣性を示した報告もされている[18]．

デノスマブ(ランマーク®)

- デノスマブは，120 mg皮下注4週毎の投与スケジュールでの乳癌，前立腺癌，肺癌を含めた固形癌，骨髄腫の症例を含めたいくつかの第Ⅲ相試験およびそれらのメタ解析で，BP製剤と同等かそれ以上のSRE発生率減少や，最初にSREが生じるまでの期間の延長が示されている[19]．

- ただしそれらのメタ解析でも，BP製剤とデノスマブの比較において予後の延長効果については有意差を認めなかった．特に，非小細胞肺癌患者が多く含まれた進行固形癌(乳癌，前立腺癌を除く)，もしくは多発性骨髄腫患者(非小細胞肺癌は全体の40%)における第Ⅲ相試験では，最初のSREまでの期間中央値において，デノスマブ20.6か月vsゾレドロン酸16.3か月(HR 0.84；95% CI 0.71-0.98，$p=0.0007$)と非劣性が示されている[20]．

- 同試験の固形癌のうち811例が肺癌患者(非小細胞肺癌702人，小細胞肺癌109人)であり，その肺癌患者のみの生存期間の検討を行ったサブセット解析の報告がある[21]．その解釈には留意する必要があるが，肺癌患者に絞ると，全生存期間中央値はデノスマブ群8.9か月vsゾレドロン酸群7.7か月であり，デノスマブ群で有意な延長が示されている(HR 0.80；95% CI 0.67-0.95，$p=0.01$)．

■ 副作用

- BMAに共通する副作用としては，低カルシウム血症，顎骨壊死(osteonecrosis of the jaw：ONJ)があげられる．BP製剤では，特に，初回治療時にみられる急性期反応(発熱，骨痛など)や腎機能障害に注意を要する[19]．

腎障害

- 乳癌における第Ⅲ相試験の結果から，BP製

★5 ビスホスホネート製剤
日本において悪性腫瘍の骨病変に適応のある薬剤としてパミドロン酸およびゾレドロン酸がある．

> **COLUMN**
>
> **BMA投与における歯科治療**
>
> 関連学会で組織されたBP関連顎骨壊死検討委員会によるポジションペーパー2016[28]では，侵襲的歯科治療はBMA投与前2週間前に終えておくことを推奨している．すでにBMAの投与を受けている場合に，歯科処置前のBMA休薬によってONJの発症リスクが低減されることを示したエビデンスは乏しい．また，歯科治療前の口腔内の感染予防の徹底がONJの発生低減に寄与する報告がなされている[29]．以上より，本ポジションペーパーでは，基本的には，歯科治療前のBP製剤の休薬は行わず，感染対策を徹底することで顎骨壊死を予防すべきとしている．ただし，AAOMSの推奨に従い，BP製剤治療を4年以上受けている場合，あるいはONJのリスク因子を有する骨粗鬆症患者に侵襲的歯科治療を行う場合には，骨折リスクを含めた全身状態が許容すれば2か月前後のBMAの休薬について主治医と協議，検討することとしている．また，侵襲的歯科治療後のBP製剤の投与再開までの期間は，十分な骨性治癒が期待できる2か月前後が望ましい．ただし，病状によりBMA投薬のベネフィットが上回る場合は，少なくとも術創部が再生粘膜上皮で完全に覆われる2週間を待ち，さらに術部に感染がないことを確認したうえでの投与再開を慎重に検討する．

剤によるGrade 3以上の腎障害の頻度は2.2%であったと報告されている[22]．
- BP製剤を使用する際には，腎障害をきたす可能性のあるNSAIDsなどの薬剤併用に注意し，腎機能に合わせて用量調整を要する．腎機能に合わせて適切に減量された場合，その腎障害の進行のリスクは正常者と同等であったとする報告[23]のほか，ゾレドロン酸4 mgの投与速度を15分以上かけると，プラセボと比較した腎障害のリスクに有意差がなくなると報告[17]されており，適切な用量を緩徐に投与することも重要である．

顎骨壊死（ONJ）

- 特に注意を要する副作用として，難治性となりうるONJ[★6]があげられる．BP製剤とデノスマブにおけるONJの発症頻度はそれぞれ，1.3%，1.8%と報告されている[24]．
- また，骨転移に対するBP製剤使用中に抜歯などの歯科治療を行うと，累計発症頻度が6.7～9.1%と高くなることも報告されている[25]．同報告でONJが生じた場合の治癒率は3割程度と難治であるため，その発症予防が重要であり，BMA使用前に必要な歯科治療（COLUMN参照）は済ませ，継続的な口腔ケアが推奨される．
- 肺癌領域においても適応のある血管新生阻害薬や，そのほかチロシンキナーゼ阻害薬がリスク因子となるとした報告もあり，主治療併用薬にも注意を要する[26]．

低カルシウム血症

- デノスマブは，BP製剤よりも低カルシウム血症を高頻度（9.3%）に認める点や，それに伴う死亡例も報告されている[19]．腎機能低下例では，ビタミンDの活性化能の低下から，低カルシウム血症が起きやすいため，腎機能に合わせた用量調整の不要であるデノスマブの使用の際には，特に注意を要する．
- 低カルシウム血症の予防にカルシウム製剤（≧500 mg）や，非活性型ビタミンD（≧400 IU）のサプリメントによる補充が有効である[30]．国内で処方可能なビタミンDはいずれも活性型であり，特にカルシウム製剤との併用で高カルシウム血症のリスクが上昇するため，漫然と使用せず，治療前後での血清

★6　当初はBP製剤によるONJが報告され，bisphosphonate-related osteonecrosis of the jaw（BRONJ）と称されたが，RANKL阻害薬や血管新生阻害薬でもONJが生じることから，2014年米国口腔顎顔面外科学会（American Association of Oral and Maxillofacial Surgeons：AAOMS）から，薬剤関連のONJを総称し，medication-related osteonecrosis of the jaw（MRONJ）と提唱されている[27]．

Ca値のモニタリングが推奨される．

その他の副作用

- その他，重大な副作用としては，重篤な蜂巣炎などの皮膚感染症や，長期使用により，非外傷性の大腿骨転子下および近位大腿骨骨幹部の非定型骨折が発現した報告もあり[31]，注意が必要である．

■ BMA治療の実際

- 2014年のESMOガイドライン[32]では，実際のBMAの使用についての推奨を行っている．SREは骨転移出現後，早期に起こるため，いずれのガイドラインでも，症状にかかわらずできるだけ早期にBMAの開始を推奨している．
- その投与期間の推奨は，患者の全身状態が明らかに低下するまでとされているが，その基準は明確でなく，またBMAの恩恵が享受できる最適な投与期間も定かではない．一般的に，骨病変が増大傾向である場合や新規のSREが確認される場合，または補助診断として骨吸収マーカーの上昇が確認される場合などはBMAの継続が推奨される．
- BMAには骨転移による疼痛を緩和する作用があるが，疼痛に関しては補助的な治療であるため，鎮痛薬による緩和を併用することが望ましい．SREへの予防効果についても，BMAの単独の有効性は示されていないため，原疾患治療と併用することが推奨される．
- デノスマブはBP製剤と比較して皮下注射で投与可能であること，腎機能障害との関連が明らかではない点から，軽度の腎機能低下例での用量調節が不要などの利便性に優れている．
- 現時点で，BP製剤とデノスマブの使い分けは，SREの発生リスクを考慮したうえで，薬剤コスト，投与経路の差異（静注あるいは皮下注），副作用プロファイルにより選択する必要がある．

（豆鞘伸昭，高橋利明）

文　献

1) Hesketh PJ. Chemotherapy-induced nausea and vomiting. N Engl J Med 2008；358：2482-94.
2) Hesketh PJ, et al. The oral neurokinin-1 antagonist aprepitant for the prevention of chemotherapy-induced nausea and vomiting：a multinational, randomized, double-blind, placebo-controlled trial in patients receiving high-dose cisplatin--the Aprepitant Protocol 052 Study Group. J Clin Oncol 2003；21：4112-9.
3) Poli-Bigelli S, et al. Addition of the neurokinin 1 receptor antagonist aprepitant to standard antiemetic therapy improves control of chemotherapy-induced nausea and vomiting. Results from a randomized, double-blind, placebo-controlled trial in Latin America. Cancer 2003；97：3090-8.
4) Chawla SP, et al. Establishing the dose of the oral NK1 antagonist aprepitant for the prevention of chemotherapy-induced nausea and vomiting. Cancer 2003；97：2290-300.
5) Suzuki K, et al. Randomized, double-blind, phase III trial of palonosetron versus granisetron in the triplet regimen for preventing chemotherapy-induced nausea and vomiting after highly emetogenic chemotherapy：TRIPLE study. Ann Oncol 2016；27：1601-6.
6) Jordan K, et al. Recent developments in the prevention of chemotherapy-induced nausea and vomiting（CINV）：a comprehensive review. Ann Oncol 2015；26：1081-90.
7) Tanioka M, et al. A randomised, placebo-controlled, double-blind study of aprepitant in nondrinking women younger than 70 years receiving moderately emetogenic chemotherapy. Br J Cancer 2013；109：859-65.
8) Ito Y, et al. Aprepitant in patients with advanced non-small-cell lung cancer receiving carboplatin-based chemotherapy. Lung Cancer 2014；84：259-64.
9) Yahata H, et al. Efficacy of aprepitant for the prevention of chemotherapy-induced nausea and vomiting with a moderately emetogenic chemotherapy regimen：a multicenter, placebo-controlled, double-blind, randomized study in patients with gynecologic cancer receiving paclitaxel and carboplatin. Int J Clin Oncol 2016；21：491-7.

10) Gilmore JW, et al. Antiemetic guideline consistency and incidence of chemotherapy-induced nausea and vomiting in US community oncology practice：INSPIRE Study. J Oncol Pract 2014；10：68-74.
11) Navari RM, et al. Olanzapine versus aprepitant for the prevention of chemotherapy-induced nausea and vomiting：a randomized phase III trial. J Support Oncol 2011；9：188-95.
12) Navari RM, et al. The use of olanzapine versus metoclopramide for the treatment of breakthrough chemotherapy-induced nausea and vomiting in patients receiving highly emetogenic chemotherapy. Support Care Cancer 2013；21：1655-63.
13) Navari RM, et al. Olanzapine for the Prevention of Chemotherapy-Induced Nausea and Vomiting. N Engl J Med 2016；375：134-42.
14) Katakami N, et al. Prospective study on the incidence of bone metastasis (BM) and skeletal-related events (SREs) in patients (pts) with stage IIIB and IV lung cancer-CSP-HOR 13. J Thorac Oncol 2014；9：231-8.
15) Oster G, et al. Natural history of skeletal-related events in patients with breast, lung, or prostate cancer and metastases to bone：a 15-year study in two large US health systems. Support Care Cancer 2013；21：3279-86.
16) Peng X, et al. Differential expression of the RANKL/RANK/OPG system is associated with bone metastasis in human non-small cell lung cancer. PLoS One 2013；8：e58361.
17) Rosen LS, et al. Zoledronic acid versus placebo in the treatment of skeletal metastases in patients with lung cancer and other solid tumors：a phase III, double-blind, randomized trial--the Zoledronic Acid Lung Cancer and Other Solid Tumors Study Group. J Clin Oncol 2003；21：3150-7.
18) Hortobagyi GN, et al. Continued Treatment Effect of Zoledronic Acid Dosing Every 12 vs 4 Weeks in Women With Breast Cancer Metastatic to Bone：The OPTIMIZE-2 Randomized Clinical Trial. JAMA oncology. 2017.
19) Peddi P, et al. Denosumab in patients with cancer and skeletal metastases：a systematic review and meta-analysis. Cancer Treat Rev 2013；39：97-104.
20) Henry DH, et al. Randomized, double-blind study of denosumab versus zoledronic acid in the treatment of bone metastases in patients with advanced cancer (excluding breast and prostate cancer) or multiple myeloma. J Clin Oncol 2011；29：1125-32.
21) Scagliotti GV, et al. Overall survival improvement in patients with lung cancer and bone metastases treated with denosumab versus zoledronic acid：subgroup analysis from a randomized phase 3 study. J Thorac Oncol 2012；7：1823-9.
22) Stopeck AT, et al. Denosumab compared with zoledronic acid for the treatment of bone metastases in patients with advanced breast cancer：a randomized, double-blind study. J Clin Oncol 2010；28：5132-9.
23) Shah SR, et al. Risk of renal failure in cancer patients with bone metastasis treated with renally adjusted zoledronic acid. Support Care Cancer 2012；20：87-93.
24) Saad F, et al. Incidence, risk factors, and outcomes of osteonecrosis of the jaw：integrated analysis from three blinded active-controlled phase III trials in cancer patients with bone metastases. Ann Oncol 2012；23：1341-7.
25) Mavrokokki T, et al. Nature and frequency of bisphosphonate-associated osteonecrosis of the jaws in Australia. J Oral Maxillofac Surg 2007；65：415-23.
26) Ramirez L, et al. New Non-Bisphosphonate Drugs that Produce Osteonecrosis of the Jaws. Oral health & preventive dentistry 2015；13：385-93.
27) Ruggiero SL, et al. American Association of Oral and Maxillofacial Surgeons position paper on medication-related osteonecrosis of the jaw--2014 update. J Oral Maxillofac Surg 2014；72：1938-56.
28) 顎骨壊死検討委員会編．骨吸収抑制薬関連顎骨壊死の病態と管理：顎骨壊死検討委員会ポジションペーパー 2016．http://www.perio.jp/file/news/info_160926.pdf
29) Otto S, et al. Tooth extraction in patients receiving oral or intravenous bisphosphonate administration：A trigger for BRONJ development? J Craniomaxillofac Surg 2015；43：847-54.
30) Fizazi K, et al. Denosumab versus zoledronic acid for treatment of bone metastases in men with castration-resistant prostate cancer：a randomised, double-blind study. Lancet 2011；377：813-22.

31) Shane E, et al. Atypical subtrochanteric and diaphyseal femoral fractures : report of a task force of the American Society for Bone and Mineral Research. J Bone Miner Res 2010 ; 25 : 2267-94.
32) Coleman R, et al. Bone health in cancer patients : ESMO Clinical Practice Guidelines. Ann Oncol 2014 ; 25 Suppl 3 : iii124-37.

原発性肺癌治療の実際

先進医療

粒子線治療とは

■通常の放射線治療と粒子線治療

- 放射線治療に通常使われているのは高エネルギーX線であるが，**1**に示すとおりそのほかのさまざまな放射線が使用頻度は少ないながら使われている．
- 多くの病院に設置されている医療用リニアック（直線加速器）では，電子線をX線に変換して照射している．医療用リニアックが開発される前は，コバルト60遠隔照射装置からのガンマ線を用いていたが，現在，先進国でガンマ線を遠隔照射で用いているのはガンマナイフ©とMRIガイドの照射装置（MRIdian®）くらいである．
- 粒子線治療とは，サイクロトロンやシンクロトロンなどの大型加速器から得られる陽子や，重粒子（炭素イオン）などを用いた放射線治療である．
- 陽子線や重粒子線などの粒子線は，一定の深さ以上には進まずある深さで最も強く作用するブラックピークを形成するため，病巣に線量を集中させることができる（**2**）．強度変調放射線治療（IMRT）や定位照射でX線治療の線量集中性は向上しているが，周囲正常組織への低線量領域の広がりは回避できない．粒子線治療では周囲正常組織への線量付与が少なく，その点では有害事象のリスクが低くなる．
- X線を1とした場合の生物学的効果（relative biological effectiveness：RBE）は，陽子線で1.1，炭素イオン線では約3とX線より効果が高い．そのため，特に炭素イオン線治療は，通常のX線治療では十分な効果が得られない分化型腺癌，悪性黒色腫や肉腫などに有効であると報告されている．

1 放射線療法の種類

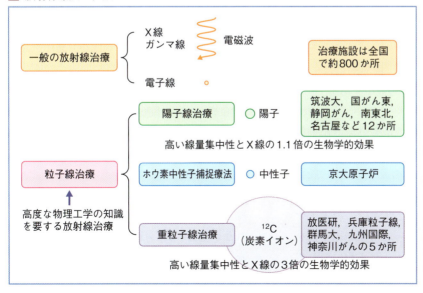

国がん東：国立がん研究センター東病院，静岡がん：静岡県立静岡がんセンター，南東北：南東北がん陽子線治療センター，名古屋：名古屋陽子線治療センター，放医研：放射線医学総合研究所病院，九州国際：九州国際重粒子線がん治療センター，神奈川がん：神奈川県立がんセンター重粒子線治療施設．

293

2 X線と粒子線の線量集中性の比較

X線（通常の外部照射）　X線
重粒子線（炭素イオン線）　^{12}C
陽子線　陽子

体内での線量分布の模式図

■粒子線治療の歴史

陽子線治療

- 陽子線治療が始めて臨床で行われたのは1961年で，米国・ハーバード・サイクロトロン研究所とマサチューセッツ総合病院においてであった．
- 日本では1979年に放射線医学総合研究所（放医研）が陽子線の臨床研究を開始している．その4年後の1983年には筑波大学が陽子線治療を開始，1998年には国立がんセンター東病院が開始した．
- 2017年4月現在，わが国では12施設が運転中で4施設が建設中（**3**），世界的には63の施設が運転中で41施設が建設中である．

重粒子線治療

- 1991年，放医研はさらに効果が高い粒子線治療を目指し，重粒子線による臨床研究を開始した．重粒子とは質量の大きな粒子の総称であるが，放医研での基礎研究の結果で最も適していると判断された質量12の炭素イオン線（軌道電子を剝ぎ取った炭素の原子核を加速したもの）が現在はもっぱら用いられている．
- 1994年，放医研は世界で初めて炭素イオン線治療の臨床研究を開始し，現在までに10,000例以上の治療実績がある世界をリードする施設である．
- 2001年には兵庫県立粒子線医療センターが，世界初の陽子線と重粒子線の双方が行える施設として開院した．
- 2017年4月時点で世界の重粒子線施設の11か所のうち5施設が日本にあり，他の6か所は欧州と中国，建設中の3施設は日本，中国，韓国で，北米大陸には1か所もない．重粒子線治療では日本が研究開発と臨床応用をリードしている[1]．

■保険適用された粒子線治療

- 2016年4月より小児腫瘍の陽子線治療と切除非適応の骨軟部腫瘍の重粒子線治療が健康保険の適用になった．切除非適応の骨軟部腫瘍の陽子線治療および切除適応の骨軟部腫瘍，頭頸部の非扁平上皮癌，肝癌，肺癌の陽子線・重粒子線治療については，適用が検討されたが見送られ，引き続き検討されることになった．それらの疾患については先進医療AとBに分けられ継続されている．

3 日本の炭素イオン線・陽子線治療施設

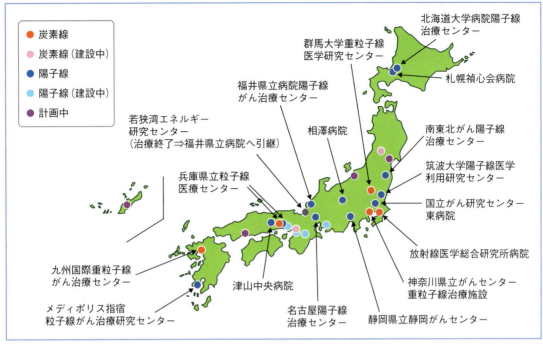

(提供：国立研究開発法人量子科学技術研究開発機構放射線医学総合研究所)

- 先進医療Aは，日本放射線腫瘍学会(JASTRO)主導による統一された治療方針に規定された適応症について，学会から提案された新たな施設基準に従って実施されている．
- 先進医療Bは，有効性・安全性等の観点から重点的な評価が必要な適応症についてプロトコールを作成して実施されている．
- 統一治療方針にかかわる適応症についてはJASTROのホームページに掲載されているが，肺癌では，「限局性肺癌」「局所進行非小細胞肺癌」が適用になっている(4)[2]．

■治療の現状

- 粒子線治療患者数を日本粒子線治療臨床研究会の集計データでみると，1979年から2014年までに陽子線治療17,858人，重粒子線治療12,922人，合計30,850人の患者が粒子線治療を受けている．年間患者数は，施設数の増加とともに増加し，今では年間5,000人近い患者が粒子線治療を受けている[3]．
- 陽子線治療は，すでにアメリカ，イギリス，オランダ，フランス，カナダ，スイス，韓国で健康保険適用になっており，2016年度4月の改正で，一部の病態にせよ健康保険適用となったことは，その恩恵を受ける患者にとって喜ばしいことであるが，肺癌における通常の放射線治療との臨床的な優位性が明らかになるかは今後の課題である．

陽子線治療と炭素イオン線治療の差異

生物学的効果比

- 最も大きな差は，生物学的効果の差である．X線治療を1とした場合の生物学的効果比は，陽子線1.1に対し炭素イオン線は約3である．
- 生物実験によるその差が，臨床的に明らかな効果の差を表しているのは，X線感受性が低い肉腫系の腫瘍であり，重粒子線治療が切除非適応の骨軟部腫瘍で保険適用となっているのは，今までの治療成績により臨床的有用性が証明されたからである．

4 日本放射線腫瘍学会肺癌粒子線治療統一治療方針

陽子線治療

疾患名	適応	照射方法
限局性肺癌	切除不能または手術拒否 臨床病期Ⅰ期およびcT2b-3N0の原発性肺癌	1日1回連日照射(週5回法) 1) 末梢型cT1-T2aN0,総線量66〜70 Gy(RBE)/10回 2) 末梢型cT2b-T3N0,総線量66〜70 Gy(RBE)/10回または80 Gy(RBE)/20回 3) 中枢型cT1a-T3N0,総線量80 Gy(RBE)/25回または72.6 Gy(RBE)/22回
局所進行非小細胞肺癌	臨床病期Ⅱ〜Ⅲ期原発性非小細胞肺癌	1日1回2 Gy(RBE)連日照射(週5回法) 総線量60〜66 Gy(RBE)/30〜33回 総線量70〜74 Gy(RBE)/35〜37回 併用療法は肺癌診療ガイドラインに準じる

重粒子線(炭素イオン線)治療

疾患名	適応	照射方法
限局性肺癌	切除不能または手術拒否 臨床病期Ⅰ期およびcT2b-3N0の原発性肺癌	1) 末梢型,1日1回週4回照射法 ・cT1-T2aN0,総線量54〜64 Gy(RBE)/4回,50 Gy(RBE)/1回, ・線量制約で上記分割が困難な場合は64〜72 Gy(RBE)/12回 ・cT2b-T3N0,総線量64〜72 Gy(RBE)/12〜16回 2) 中枢型 ・気管支壁外腫瘤形成型 1日1回週4回照射法,総線量68.4 Gy(RBE)/12回 ・気管支壁内表層浸潤型 1日1回週3回照射法,総線量54 Gy(RBE)/9回 併用療法に関する制限なし
局所進行非小細胞肺癌	臨床病期Ⅱ〜Ⅲ期原発性非小細胞肺癌	1日1回週4回照射法,総線量64〜72 Gy(RBE)/16回 併用療法は肺癌診療ガイドラインに準じる

(日本放射線治療学会ホームページ[2])より

コスト

- 装置的には,加速する粒子の質量から考えてもわかるように,質量1の陽子線と質量12の炭素イオンでは,技術的な困難さ,装置の大きさ,価格,維持コストが大きく異なる.
- 陽子線治療装置は安価なタイプは20〜30億円で市販されているが,重粒子線治療装置は高度な技術を要し,市販されておらず各施設で設計して建設しており,最も安価に建設しても150億円程度かかり,電気代などの運転維持費も陽子線と比較して非常に高額である.

線量分布

- 粒子線治療の線量分布は**2**のごとくブラックピークをもつ.体内に入るに従い線量が減るX線とは異なり病巣に線量を集中させやすいが,陽子線と炭素イオン線を比較すると,質量が陽子より12倍重い炭素イオン線のほうが側方のぶれが少なく線量分布がシャープになる.
- しかし,炭素イオン線では,体内原子との原子核反応によりブラックピークより遠位のビーム終端でフラグメントテールとよばれる線量付与が生じる.
- 肺癌においては,陽子線と炭素イオン線の線量分布の差は臨床的には問題にならないと考える.

肺癌粒子線治療の治療成績

- 陽子線治療に期待されるのは,X線治療と比較して線量集中性がよいことによる正常組織の有害事象の軽減と,それによる治療成績の向上である.炭素イオン線ではさらに,高い生物学的効果による治療成績の向上が期待できる.

5 肺癌粒子線治療の治療成績

陽子線治療

施設名	臨床病期	症例数	線量分割/化学療法	有害事象	治療成績
南東北陽子線治療センター[4)]	I期	56	66 Gy(RBE)/10回 80 Gy(RBE)/25回	晩期肺2度13.4% 晩期肺3度1.5%	3年OS 81.3% 3年LC 96.0%
筑波大学[5)]	I期	80	72.6 Gy(RBE)/22回 66 Gy(RBE)/10or12回	晩期肺2度13.4% 晩期肺3度1.5%	3年OS 76.7% 3年LC 86.2%
MD Anderson Cancer Center[6)]	T1-3N0M0	35	87.5 Gy(RBE)/35回	皮膚3度2.9% 肺3度2.9%	5年OS 28.1% 5年LC 85.7%
兵庫県粒子線医療センター[7)]	T2N0M0	70(炭素線27を含む)	60 Gy(RBE)/10回 52.8 Gy(RBE)/4回 80 Gy(RBE)/20回	肺3度2例	4年OS 58% 4年LC 75%
兵庫県粒子線医療センター[8)]	I期	80(炭素線23を含む)	80 Gy(RBE)/20回 60 Gy(RBE)/10回	肺3度1例	3年OS 75% 3年LC 82%
MD Anderson Cancer Center[9)]	II〜III期	134	74 Gy(RBE)/37回 +weekly CBDCA/PTX	食道4度1例 肺3度2例 食道3度6例 皮膚3度8例	II期5年DFS 17.3% III期5年DFS 18.0%
筑波大学[10)]	III期	15	74 Gy(RBE)/37回 +monthly CDDP/VNB	肺3度2例 食道3度1例 皮膚3度2例	2年OS 51% 2年PFS 16.1%
MD Anderson Cancer Center[11)]	III期	44	74 Gy(RBE)/37回 +weekly CBDCA/PTX	肺3度1例 食道3度5例 皮膚3度5例	1年OS 86% 1年PFS 63%

炭素イオン線治療

施設名	臨床病期	症例数	線量分割/化学療法	有害事象	治療成績
放射線医学総合研究所[12)]	I期	79	52.8〜60 Gy(RBE)/4回	皮膚2度5例 肺2度1例 晩期皮膚2度1例 晩期肺2度1例	5年OS 45% 5年CSS 68% 5年LC 90%
放射線医学総合研究所[13)]	IIA〜IIIA期	62	68〜76 Gy(RBE)/16回	肺2度1例 肺3度1例 晩期肺2度3例	2年OS 51.9% 2年LC 91.3%

OS:生存率,LC:局所制御率,CBDCA:カルボプラチン,PTX:パクリタキセル,DFS:無病生存率,CDDP:シスプラチン,PFS:無増悪生存率.

- JASTRO統一治療方針で参照された文献を主体に主な治療成績を 5 にまとめた[4-13].局所制御率は通常の放射線療法と比較して良好である.陽子線治療は多くの施設より報告が出されているが炭素イオン線治療の報告は限られている.
- 米国のNational Cancer Databaseに2004年から2012年に登録された243,822例の非小細胞肺癌の放射線治療成績を,X線治療と陽子線治療で比較した結果,多変量解析においてX線治療は陽子線治療より有意に成績が不良であったと報告されている[14)].
- しかし,X線による72の定位照射と9つの粒子線治療の成績をメタ解析した結果では,単変量解析では粒子線治療が有意に生存率,無再発生存率ともに良好であったが,多変量解

析では有意差には達しなかったとの報告もある[15]．

- 2016年にThe Particle Therapy Co-operative Group（PTCOG）のThoracic Subcommittee Task Groupがまとめた非小細胞肺癌陽子線治療のConsensus Statementでは，以下のように述べられている．「陽子線治療は従来の放射線治療と比較し治療成績の向上が報告されているが，治療費と技術的課題の解決には技術の最適化と多くの臨床研究が必要であり，現時点ではすべての患者で陽子線治療が有益とはいえない，陽子線治療は治療の有害事象低下のために長期的な医療費の削減をもたらす可能性があり，陽子線療法の最適化，臨床研究への患者登録，エビデンスベースの臨床適応と技術ガイドラインを確立することが我々にとって不可欠である」[16]．

（唐澤久美子）

文 献

1) Particle Therapy Co-Operative Group. Particle therapy facilities in operation（last update：July 2017）. https://www.ptcog.ch/index.php/facilities-in-operation
2) 日本放射線治療学会．粒子線治療の疾患別統一治療方針．https://www.jastro.or.jp/particle_beam/2017/10/post-3.html
3) 日本粒子線治療臨床研究会．日本国内の粒子線治療施設の治療データ集計結果（1979年〜2014年）．http://jcpt.kenkyuukai.jp/special/?id=805
4) Makita C, et al. High-dose proton beam therapy for stage I non-small cell lung cancer：Clinical outcomes and prognostic factors. Acta Oncol 2015；54：307-14.
5) Kanemoto A, et al. Outcomes and prognostic factors for recurrence after high-dose proton beam therapy for centrally and peripherally located stage I non-small-cell lung cancer. Clin Lung Cancer 2014；15：e7-12.
6) Chang JY, et al. Long-term outcome of phase I/II prospective study of dose-escalated proton therapy for early-stage non-small cell lung cancer. Radiother Oncol 2017；122：274-80.
7) Iwata H, et al. Long-term outcome of proton therapy and carbon-ion therapy for large（T2a-T2bN0M0）non-small-cell lung cancer. J Thorac Oncol 2013；8：726-35.
8) Iwata H, et al. High-dose proton therapy and carbon-ion therapy for stage I nonsmall cell lung cancer. Cancer 2010；116：2476-85.
9) Nguyen QN, et al. Long-term outcomes after proton therapy, with concurrent chemotherapy, for stage II-III inoperable non-small cell lung cancer. Radiother Oncol 2015；115：367-72.
10) Oshiro Y, et al. High-dose concurrent chemo-proton therapy for Stage III NSCLC：preliminary results of a Phase II study. J Radiat Res 2014；55：959-65.
11) Chang JY, et al. Phase 2 study of high-dose proton therapy with concurrent chemotherapy for unresectable stage III nonsmall cell lung cancer. Cancer. 2011；117：4707-13.
12) Miyamoto T, et al. Carbon ion radiotherapy for stage I non-small cell lung cancer using a regimen of four fractions during 1 week. J Thorac Oncol 2007；2：916-26.
13) Takahashi W, et al. A prospective nonrandomized phase I/II study of carbon ion radiotherapy in a favorable subset of locally advanced non-small cell lung cancer（NSCLC）. Cancer 2015；121：1321-7.
14) Higgins KA, et al. National Cancer Database Analysis of Proton Versus Photon Radiation Therapy in Non-Small Cell Lung Cancer. Int J Radiat Oncol Biol Phys 2017；97：128-37.
15) Chi A, et al. Comparison of particle beam therapy and stereotactic body radiotherapy for early stage non-small cell lung cancer：A systematic review and hypothesis-generating meta-analysis. Radiother Oncol 2017；123：346-54.
16) Chang JY, et al. Consensus Statement on Proton Therapy in Early-Stage and Locally Advanced Non-Small Cell Lung Cancer. Int J Radiat Oncol Biol Phys 2016；95：505-16.

5章

緩和ケアとインフォームドコンセント

緩和ケアとインフォームドコンセント

緩和ケアの考え方

緩和ケアの歴史

- 近代緩和ケアは1967年にCicely SaundersによるSt. Christopher Hospice（英国）の設立が起源とされることが多い．それ以前にも，Mary AikenheadによるOur Lady's Hospice（アイルランド）など，ケアを提供する施設はあったが，がん患者の疼痛に対するモルヒネの使用を行うなどの研究，実践を行ったのはCicely Saundersであり，近代ホスピスの母と称されることもある．
- ホスピスと緩和ケア病棟という言葉には若干のニュアンスの違いがある．カナダにおいては，ホスピスは死ぬ場所を意味するとのことから緩和ケアという言葉を使用した．緩和ケア病棟としては1975年のRoyal Victoria病院（カナダ）が最初の試みである．

日本における緩和ケアの歩み

- 1973年に淀川キリスト教病院の柏木哲夫が「末期患者のケア検討会」を立ち上げた．
- 1977年に鈴木荘一によって，St. Christopher Hospiceが紹介された．同年に「日本死の臨床研究会」が発足した．
- 最初のホスピスとしては，1981年に聖隷三方原病院にホスピスが開設された．
- 1990年には，緩和ケア病棟入院料が診療報酬上算定されるようになり，翌1991年に，「全国ホスピス・緩和ケア病棟連絡協議会」（2004年に「日本ホスピス緩和ケア協会」と改称）が発足した．
- 2002年には緩和ケアチームとしての診療加算（緩和ケア診療加算）が算定された．
- 2006年に「日本緩和医療学会」が発足した．
- このように，日本における緩和ケアは緩和ケア病棟を中心に発展してきたが，2007年に施行されたがん対策基本法に基づくがん対策推進基本計画によって，全国規模でがん診療連携拠点病院が認定されるようになった．その要件として，緩和ケアチームの設置が求められ，以後急速に緩和ケアチームの整備が進んだ．

肺癌診療における症状緩和

■緩和ケアの定義

- WHOによる緩和ケアの定義（2002年）は，「緩和ケアとは，生命を脅かす疾患による問題に直面している患者とその家族に対して，痛みやその他の身体的問題，心理社会的問題，スピリチュアルな問題を早期に発見し，的確なアセスメントと対処（治療・処置）を行うことによって，苦しみを予防し，和らげることで，クオリティ・オブ・ライフを改善するアプローチである」とされている．
- この定義にもあるように，緩和ケアの対象となる苦痛は身体的なものだけではなく，精神的，心理・社会的，スピリチュアルなものまで包括的に評価し，マネジメントを行うことが必要である．肺癌患者における身体的苦痛には疼痛，呼吸困難をはじめ多岐にわたるが，疼痛については別項に譲ることとして，ここでは呼吸困難について述べる．

■呼吸困難に対するマネジメント

- 呼吸困難に対するマネジメントのフローチャートを **1** に記す[1)]．
- まずは呼吸困難の原因についての評価を行い，癌性リンパ管症や上大静脈症候群等が存在する場合はステロイドの投与を検討する．

緩和ケアの考え方

1 呼吸困難の緩和

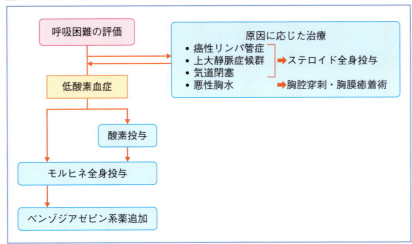

呼吸困難に対してはまず原因の評価を行う．原因に対する治療と並行して，低酸素血症を認めた場合は酸素投与を行う．効果が不十分な場合はモルヒネの全身投与について検討する．すでに鎮痛目的で他のオピオイドが投与されているときには，まず速放性の経口モルヒネあるいは皮下注射などで効果を確認したうえで持続投与に移行する場合も多い．モルヒネ増量でも効果が不十分な場合は，ベンゾジアゼピンを追加することもある．

（がん患者の呼吸器症状の緩和に関するガイドライン，2016年版[1]より）

胸水貯留に対しては，胸腔穿刺や胸膜癒着術の施行を検討する．同時に低酸素血症がある場合は酸素投与を行う．

- 低酸素血症を認めない場合あるいは酸素投与で効果が不十分な場合はモルヒネの投与を行う．他のオピオイドについてのエビデンスは不十分であるが，臨床の現場ではオキシコドンも呼吸困難の緩和に寄与すると考えられているのに対し，フェンタニルの効果については否定的な報告が多い．
- オピオイド投与で効果が不十分なときには，ベンゾジアゼピン系薬剤（アルプラゾラム，ロラゼパムなど）の追加投与を検討する[2]．

早期からの緩和ケア

- 現在でも緩和ケアは積極的抗癌治療が終了した後に提供されるものと考えている患者・家族や医療者が少なからず見受けられる．最近では治療早期あるいはがんと診断されたときからの緩和ケアという考え方も徐々に広まりつつある．また，診断時から治療と並行して行うパラレルケアという概念も提唱されている（ 2 ）．
- 近年の分子標的治療薬の進歩もあり，積極的抗癌治療とbest supportive care（BSC）の境界がますます不明瞭となり，以前ならBSCとされていた患者が，新薬の開発などで再び治療のサイクルに戻る場合も現実のものとなっている．
- 臨床の現場で「早期からの緩和ケア」という場合，どの段階での状況を指すのかははっきりした基準はないのが現状である．診断時，手術終了時，転移・再発時，化学療法開始時，化学療法終了時などがん診療には，いくつかの節目があるが，最近の文献では，化学療法施行中に腫瘍内科医とともに専門家が提供するものを「早期からの緩和ケア」と呼称することが多い．そうすることによって，QOLのみならず生命予後が改善したという報告がなされている（ 3 ）[3]．
- 当初は，緩和ケアの介入によって何がなされたのか判然としないという批判もあったが，その後の検討で，緩和ケア介入群では死亡直前の化学療法の施行頻度が少ないこと，腫瘍内科と緩和ケアとでそれぞれの役割を分担していること[4]などが明らかにされた．
- 診断時や周術期においては，主治医，外来・病棟看護師らによる対応が現実的であり，実際に苦痛のスクリーニングを行った結果で緩和ケアチームが介入した場合，これらの時期

2 緩和ケアの考え方の変遷

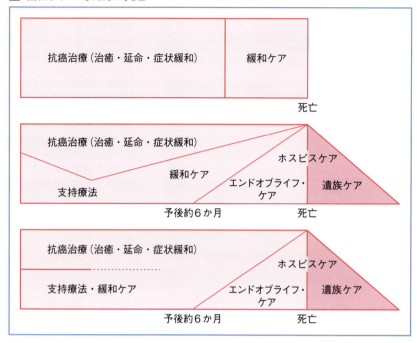

以前は，上段のように積極的がん治療が終了してから緩和ケアが提供されるとの考え方が主流だったが，がん診療，支持療法の進歩，緩和ケアに対する認識の変化によって，現在では中段のようにがん治療と支持療法・緩和ケアは平行して行われるものとされている．また，最近ではがん治療と緩和ケアの境界がはっきりしない状況もあり，下段のようなパラレルケアという考え方もある．

3 早期からの緩和ケア

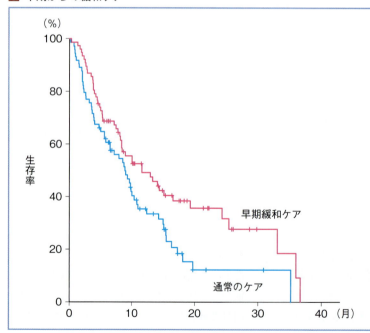

化学療法を施行中の肺癌患者を緩和ケア介入群と非介入群に分けて検討した結果，介入群ではQOLの改善などに加えて生存期間の延長が認められた．その後の解析で，介入群では死亡前の化学療法を施行していない期間が長かったことや，腫瘍内科チームと緩和ケアチームの役割が異なることなどが指摘されている．
(Temel JS, et al. N Engl J Med 2010；363：733-42[3]より)

でのコンサルテーションの場合，その後の介入を継続することは多くないと考えられる．
● がん治療と並行して行う緩和ケアを早期からの緩和ケアと定義する場合，今後，免疫チェックポイント阻害薬を含む分子標的治療薬のさらなる開発，遺伝子診断に基づくプレ

4 illness trajectory（病の軌跡）

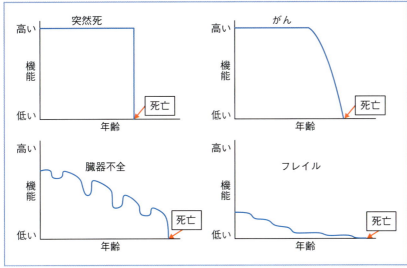

がん患者の病の軌跡は，精神・身体の機能が高い状態から，急速に機能低下をきたし，死に至るという特徴がある．このことからも，全身状態の良好なときからのadvance care planning（ACP）の重要性が指摘されている．

シジョン・メディシンが普及すると，ますます治療と並行する緩和ケアの射程が拡大することが予測される．

緩和ケアの今後の動向

■ PEACEプロジェクト

- これまで緩和ケア病棟を中心に発展してきたともいえるがんの緩和ケアは，がん診療連携拠点病院の整備と並行して，緩和ケアチームの増加に伴い，数の面では充足してきたが，病棟，チームともにその質の保証についての必要性が認識されつつある．前者については，施設の機能評価や認証制度，後者についても研修制度やピアレビューが行われているが，実施率は高くはなく，今後の課題である．
- また，がん対策基本法に基づくがん対策推進基本計画によって，がん診療にかかわるすべての医師に基本的な緩和ケアについての学習が義務づけられており，2008年から，全国のがん診療連携拠点病院を中心にPEACE[★1]プロジェクトとして，2日間の緩和ケア研修会が継続して行われている．
- 現在は，研修医に対する緩和ケア研修会の実施も拠点病院に義務づけられているが，今後は拠点病院以外の医療機関に勤務する医師の受講率の向上が課題となっている．

■ illness trajectory（病の軌跡）

- 現在，非がん疾患における緩和ケアの普及についても検討が始まっている．心不全，神経難病，呼吸不全，腎不全，認知症など緩和ケアが必要とされる病態は多岐にわたる．これらさまざまな病態の特徴を考える際に，illness trajectory（病の軌跡）という考え方が参考になる（4）．
- がんの特徴として，死亡する1か月前くらいまでは他の病態と比較してADLが保たれていることが多く，その後急速に全身状態が悪化することがあげられる．
- 緩和ケアの目標はQOLを高めることであるが，がん患者のエンドオブライフケアの一環として，リハビリテーションの役割が注目されている．通常のリハビリテーションはADLおよびQOLの向上を目指しているが，終生期のがんリハビリテーションの場合，ADLの向上を見込めないことも多いが，QOLの向

[★1] **PEACE**
palliative care emphasis program on symptom management and assessment for continuous medical education

上を目的とする．

■ SHAREプログラム

- 近年，医療者と患者・家族のコミュニケーションの重要性が再認識されている．インフォームドコンセントのあり方についても，従来の医療者が説明し，患者・家族が同意を行うという図式ではなく，医療者が医療についての説明を行い，患者・家族が自分達の希望や考え方，生き方などを説明し，そのうえで合意形成を行うというモデルも提唱されている[5]．
- コミュニケーションについても日本で開発されたSHAREプログラムによるコミュニケーションスキルの研修会も行われている．SHAREとは，supportive environment, how to deliver the bad news, additional information, reassurance and emotional supportの頭文字を並べたもので，患者側からの視点でコミュニケーションに必要な要素をまとめたものであり，このプログラムを使用した場合，コミュニケーションにおける腫瘍医の自信と患者の抑うつが改善することが報告されている[6]．
- これらのスキルも取り入れつつ，advance care planning（ACP，医療者と患者・家族が前もって今後のことを話し合うプロセス）を行うことが必要である．

おわりに

- 緩和ケアはがん診療に限った概念ではなく，非癌疾患にも適応されることはいうまでもないが，すべての医療・看護・介護の下支えとなる基本的な考え方であるということもできる．また，がんの緩和ケアについては，症状緩和を達成するための身体診察・アセスメント・マネジメントを行う総合的な判断力，コミュニケーションスキル，腫瘍学全般の最新の情報など包括的な知識，能力を身につけることが重要である．

〈三宅　智〉

文献

1) 日本緩和医療学会緩和医療ガイドライン委員会編．がん患者の呼吸器症状の緩和に関するガイドライン，2016年版．金原出版；2016．
2) 日本緩和医療学会編．専門家をめざす人のための緩和医療学．南江堂；2014，p.148-58．
3) Temel JS, et al. Early palliative care for patients with metastatic non-small-cell lung cancer. N Engl J Med 2010；363：733-42.
4) Yoong J, et al. Early palliative care in advanced lung cancer：a qualitative study. JAMA Intern Med 2013；173：283-90.
5) 清水哲郎．本人・家族の意思決定を支える—治療方針選択から将来に向けての心積りまで．医療と社会 2015；25：35-48.
6) Fujimori M, et al. Effect of communication skills training program for oncologists based on patient preferences for communication when receiving bad news：a randomized controlled trial. J Clin Oncol 2014；32：2166-72.

緩和ケアとインフォームドコンセント

疼痛緩和

症状の特徴[1-3]

- 肺癌によるがん疼痛の場合，早期がんでは原疾患そのものによる痛みは生じないことが多い．痛みを生じた際には，胸膜に浸潤するような肺・胸膜の腫瘍性病変や骨転移，肝転移，脳転移など転移性病変による影響をまずは考える．
- 胸痛について．胸膜浸潤に由来する痛みは，胸膜炎様の症状をきたしやすい．たとえば，深吸気，咳嗽，喀痰喀出時，笑ったとき，しゃっくりが出るときなどに胸痛が生じるなどである．肋間神経浸潤をきたしている場合には，浸潤部位の肋間に沿った帯状の痛みや神経障害性疼痛[★1]をきたすこともある．
- 肺尖部で胸壁に浸潤した腫瘍がある場合（パンコースト腫瘍），上腕神経叢・頸部交感神経路に圧迫・浸潤して，患側上肢の痛みやしびれ，患側上肢の萎縮，患側のHorner症候群[★2]などを生じることがある．その際の疼痛部位は肘，前腕中央，第4指，5指であることが多く，後に第7頸椎〜第1胸椎神経根領域のしびれ感や筋力低下が進行する．
- 転移性病変に由来する痛みは，転移部位に伴う局所の痛みまたは関連痛[★3]，神経浸潤をきたしている場合は神経支配領域（デルマトーム，1）[★4]に沿う痛みをきたす．

症状の評価[1-3]

- 胸痛については，緊急性を要する心血管イベントなど非癌由来の影響を除外した後に，がん疼痛に関する詳細な評価に移る．

■問診

- ①疼痛の経過，②疼痛の性質，③疼痛の程度，生活に支障をきたす程度，④薬物療法への反応，⑤その他：疼痛コントロールにおける希望，身体的苦痛以外の苦痛，などを尋ねる．

疼痛の経過

- がん疼痛の経過では，徐々に痛みが増強することが多い．しかし急に増強する強い痛みの場合に，脊椎骨への転移病変がある場合は，必ず脊髄圧迫の有無について評価を行う．
- 骨転移の評価を十分に行っていない場合は，できるだけ速やかに骨転移・脊髄圧迫の有無について評価を行う．脊髄圧迫をきたしていれば，緊急対応が必要である（oncologic emergency）．

疼痛の性質

- 疼痛の性質としては，①持続痛か，②突出痛

★1 神経障害性疼痛
障害された神経の支配領域に発生する痛みや感覚異常のこと．特徴として以下の3つがある．①刺激に依存しない自発痛（灼けるような持続痛〈灼熱痛〉，電気が走るような突出痛〈電撃痛〉），②刺激に誘発される痛み（通常は痛みを感じない程度の刺激で痛みを感じる〈痛覚過敏〉，通常は痛みを起こさないような触るなどの刺激により痛みを生じる〈アロディニア〉），③異常感覚（自発的または誘発的に生じる痛みではない異常な感覚．不快を伴うdysethesia，不快を伴わないparesthesia）．

★2 Horner症候群
交感神経遠心路の障害によって生じる，中等度縮瞳，眼瞼下垂（眼裂狭小），眼球陥凹（眼球後退）を3大徴候（Horner's triad）とする症候群．眼の徴候以外では，顔面の発汗低下と紅潮を特徴とする．

★3 関連痛
内臓の関連痛の場合，異常のある臓器が侵害刺激を入力する脊髄レベルの皮膚に色調の変化や立毛筋の収縮，発汗異常などの交感神経刺激症状を認めることがある．

★4 デルマトーム
皮膚が侵害刺激を入力する脊髄レベルのこと．

1 デルマトーム

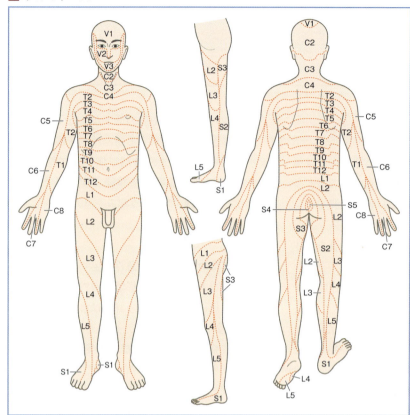

(がん疼痛の薬物療法に関するガイドライン，2014年版．2014[1]．p.30 より)

か，③局在がはっきりしない鈍痛か，④局在が明瞭な鋭い痛みか，⑤ジンジンとしびれるような痛みで感覚異常（感覚鈍麻，痛覚過敏，アロディニアなど）を伴っているか，などを評価する．

- 突出痛の場合には，痛みを生じる誘因の有無，誘因があればその具体的な内容について確認しておく．
- これらの問診で痛みを分類すると，鎮痛薬の適切な調整につながっていく．

疼痛の程度，生活に支障をきたす程度

- スケールで評価できる場合には，NRS (numerical rating scale)★5，VAS (visual analogue scale)★6 などを用いる (**2**)．痛みにより体動困難な場合，安静時も痛い場合，痛みにより夜も眠れない場合など，生活に大きく支障をきたしている場合には，早急な疼痛コントロールを要する．

薬物療法への反応

- 鎮痛薬がすでに処方されている場合，どの鎮痛薬によってどの程度効果を得ているかということを確認する．NRSの推移，生活への支障の変化について確認する．
- NSAIDsによる胃粘膜障害やオピオイドによる嘔気，便秘，眠気などの副作用についても評価しておく．

★5 NRS
痛みを0から10の11段階に分け，痛みがまったくないのを0，考えられるなかで最悪の痛みを10として，痛みの点数を問うものである．

★6 VAS
10 cmの線の左端を「痛みなし」，右端を「最悪の痛み」とした場合，患者の痛みの程度を表すところに印を付けてもらうものである．

2 痛みの強さの評価法

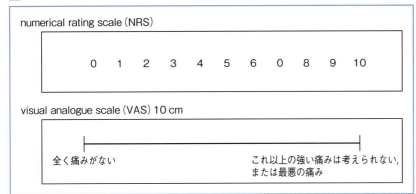

(がん疼痛の薬物療法に関するガイドライン，2014年版．2014[1]．p.32 より)

疼痛コントロールにおける希望，身体的苦痛以外の苦痛

- 疼痛コントロールにおける希望については，本人・家族にどのような意向があるかを尋ねておく．たとえば，強い痛みのために入院して早く疼痛コントロールをつけてほしいという場合は，オピオイドの導入・用量調整において持続注射という投与経路の選択が必要かもしれない．また，オピオイドによる眠気で困っている場合には，オピオイドスイッチや非オピオイド鎮痛薬の調整，非薬物的介入を特に積極的に考慮する．
- 身体評価や疼痛が落ち着いたタイミングでもよいが，疼痛以外の側面で，疼痛閾値を下げているような要素，すなわち不安，抑うつなどの精神的苦痛，家庭・職場・経済面などの社会的苦痛，スピリチュアルペインなども評価し，多職種によりそれら苦痛に対するかかわりについて検討していく．

■ 身体所見

包括的評価

- 全身状態を把握するために，バイタル，PS（performance status），顔色，体重減少の有無，浮腫の有無などを評価する．

疼痛部位の評価

- 圧痛の有無，感覚異常の有無，運動障害の有無などを評価する．
- 内臓痛で腹膜にも炎症の波及がある場合には，腹部の触診で圧痛を認めることが多い．また，骨転移などによる痛みの場合は，原因病変部位にて圧痛や叩打痛などを認める．
- 腫瘍による神経の圧迫・浸潤をきたしている場合には，障害神経支配領域のデルマトームに沿った異常感覚を触診にて認める．
- 運動障害を認める場合には，徒手筋力テストなどによる評価を行う．

■ 検査所見

血液検査

- 肝機能，腎機能，凝固能などを評価しておく．鎮痛薬の調整においては，臓器機能を把握して用法用量の調整を行うこと，神経ブロックにおいては，事前に凝固異常の有無を評価しておくことが必要である．そのほかの検査値によっても，全身状態を評価しておく．

画像検査

- 想定される病変の部位に対して，CT，MRI，骨シンチグラフィーなど必要な検査を選択して行い，疼痛の原因病変を同定する．

治療の実際[1-5]

- がん疼痛治療の基本は薬物療法である．疼痛の原因・機序に対する十分なアセスメントに基づいて，がん疼痛に対する薬物・非薬物治療の内容を検討していく．また，疼痛マネジメントにおいては，現実的かつ段階的な目標設定が重要である．まず第一に，痛みにより

3 癌疼痛の種類と治療戦略

分類	内臓痛	体性痛	神経障害性疼痛
障害部位	食道，胃，小腸，大腸などの**管腔臓器** 肝臓，腎臓などの被膜をもつ**固形臓器**	皮膚，骨，関節，筋肉，結合織などの**体性組織**	痛みの伝導路
痛みを起こす刺激	管腔臓器の内圧上昇や臓器局所や周囲の炎症，被膜の急激な進展	機械的刺激	神経の圧迫，浸潤，断裂
痛みの性質	押されるような**鈍痛，局在が明瞭**	局在が明瞭な鋭い痛みが体動によって増悪する	障害神経支配領域のしびれや痛みを伴う．電気が走るような痛み．
治療戦略	オピオイドが有効なことが多い	**突出痛**に対するレスキューの使用など突出痛のマネジメント	難治性で**鎮痛補助薬**が必要になることが多い

（がん疼痛の薬物療法に関するガイドライン，2014年版．2014[1]．p.18 より）

夜間の睡眠が妨げられることなく確保できること．第二に，安静時の痛みが緩和されること．第三に，体動時の痛みが緩和されること．この段階的な目標達成により，本来の日常生活に近づけるようにしていく．
- 以下治療の内容について，詳細は成書にゆずるとして基本的事項のみ触れておく．

■薬物療法

- WHOの3段階除痛ラダーと鎮痛薬使用の5原則に沿って，またがん疼痛の分類に沿って，鎮痛薬を選択・調整していく．

3段階除痛ラダー

- 3段階除痛ラダーとは，①まず非オピオイド（アセトアミノフェン，NSAIDs）を使用，②それでも痛みが残存または増強する場合には，弱オピオイドの上乗せ，③それでも痛みが残存または増強する場合には，弱オピオイドではなく強オピオイドの上乗せ，を行うというものである．
- 神経障害性疼痛に対しては初期から鎮痛補助薬の導入を考慮する．また，内臓痛であればオピオイドの使用，体性痛であれば突出痛のマネジメントが疼痛治療の主な戦略となる（3）．
- 体性痛については，具体的には突出痛に対するレスキューの使用（用量や使い方が適切で

あるかについても見直す），疼痛増強因子となるような誘因の除去・軽減（骨転移に対する荷重負荷に対して，コルセットによる固定や，補助具の使用，動線が短くなるような動き方の工夫など）を行う．

鎮痛薬使用の5原則

- 鎮痛薬使用の5原則は，経口で，できるだけ規則正しく投与し，3段階除痛ラダーに沿って，患者ごとに個別な量を調整し，細やかに配慮を行う，というものである．
- 全身状態が不良な患者については，オピオイドは少ない用量から開始するなどの調整が必要である．
- 5原則に従わない状況として，悪心などにより経口が困難なときには貼付薬や注射薬などによる調整を行う．
- 痛みが非常に強い場合には，弱オピオイドではなく強オピオイドから導入するなどがある．

■非薬物療法

放射線治療

- 有痛性骨転移に対する外照射は60～90％の症例で疼痛緩和が得られ，30％程度で治療部位の痛みに対するオピオイドが不要になるため，積極的に考慮する．
- 照射の効果としては，2週程度から出現し，4～8週で最大となる．そのため，予後が1か

月未満と予測される場合には，分割照射ではなく単回照射を行うことについて，放射線治療医と相談が必要である．

神経ブロック

- 疼痛の原因病変の場所によって，選択する神経ブロックは異なってくる．詳細は成書にゆずる．
- 薬物治療抵抗性で神経ブロックの適応となる痛みに対しては，できるだけ早期から神経ブロックを考慮することが大切である．神経ブロックを選択する際には，①体動時痛は知覚神経ブロック，②温めると和らぐ痛みは交感神経ブロック，の適応を考慮する．
- 神経ブロックを考慮するタイミングとして，画像上ブロック針刺入経路に腫瘍の浸潤や感染がない，全身状態が悪化する前（出血傾向がないなど），経口モルヒネ換算100 mg/日以上の高用量のオピオイドを使用しても疼痛緩和が不十分，ブロック時の姿勢保持が可能などがある．

私の治療のコツと工夫

- がん疼痛治療の成功の鍵は，包括的なアセスメントである．疼痛緩和に難渋する場合，新規の症状が出現した場合などは，再度アセスメントを行うようにする．
- 治療においては，薬物治療を主軸としつつ，非薬物治療である放射線照射や神経ブロックについても，疼痛マネジメントの初期から考慮していく．
- 難治性の疼痛や身体面以外の苦痛を有しているときには，多職種の視点でそれぞれの苦痛に対する評価とかかわりを見直すようにする．
- 薬物療法においては，特に本人・家族の理解・認識の把握，また「こうすれば大丈夫だ」と思える正しい対処法と自己効力感，そして医療者のがん疼痛に対する習熟が重要となる．薬物療法に難渋したときには，基本に戻って評価・介入を繰り返し，本人・家族が希望する疼痛コントロールを目指していくようにしている．

（野里洵子，三宅　智）

文　献

1) 日本緩和医療学会緩和医療ガイドライン作成委員会編．がん疼痛の薬物療法に関するガイドライン（2014年版）．金原出版；2014．p.18-41, 97-114.
2) Mercadante S, Vitrano V. Pain in patients with lung cancer；Pathophysiology and treatment. Lung Cancer 2010；68：10-15.
3) 森田達也．緩和ケアレジデントマニュアル．西智弘ほか編．医学書院；2016, p.114-21.
4) 日本ペインクリニック学会治療指針検討委員会編．ペインクリニック治療指針，改訂第5版．真興交易医書出版部；2016．p.1-58.
5) Hochberg U, et al. Interventional Analgesic Management of Lung Cancer Pain. Front Oncol 2017；7：17.

緩和ケアとインフォームドコンセント

精神的ケア

サイコオンコロジー

■がん医療における精神・心理・社会的側面

- わが国では年間約86万人ががんと診断され、抗がん治療を受けることで罹患者の約半数で長期生存が可能になってきた。その一方で、再発や進行のため抗がん治療を続けることを余儀なくされ、年間で約36万人ががんで命を落としている現状がある。
- 社会環境の変化や医療技術の進歩がみられるものの、今なおがんと向き合う多くの患者がいる。さらに患者を取り巻く家族や親戚、友人まで含めるとその数は膨大な人数となり、その一人一人が生涯を通じて何らかの形でがんとかかわることになる。
- 患者の身体的側面は可視化されやすく早期から対応される傾向にあるが、患者、家族の精神・心理・社会的側面は多くの医療従事者にとって重要であると認識されているものの、今なお病状経過の早い時点から十分な対応がなされているとは言い難い。

■がんとこころのケア

- 患者、家族の多様な価値観や自律性を尊重した医療を実践するためには、多職種介入のチーム医療が重要であり、「がん」と「こころ」の関係を扱う学問領域である精神腫瘍学（サイコオンコロジー★1）が果たす役割は極めて大きい。
- すなわち、がんという疾患が有する生物学的側面のみならず、病を抱えた「人」の部分により焦点を当て、人として当たり前にケアするために、そして人のこころががんの罹患や転帰に与える影響を解明するために生まれてきた学問といえる。サイコオンコロジーは、現代の医学、医療の進歩の陰に置き忘れられてしまった感のある、人のこころをケアするという営みを医療の中に適切に組み込む役割を担っている。

抑うつ、うつ病

■疫学

- がん患者はがんを疑われることにはじまり、その後精密検査を受け、がんと診断され、治療、再発、抗がん治療の中止といった、さまざまな悪い知らせを受ける状況にいやおうなしにおかれ、その心理的衝撃は極めて大きいものである。がん患者の約半数が、病期にかかわらず何らかの精神症状を有しており、身体症状が比較的良好なときは適応障害やうつ病の頻度が高い[1]。
- がん患者における抑うつ状態は最も多くみられる精神症状である。その中核をなすものは適応障害とうつ病であり、病期やがん種を問わなければその頻度は約10～20％といわれる。うつ病のみを考えた場合、国立がん研究センターで行われた先行研究からは、おおよそ3～12％の有病率と報告されている[2,3]。
- がん患者のうつ病は、QOLの全般的低下、がん治療に対するアドヒアランス低下、生存期間、家族の精神心理的苦痛の増大、入院期間の長期化、希死念慮や自殺といったさまざまな側面に影響を与える可能性がある。
- うつ病、適応障害の危険因子は大きく医学的

★1 サイコオンコロジー
サイコオンコロジー (psycho-oncology) という言葉は、サイコロジー (psychology：心理学)、サイカイアトリー (psychiatry：精神医学) およびオンコロジー (oncology：腫瘍学) などという用語から成り立つ造語である。

な要因と患者個人あるいは社会的問題に大別される（**1**）．しかしながら，疫学調査においてこれら要因が寄与する程度が高くはないことから，うつ病や適応障害が特定の集団に起きやすいわけではない．

■告知後の心理的状態

- がん告知に代表される悪い知らせを受けると誰でも，直後は強い衝撃を受け抑うつ状態が生じ日常の生活に支障を及ぼすこととなる．しかしながら通常だとおおむね2週間で日常の生活へ適応できる状態まで回復する．
- 2週間を経過してもなお抑うつ状態が強く，回復しない状態はうつ病に該当する．さらに，うつ病の診断基準は満たさないものの，日常の生活に支障をきたしている状況は適応障害とよばれる．これらは明確な区別ができるものではなく，さまざまなストレスに対する反応の経時的な変化ともいわれる（**2**）．

■診断基準

- がん患者のうつ病を診断する際に用いられる診断基準の1つに，アメリカ精神医学会の診断基準（DSM-5）がある．一方で，うつ病の診断をする際に重要なことは，症状がうつ病そのものから生じているのか，あるいはがんによる身体症状または抗がん治療に伴う有害事象としてみられているのかという，判断に迷うことがある点である．
- 具体的には，上述のDSM-5のうつ病の診断項目においては，食欲不振，睡眠障害，易疲労性，思考力・集中力の減退などがあげられている[4]．そのため臨床現場では，病因を考慮せずに身体症状を含めた包括的診断が推奨されている．
- 適応障害は，通常の心理的反応として理解できる状態とうつ病や不安障害に代表される明確な精神疾患のあいだにある病態と理解されている．適応障害はストレス反応性疾患であり精神医学的アプローチが必要な状態であり，見過ごされるとうつ病へ移行する危険性をはらんでいる．

1 うつ病，適応障害の危険因子

医学的要因
進行あるいは再発がん 身体症状における不十分なコントロール（痛みなど） 身体活動度（PS）が低い 抗がん治療（化学療法や放射線療法など）に伴うストレス

個人または社会的要因
若年者 神経症的な性格傾向 精神疾患の既往（うつ病など） 社会的サポートが十分ではない（独居など） 教育歴が短い

- 先行研究では，がん患者のうつ病や適応障害における臨床上の問題として，医師や看護師がこれらの精神症状を見逃しやすいことが指摘されている．

■評価尺度

- がん患者におけるうつ病，適応障害に対して，わが国で妥当性が検証されている精神症状スクリーニング法として，Hospital Anxiety And Depression Scale（HADS），「つらさと支障の寒暖計」，「ワンクエスチョンインタビュー」がある．
- HADSは身体症状をもつ患者の不安と抑うつ状態を評価するために開発され，14項目からなる自記式質問表である．
- つらさと支障の寒暖計は2項目からなり短時間で施行可能で，HADSと同等の意味合いをもつことから多忙な臨床現場での使用が期待されている★2．

■治療とケア

- がん患者のうつ病に対する治療として薬物療法と心理療法があげられる．

薬物療法

- 薬物療法は，これまでの知見から，適応障害や軽症のうつ病においては抗うつ薬の有用性があるとは言い難い．症状による苦痛の程度

★2　つらさと支障の寒暖計とワンクエスチョンインタビューは国立がん研究センター精神腫瘍学研究部ホームページ（http://pod.ncc.go.jp）よりダウンロードが可能となっている．

2 悪い知らせに対する心理反応

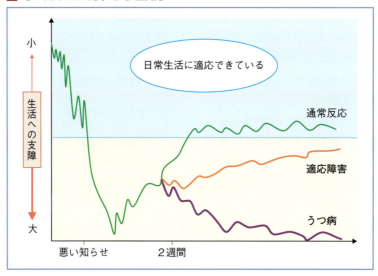

3 進行がん患者のうつ病に対する薬物治療アルゴリズム

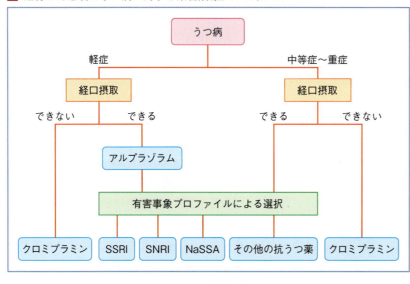

SSRI：選択的セロトニン再取り込み阻害薬，SNRI：セロトニン・ノルアドレナリン再取り込み阻害薬，NaSSA：ノルアドレナリン作動性・特異的セロトニン作動性抗うつ薬．

や患者の意向などを考慮したうえで，薬物療法の必要性があるとすればアルプラゾラムなどのベンゾジアゼピン系薬剤の使用を検討する[5]（**3**）．

- 肺癌患者では疼痛コントロールや解熱目的でNSAIDsが投与されていることも少なくなく，抗うつ薬との併用で出血のリスクが増加する可能性があることにも留意しておくべき

である[6]．

- 一方，中等症〜重症のうつ病に対しては，精神腫瘍医へのコンサルトを行うべきである．そのうえで，抗癌薬などとの薬物相互作用や患者の身体状態あるいは予後などを詳細に把握したうえで，患者，家族への十分な説明およびアドヒアランスの確認をし，可能なかぎり好ましくない有害事象を避ける薬物が選択

されるべきである．

抗癌薬と抗うつ薬：
- 抗がん治療中にうつ病に対する薬物治療を考慮する際，抗うつ薬のいくつかは薬物相互作用の観点から，抗癌薬との併用に注意を要する．肺癌治療に用いられる多くの抗癌薬がCYP3A4で代謝されることやP糖蛋白[★3]を基質としていることから，それぞれに影響を与えうる抗うつ薬（代表的にはパロキセチン，フルボキサミンなど）の使用には注意が必要である．
- 最近の知見からは，抗癌薬治療中の患者に対して抗うつ薬を使用する場合，効果と忍容性，薬理学的プロファイルのバランスから，エスシタロプラム，セルトラリン，ミルタザピンが考慮される[7]．

心理的アプローチ
- がん患者のうつ病に対するもう1つの治療として心理療法がある．身体疾患という現実的な困難な状況を抱えており，一般的には受容，傾聴，支持，肯定，保証，共感などを中心とした支持的精神療法が基本とされる．
- 支持的精神療法とは，患者がもつ病気の先行きへの不安や孤独感，恐怖などの思いを批判や解釈をすることなく受容し，理解しようと最大限努力しながら，患者の苦しみを支え続けるかかわりである．患者の自律性を尊重し，これまでの生活史や闘病してきた経過に傾聴し，時に患者の目の前に立ちはだかる苦痛に対する対処法を示すことも大切である．
- 患者の思いが医療者に伝わったとき，患者の苦痛は少し解放されることになるが，それはがん患者の治療やケアにおいてとても重要なことである．

せん妄

■疫学
- せん妄は悪性腫瘍の病初期から終末期に至る治療経過中のあらゆる段階で認められる重要な疾患である．特に終末期にはせん妄の頻度が高くなり[8]，死亡直前では約9割の患者がせん妄に罹患するといわれる．
- せん妄は妄想，幻視，精神運動興奮といった精神症状を呈し，周囲とのコミュニケーションを阻害するだけでなく，患者のみならず家族，医療者に強い苦痛と負担を強いる[9]．そして，たとえ予後数日であっても，適切な対応をとることで症状コントロールが可能である場合もあることから，患者，家族のQOL向上を目指し可能なかぎり早期に発見し適切な治療を行うことが求められる．
- せん妄は身体疾患の治療のために入院を要する患者によく認める状態であるが，特に高齢になればなるほどそのリスクは増加するので，近年では入院患者の高齢化とともに病院内で遭遇する頻度はますます高くなっている．

■定義と病態
- せん妄は，身体的異常や薬物の使用を原因とした軽度の意識混濁を本態とし，失見当識などの認知機能障害や幻覚妄想や気分変動などのさまざまな精神症状を呈する病態である．言い換えれば，注意を集中し維持することが難しく（注意機能障害），認知機能障害を有し，睡眠覚醒リズムが障害され，さまざまな情動変化や精神運動興奮がみられ，症状には日内変動があることが特徴である．なお，認知機能障害をきたしうる点においては，認知症との鑑別も必要となってくる（**4**）．
- せん妄の病態はいまだ十分に明らかにされていないが，脳内炎症やコリン系，セロトニン系に代表される神経伝達物質の伝達障害などが複合的に作用し合うことでせん妄に特徴的な症状が出現しているとの報告がある[10]．

[★3] P糖蛋白（P-glycoprotein）
腎臓，小腸，血液脳関門，肝臓などに発現している薬物排泄トランスポーター．

4 せん妄と認知症の鑑別

	せん妄	認知症
発症様式	急性，亜急性（日〜週）	慢性（数か月〜年）
経過	一過性	持続性
意識	混濁	正常
症状日内変動	あり（夜間増悪）	目立たない
知覚の障害	錯覚，幻覚	目立たない
身体的原因	あり	なし

■ 評価尺度

- 臨床で用いられているせん妄評価尺度にはいくつもの報告があるが，日本語で使用できるものは限られている．代表的な評価手段として，Confusion Assessment Method（CAM）と Intensive Care Delirium Screening Checklist（ICDSC）がある．
- CAMはせん妄に特徴的な症状を9つの項目に分けてその性質をほぼ網羅しているが，項目数が多いため実際に診断に必要な4項目のみを評価するShortened Versionとして用いられる．
- ICDSCは集中治療領域のせん妄評価法であり，精神科医以外の医療者用に開発されている．

■ 3つの因子とサブタイプ

- せん妄の発症様式として，そもそも脳自身に機能低下が生じやすい状態があり（準備因子），そこに脳腫瘍による脳機能への直接的な障害，代謝障害，オピオイドやベンゾジアゼピン系などの薬剤（直接因子）が加わることでせん妄が発症することが知られる．また，直接せん妄を生じることはないが，脳に負荷をかけ機能障害を誘導する状態（促進因子）は，せん妄の遷延や難治化に影響を与える（5）．
- せん妄は覚醒リズムや精神運動興奮の観点から，過活動型と低活動型およびそれらが混在した混合型に分けられる．特に低活動型せん妄は高齢者において8割以上が見過ごされているといわれ，また緩和ケア領域でせん妄と

5 せん妄の発症要因

直接因子
・中枢神経系への直接侵襲：脳転移，髄膜炎 ・代謝障害：肝不全（肝性脳症），低血糖，栄養障害 ・電解質異常：Ca，Naの異常，脱水 ・薬剤：オピオイド（モルヒネ換算90 mg/日以上），ステロイド（コルチコステロイド15 mg/日以上），睡眠薬，抗不安薬，抗うつ薬 ・血液学的異常：貧血 ・感染症
促進因子
・感覚遮断：聴力障害，視力障害 ・睡眠・覚醒リズム障害 ・不快な身体症状：疼痛，呼吸困難，便秘，排尿障害，尿閉 ・心理的ストレス：環境変化，治療上の身体拘束，強制臥床
準備因子
・高齢 ・脳への器質的な障害：脳血管障害の既往 ・認知機能障害：認知症あるいは前駆症状

診断された患者においても低活動型せん妄が多かったという報告もある[11]．

- 低活動型せん妄はうつ病との鑑別が重要★4になるが，類似する症状が非常に多いことから，患者の詳細な症状評価が必要となってくる．

■ ケアと治療

非薬物治療

- せん妄の非薬物治療は薬物治療の有無にかかわらず，またせん妄の分類や重症度にかかわらず考慮されなければならない介入方法である．
- 患者の一挙手一投足に注意し患者の言動を決して否定してはならない．また，患者の理解度を確認しながらわかりやすく状況を説明するという支持的な接し方と，患者が慣れ親しんだ環境となるよう配慮したり，朝晩のリズムをつけるため照明を調整したり（光療法），不要な留置物は極力避けるなど，上述の促進

★4 **低活動型せん妄とうつ病**
共通した症状として，活動性低下，不眠または過眠，集中力低下あるいは注意障害，不安，無関心があげられる．

因子に対する働きかけを強化することが重要である．

- 身体拘束（抑制）はせん妄を悪化させることにつながることから，せん妄に伴うリスクを評価し，人権や尊厳を尊重しつつ適切に環境調整や安全管理を行っていくことが大切である．
- せん妄の早期発見の最前線で働く看護師に対するせん妄教育プログラムの有用性を示し[12]，医療チームとして家族ケアを行うことも重要である．
- 一方，せん妄診療においては薬物治療をまず検討するといった傾向が多くみられるが，どの薬剤を使用するかというよりも，上述のようにせん妄の病態やケアを考慮したうえで「原因治療」★5と「環境調整」★6が最も重要である．そのうえで，薬物治療が必要な際には半減期，鎮静効果，剤型あるいは投与経路，糖尿病の有無などを考慮していくことになる．

薬物治療とその留意点

- 薬剤では主に高力価の抗精神病薬が用いられ，定型（ハロペリドール）と非定型（リスペリドン，オランザピン，クエチアピン）に分けられそれぞれにおいて有効性に差はないと考えられている．
- せん妄に対するプラセボ対照無作為化比較試験が行われた薬剤はクエチアピンとリスペリドンが知られている．クエチアピンはせん妄改善までの期間が有意に短く，リスペリドンはせん妄の発症率を有意に低下させた．
- ベンゾジアゼピン系薬剤やヒドロキシジン単剤使用はせん妄を悪化させる可能性があるため避けることが望ましい．

★5　**原因治療**
直接因子への対応．原疾患の治療，脱水補正，ビタミンB_1欠乏の補正など．

★6　**環境調整**
促進因子への対応．身体的疼痛，呼吸困難の緩和，不要なカテーテル類の抜去，眼鏡や補聴器の使用，部屋を明るくしたりカレンダーを置いたりといった見当識の維持，家族の付き添いなど．

- 認知症患者に対する抗精神病薬投与で死亡率が上昇するという報告[13]がされたことから，高齢者に対する抗精神病薬投与には慎重な対応が求められる．すなわち，有害事象の有無を早期から継続的に評価するだけでなく，病状に配慮し包括的評価を行い，治療に伴う利益と不利益を考慮したうえで，患者，家族の苦痛を軽減することを目指し治療目標を設定しながら検討することが重要である．
- 最近，終末期がん患者のせん妄に対する抗精神病薬の使用に警鐘を鳴らす研究[14]が報告されており，一律に抗精神病薬を投与することではなく，患者の個別対応がますます求められることには留意しておくべきである．

回復困難なせん妄

- 進行期肺癌のように手術不能な難治がんの場合，せん妄の直接因子を治療により取り除くことが困難なことがあり，せん妄の完全な回復を期待することが難しい．さらには終末期におけるせん妄では，特に身体的要因の改善が困難であるため，治療目標を「せん妄からの回復」から「せん妄による苦痛の緩和」に変更し，それにあわせてケアを組み立てていく必要がある．そのため，たとえ終末期であったとしても，せん妄を悪化させないために採血や画像検査を行い，投薬内容を見直すことでせん妄の直接因子の探索を行うことはとても重要である．医療者として，せん妄により苦痛を強いられている患者・家族の負担軽減に最大限努めるべきである．
- 主治医を含め患者にかかわる多職種でのカンファレンスを行い，治療の目標設定を再確認し，患者，家族の症状緩和を行うことが大切である．

（菅野康二）

文 献

1) Derogatis LR, et al. The prevalence of psychiatric disorders among cancer patients. JAMA 1983；249：751-7.
2) Akechi T, et al. Major depression, adjustment disorders, and post-traumatic stress disorder in terminally ill cancer patients：associated and predictive factors. J Clin Oncol 2004；22：1957-65.
3) Uchitomi Y, et al. Depression and psychological distress in patients during the year after curative resection of non-small-cell lung cancer. J Clin Oncol 2003；21：69-77.
4) American Psychiatric Association. Diagnostic and statistical manual of mental disorders 5th edition（精神疾患の診断・統計マニュアル第5版），2013.
5) Okamura M, et al. Clinical experience of the use of a pharmacological treatment algorithm for major depressive disorder in patients with advanced cancer. Psychooncology 2008；17：154-60.
6) Shin JY, et al. Risk of intracranial haemorrhage in antidepressant users with concurrent use of non-steroidal anti-inflammatory drugs：nationwide propensity score matched study. BMJ 2015；351：h3517.
7) Schellander R, Donnerer J. Antidepressants：clinically relevant drug interactions to be considered. Pharmacology 2010；86：203-15.
8) Minagawa H, et al. Psychiatric morbidity in terminally ill cancer patients. A prospective study. Cancer 1996；78：1131-7.
9) Breitbart W, et al. The delirium experience：delirium recall and delirium-related distress in hospitalized patients with cancer, their spouses/caregivers, and their nurses. Psychosomatics 2002；43：183-94.
10) Maldonado JR. Neuropathogenesis of delirium：review of current etiologic theories and common pathways. Am J Geriatr Psychiatry 2013；21：1190-222.
11) Meagher D. Motor subtypes of delirium：past, present and future. Int Rev Psychiatry 2009；21：59-73.
12) Kubota Y, et al. Effectiveness of a psycho-oncology training program for oncology nurses：a randomized controlled trial. Psychooncology 2016；25：712-8.
13) Kales HC, et al. Risk of mortality among individual antipsychotics in patients with dementia. Am J Psychiatry 2012；169：71-9.
14) Agar MR, et al. Efficacy of Oral Risperidone, Haloperidol, or Placebo for Symptoms of Delirium Among Patients in Palliative Care：A Randomized Clinical Trial. JAMA Intern Med 2017；177：34-42.

緩和ケアとインフォームドコンセント

インフォームドコンセント

はじめに

- インフォームドコンセント（IC）は，単なる医師の倫理規定ではなく，倫理的性格をもつ法的概念である．法的概念ではあるが，「倫理的性格を有する」ことに注意する必要がある．倫理（ethics）は，ethos，すなわちある集団における慣習を意味する言葉を語源とする．善行，公平性，患者の自主性の尊重といった原則は変わらないものの，倫理に関する具体的な内容は時代，地域によって変化しうる．医療従事者は，自らの思い込みによらず，倫理についても勉強を継続せねばならない．
- ICは複雑な概念であり，さまざまな側面についてよく理解し，診療におけるICのプロセスに応用する必要がある．
- 本稿では，ICについて，コミュニケーション技術を踏まえて解説する．

インフォームドコンセントの歴史

- 古代ギリシャでは，自由市民と奴隷階級が存在し，それぞれの階級に医師と患者がいた．プラトンは，「自由市民に対して医師は同意を得るべきであるが，奴隷はそうではない．奴隷に対する医師は，専制君主のようなぞんざいな態度で，経験からの知識を絶対に間違いのない知識のようにオーダーする．自由市民の医師（通常自由市民を治療する）は，最初に患者，それからその友人たちと病気について充分に話し合いをする．患者が納得するまで治療を開始しない」[1]と述べている．ICの概念は20世紀後半に現れた「流行」や「医療訴訟対策」ではなく，普遍的価値を有すると考えるべきである．
- 第2次世界大戦時の人体実験に医師が加担したことに対する反省から，ニュルンベルグの倫理綱領（1947年），ヘルシンキ宣言（1964年）が採択された．一般診療においては，米国で1960年代に公民権運動がさかんになり，1973年には全米病院協会から患者の権利章典が出され，ICの概念が確立した．
- わが国においては，1990年に日本医師会が「説明と同意」についての報告を発表し，1997年の医療法改正によってICの法的意義がより明確になった．

インフォームドコンセントの哲学的基礎

- ICにおける2つの柱は，コミュニケーションとインテグリティである．特に肺癌などの予後不良な疾患の診療においては，「悪い知らせの伝え方」に関するコミュニケーション技術の習得が必須である．インテグリティは，身体と精神の合一性とされる．理解困難な概念であるが，患者にとっては「自分の病気を受け入れる」「病識がある」ことであり，医療従事者にとっては「誠実さ」がインテグリティの意味するところであろう．患者が病気を受け入れるためには，感情への対処を含めた医師のコミュニケーション技術が必要である．
- 人間は身体，精神を有する極めて複雑な生命有機体である．身体をもつ以上，人間はパトス（受苦）的存在である．患者はパトス的存在であることを自覚した，ある意味ではより人間らしい存在である．医師も身体をもつ以上，パトス的存在である．ここで重要なことは医師が自らもパトス的存在であることを自覚すること，すなわち患者の痛みや苦しみを他人事（ひとごと）と思わないことである．

ICの基礎にあるのは，このような人間同士の思いやりと誠実さである[2]．

インフォームドコンセントの法理（法の原理）

- ICの法理は，患者の権利と医師の義務から成り立っている．権利と義務の違いを認識することがまず重要である．「権利」は行使してもしなくてもかまわないが，「義務」は必ず行わねばならない．行わない場合は，その明確な理由が必要となる．
- 患者には，「真実を知る権利」[★1]「真実を知る権利を放棄する権利」「選択権」「自己決定権」がある．医師には，患者が理解，納得できるように，説明する義務がある[3]．
- 患者の真実を知る権利とこれを放棄する権利を共に生かすには，コミュニケーション技術が必須である．また，患者が理解，納得できるように説明することも技術である．
- 「患者の同意」によって，医師による患者への故意の障害という違法行為に対する違法性棄却が行われ，医師は傷害罪に問われなくなる．患者の同意に含まれる法的に重要な意味を臨床医はよく理解しておく必要がある．

インフォームドコンセントの前提条件

- ①患者から医師への質問の自由，②患者が同意した医療を実施したときの「医療上の責任」は患者ではなく医師にあること，③患者の同意拒否権，④患者の同意撤回権，⑤医師を選ぶ患者の権利，⑥患者の診療拒否権，⑦患者の医療における選択権の制限，などがICの前提条件である[4]．
- 「責任」という言葉は，responsibilityの日本語訳として明治初期に作成されたものである．「責任」には，うまくいかなかったときに，責めるに任せるといった語感があるが，本来の意味はresponse，すなわち対応するability（能力）である．ICの文脈では，治療の副作用に迅速に適切に対応すること，期待した効果が認められなかった場合はその時点での最善の方策を検討することが，医療上の責任を果たすことである．
- ⑦の患者の医療における「選択権の制限」とは，患者の選択権は医師が提示した選択肢に限られることを意味する．すなわち，患者は医師へ治療の希望を述べることはできるが，医師へ指示を出すことはできない．
- 患者の病状，希望を踏まえて選択肢を提示することは，医師の義務である．この際，ある治療法を推奨してはならないと誤解している医師がいまだに存在する．
- 法律家のあいだにおいても，「医師と患者の法律関係を契約法理で割り切ると，医師は一方的に医学的知見を伝達し，患者はそれらを自ら理解し療法等を選択すべき義務を負うことになるのではないか」との危惧が出されていた．これに対して，東京地裁判事の藤山雅行は「…医師は単に想定される療法を並列的に説明すれば足り，その中でどの療法を選択すべきかについての意見や助言をする必要がないとの前提に立っているように思われるが，そのような前提は誤りというほかなく，仮に医師がそのような態度に終始する場合は，そのこと自体が診療契約上の債務を履行していないこととなるし，一種の診療拒否として医師法19条に違反するものといえよう」[5]と厳しく批判している．
- 専門家として目の前の患者に適切な治療法を推奨することは医師の義務である．
- 担当医が選択肢とは考えない治療法を患者が希望する場合，たとえばPS不良な終末期の患者が積極的治療を望む場合などは，何故そのように希望するのかを患者に質問し，患者の認識を是正するとともに，患者の不安や懸念を引き出し，感情への対処をすることが必

[★1] 病名，病状，必要な検査，効果が期待されるいくつかの治療法について，利点/欠点，期待される効果/危険性，予後の見込みに関する説明を受けたうえで選択肢を与えられる．

要である．病状や治療の説明，感情への対処を行った後も選択肢以外の治療を希望する場合は，セカンドオピニオンを勧めることになる．「患者の希望」に基づいて，医学的に不適切な治療を行ってはならない．

インフォームドコンセントの文法

- インフォームドコンセントは，コンセント（同意）が主体となる言葉である．インフォームドは形容詞としてコンセントを修飾する．「同意」するのは患者であり，ICするのは患者なのである．「医師がICを行う」といった文法的に誤った表現をみることがあるが，医師が行うのはあくまでICのプロセスである．医師は患者のICを受けて（ICを取得して）治療・処置を行う．

家族への対応

- ICの基本は患者本人の同意である．しかし，時に家族が患者への情報提供に反対することもある．このような場合はどう対処すべきであろうか．
- 診療においては，「感情への対処」をすべき機会があるが，家族が患者本人への情報提供に反対する場面は，家族の感情への対処の機会なのである．「もし，検査の結果が癌であったら，本人には伝えずにまずは家族へ伝えてほしい」「余命については本人には伝えないでほしい」といった発言があった場合，家族は何らかの不安や懸念を有している．
- 「何故そのようにおっしゃるのですか？」と尋ね，家族の不安を引き出す．不安や懸念に応え，その感情を認めるとともに，患者本人の意思を確認しつつ真実を伝えることの意義を説明する．

肺癌診療におけるインフォームドコンセントのプロセス

- 肺癌診療においては，予後不良の疾患であること，医学的侵襲を伴う医療行為が行われることが多いという特徴がある．

■余命に関する話し合い

- 進行がん患者に対する意向調査では，60〜70％程度の患者が余命に関する話し合いを希望していることが示されている．しかし，実際に余命に関する情報を伝えられた患者は20％以下である．
- Enzingerらは，転移を有する固形がん患者590人を対象とした多施設観察研究を行った．予後に関する説明がなかった患者は，非現実的な長期予後を予測していた．長期の予後予測を行った患者は，DNR（do not resuscitate，蘇生措置拒否）オーダーが少なく，症状緩和よりも延命治療を希望していた．予後開示は，患者・医師関係を悪化させず，患者の悲嘆，不安の増加はなかったと報告されている[6]．
- わが国で行われたがん患者106人に対する意向調査では，「現在の病気の状態および今後出現する身体の症状について説明する」「つらい症状や困っていること，気がかりなことに関する話を十分聞いてくれる」を望む/強く望む患者は95％以上であった．「今後の見通し（余命）について，幅をもたせた期間で伝える（月や年の単位）」を望む/強く望む患者は63.8％であった[7]．
- 患者の話を聴くことや，今後起こりうる身体的症状について説明することはほとんどの患者が希望しているが，余命に関する話し合いの場合は，個々の患者の意向を確認したうえで話を進めていくことが必要である．悪い知らせの伝え方に関するフレームワークであるSPIKESにおける，I：invitationの段階を活用する（[1]）[8]．
- 「あなたのようなご病気やご病状の方々の一般的な経過や今後の見通しについて知っておきたいほうですか？」などと言葉をかけ，余命に関する話し合いを行う患者の心の準備ができているか否かを確認する．そのうえで，患者の意向に沿った幅をもたせた説明が必要

である．

■治療のリスクを如何に伝えるか

- 検査，治療に伴うリスクの説明を，医師から の「脅し」，説明文書を「脅迫文」と感じる患 者が存在する．リスクの説明が医師からのパワー ハラスメントとならないように気をつけ る必要がある．

- リスクの説明は患者にとっては「悪い知らせ」 になりうる．ここでもSPIKESの技法を応用 する．気管支鏡検査の場合は，「胃カメラの 検査をお受けになったことはありますか？」 などと患者の認識や経験を把握したうえで説 明する．化学療法の場合は，「抗がん剤につ いてどのような印象をおもちですか？」など と患者の認識を把握したうえで説明するとよ い．

- 重要なことは，リスクを最小化するための説 明を十分に行い，患者の理解度を確認するこ とである．たとえば，EGFRチロシンキナー ゼ阻害薬による間質性肺炎に対しては，乾性 咳嗽，発熱，呼吸困難が出現した場合は，た だちに連絡するように伝え，その後，「どの ような自覚症状が出たときに対応が必要です か？」などと患者に質問し，理解度を確認す る．細胞障害性化学療法においては，感染予 防のための口腔ケア，手洗いについてメディ カルスタッフを含めて説明し，感染防止の重 要性を共有する．発熱時の対応についても説 明し理解度を確認する．「生もの禁止」など 医療従事者の思い込みで患者の生活を悪化さ せる説明・指導を行ってはならない．

1 SPIKES—悪い知らせを伝える6つの段階

Setting：場の設定

「悪い知らせ」を伝える場合は，プライバシーが保たれた静かな場を設定する．医師と患者に障害物がないようにし，適切な距離（60～90 cm）を保つ．必要に応じて家族の同席を促し，医師は充分な時間を確保する．身だしなみを整え，アイコンタクトを保つ，目線を合わせた自己紹介など，医療の基本的段階．

Perception：患者の病状認識の確認

「前の病院では病気についてどのように説明されましたか？」「最初の症状が出たときに，ご自分ではどのような病気だと考えましたか？」「今後の治療については，どのようにお考えでしょうか？」などと質問し，患者の認識と現実とのギャップを把握する．患者自身の言葉で話してもらい，患者の語彙，教養，感情についても把握する．情報をとるために「聞く」のではなく，背景にある患者の感情を含めて「聴く」．

Invitation：悪い知らせを共有する患者の心の準備ができているかを確認する

このinvitation（招待）は，医師から患者への招待ではなく，患者から医師への招待．「病状については正確に知っておきたいほうですか？」「あなたのご病気の一般的な経過や今後の見通しについて知っておきたいほうですか？」などと言葉かけをする．患者の知る権利や知りたくない権利を尊重できる．

Knowledge：情報の共有

医学的説明を行う段階．Pの段階で把握したギャップを埋める作業を行う．患者の語彙に合わせた説明をし，途中で患者の理解度を確認する．医学用語を用いないことが基本．医学用語を日常語へ翻訳するような意識で行う．

Emotion：感情への対処

患者の感情に気づき，探索し，患者の話を聴いたうえで認めること．おもいやりを非言語的にも示す．共感的に対応する．

Strategy/Summary：今後の方針と要約

患者とともに将来の明確な計画を決定する．面談をまとめ，患者の理解度を確認する．次回の予約をとって終了する．

（Baile WF, et al. Oncologist 2000；5：302-11[8]）より）

おわりに

- コミュニケーションは，対等の立場での双方向性のやりとりの中で共有できるものを作っている作業である．早急に結果を求めない姿勢がICのプロセスにおいては必要である．

（久保田 馨）

文 献

1) Plato. The collected dialogues of Plato including the letters. Hamilton E, Cairns H, ed. Princeton, N.J.: Princeton University Press；1963. p.720 c-e.

2）中村雄二郎．臨床の知とは何か．岩波新書；1992．
3）星野一正．インフォームドコンセント．丸善；1997．
4）星野一正．医療の倫理．岩波新書；1991．
5）藤山雅行編．判例にみる医師の説明義務．新日本法規出版；2006．
6）Enzinger AC, et al. Outcomes of Prognostic Disclosure：Associations With Prognostic Understanding, Distress, and Relationship With Physician Among Patients With Advanced Cancer. J Clin Oncol 2015；33：3809-16.
7）Umezawa S, et al. Preferences of advanced cancer patients for communication on anticancer treatment cessation and the transition to palliative care. Cancer 2015；121：4240-9.
8）Baile WF, et al. SPIKES-A six-step protocol for delivering bad news：application to the patient with cancer. Oncologist 2000；5：302-11.

肺癌の予防対策

6章

肺癌の予防対策

肺癌検診

肺癌検診の目的と有効性評価

■肺癌検診の目的

- 肺癌検診の目的は肺癌検診を受けた集団における肺癌死亡率の低下である．後述するNational Lung Screening Trial（NLST）でも，検診を受けた集団における肺癌死亡率の低下を主要評価項目とした．
- しかし，検診を受けた集団の全死亡率低下も重要である．たとえば極めて副作用の強い検診を行って，検診受診者の多くが副作用で死亡すれば肺癌死亡率は減少するかも知れないが，有効な検診であるはずがない．

■肺癌検診の不利益

肺癌検診そのものの健康被害

- 胸部X線検査（0.02〜0.1 mSv），CT検査（通常撮影では7〜11 mSv，検診で用いられる低線量撮影では1.6〜2.4 mSv）に伴う放射線被曝による健康被害の可能性を否定できない．低レベルであるとはいえ，大半が検査を受ける必要のない健康集団であることを考えると，被曝リスクの許容域値は厳しく見積もる必要がある．

精密検査・フォローアップの過程における健康被害

- 要精査と判定されると，高分解能CT検査による精査，繰り返しフォローアップを受ける可能性が高く，前述の放射線被曝量は上昇する．気管支鏡下・CTガイド下生検に伴う合併症も一定の確率で生じる．
- 肺癌を疑われて精査・フォローアップを受ける期間の精神的ダメージも重要な問題であり，離職，うつ病発症のリスクすらある．自己判断で安静に心がけ，旅行や趣味を取りやめるなどの実例は決してまれではない．

偽陽性・偽陰性による不利益

- 肺癌を疑われ切除術を受けた結果肺癌でないことが判明した場合はもちろん，生検あるいは高分解能CT検査の結果肺癌でないと判明した場合はいずれも不利益となる（偽陽性の不利益）．
- 自覚症状があるため医療機関受診を予定していたがたまたま検診を受けた結果異常なしと判定され，受診を取りやめて早期発見の機会を逃すこともある（偽陰性の不利益）．
- したがって，検診の対象者の条件は無症状であることであり，有症状者は検診ではなく医療機関を受診する必要がある．

コスト

- 検診検査，精密検査・フォローアップにはコストを要し，受診者，行政（社会的コスト）などが負担する．検診に従事する医師・技師・保健師・事務などの人的資源消費も考える必要がある．CT検診のような手間のかかる検診が全国で普及した場合，多くの医師が検診業務に動員され，発見された肺癌を治療する医師が不足しては元も子もない．

過剰診断

- 次項で詳述する．

■肺癌検診の有効性指標

- 全死亡率を含めた指標を **1** に示す．

過剰診断——早期症例の発見率が高いだけではなぜ不十分なのか

■過剰診断は癌検診が誤解される最大の元凶

- 検診の偽陽性，偽陰性は特定の症例を例示することができ，理解されやすい．しかし過剰

診断は一般的にはどの症例がそうなのか例示することができず，ランダム化比較試験の統計解析の結果で示唆されるのみであり，医療従事者においても誤解が多い．まず，偽陽性と混同されることすらある．

- まれに観察されうる具体例として，検診で早期肺癌が発見され切除されたが，その退院翌日に交通事故で死亡するような場合があげられる．この肺癌は放置していたとしても患者は交通事故で死亡するのだから，早期発見と切除は無駄であっただけでなく有害であった．しかしこのような例示は時として不当な（当然の？）反発を受ける結果になるだけのこともある．

■ 過剰診断の機序
- 過剰診断症例とは病理学的に明らかな肺癌を有する症例でありながら，肺癌と診断され治療されることが「結果的には」利益のない症例であり，その中には，①切除後に間もなく他の疾患（肺癌治療の合併症ではなく）や事故によって死亡する症例，②進行が緩徐であり天寿を全う（肺癌とは関連のない疾患で死亡）するまで致死的にならない肺癌を切除した症例，③いずれ自然退縮する肺癌（実際に存在するかどうか不明）を切除した症例，などが含まれる．
- ①は同定可能であるが，②や③は臨床医も病理医も同定することができない[1]．

■ 過剰診断により中止となった癌検診の実例
- 小児の神経芽腫は尿中VMA（バニリルマンデル酸）を検出することにより診断できることが明らかになり，全国的な検診が行われた．これにより多くの患者が発見され早期切除例が増えたにもかかわらず，進行症例が減少することはなかった．現在では自然退縮する神経芽腫が多く存在することが知られており，こうした症例を発見・切除していたことが原因であったと判明している．
- 韓国では超音波検査による甲状腺癌検診が広く行われ，多くの症例が発見・切除されていた．しかし進行症例，死亡症例の減少は観察されていない．予後良好で切除しなくてもその生命予後に影響を与えない甲状腺癌を発見・切除していたと考えられ，甲状腺癌検診の中止が勧告されるに至った．

1 肺癌検診が有効であるための諸条件

1. 検診により，早期肺癌症例が多数発見できる
2. 検診で発見された症例では，自覚症状が出てから診断された症例よりも治療成績がよい
3. 検診を受けたグループでは，受けないグループに比べ肺癌による死亡が少ない
4. 検診を受けたグループでは，受けないグループに比べ全死亡が少ない
5. 研究の対象者だけでなく，検診が全国規模で実施可能であり，そのために必要な技術的，人材的，金銭的資源の供給が可能
6. 費用対効果比が優れている
7. 社会的，行政的に支持される

■ 過剰診断が肺癌検診に及ぼす影響
- いかなる検診でも過剰診断は存在する．しかし，この割合が高くなると，多数の早期肺癌を発見しても，結果的に治療の必要のない肺癌を切除しているにすぎず，進行症例，死亡例の減少に帰結しないことになる．したがって検診の有効性評価として死亡率減少効果の確認は必須である．

胸部X線検診のエビデンス

■ 日本の対策型肺癌検診[★1]
- 日本における対策型肺癌検診は40歳以上の男女を対象に胸部X線検査（重喫煙者など高危険群に対しては喀痰細胞診を併用）を年1回実施することとなっている．

★1 対策型検診と任意型検診
対策型検診とは，国・自治体などが公的資金を投入し特定の条件（性・年齢など）の対象者に勧奨して行うものであり，日本では肺癌，胃癌，大腸癌，乳癌，子宮頸癌に対する検診がある．一方，本人の希望により医療機関との契約のもとに行う検診（人間ドックなど）は任意型検診であり公的健康保険はもちろん公的補助を受けない．したがって後者においてはどのような条件の受診者がどのような検診を受けることも自由であるが，利益・不利益のバランスを含めたエビデンスが重要であることには違いがない．

■日本におけるケースコントロール研究[*2]

- 90年代に行われた厚生省（当時）研究班による一般住民（喫煙者・非喫煙者を含む）を対象とした複数の症例対照研究では胸部X線による検診群における肺癌死亡相対危険度は対照群の0.4〜0.7であることが報告され，その有用性が示唆された[2]．
- ただし，後ろ向き研究であることに加え，先進的研究者に主導された先進的グループにおける成績であったことを認識する必要があり，一般化できるか疑問である．

■米国におけるランダム化試験

Mayo Lung Project

- 米国ではこれまで複数のランダム化比較試験が行われている．その中でも大規模で有名なMayo Lung Projectでは9,211名の喫煙男性をランダム化し，実験群には4か月毎（年3回）のX線と喀痰細胞診を勧奨し，コントロール群には年1回の同様検査をアドバイスした．介入群における肺癌死亡率の低減は認められなかった[3]．
- しかしこれはX線検査を年間1回行うか3回行うかの比較試験であり，X線検査そのものの有用性を問う試験とはいえない．

PLCO Cancer Screening Trial

- 一方，Prostate, Lung, Colorectal, and Ovarian (PLCO) Cancer Screening Trialでは55〜74歳の154,901名の男女（喫煙・非喫煙者含む）をランダム化し，介入群には胸部X線検査を4年間提供し，コントロール群では通常医療を受けることとした．前者の検診遵守率は79〜84％であり，後者でX線検査を受けたものは11％であった．主要評価項目である13年後の肺癌死亡率に差が認められなかった[4]．

> **★2 ケースコントロール研究**
> 発生した肺癌から研究を後ろ向きに開始するものであり，分母（どのような対象に検診を行ったか）の同定が不正確となる．特にコントロール群（検診を行わなかった対象）の設定は研究デザインによって規定され，大きなバイアスの原因となりえる．

- しかし，検診を4年間提供し評価時期を13年後（最終検診から9年後）とした研究デザインが適切か疑問は残る．

低線量CT検診のエビデンス

■日本における初期研究結果

- 90年代に日本で始められたヘリカルCTによる肺癌検診の初期研究により，X線検診に比べCT検診は肺癌発見感度が10倍高く，発見肺癌の8〜9割がⅠ期の早期腺癌で切除成績も極めて良好であることが判明した．また，放射線被曝量を格段に低減した低線量撮影（LDCT）でも十分であることが示された．

■欧州における小規模比較試験結果

- 2000年代には少なくとも3つの小規模（n = 2,472〜4,104）ランダム化比較試験が欧州で行われ，現・過去喫煙者を対象としてLDCT検診を通常医療群と比較した．いずれも発生肺癌はLDCT検診群で有意に多く，その多くは早期癌であったが，肺癌死亡率の低減効果は認められなかった[5]．

■米国における大規模比較試験（NLST）

- 高危険群（55〜74歳，30 pack-year以上の現・過去重喫煙者，禁煙後15年未満など）の男女53,454名を対象にX線検診とLDCT検診を比較したNLSTはこれまででCT検診の有用性を示した唯一の研究である．中間解析で主要評価項目を満たすことが判明し途中中止となった．
- 20.0％の肺癌死亡率低下（主要評価項目：95% CI 6.8-26.7, $p = 0.004$）に加え，6.7％の全死亡率の低下（95% CI 1.2-13.6, $p = 0.02$）が示された．
- LDCT検診で発見された肺癌は有意に早期例が多く，同時に進行癌は減少している傾向が認められ，早期症例を発見することによる進行癌，肺癌死亡を低減させていることが示唆された（[2]）[6]．
- 有意に高い要精検率と精検過程における合併症も懸念されるが許容範囲と考えられる．

> **COLUMN**
>
> **再び過剰診断について**
>
> 　CT検診をすれば肺癌がより多く発見されるのは当然と誤解するかもしれない．しかしランダム化比較試験において介入群，コントロール群の対象者を十分期間，完全フォローアップすれば，発生する肺癌症例数は両群においてほぼ同数になるはずである．しかし実際にはこれまで行われたCT検診のランダム化試験では，コントロール群に比べ常にCT検診群においてより多くの肺癌発生が観察されている．これを合理的に説明する要因は，フォローアップ期間が短すぎてコントロール群において実際には発生している肺癌がフォローアップ期限においてまだ発見されていない可能性（長さバイアス）と，過剰診断の2つしかない．

- 一方，発生肺癌の増加分は前述の過剰診断（COLUMN参照）と考えられ，その程度は11%と計算された．この過剰診断についてはその後のpost-hot研究でさらに検討され，非小細胞肺癌，bronchiolo-alveolar typeの肺腺癌に限定した過剰診断はそれぞれ14.4%，67.6%と報告され，この問題の深刻さを示唆した[7]．ただし過剰診断の86%は初回検診で生じており，繰り返し検診によりその問題は軽減する可能性も指摘されている[8]．

■ 米国におけるLDCT検診の現状

- 上記の結果を受けて米国では55〜77歳の重喫煙者などの条件を満たすものを対象に，Medicare/Medicaidによる保険適用を決定した（2015年2月）．ただし，受診者の正確な選別，検診方法の厳密な遵守，禁煙教育の義務化などが保証されるよう厳しい運用が規定されている．

■ 欧州での試験と日本における対応

NELSON

- 欧州では50〜75歳の喫煙男女15,822名を対象に通常診療を対照としたLDCT検診のランダム化試験（NELSON）が行われた．日本ではNLSTの陽性結果に加えてNELSONの結果を分析後にLDCT検診の導入を検討すると予想されていた．NELSONの最終結果は2016年に発表予定であったが資金の問題などで解析が遅れており2017年11月現在未発表である．

2 NLSTの主な結果

	人×年	死亡数	人口10万対死亡率	減少率（%）
肺癌死亡				
低線量CT	144,000	356	247	20.0 (p=0.004)
X線	143,000	443	309	
全死亡				
低線量CT	167,000	1,877	1,123	6.7 (p=0.02)
X線	166,000	2,000	1,205	

イタリアの試験（ITALUNG）

- イタリアでは55〜69歳の喫煙男女をランダム化し，年1回のLDCT検診を4年間受けるグループと通常診療群を比較する試験が行われた．対象者はわずか1,613名の小規模試験であり，2017年にその結果が報告された．

- いずれも統計学的有意差を示さなかったものの，LDCT検診群では対照群に比べ30%の肺癌死亡率低下（相対危険度0.70；95% CI 0.47-1.03），17%の全死亡率低下（相対危険度0.83；95% CI 0.67-1.03）を示した[9]．統計学的有意差はないとはいえ，本試験の結果は極めて重要である．

- すなわち試験前半には対照群に比べ，LDCT検診群における肺癌発見率が高率であるが，試験後半にはそれが逆転している．これは，LDCT検診により，初期には早期肺癌が多く

発見され切除された結果，その後に進行肺癌が減少したことを反映している可能性が高く，極めて理にかなった結果と思われる．
- しかしながら，規模が小さいこと，統計学的有意差が得られなかったことから，NLSTに匹敵する影響力をもつかどうか疑問も残る．

残された課題

■ 喫煙者，非喫煙者の問題
- 現在日本では非（〜軽）喫煙者を対象としたLDCTによる肺癌検診のランダム化試験が行われ，結果公表が待ち望まれる．しかし，現状では高危険群である現・過去重喫煙者を対象とした有用性しか示されていない．対象年齢も55〜74歳（米国の規定では上限が77歳に引き上げられた）に限定されている．これより若年者は高危険群に該当せず，これより高齢者はたとえ肺癌が発見されても安全な治療が保証できないことが理由である．
- 日本でLDCTによる肺癌検診を導入する場合，前述したとおり対策型検診として導入することを意味し大幅な公費補助を受けることになる．その対象者を喫煙者に限定し，高齢者を対象から除外することが社会的に受け入れられるか疑問も残る（1の条件7）．社会全体のタバコ対策の強化と同時に，喫煙者の肺癌死亡減少が非喫煙者の利益にもなることを証明する必要があろう．

■ 受診率，精度管理の問題
- 肺癌検診に限らず先進国と比べて日本では癌検診受診率が低いことが指摘されている．いかにエビデンスの高い有効な検診をインフラ整備などのコストを犠牲にして提供しても受診率が低ければ社会全体の利益に結びつかない．
- また，受診率の向上，要精検対象の精検実施率向上，検診方法の遵守，検診結果諸パラメーターの正確な把握と分析など，高い精度管理が前提条件となる．

■ 今後の方向性
- NLSTによりLDCT検診の有用性が示されたとはいえ，ひとつの陽性所見でしかない．ITALUNGは陽性所見というには若干の問題もある．たとえNLSTの結果がNELSONで再現されたとしても20％の肺癌死亡（6.7％の全死亡）の減少でしかない．Genome-Wide Association Studyなどの成果を踏まえ，バイオマーカーを併用したより高効率な検診の開発が望まれる．
- 後ろ向き研究ながら地域全体の肺癌死亡率を減少させたことを示唆する成果が日本から発表された[10]．LDCT検診の初期研究をリードした日本はランダム化試験において欧米に大きく立ち後れた．この例を契機とし実用段階で再び世界をリードすることに期待したい．

（新井誠人，滝口裕一）

文献

1) Detterbeck FC. Cancer, concepts, cohorts and complexity：avoiding oversimplification of overdiagnosis. Thorax 2012；67：842-5.
2) Sagawa M, et al. The efficacy of lung cancer screening conducted in 1990s：four case-control studies in Japan. Lung Cancer 2003；41：29-36.
3) Fontana RS, et al. Screening for lung cancer. A critique of the Mayo Lung Project. Cancer 1991；67：1155-64.
4) Oken MM, et al. Screening by chest radiograph and lung cancer mortality：the Prostate, Lung, Colorectal, and Ovarian (PLCO) randomized trial. JAMA 2011；306：1865-73.
5) Humphrey LL, et al. Screening for lung cancer with low-dose computed tomography：a systematic review to update the US Preventive services task force recommendation. Ann Intern Med 2013；159：411-20.
6) National Lung Screening Trial Research Team, Aberle DR, et al. Reduced lung-cancer mortality

with low-dose computed tomographic screening. New Engl J Med 2011 ; 365 : 395-409.
7) Patz EF Jr, et al. Overdiagnosis in low-dose computed tomography screening for lung cancer. JAMA Int Med 2014 ; 174 : 269-74.
8) Takiguchi Y, et al. Overdiagnosis in lung cancer screening with low-dose computed tomography. J Thorac Oncol 2013 ; 8 : e101-2.
9) Paci E, et al. Mortality, survival and incidence rates in the ITALUNG randomised lung cancer screening trial. Thorax 2017 ; 72 : 825-31.
10) Nawa T, et al. A decrease in lung cancer mortality following the introduction of low-dose chest CT screening in Hitachi, Japan. Lung Cancer 2012 ; 78 : 225-8.

肺癌の予防対策

禁煙指導

ニコチン依存症

■ニコチン依存とは
- ニコチンは，口腔粘膜や皮膚から吸収される物質で，タバコ使用時に依存を生じる主たる原因となっている．ニコチンは中枢神経系のうちドパミンを介する脳内報酬系に作用するとされる．特に，ノルアドレナリン，セロトニン，ドパミン，アセチルコリン，γ-アミノ酪酸，グルタミン酸塩など脳内神経伝達物質の分泌がニコチン摂取で増加することや，モノアミンオキシダーゼBの活性に影響することが示唆されている[1]．
- ニコチン依存症スクリーニングテスト（TDS：tobacco dependence screener）は禁煙治療保険診療におけるニコチン依存症診断基準として使用されており，心理的依存も含めたニコチン依存症の診断に有用である．ニコチン依存症の診断基準として，TDSスコア5点以上が用いられているが，TDSのスコアの高低はニコチン依存症の程度の目安として用いることができる．
- 喫煙本数と起床後最初に喫煙するまでの時間はTDSの項目には含まれていないが，Fagerstromらによるニコチン依存度指数（Fagerstrom test for nicotine dependence：FTND）[2]の項目として用いられている．これらは，FTNDの6項目の中でも唾液中のコチニン濃度や呼気一酸化炭素濃度との相関が特に強いことがわかっており，日常の診療現場では「起床後何分でタバコを吸いますか」という簡単な質問で身体的ニコチン依存の程度を推定することができる．

■心理的依存
- 禁煙を試みている患者が，自身が習慣的に喫煙していた場面や他人の喫煙シーンに出くわすこと，何か困難に遭遇したとき（精神的にストレスがかかったとき）などに喫煙要求が高まる状態をさすもので，喫煙でよいことがあった体験の積み重ねが，心理的な条件反射をより強固なものにしてしまう．経験や記憶によるところが大きく，喫煙年数が長いほどさらに強力になる．
- この心理的依存によって，いったんは禁煙したもののさまざまなストレス場面において容易に喫煙が再開されることが多く観察され，これを契機として再び習慣的に再喫煙する．心理的依存への対処には，後述する行動療法などが必要となる．

禁煙治療の実際

■臨床現場における短時間介入
- 日常診療の場で，すべての喫煙者に短時間の禁煙の働きかけを繰り返すことで禁煙動機を高める役割がある．
- 喫煙者の過半数は1年に1回以上は医療機関を訪れることから，一般診療の場ですべての喫煙者に禁煙を短時間でも勧めることの重要性が認識されている．禁煙支援専門外来での時間をかけた禁煙支援はすでに禁煙動機を有する喫煙者を対象に実施されることが多いが，一般診療の場では禁煙動機が希薄な喫煙者が多く，短時間の働きかけを繰り返すことで禁煙動機を高める役割がある．

5Aアプローチ
- 短時間でできる有効な禁煙介入法として5Aアプローチがある[3]．まず，喫煙の有無を識

別するために「たばこを吸いますか？」と話しかける（Ask），禁煙を希望するしないにかかわらず全員に禁煙の必要性をアドバイスする（Advise），次いで禁煙を希望するかどうかを尋ね（Assess），禁煙希望者に対して禁煙開始の支援を行う（Assist）．これはニコチン離脱症状への対処が主となり，ニコチン代替療法の導入も含まれる．最後にフォローアップの計画を立てる（Arrange）．
- 禁煙開始には喫煙の有害性，禁煙の効果などの情報提供や，喫煙しにくい環境の整備など動機付けの強化とともに，有効性が高く実行可能と喫煙者が感じる方法の提示が必要である．

ステージ理論
- 喫煙者は，禁煙することを考えていないステージ（前熟考期），禁煙することを考えているステージ（熟考期），今後1か月以内に禁煙を試みようとしているステージ（準備期），禁煙して6か月以内（実行期）の4つの禁煙ステージに分類され，この順にステージを巡りながら禁煙―再喫煙を繰り返すことが多いとする行動変容理論を「ステージ理論」とよぶ[4]．完全禁煙には至らなくとも，喫煙に対する認識や意識は変化していることを評価したものである．
- 禁煙行動に関するステージの移行は，タバコによる出費の増大や職場での喫煙を限定する方向の職場規則の変更など，医療とは関係のない環境からの刺激によって引き起こされることも多いが，同時に医療者からの禁煙のアドバイスは強力な禁煙への引き金になっていく可能性がある．

■ 薬物療法

ニコチン代替療法
- ニコチンガム，貼付剤（ニコチンパッチ）などでニコチンを補充し，禁煙に伴う不快な離脱症状を軽減し禁煙を達成しやすくする治療である．日本では，ニコチンガムは1996年から，ニコチンパッチは1999年から使用が認可されている．これらの薬剤は禁煙の開始に有効性が高い．
- タバコには数百種類の有害物質が含まれるが，ニコチン代替療法薬にはニコチン以外は含まれず，吸収されるニコチンの量も喫煙者が喫煙によって吸収するニコチンより通常少量であり安全に使用できる．
- ニコチンガムの使用で禁煙に成功しない場合，ニコチンパッチの使用に切り替えて成功する可能性，またその逆の場合もある．

ニコチンガム（OTC医薬品のみ）：
- ニコチンガムはニコチン・レジン複合体をガム基材に含ませたものである．ニコチンガム1個に含まれるニコチン2mgのうち約0.86mgが徐々に口腔粘膜から吸収されて血中ニコチン濃度を上昇させ，ニコチン離脱症状を軽減する．効果発現までの時間がニコチンパッチに比べて短い．はさみで大きさを変えたり2個連続で使用する，噛み方を調整するなどの方法でニコチン吸収量の調整がしやすい．
- 副作用としては，口腔内トラブル，喉や胃の痛みなどがあげられる．また，ニコチンガム依存を生じることがあるといわれている．

ニコチンパッチ（OTC医薬品/医療用医薬品の両方あり）：
- 医師の処方箋が必要であるニコチンパッチ以外に，薬局で購入しうるOTCニコチンパッチがある．
- ニコチン必要量の多い喫煙者の禁煙には十分な効果を発揮できない場合もある．喫煙とニコチン代替療法薬の併用は一時的に喫煙本数を減少させるものの，ニコチンの過剰摂取につながることもあり危険なうえ，喫煙でニコチンが効率よく吸収されるためにニコチン代替療法薬の効果が減弱する．したがって，ニコチン代替療法薬使用中に生じる喫煙要求には，後述する行動療法で対処する．
- 妊娠中の使用は認められていない．また，不安定狭心症，心筋梗塞や脳梗塞などニコチンでリスクが増大する疾患に罹患した直後など

1 バレニクリンの作用機序

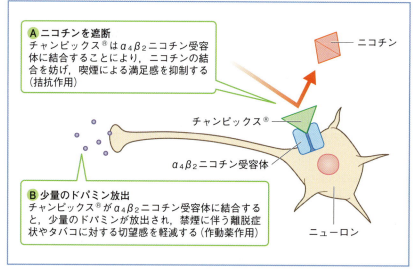

バレニクリンのアゴニスト作用によって，脳内 $\alpha_4\beta_2$ ニコチン性アセチルコリン受容体が刺激され，ドパミンが放出され，タバコに対する切望感，離脱症状が軽減される．アンタゴニスト作用により，喫煙（ニコチン）によって得られる満足感が抑制される．
（チャンピックス®製品情報を参考に作成）

では使用に注意が必要である．
- ニコチンを血中に吸収することによりニコチン渇望を軽減するが，ニコチンパッチに対して依存が生じることはほとんどないとされる．
- 日本国内で発売されているニコチンパッチには，ニコチネル®TTS 30, 20, 10 と 3 種類あり，それぞれ 52.5 mg，35 mg，17.5 mg のニコチンを含有している．
- 副作用としては，①接触皮膚炎，②頭痛や全身倦怠（使用量が多すぎたときに起こる．使用サイズを一段小さくする），③不眠（夜間にもニコチンを供給し続けるために起こる．寝る前にはがすとこの症状は軽減する），がある．

$\alpha_4\beta_2$ ニコチン受容体部分作動薬，バレニクリン（チャンピックス®）の利用

- 脳内 $\alpha_4\beta_2$ ニコチン性アセチルコリン受容体がニコチン依存と深くかかわっていることが明らかになり，この受容体の選択的部分作動薬であるバレニクリンが，ニコチンを含まない経口禁煙補助薬として効果をあげている．
- バレニクリンはニコチン製剤と同様に作動薬としてドパミンを放出させ禁煙に伴う離脱症状やタバコへの切望感を軽減するとともに，遮断薬として喫煙から得られる満足感を抑制する（**1**）．バレニクリンの効果についてプラセボ群に比べてバレニクリン群では約3倍禁煙しやすいことが明らかになっている．
- 妊婦または妊娠している可能性のある女性には，治療上の有益性が危険性を上回ると判断される場合にのみ投与することとなっており，動物実験上ではラットで受胎能の低下と聴覚性驚愕反応の亢進，ウサギで胎児の体重低下が報告されている．

保険診療による禁煙治療

- 「ニコチン依存症管理料」の算定対象患者の要件や施設基準等の条件は以下のとおりである．対象患者は，①ニコチン依存症に関するスクリーニングテスト（TDS）でニコチン依存症と診断された者，②35歳以上の患者については1日の喫煙本数×喫煙年数（ブリンクマン指数）が200以上の者，③ただちに禁煙することを希望し，『禁煙治療のための標準手順書第6版』[5]（日本循環器学会，日本肺癌学会，日本癌学会，日本呼吸器学会により作成）に則った禁煙治療プログラムについて説明を受け，文書により同意している者，で

2 標準禁煙治療のスケジュール

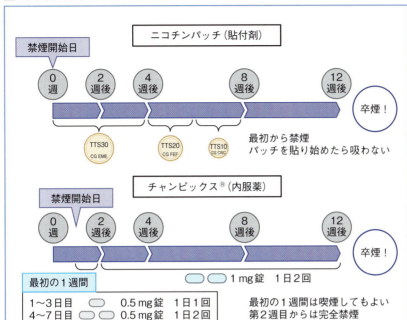

- 平成28年4月の改定により，35歳未満の患者についてもニコチン依存症管理料の算定が可能になった．高校生などの未成年者への投与についても依存状態などを医学的に判断し，本人の禁煙の意志を確認するとともに，家族らと相談のうえ算定することとなる．
- バレニクリンについては添付文書上では小児等に対する安全性は確立していない，とあり15歳未満は使用不可，15歳から18歳には慎重な対応が必要となる[6]．
- 『禁煙治療のための標準手順書』に則った禁煙治療プログラムの内容は12週間にわたる（2）．ニコチンパッチは8週間，バレニクリン（チャンピックス®）は最初の1週間で徐々に内服量を増やし，8日後で定常量（1mg錠を1日2回）とし全部で12週間の処方が可能である．
- 禁煙に失敗した場合は，初回算定日より1年を超えた日からでないと保険診療による治療は行えない．

■再喫煙防止と長期フォロー

再喫煙契機

- さまざまな些細な出来事によって再喫煙が起こりうることが示されている．2週間から2か月程度で消退していくことの多いニコチン依存と違って，記憶に起因する心理的依存は禁煙後も長期にわたり持続し，再喫煙を引き起こす契機となる．
- 禁煙達成後3か月以内の再喫煙率はとくに高く，再喫煙防止プログラムの支援を受けない場合には，禁煙した人のうちおよそ80〜90％が1年後には再喫煙するといわれている．

行動療法

- 心理的依存に対処し長期に禁煙を継続していくためには，喫煙行動に結びつきやすい行動を避ける，喫煙行動のかわりとなる代替行動をとるなど行動療法を併用する（3）[7]．
- 行動療法を続けるためには，①行動療法のこまめな実行を促す周囲からの声かけ，②先に

3 吸いたい気持ちをコントロールする方法

行動パターン変更法

喫煙と結び付いている今までの生活行動パターンを変え，吸いたい気持ちをコントロールする方法
- 洗顔，歯磨き，朝食など，朝一番の行動順序を変える
- いつもと違う場所で昼食をとる
- 食後早めに席を立つ
- コーヒーやアルコールを控える
- 食べ過ぎない
- 過労を避ける
- 夜更かしをしない
- 電話をかけるときにタバコを持つ側の手で受話器を持つ

など

環境改善法

喫煙のきっかけとなる環境を改善し，吸いたい気持ちをコントロールする方法
- タバコ，ライター，灰皿などの身近な喫煙具をすべて処分する
- タバコが吸いたくなる場所を避ける（喫茶店，パチンコ店，居酒屋など）
- 喫煙者に近づかない
- タバコを吸わない人の横に座る
- タバコが購入できる場所に近づかない
- 自分が禁煙していることを周囲の人に告げる
- 「禁煙中」と書いたバッジや張り紙をする
- 周囲の喫煙者にタバコを勧めないように頼んだり，自分の近くで吸わないようにお願いする

など

代償行動法

喫煙の代わりに他の行動を実行し，吸いたい気持ちをコントロールする方法
- イライラ，落ちつかないとき
  ・深呼吸をする，水やお茶を飲む
- 体がだるい，眠いとき
  ・散歩や体操などの軽い運動をする
  ・シャワーを浴びる
- 口寂しいとき
  ・糖分の少ないガムや清涼菓子，干し昆布を噛む
  ・歯を磨く
- 手持ちぶさたのとき
  ・机の引き出しなどの整理をする
  ・プラモデルの制作など細かい作業をする
  ・庭仕事や部屋の掃除をする
- その他
  ・音楽を聴く
  ・吸いたい衝動が収まるまで秒数を数える
  ・タバコ以外のストレス対処法を見つける

など

（中村正和，大島明．明日からタバコがやめられる．禁煙セルフヘルプブック．法研；1999, p.78-9[7]より）

禁煙している人の成功体験談，③禁煙したことがよかったと感じることのできる経験を積むこと，などが役立つと考えられる．

（嶋田奈緒子，瀬山邦明）

文 献

1) Balfour DJ. Neural mechanisms underlying nicotine dependence. Addiction 1994；89：1419-23.
2) Fagerstrom KO, Schneider NG. Measuring nicotine dependence：a review of the Fagerstrom Tolerance Questionnaire. J Behav Med 1989；12：159-82.
3) Clinical Practice Guideline Treating Tobacco Use and Dependence 2008 Update Panel, Liaisons, and Staff. A clinical practice guideline treating tobacco use and dependence；2008 update. A U.S. Public Health Service report. Am J Prev Med 2008；35：158-76.
4) Prochaska JO, Velicer WF. The transtheoretical model of health behavior change. Am J Health Promot 1997；12：38-48.
5) 日本循環器学会，日本肺癌学会，日本癌学会，日本呼吸器学会編．禁煙治療のための標準手順書．改訂第6版．2016．
6) 日本禁煙学会．若年者の禁煙治療指針．日本禁煙学会雑誌 2016；11：145-51.
7) 中村正和，大島明．明日からタバコがやめられる．禁煙セルフヘルプブック．法研；1999, p.78-9.

肺癌の予防対策

化学予防

化学予防とその対象者

- 肺癌の多くは70歳以上で発症し，多段階発癌のステップを踏むことより（**1**），発症するまでに20〜30年の年月が必要である[1,2]．このことより，肺癌を予防，または死ぬまで発症させない方法があるのではないかといわれている．

- 積極的な癌の予防方法である癌化学予防に期待（COLUMN参照）がかかっているが，現在のところ，肺癌においては，禁煙以外の確実な癌予防方法は提唱されていない．予防医療としてのガイドラインが米国保健社会福祉省下の予防医学作業部会（USPSTF）[★1]より報告されているが，化学予防を臨床応用するためのガイドラインは乳癌と大腸癌に留まり，肺癌に関しては検診のみが言及されている（**2**）．

[★1] **USPSTF**
U.S. Preventive Services Task Force
(http://www.uspreventiveservicestaskforce.org/)

- 化学予防を実施すべき主な対象者は，ある程度の副作用は許容しても，予防のために何らかの手を打たなければならない癌ハイリスク群（たとえば，肝癌におけるC型肝炎ウイルス患者や大腸癌における家族性大腸腺腫症の患者など）となる．

- もちろん癌化学予防薬に求められるのは，その効果よりも副作用が極力少ないことであり，通常の治療薬とは目指すものが異なる．β-カロテンなどの抗酸化栄養素を用いた肺癌の化学予防介入試験は，安全性が高いと考えられていたが，有効性が明らかでないことに加えて，予想外の健康への悪影響が示された[2,3]．USPSTFは循環疾患・癌予防に対してβ-カロテンとビタミンEを用いることを推奨していない（グレードD）．

- このことより食経験が長いと考えられる食品成分はすべて安全ではなく，用量反応関係のデータをしっかりとらなければ，安全や安心を担保できないことが明らかになった．そこで，安全性試験が厳密に行われている既存薬

1 肺の多段階発癌モデルと関与する遺伝子

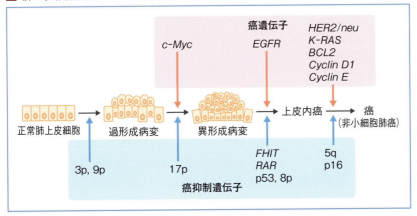

アルファベットは遺伝子または遺伝子産物．数字からはじまるものは該当染色体部位（pは長腕，qは短腕）．EGFR：上皮成長因子受容体，FHIT：fragile histidinetriad，HER2：human EGFR-related 2，RAR：レチノイン酸受容体．

> **COLUMN**
>
> **癌化学予防への期待**
>
> 現在は，先進的な医療のもたらす医療経済圧迫，およびそれに対する対応が喫緊の課題とされる．そのため，病気の発症に先手をうつ先制医療を目指した癌予防薬開発のニーズがさらに高まっている．しかし現実をみると，癌予防薬開発の出口（保険収載やビジネスモデルの確立）を模索しているのが現状であり，癌予防薬の実用化はいまだ道半ばである．

2 USPSTFが推奨する肺癌検診

対象者	30 喫煙指数以上で，現行の喫煙者または禁煙後15年以内の人，かつ50～80歳の人，かつ症状のない人
推奨	禁煙後15年まで毎年，低線量CT検査を受けること

日本における肺癌検診では40歳以上に年1回，問診・胸部X線検査・喀痰細胞診を行う．CT検査は項目に入っていない．喫煙指数：1日のタバコの箱数×年数．

3 肺癌で想定されている前癌病変

前癌病変	関連する肺癌の組織型
異型腺腫様過形成	腺癌
扁平上皮異形成	扁平上皮癌
びまん性特発性は異神経内分泌細胞過形成（小細胞癌の前癌病変は未知とする報告もある）	小細胞癌

を用いたほうが安全や安心を担保できると考えられ，ドラッグリポジショニングの方法論（**TOPICS**参照）が癌化学予防に有用であると考えられるようになった．

- 肺癌のハイリスク群は **3** に示すような前癌病変保有者であり，さらにはリスク因子をもつ健常者である[4]．圧倒的に強いリスク因子はタバコであるが，そのほか，年齢，家族歴，アスベストやラドンなどへの暴露などがリスク因子である．
- また疾患としては，肺気腫などの慢性閉塞性肺疾患（COPD），結核など慢性炎症につながる肺感染症や肺癌の既往がリスク因子としてあげられる．これら疾患にはいわゆる「発癌の素地（field cancerisation/carcinogenesis）」がかかわっていると考えられる[2,5]．
- 前癌病変＋リスク因子の点数化（診断基準化）により，疫学データに裏付けされた癌予防対象者が明確になることが期待される．

臨床介入試験

- 肺癌化学予防臨床試験は，その対象者（試験参加者）によってprimary chemoprevention（健常者），secondary chemoprevention（前癌病変保有者），tertiary chemoprevention（肺癌既往者）に分けられる．肺癌既往者は肺切除後に別の肺に1～3％/年の割合で癌が生じるとする報告もある[1]．

primary chemoprevention

- 残念ながら，ランダム化比較試験によって食品成分，とくにビタミン類と抗酸化物質での肺癌予防効果は得られていない．近年は吸入ステロイドおよび低用量アスピリン（100 mg/日）の有効性が注目されている[6]．
- Rothwell博士らはアスピリンを用いたランダム化比較試験8報（n＝25,570）をメタ解析し，20年間の継続服用で肺癌死亡リスクが29％（95％ CI：11-42％）減少することを明らかにした[7]．しかし，肺癌予防効果は腺癌にしか認められず，アスピリンの服用開始から効果が出るまでには5年間の歳月が必要であった．
- 同様にWomen's Health Studyにおいても低用量アスピリンの有効性を示唆するデータが出ている[8]．

> **TOPICS**
>
> **ドラッグリポジショニング**
>
> ドラッグリポジショニングとはヒトでの安全性・体内動態が十分に証明されている，すでに市場に出ている既承認薬の新しい薬理効果を発見し，その薬を別の疾患治療薬として開発適応拡大することである．薬剤開発において医薬品開発のラインを短縮することができ，かつ副作用情報を確保することができる利点がある．臨床試験において既承認薬は想定外の作用が見出されることもあるが，多くは想定されるメカニズムをもつため，癌予防効果のような新たな薬効を見出す試験においてもproof of conceptを担保しながら介入できる利点がある．

■ secondary chemoprevention

- 前癌病変である指標を探すため，気管支鏡やCTを用いた検査が行われ，サロゲートマーカーの変化を主エンドポイントとする試験が行われている．surrogate endpoint biomarkers (SEBs) と総称されるマーカーは[5,6,9]，正常組織と前癌病変・癌組織との差異がはっきりとしていなくてはならないが，現在のところ確実な肺癌SEBsは存在しない．現在用いられているSEBsを **4** に示す．
- 早期の肺癌では腫瘍マーカー(CEA，CYFRA，SCC，NSE，proGRP，etc.)はほとんど高値を示さないため，検診に用いることができるような腫瘍マーカーの検索が行われているのが現状である．
- 有効性が示された薬剤としてはシクロオキシゲナーゼ(COX)-2の選択的阻害薬セレコキシブ(気管支上皮細胞増殖抑制作用)とプロスタサイクリンのアナログであるイロプロスト(元喫煙者のみ気管支上皮の異形成が改善)があげられる[4]．また，気管支喘息用ステロイドである吸入ブデソニドは異形成を改善しなかったが，サブ解析におけるCT画像上の肺結節の大きさを縮小した[10]．

■ tertiary chemoprevention

- 肺癌既往者を含む大規模の第Ⅲ相臨床試験が行われたが，β-カロテン，レチノイドともに健康への悪影響が示されたのは先に述べたとおりである．セレンや複合ビタミン薬も有効性を示せていない．

4 肺癌予防試験で用いられているsurrogate endpoint biomarkers

検査方法		評価マーカー（評価ポイント）
CT	画像	結節（サイズ，数，濃淡）
気管支鏡	組織型	扁平上皮異形成(squamous dysplasia)
		上皮内癌(carcinoma in situ)
		異型腺腫様過形成 atypical adenomatous hyperplasia
	免疫組織化学染色	Ki-67（細胞増殖能）
		proliferating cell nuclear antigen（細胞増殖能）
		Bcl-2/Bax（アポトーシス）
採血	血液生化学	インスリン様成長因子-1（増殖）
		C反応性蛋白（炎症）
	核酸	miRNA

（文献5,6,9）を参考に作成）

基礎研究より想定される肺癌化学予防の将来

- 発癌研究と薬剤開発において，モデル動物の果たした役割は大きい．これまでにマウス肺腺癌を作成するモデルは多くあったが，化学発癌薬により肺扁平上皮癌も作成できるようになった．また肺小細胞癌も化学発癌薬では作成できなかったが，近年の遺伝子改変技術によりモデルが作成されたのは大きな進歩である[11]．
- マウス肺腺癌モデルにおいてはイロプロスト

COLUMN

癌化学予防とその開発研究のパラダイムシフト

Sporn M博士が1976年に癌化学予防の定義（化合物を用いた癌細胞の増殖抑制）を発表してからすでに41年が経過し，これまでに実験レベルで多くの癌化学予防薬の候補が見出されてきた．しかし，臨床応用に至った化合物は乳癌に対するタモキシフェンなどごく少数に限られ，日本において臨床応用例はない．研究の対象は，はじめの定義にある「癌細胞」から，近年は「癌細胞」に加え「前癌病変の細胞」へと広がりをみせている．2000年にHanahan DとWeinberg RA博士も発癌初期に重要なのは「増殖」「抗アポトーシス」であるとしたが，細胞内シグナルネットワークの解明とともに化学予防の標的となる分子もだんだんと明らかにされてきたため，化学予防が標的予防薬開発へとシフトしていることも同時に述べておきたい．

やペルオキシソーム増殖因子活性化受容体（peroxisome proliferator-activated receptor：PPAR）γリガンドであるピオグリタゾンの有効性が示され，上皮成長因子受容体の阻害薬であるゲフィチニブの有効性は否定されている[4,12]．筆者らは，ウレタン誘発A/Jマウス腺腫に対するインドメタシン（古典的非ステロイド性抗炎症薬）の効果をマウス用microCTにて評価し，有望な結果を得ている[13]．

- COX-2選択的阻害薬や古典的非ステロイド性抗炎症薬，ステロイド，PPARγリガンドの作用に共通する作用は抗炎症作用である．肺癌も大腸癌と同様に炎症が大きな修飾因子（癌プロモーター）であり，慢性炎症の制御が今後の肺癌化学予防を左右すると考えられる．

（武藤倫弘，藤井　元，津金昌一郎）

文　献

1) Greenberg AK, et al. Chemoprevention of lung cancer：prospects and disappointments in human clinical trials. Cancers (Basel) 2013；5：131-48.
2) Soria JC, et al. Chemoprevention of lung cancer. Lancet Oncol 2003；4：659-69.
3) Clamon G. Chemoprevention and screening for lung cancer：changing our focus to former smokers. Clin Lung Cancer 2015；16：1-5.
4) Keith RL. Lung cancer chemoprevention. Proc Am Thorac Soc 2012；9：52-6.
5) Cohen V. Progress in lung cancer chemoprevention. Cancer Control 2003；10：315-24.
6) Veronesi G, et al. Chemoprevention studies within lung cancer screening programmes. Ecancermedicalscience 2015；9：597.
7) Rothwell PM, et al. Effect of daily aspirin on long-term risk of death due to cancer：analysis of individual patient data from randomised trials. Lancet 2011；377：31-41.
8) Cook NR, et al. Alternate-day, low-dose aspirin and cancer risk：long-term observational follow-up of a randomized trial. Ann Intern Med 2013；159：77-85.
9) Hirsch FR, et al. Role of biomarkers for early detection of lung cancer and chemoprevention. Eur Respir J 2002；19：1151-8.
10) Lam S, et al. A randomized phase IIb trial of pulmicort turbuhaler (budesonide) in people with dysplasia of the bronchial epithelium. Clin Cancer Res 2004；10：6502-11.
11) Meuwissen R, et al. Induction of small cell lung cancer by somatic inactivation of both Trp53 and Rb1 in a conditional mouse model. Cancer Cell 2003；4：181-9.
12) Keith RL, et al. Chemoprevention of murine lung cancer by gefitinib in combination with prostacyclin synthase overexpression. Lung Cancer 2010；70：37-42.
13) Ueno T, et al. Non-invasive X-ray micro-computed tomography evaluation of indomethacin on urethane-induced lung carcinogenesis in mice. Anticancer Res 2012；32：4773-80.

肺癌治療の費用対効果

7章

肺癌治療の費用対効果

費用対効果の「効果」とは？

- がん治療の有効性は抗腫瘍効果と安全性で評価される．2つの治療法を比較するときに，効果も安全性も優れる場合は理想的ではあるが，実際には，効果が優れるものの毒性が増えたり，毒性が軽減するものの効果は上回らなかったりする．臨床試験で評価するならば，前者が優越性デザインであり，後者が非劣性デザインである．

- 費用対効果の「効果」は，がん治療の有効性を評価するために，抗腫瘍効果と安全性を1つの項目に落とし込む必要がある．さらに，病期や癌腫，ひいては他病と比較するために，可能な限り明確かつ単純な評価が必要である．たとえば1 QALY（quality adjusted life year，質調整生存年）は完全に健康な1年に相当する．すなわち，健康の程度を0から1のQOL値で表し，1の状況が1年続いても，0.5の状況が2年続いても，0.25の状況が4年続いても1 QALYとして換算する．QOL値は，5項目の質問に対して5水準で回答するEQ-5D-5Lを用いて算出する（ **1** ）[1]．日本人のデータではないが，肺癌治療においては，術後の経過観察時は0.75，シスプラチンとビノレルビンによる抗癌薬治療中は0.68，再発時の抗癌薬が0.38，クリゾチニブ治療中が0.68，Checkmate057試験のニボルマブは0.8，ドセタキセルは0.7である[2-4]．**2** にCheckmate057試験のドセタキセル群とニボルマブ群のQOL値の推移を示す．QALYを計算するのであれば，それぞれのQOL値を結んだ直線からの下の面積（X軸を年に換算する必要がある）となる．QOL値が臨床的な感覚よりも少ないと思われるかも知れない．QOL値は他疾患との比較にも用いられ，がん治療に携わる医師ほどの感度がないことは留意しておいてもいいであろう．また他のQOLと同じく，QOLの質問紙に回答できた患者だけの結果であるために，試験の比較としては生存期間と独立して考えることにも注意が必要である．

費用はどのように決まるのか？

- 米国では薬価も市場に委ねられているために，概して患者に必要とされる医薬品の値段は上昇する傾向にある．イマチニブの値段は発売当時（2001年）の32,000ドルから120,000ドルにまで値上がりしている．値上がりするのは悪性腫瘍薬に限ったことではなく，糖尿病薬のジャヌビア®などでも2006年から2014年までにほぼ2倍になっている．

- 日本では医薬品の費用（薬価）は公的に決められている（ **3** ）．新薬は新規性と類似薬の有無などから薬価の算定方式が決まる．2014年の発売時には類似医薬品のなかったニボルマブ（オプジーボ®）は原価計算方式で，20 mg 2 mLの製品総原価を94,620円，営業利益を34,997円，流通経費を9,457円，消費税を11,126円と算出している．製品総原価に対する割合で他の費用が決まるために，製品総原価で薬剤の費用は決定すると考えてよい．ペムブロリズマブが2017年に発売になった際には類似薬効比較方式で算出されている．ニボルマブは社会的に高額医薬品に対する風当たりが強くなったこともあり，50％に減額されており1日当たり39,099円であったので，これと同じ薬価がつけられた．類似薬の定義

1 日本語版EQ-5D-5Lの質問紙

各項目において，あなたの今日の健康状態を最もよく表している四角（□）1つに
✓印をつけてください

移動の程度
歩き回るのに問題はない　　　　　　　　　　　　□
歩き回るのに少し問題がある　　　　　　　　　　□
歩き回るのに中程度の問題がある　　　　　　　　□
歩き回るのにかなり問題がある　　　　　　　　　□
歩き回ることができない　　　　　　　　　　　　□

身の回りの管理
自分で身体を洗ったり着替えをするのに問題はない　　　　　　□
自分で身体を洗ったり着替えをするのに少し問題がある　　　　□
自分で身体を洗ったり着替えをするのに中程度の問題がある　　□
自分で身体を洗ったり着替えをするのにかなり問題がある　　　□
自分で身体を洗ったり着替えをすることができない　　　　　　□

ふだんの活動 （例：仕事，勉強，家族・余暇活動）
ふだんの活動を行うのに問題はない　　　　　　　□
ふだんの活動を行うのに少し問題がある　　　　　□
ふだんの活動を行うのに中程度の問題がある　　　□
ふだんの活動を行うのにかなり問題がある　　　　□
ふだんの活動を行うことができない　　　　　　　□

痛み／不快感
痛みや不快感はない　　　　　　　　　　　　　　□
少し痛みや不快感がある　　　　　　　　　　　　□
中程度の痛みや不快感がある　　　　　　　　　　□
かなりの痛みや不快感がある　　　　　　　　　　□
極度の痛みや不快感がある　　　　　　　　　　　□

不安／ふさぎ込み
不安でもふさぎ込んでもいない　　　　　　　　　□
少し不安あるいはふさぎ込んでいる　　　　　　　□
中程度に不安あるいはふさぎ込んでいる　　　　　□
かなり不安あるいはふさぎ込んでいる　　　　　　□
極度に不安あるいはふさぎ込んでいる　　　　　　□

（池田俊也ほか．保健医療科学 2015；64：47-55[1]より）

は広く，オシメルチニブもジオトリフ®（アファチニブ）と類似薬として算出されている．ジオトリフ®の1日の薬価11,396.5円に対してオシメルチニブは有効性加算5％が乗じられ80 mgを11,966.3円と算定されたが，米国では61,710円，英国では29,120.9円であったことから23,932.6円であった．ニボルマブが諸外国と比べて高額であることが問題になったが，日本の薬価計算では安価になることのほうが多く，外国調整にて薬価を上げていることが多い．ジオトリフ®もゲフィチニブを参考に6,712.7円であったものが，外国調整にて11,198.5円と高値となっている．ゲフィチニブは原価計算方式で薬価算定されたが，2002年の発売当初は1日当たり（250 mg）7,216.1円であった．再算定にて時間とともに安価になっている．新規医薬品の算定にあたっては，グローバル社会で日本だけが安価に設定することは不可能であるために，外国価格と調整しているが，高値にしか調整されないことは問題であろう．

費用対効果

- 日本の医療においては，医薬品や医療の値段が効果に対応して決められていない．たとえば，肺切除術は1,469,230円，胸腔鏡下肺切除術は1,645,130円，定位放射線治療は927,920円，重粒子線治療は3,377,750円（保

2 Checkmate057試験のEQ-5D-5LによるQOL値の推移

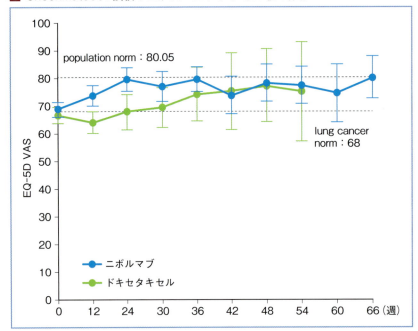

VAS：visial analog scale（視覚評価法）
（Reck M, et al. Annals of Oncology 2016；27：416-54[4]より）

3 医薬品の値段の決め方

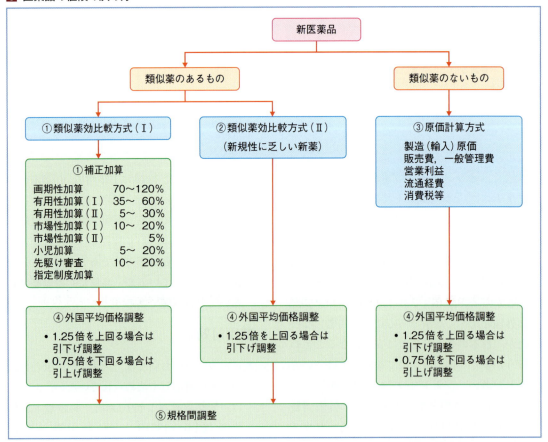

（平成28年度薬価制度改革について．厚生労働省保険局医療課より）

険収載されていない），術後化学療法（UFT）は348,080円に設定されているが，その根拠は脆弱である．さらに，完治させることのできる肺切除とくらべて，術後化学療法のUFTが5分の1の価値があるわけはなく，費用対効果に応じて値段をつけたなら，外科や放射線科が肺癌の医療費の大部分になってもおかしくない．このような事情から，日本での費用対効果の検討は始まったばかりであり，2017年に試行的導入された対象項目となった肺癌治療薬はニボルマブだけである．

- 費用と効果が決まれば，一定のルールに基づいて費用対効果を計算することができる．肺癌の抗癌薬治療において1 QALYあたりの費用が最も安価なのは術後化学療法の72万円（文献発表時のレート，薬価などに基づく．以下同じ）である[2]．シスプラチンやビノレルビンが安価であるにもかかわらず，治癒できる患者を増やすことができるためにQALYを大きく改善できることがその理由である．一方，進行期に対する抗癌薬治療の費用対効果は著しく悪い．非扁平上皮肺癌に対するシスプラチン＋ペメトレキセドは1,600万円，カルボプラチン＋パクリタキセル＋ベバシズマブが2,000万円と算出されている[5]．臨床的な価値がさらに高いと感じられる分子標的薬の治療でも，ALK遺伝子転座に対するクリゾチニブの費用対効果は，1 QALYにかかる費用は1,500万円となる[3]．新規治療の場合には従来の治療との比較で，どれだけQALYが改善し，そのために追加でかかるコストを計算する必要がある．2剤の比較では増分費用効果比（incremental cost effectiveness ratio：ICER）が使われ，（新治療の効果−旧治療の効果）÷（新治療の費用−旧治療の費用）で算出される．クリゾチニブの旧治療をシスプラチン併用化学療法とすると，クリゾチニブのICERは2,306万円/QALYとなる．

- 費用対効果が低いのは薬剤費の高騰が最大の原因である．現在の肺癌診療に使われるレジメンの1か月当たりの値段を **4** に示す．半額となったニボルマブが最高額ではあるものの，プラチナ＋ペメトレキセド＋ベバシズマブも100万/月を超えている．また他の多くの分子標的薬でも50万円以上の薬価がつけられている．これらの費用を患者が負担をするのは非現実的であり，社会保障に頼らざるをえない．しかし社会保障の本来の目的は，確率の低い事象が発生した人を社会として救済することである．2人に1人ががんになる社会で，がん治療を社会で応分するとなれば，それは社会保障が適切なのかという問題がある．さらに，1 QALYあたりに社会として補償すべき費用をアンケートで調べると600万円前後となる[6]．肺癌の抗癌薬治療のほとんどが，社会的な許容範囲外であることになる．

費用対効果は誰のための計算なのか？

- 費用対効果を考えると肺癌治療，とりわけ抗癌薬による治療に価値がないとされているのも，もっともである．がんを罹患していない人からは，現行の抗癌薬による治療自体が膨大なる社会的浪費と評されることもある．しかし医療の現場では費用対効果を考えてどのように医療を実践することができるのであろうか？

- 医療以外の多くの分野においては，効果に対して支出できる費用を決めるのは利用者である．抗癌薬によるメリットがないと考えれば，その患者が使用しなければよい．抗癌薬の費用も患者が支払う費用などを勘案して決定されるであろう．しかしながら，日本をはじめとした多くの国々では，公的機関が医療費の相当部分を支払う医療体制をとっている．とりわけ日本では保険承認された薬剤は保険償還もされ，保険外療養との混合診療も基本的には禁止されている．この枠組みの中では，国が有効と定めた治療のみが医療とし

4 肺癌に対する薬物療法の1か月当たりの値段

薬剤	
CDDP+IRI	
CDDP+GEM	
CDDP+VNR	
CDDP+TS1	
CBDCA+TS1	
CBDCA+PTX	
CDDP+PEM	
CBDCA+nabPTX	
CBDCA+PTX+Bev	
CDDP+PEM+Bev	
CBDCA+PEM+Bev	
クリゾチニブ	
ゲフィチニブ	
エルロチニブ	
アファチニブ	
アレクチニブ	
セリチニブ	
オシメルチニブ	
ニボルマブ	

50歳男性・身長170 cm, 体重68 kg, 体表面積1.784で換算.
CDDP：シスプラチン, GEM：ゲムシタビン, VNR：ビノレルビン, PTX：パクリタキセル, PEM：ペメトレキセド, Bev：ベバシズマブ.

て提供されるのであり，医薬品の価値（効果に対する費用）を公的に決めていると考えられる．

- 高額化しているのは国が定めている以外には理由はない．しかしながら，薬価算定でも取り上げたように，日本だけが患者に最新の治療を提供するために，医薬品メーカーに安価で販売を強いることはできない．医薬品の値段の決定にはグローバルな視点が必要であり，日本だけが安価で有効な治療を提供することを強いることはできない．医薬品の値段は世界的な問題である．

- 日本の医療費についてみてみると，1年当たりは約40兆円（医薬品は約10兆円）であり，保険料の約20兆円を凌駕している．差額は公費が負担しており，財源は国庫または地方税となる．日本の国債と借入金などの残高を合計した「国の借金」が1,000兆円を超え，GDP比では先進国最悪のいま，社会保障費を「財政の癌」とする向きもある．持続可能性のある社会を目指すのであれば，この社会保障に手をつけずにはいられない．有効な最新の治療を患者に届けたい思いは万人に共通のものであるが，なにかしらの制限が必要であることは間違いない．

- 一方で，医療の現場で費用対効果を考えることはできるのであろうか？ 無駄な医療を行わないことは一定の成果が得られると考えられ，米国でもchoosing wisely campaignとして学会ごとに目標を設定している．無駄な医療を削減することはコスト以前の問題であり，医療者が積極的に取り組むべきであることは間違いない．一方で，ほとんどの医療行為には，医療者と患者にとっては何かしらの意味がある．定期的な腫瘍マーカーの測定，再発診断のためのCTやPET検査などは，生存期間の延長を示すデータがなくても，患者の不安の軽減や治療方針の決定には有用と考えるであろう．ましてや，ニボルマブをはじめとした医薬品を適正に使用することは臨床研究で検証された有効な治療法であり，高額であることだけを理由に，現場で治療を差し控えることはあってはならない．費用対効果が低く，社会が受け入れない高額な医療であることを医療者や患者が理解していても，現場では使うことが倫理的にも正しい．費用対効果は社会としての医療のあり方を決めるためには有用ではあるが，個々人で適応するのには限界があることを理解する必要がある．

〈後藤　悌〉

文　献

1) 池田俊也ほか．日本語版EQ-5D-5Lにおけるスコアリング法の開発．保健医療科学 2015；64：47-55.
2) Jang RW, et al. Quality-adjusted time without symptoms or toxicity analysis of adjuvant chemotherapy in non-small-cell lung cancer：an analysis of the National Cancer Institute of Canada Clinical Trials Group JBR.10 trial. J Clin Oncol 2009；27：4268-73.
3) Djalalov S, et al. Cost effectiveness of EML4-ALK fusion testing and first-line crizotinib treatment for patients with advanced ALK-positive non-small-cell lung cancer. J Clin Oncol 2014；32：1012-9.
4) Reck M, et al. Overall health status (HS) in patients (pts) with advanced (adv) non-squamous (NSQ) NSCLC treated with nivolumab (nivo) or docetaxel (doc) in CheckMate 057. Annals of Oncology 2016；27 (suppl 6)：1217PD.
5) Klein R, et al. Cost-effectiveness of pemetrexed plus cisplatin as first-line therapy for advanced nonsquamous non-small cell lung cancer. J Thorac Oncol 2009；4：1404-14.
6) 大日康史，菅原民枝．1QALY獲得に対する最大支払い意思額に関する研究．医療と社会 2006；16：157-65.

肺癌治療薬一覧表
肺癌診療に役立つガイドラインと関連webサイト

付録

付録

肺癌治療薬一覧表

(作成:松本直久)

分類		薬剤名		略語	商品名
白金製剤		シスプラチン	cisplatin	CDDP	ブリプラチン, ランダ
		カルボプラチン	carboplatin	CBDCA	パラプラチン
		ネダプラチン	nedaplatin	NDP	アクプラ
微小管阻害薬	ビンカアルカロイド系	ビノレルビン	vinorelbine	VNR	ナベルビン
	タキサン系	パクリタキセル	paclitaxel	PTX	タキソール
		nab-パクリタキセル	nab-paclitaxel	nab-PTX	アブラキサン
		ドセタキセル	docetaxel	DTX	タキソテール
代謝拮抗薬	ピリミジン拮抗薬	ゲムシタビン	gemcitabine	GEM	ジェムザール
		テガフール・ウラシル	tegafur/uracil	UFT	ユーエフティ
		テガフール・ギメラシル・オテラシルカリウム	tegafur/gimeracil/oteracil potassium	TS-1	ティーエスワン
	葉酸拮抗薬	ペメトレキセド	pemetrexed	PEM	アリムタ
トポイソメラーゼ阻害薬		イリノテカン	irinotecan	CPT-11	カンプト, トポテシン
		ノギテカン	nogitecan	NGT	ハイカムチン
		アムルビシン	amrubicin	AMR	カルセド

適応	作用機序	禁忌・慎重投与（抜粋）	主な副作用
非小細胞肺癌，小細胞肺癌	DNA鎖との架橋形成．細胞周期に依存しない	重篤な腎障害	腎障害，消化器毒性
非小細胞肺癌，小細胞肺癌	DNA鎖との架橋形成．細胞周期に依存しない		骨髄抑制
非小細胞肺癌，小細胞肺癌	DNA鎖との架橋形成．細胞周期に依存しない	重篤な腎障害	骨髄抑制
非小細胞肺癌	微小管重合阻害．G2/M期に作用	腸閉塞	骨髄抑制，血管炎，神経障害
非小細胞肺癌	微小管重合促進．G2/M期に作用	Grade 3以上の末梢神経障害，（アルコール過敏の患者*）*現在はアルコールフリーの製剤も存在している	骨髄抑制，末梢神経障害，脱毛，アナフィラキシー
非小細胞肺癌	微小管重合促進．G2/M期に作用		骨髄抑制，末梢神経障害，脱毛
非小細胞肺癌	微小管重合促進．G2/M期に作用	間質性肺炎・肝障害・腎障害・浮腫のある患者，（アルコール過敏の患者*）*現在はアルコールフリーの製剤も存在している	骨髄抑制，脱毛，浮腫・体液貯留
非小細胞肺癌	シチジン類縁化合物．S期に作用	間質性肺炎　胸部放射線治療中の患者	骨髄抑制
肺癌	ウラシル類縁化合物．S期に作用	重篤な下痢	肝障害，下痢
非小細胞肺癌	ウラシル類縁化合物．S期に作用	重篤な腎障害，肝障害	骨髄抑制，消化器毒性
非小細胞肺癌，非扁平上皮癌	葉酸拮抗．S期に作用	重篤な腎機能障害（Ccr 45 mL/分以下の患者への投与データなし）	骨髄抑制，皮疹
非小細胞肺癌，小細胞肺癌	トポイソメラーゼI阻害．S期に作用	間質性肺炎，下痢，腸管麻痺・腸閉塞，多量の胸水，腹水，黄疸	骨髄抑制，下痢，脱毛
小細胞肺癌	トポイソメラーゼI阻害．S期に作用		骨髄抑制，消化器毒性，脱毛
小細胞肺癌	トポイソメラーゼII阻害．S, G2/M期に作用	間質性肺炎，心機能異常，前治療でアントラサイクリン系薬剤が限界量に達している患者	骨髄抑制，脱毛

トポイソメラーゼ阻害薬	エトポシド	etoposide	ETP, VP-16	ラステット
分子標的治療薬	ゲフィチニブ	gefitinib	GEF	イレッサ
	エルロチニブ	erlotinib	ERL	タルセバ
	アファチニブ	afatinib	AFA	ジオトリフ
	オシメルチニブ	osimertinib		タグリッソ
	クリゾチニブ	crizotinib	CRZ	ザーコリ
	アレクチニブ	alectinib	ALC	アレセンサ
	セリチニブ	ceritinib		ジガディア
血管新生阻害薬	ベバシズマブ	bevacizumab	Bmab, BEV	アバスチン
	ラムシルマブ	ramucirumab	RAM	サイラムザ

小細胞肺癌	トポイソメラーゼⅡ阻害. S, G2/M 期に作用		骨髄抑制, 脱毛
EGFR 陽性非小細胞肺癌	EGFR のチロシンキナーゼを選択的に阻害	間質性肺炎, 重度の肝機能障害	間質性肺炎, 肝機能障害, 皮膚障害
EGFR 陽性非小細胞肺癌	EGFR のチロシンキナーゼを選択的に阻害	間質性肺炎, 重度の肝機能障害	間質性肺炎, 皮膚障害
EGFR 陽性非小細胞肺癌	EGFR のチロシンキナーゼを選択的に阻害	間質性肺炎, 重度の肝機能障害	間質性肺炎, 消化器毒性, 肝機能障害, 皮膚障害
T790M 陽性非小細胞肺癌	EGFR のチロシンキナーゼを選択的に阻害. T790M 耐性遺伝子獲得細胞にも効果	間質性肺炎, 中等度以上の肝機能障害, QT 延長のおそれやまたはその既往がある	間質性肺炎, 皮膚障害
ALK 融合遺伝子陽性非小細胞肺癌, *ROS1* 融合遺伝子陽性非小細胞肺癌	チロシンキナーゼ阻害薬. *ALK* 融合遺伝子・*ROS1* 遺伝子変異に作用	間質性肺炎, 重度の肝機能障害	視覚障害, 消化器毒性, 浮腫
ALK 融合遺伝子陽性非小細胞肺癌	チロシンキナーゼ阻害薬. *ALK* 融合遺伝子に作用	間質性肺炎, 重度の肝機能障害	便秘, 味覚異常, 発疹, クレアチニン増加
ALK 融合遺伝子陽性非小細胞肺癌	チロシンキナーゼ阻害薬. *ALK* 融合遺伝子に作用	間質性肺炎, 中等度以上の肝機能障害, QT 延長のおそれやまたはその既往がある	重篤な下痢, 嘔吐, 肝機能障害
非小細胞肺癌, 非扁平上皮肺癌	VEGF-A を阻害	2.5 mL 以上の喀血の既往のある患者, 画像上明らかな大血管への腫瘍浸潤を有する, 画像上肺病巣に明らかな空洞性変化を有する, Grade 2 以上の蛋白尿を有する, 消化管など腹腔内の炎症を合併している患者, 治癒していない創傷・出血・血栓の合併, 先天性出血素因・凝固系異常の患者, 抗凝固薬を内服している患者, コントロール不良の高血圧, うっ血性心不全または冠動脈疾患などの重篤な心疾患のある患者	高血圧, 出血, 蛋白尿
非小細胞肺癌	VEGFR-2 を阻害	2.5 mL 以上の喀血の既往のある患者, 画像上明らかな大血管への腫瘍浸潤を有する, 画像上肺病巣に明らかな空洞性変化を有する, Grade 2 以上の蛋白尿を有する, 消化管など腹腔内の炎症を合併している患者, 治癒していない創傷・出血・血栓の合併, 先天性出血素因・凝固系異常の患者, 抗凝固薬を内服している患者, コントロール不良の高血圧	高血圧, 出血, 蛋白尿

免疫チェックポイント阻害薬	ニボルマブ	nivolumab		オプジーボ
	ペムブロリズマブ	pembrolizumab		キイトルーダ

非小細胞肺癌	PD-1抗体	HBV-DNA・HCV-RNAが検出感度以上，間質性肺炎，活動性を有する自己免疫疾患を有する，プレドニゾロン換算で10 mg以上の全身性副腎皮質ホルモン・免疫抑制薬の投与を有する	薬剤性肺障害，まれであるが甲状腺機能障害，Ⅰ型糖尿病などの内分泌障害，大腸炎
非小細胞肺癌	PD-1抗体	HBV-DNA・HCV-RNAが検出感度以上，間質性肺炎，活動性を有する自己免疫疾患を有する，プレドニゾロン換算で10 mg以上の全身性副腎皮質ホルモン・免疫抑制薬の投与を有する	薬剤性肺障害，まれであるが甲状腺機能障害，Ⅰ型糖尿病などの内分泌障害，大腸炎

付録
肺癌診療に役立つガイドラインと関連webサイト

各サイトのURLは予告なく変更されることがあります．
（webサイトアクセス最終確認日 2017.12.28／中山書店編集部）

■ ガイドライン

- EBMの手法による肺癌診療ガイドライン2016年版（日本肺癌学会編，金原出版）
- EBMの手法による肺癌診療ガイドライン2017年版（日本肺癌学会編）
  https://www.haigan.gr.jp/modules/guideline/index.php?content_id=3

- NCCN Guidelines® (NCCN)
  https://www.nccn.org/professionals/physician_gls/

- 肺癌患者における EGFR 遺伝子変異検査の手引き第3.05版（日本肺癌学会編）
  https://www.haigan.gr.jp/uploads/photos/1329.pdf

- 画像診断ガイドライン2016年版（日本医学放射線学会編，金原出版）
- 肺がんCT検診ガイドライン（日本CT検診学会）
  http://www.jscts.org/index.php?page=guideline_index

- 放射線治療計画ガイドライン2016年版（日本放射線腫瘍学会，金原出版）
- 粒子線治療（陽子線治療，重粒子線治療）の疾患別統一治療方針（日本放射線腫瘍学会）
  https://www.jastro.or.jp/particle_beam/detail.php?eid=00002

- ニボルマブ（遺伝子組換え）製剤及びペムブロリズマブ（遺伝子組換え）製剤の最適使用推進ガイドライン～非小細胞肺癌及び悪性黒色腫（厚生労働省）
  http://www.jshp.or.jp/cont/17/0216-2-1.pdf

- がん免疫療法ガイドライン（日本臨床腫瘍学会，金原出版）
- 免疫細胞療法細胞培養ガイドライン―2013年11月12日制定（日本免疫学会，日本がん免疫学会，日本バイオセラピィ学会，癌免疫外科研究会，血液疾患免疫療法研究会，日本免疫治療学研究会）
  http://www.jrai.gr.jp/images/topics/jrai_guidelines_20131211.pdf

- がん免疫細胞療法用臨床試験ガイダンス―2014年5月20日制定（日本免疫治療学研究会，免疫治療レギュラトリーサイエンス委員会編）
  http://jrai.gr.jp/wp/wp-content/uploads/2014/07/Guidance20140520.pdf

- 特発性間質性肺炎の診断・治療ガイドライン（日本呼吸器学会びまん性肺疾患診断・治療ガイドライン作成委員会，厚生労働科学研究特定疾患対策事業びまん性肺疾患研究班）
  http://www.jrs.or.jp/quicklink/journal/nopass_pdf/043030179j.pdf

- 制吐薬適正使用ガイドライン 2015年10月 第2版（日本癌治療学会編，金原出版）
- 発熱性好中球減少症（FN）診療ガイドライン 改訂第2版（日本臨床腫瘍学会，南江堂）
- がん疼痛の薬物療法に関するガイドライン 2014年版（日本緩和医療学会緩和医療ガイドライン作成委員会編）

    https://www.jspm.ne.jp/guidelines/pain/2014/index.php

■関連webサイト

- 日本肺癌学会

    https://www.haigan.gr.jp
- 日本癌治療学会

    http://www.jsco.or.jp/jpn/
- 日本呼吸器学会

    http://www.jrs.or.jp
- 日本CT検診学会

    http://www.jscts.org
- 放射線腫瘍学会

    https://www.jastro.or.jp
- 緩和医療学会

    https://www.jspm.ne.jp
- ESMO（European Society for Medical Oncology）

    http://www.esmo.org
- IASLC（International Association for the Study of Lung Cancer）

    https://www.iaslc.org
- The IASLC Atlas of EGFR Testing in Lung Cancer

    https://www.iaslc.org/publications/iaslc-atlas-egfr-testing-lung-cancer
- IASLC Atlas of PD-L1 Testing in Lung Cancer

    https://www.iaslc.org/publications/iaslc-atlas-pd-l1-testing-lung-cancer
- IASLC Atlas of ALK and ROS1 Testing in Lung Cancer

    https://www.iaslc.org/publications/iaslc-atlas-alk-and-ros1-testing-lung-cancer
- Medscape/Lung Cancer

    https://www.medscape.com/resource/lungcancer
- Clinical Trials. Gov

    https://clinicaltrials.gov
- ASCO（American Society of Clinical Oncology）

    https://www.asco.org
- ASCO University

    https://university.asco.org

索 引

和文索引

あ

アイソトープ診断　55
亜区域法　185
アスベスト　22
アファチニブ　237
アプローチ　188
アムルビシン　214
　　──単剤療法　270
アルゴリズム
　　──における高齢者の扱い　144
　　日本肺癌学会における──　136
　　臨床病期による──　136
　　NCCNにおける──　142
アルゴンプラズマ凝固　283
アレクチニブ　78, 151, 204, 239, 256
アレル特異的増幅法　84

い

異栄養性石灰化　46
異型腺腫様過形成　5
遺残腫瘍　187
痛み　305
遺伝子異常　13
遺伝子検査　72
遺伝子診断　77
遺伝子スクリーニングプロジェクト　152
遺伝子変異陰性　140
遺伝子変異陽性　138
医薬品の値段の決め方　342
イリノテカン　213, 241
医療用リニアック　293
印環細胞腺癌　7
インフォームドコンセント　317

う

うつ病　310

え

エクソン19欠失・L858R変異　236
エトポシド　214
エフェクター細胞療法　232
エルロチニブ　220, 237, 260
遠隔転移
　　──の診断　35
　　──の評価　63

お

オシメルチニブ　13, 86, 121, 150, 203, 252, 341
　　──の薬価　341
悪心と嘔吐のメカニズム　285
オピオイド　307
オランザピンの上乗せ効果　287

か

開胸手術　188
科学的根拠に基づく発がん性・がん予防効果の評価とがん予防ガイドライン提言に関する研究班　19
化学放射線療法　159
化学予防　335
化学療法
　　──の催吐性リスク　285
　　術後──　158
角化　71
角化型扁平上皮癌　8
拡大手術　188
喀痰細胞診　67
喀痰排出困難　280
過剰診断　324, 327
ガストリン放出ペプチド前駆体　113
顎骨壊死　289
カルチノイド　10
カルボプラチン　208
カロテノイド　23
癌化学予防　336
環境調整　315
間質性肺炎　169

癌性胸膜炎の局所麻酔下胸腔鏡検査　101
癌性リンパ管症の胸部X線単純撮影　35
癌胎児性抗原　113
癌免疫編集機構　224
癌免疫療法　230
関連痛　305
癌ワクチン　232
緩和ケア　300
　　早期からの──　301

き

気管支鏡検査　92
気管支透亮像　45
気管支内生検　93
偽増悪　227
喫煙　20
　　──と肺癌検診　328
喫煙率　4
気道壁外圧排性狭窄　277
木目込み細工様構造　71
胸腔鏡　100
胸腔鏡下/胸腔鏡補助下手術　188
胸腔鏡下肺生検　100
胸腔鏡手術　191
胸腔内洗浄細胞診　132
胸水　186
胸水細胞診　68
偽陽性・偽陰性による不利益　324
共通抗原　233
強度変調放射線治療　193
胸部CT　41
胸部X線検診　325
胸部単純X線撮影　28
胸部超音波検査　108
胸部放射線治療　159
　　限局型小細胞肺癌の──　263
胸膜陥入像　43
胸膜浸潤　187
胸膜播種　112, 186
局所進行肺癌　193
局所麻酔下胸腔鏡検査　100, 101
鋸歯状の辺縁　42

禁煙介入 143
　　――の5Aフレームワーク 144
禁煙指導・治療 330
金属ステント 278

く

空気塞栓 106
空洞 45
クリゾチニブ 78, 79, 151, 204, 239, 240, 256
クリニカルシークエンス 80
　　――によるドライバー変異検出法 122
　　多遺伝子診断パネルを用いた―― 153

け

経気管支(肺)生検 93
蛍光力学的診断 275
ケースコントロール研究 326
血液診断 83
血管新生阻害薬 154, 216
　　――とEGFR-TKI併用療法 220
血管内皮細胞増殖因子 216
血漿検査 254
血漿遊離DNA 83
ゲフィチニブ 13, 149, 172, 237
　　――の薬価 341
ゲムシタビン 146, 210, 241
限局型小細胞肺癌 262
　　――の胸部放射線治療 263
　　高齢者肺癌の―― 167

こ

コアキシアール法 106
抗CTLA-4抗体 152
抗PD-1/PD-L1抗体 152
抗PD-1抗体 225
光学的濃度 30
硬化性肺胞上皮腫 10
高カルシウム血症 179
高周波凝固療法 283
高周波スネア 283
抗腫瘍免疫応答 230
硬性気管支鏡 281
光線力学的治療 273

高線量化学放射線療法 160
抗利尿ホルモン不適合分泌症候群 178
高齢者肺癌 163
呼吸困難に対するマネジメント 300
国際がん研究機関 18
国際対がん連合 126
告知後の心理的状態 311
極細径気管支鏡 97
こころのケア 310
骨関連事象 287
骨修飾薬 287
骨シンチグラフィー 59
骨転移 63
　　――治療薬 287
個別化治療 148
孤立性結節のCT診断 42
コロイド腺癌 7
混合性狭窄 277
コントラスト分解能 30
コンパニオン診断薬 156
コンベックス型超音波気管支鏡 92

さ

細気管支肺胞上皮癌 6
再喫煙防止 333
サイコオンコロジー 310
サイトケラチン19フラグメント 113
催吐性リスク 285
細胞間橋 71
細胞障害性抗癌薬治療 153
細胞診断 66
細胞診報告様式 66
擦過細胞診 67
殺細胞性抗癌薬 208
サロゲートマーカー 337

し

シアリルLe^x-i抗原 113
シアリルSSEA-1抗原 113
視覚生理学的基礎 30
支持的精神療法 313
支持療法 285
シスプラチン 208
次世代シークエンサー 80, 122
質調整生存年 340
脂肪 46

死亡率 2
集学的治療 157
縦隔リンパ節腫大の胸部X線単純撮影 34
充実型 44, 51
充実型腺癌 7
充実性結節 28
充実成分 127
重粒子線治療 294
縮小手術 187
手術成績 189
手術適応 184, 185
手術療法 184
樹状細胞ワクチン 232
出血 280
術後化学療法 158
術後急性増悪に対する予防投薬 170
術後放射線療法 161
術後補助化学療法 165
術式選択 186
術中所見の表記法 186
受動喫煙 21
腫瘍マーカー 113
腫瘍由来血漿遊離DNA 83
小細胞肺癌 10, 146
　　高齢者肺癌の―― 167
　　――の新たな1次治療 266
　　――の1次治療 262
　　――の胸部照射 198
　　――の細胞診 67
　　――の特徴と病期分類 262
　　――の2次治療以降の治療 268
上大静脈症候群 175
上皮内腺癌 5
シリコンステント 278
神経細胞特異的エノラーゼ 113
神経障害性疼痛 305
神経内分泌性腫瘍 9
神経ブロック 309
浸潤性腺癌 7
浸潤性粘液産生性腺癌 47
新生抗原 233
心タンポナーデ 174
進展型小細胞肺癌 265
　　高齢者肺癌の―― 168

索引

す

頭蓋内圧亢進症　177
ステージ理論　331
ステント　277
　　──の移動　280
すりガラス型　44, 51
すりガラス結節　29
すりガラス状陰影　47
すりガラス成分　44, 127

せ

生検針　106
生検診断　10, 70
生検診断病理報告書　73
精神的ケア　310
生存率　3
制吐薬　285
世界がん研究基金/米国がん研究協会　18
脊髄圧迫　177
石灰化　46
セリチニブ　78, 151, 204, 239, 256
セルブロック　68
腺癌　5
　　──の細胞診　67
腺癌マーカー　8, 11
穿刺細胞診　68
先進医療　293
前浸潤性病変　5
腺扁平上皮癌　10
腺房型腺癌　7
せん妄　313
線量制約　194

そ

造影剤増強効果　47
造影ダイナミックMRI　62
早期からの緩和ケア　301
組織診断　70
組織ポリペプチド抗原　113
蘇生措置拒否　319
ゾレドロン酸　288

た

第1世代EGFR-TKI　201
体幹部定位照射　195
大気汚染　21
体腔液細胞診　68
大細胞癌　8
大細胞神経内分泌癌　9, 10
対策型肺癌検診　325
第3世代EGFR-TKI　203
胎児型腺癌　7
代謝拮抗薬　210
第2世代EGFR-TKI　202
タキサン系　212
単純撮影診断　28
炭素イオン線治療　295
淡明細胞癌　9
淡明細胞腺癌　7

ち

置換型腺癌　7
置換型増殖　127
中枢型肺癌のCT診断　48
中枢気道狭窄　277
中皮腫の細胞診　68
超音波ガイド下生検　108
超音波ガイド下穿刺吸引細胞診　110
超音波気管支鏡ガイド下針生検　94
腸型腺癌　7
治療アルゴリズム
　　日本肺癌学会における──　136
　　臨床病期による──　136
　　NCCNにおける──　142
鎮痛薬使用の5原則　308

て

定位放射線治療　195
ティーエスワン　252
低活動型せん妄　314
低カルシウム血症　289
定型/異型カルチノイド　10
低出力レーザー治療　273
低線量CT検診　142, 326
低ナトリウム血症　178
テガフール・ウラシル　211
テガフール・ギメラシル・オテラシル　211
適応障害　311
デノスマブ　288
デルマトーム　305

転移性肺腫瘍の生検　73
点状石灰化　46

と

凍結療法　283
糖鎖抗原19-9　113
糖鎖抗原125　113
疼痛緩和　305
疼痛コントロール　307
特殊型腺癌　7
特発性間質性肺炎　169
ドセタキセル　213, 241, 250
トポイソメラーゼ阻害薬　213
ドライバー（遺伝子）変異　151, 201, 236
　　──陰性の1次治療　240
　　──を有する非小細胞肺癌　148
トラスツズマブ　260
ドラッグリポジショニング　337

な

内科的胸腔鏡　100, 101
内腔腫瘍進展狭窄　277

に

肉芽形成　280
ニコチン依存症　330
　　──スクリーニングテスト　330
ニコチン依存度指数　330
ニコチンガム　331
ニコチン代替療法　331
ニコチンパッチ　331
二次変化陰影　36
ニボルマブ　120, 152, 226, 248, 257
　　──とirAEの発症　181
　　──の薬価　340
乳頭型腺癌　7
任意型検診　325
忍容性　165

ね

ネダプラチン　210, 243
年齢調整罹患率・死亡率　2

の

脳転移　63
ノギテカン　213
　——単剤療法　268

は

バイオマーカー　118
　血管新生阻害薬の——　221
肺過誤腫　10
肺癌検診　324
肺癌手術　184
肺気腫　39
肺結節のフォローアップアルゴリズム　142
肺尖部胸壁浸潤肺癌　47
肺尖部胸膜肥厚　47
肺内転移　187
ハイブリッドステント　278
肺胞上皮置換性増殖　71
肺門部肺癌の胸部単純X線撮影　36
肺野型肺癌の胸部単純X線撮影　32
ハイリスク群　336
パクリタキセル　212, 241
白金（プラチナ）製剤　208
バルーン拡張術　282
バレニクリン　332
反応性中皮の細胞診　68

ひ

非角化型扁平上皮癌　8
光感受性物質　274
微小管阻害薬　212
非小細胞肺癌　144
　高齢者肺癌の——　164
　——におけるドライバー遺伝子変異頻度　150
　——に対する術前化学療法　158
　——の1次治療　235
　——の化学放射線療法　193
　——の集学的治療　157
　——の2次治療以降の治療　248
微少浸潤性腺癌　6, 127
微小乳頭型腺癌　7
ビスホスホネート製剤　288

ヒ素，ヒ素化合物　23
ビデオ補助下胸部手術　188
ビノレルビン　212, 241
非閉塞性無気肺　36
非扁平上皮癌ALK遺伝子転座　256
非扁平上皮癌EGFR遺伝子変異　252
非扁平上皮癌ROS1遺伝子転座　257
びまん性特発性肺神経内分泌細胞過形成　10
病期診断におけるFDG-PET/CT　56
病期分類　126
標準手術　186
費用対効果　340
病変径の測定方法　128
病理組織分類　5
ピリミジン拮抗薬　210
ビンカアルカロイド系　212

ふ

副腎転移　64
部分充実型　44, 51
プラチナ製剤　208
プラチナ製剤併用療法　243
　IP合併進行肺癌の——　171
フレイル　164
分子標的（治療）薬　149, 151, 201
分類不能癌　9

へ

閉塞性肺気腫　38
閉塞性無気肺　36
併存症合併肺癌　169
ベバシズマブ　154, 216, 237, 242
　——のbeyond PD　260
ペプチドワクチン　232
ペムブロリズマブ　119, 152, 225, 226, 248, 249, 258
　——とirAEの発症　181
ペメトレキセド　154, 211, 242
扁平上皮癌　8, 257
　——の細胞診　67
扁平上皮癌関連抗原　113
扁平上皮癌マーカー　8, 11

ほ

放射線治療　193
　——と併用する化学療法　264
　有痛性骨転移に対する——　308
放線冠　42
泡沫状陰影　45
ホスピス　300
ポップコーン状石灰化　46

ま

末梢型肺癌のCT診断　41
マルチ診断薬　122

む

無気肺　36

め

免疫関連有害事象　174, 181, 227, 258
免疫細胞療法　232
免疫組織化学法　72
免疫チェックポイント阻害薬　152, 224
　——投与に際する生体外診断法　119
　——による免疫関連有害事象　174
　——のbeyond PD　260
免疫療法　230, 258

や

病の軌跡　303

ゆ

有病数　2

よ

葉酸（代謝）拮抗薬　154, 211
陽子線治療　294
抑うつ　310
予防的全脳照射　264
　高齢者肺癌の——　168
　小細胞肺癌の——　199

索引

余命に関する話し合い　319

ら

ラドン　21
ラブドイド形質を伴う大細胞癌　9
ラムシルマブ　154, 220, 250

り

罹患率　2
粒子線治療　293
臨床TNM分類　127
臨床病期　136
　——アルゴリズム　136
　——からみた手術適応　184
リンパ上皮腫様癌　9
リンパ節郭清　186
リンパ節腫大の読影　33
リンパ節転移の評価　62
リンパ節の分類　131
リンパ流の経路　193

る

類基底細胞型扁平上皮癌　8, 9

ろ

ロゼット形成　71
ロボット支援手術　191

わ

悪い知らせに対する心理反応　312

数字・欧文索引

数字

3段階除痛ラダー　308
4DCT　196
IV期非小細胞肺癌　235
5Aアプローチ　330

A

acinar adenocarcinoma　7
adenocarcinoma in situ（AIS）　5
adenosquamous carcinoma　10
advance care planning（ACP）　304
air bronchogram　45
air crescent sign　46
ALK（anaplastic lymphoma kinase）　13, 204
ALK IHC法　119
ALK-TKI　151, 204
　——耐性　205
*ALK*再構成肺癌　15
*ALK*融合遺伝子　78, 151, 204, 248
　——検査　78
　——変異の診断法　119
　——陽性の1次治療　238
*ALK*融合パターン　15
allele-specific PCR assay　84
AMR　214
argon-plasma coagulation（APC）　283
atypical adenomatous hyperplasia（AAH）　5

B

basaloid squamous cell carcinoma　8, 9
BEAMing法　84
best supportive care（BSC）　170
BEV　216
beyond PD　260
bimodality therapy　157
BLP25　232
bone modifying agents（BMA）　288
*BRAF*遺伝子変異　151, 206
broad molecular profiling　144
bronchioloalveolar carcinoma（BAC）　6

C

CA 19-9（carbohydrate antigen 19-9）　113
CA 125（carbohydrate antigen 125）　113
CAD（computer aided diagnosis）　29
cancer immune editing　224
CBCT（cone beam CT）　198
CBDCA　208
CDDP　208
CEA（carcinoembryonic antigen）　113
cine MRI　62
circulating free DNA（cfDNA）　83, 120
circulating tumor DNA（ctDNA）　83
CK5/6　11
CK34βE12　11
clear cell adenocarcinoma　7
clear cell carcinoma　9
clinical sequencing　82
cN因子　53
colloid adenocarcinoma　7
Confusion Assessment Method（CAM）　314
consolidation/tumor ratio（C/T比）　187
conspicuicy　30
convex probe-endobronchial ultrasound（CP-EBUS）　92, 94
core out　281
corona radiata　42
CPT-11　213
cryotherapy　283
CT halo sign　47
cT因子　50
CTガイド下生検　104
CT診断のポイント　41
CT透視　104
CTC　121
ctDNA T790M　86
CYFRA 21-1　113, 114

D

da Vinci手術　191
ddPCR法　84
diffuse idiopathic pulmonary neuroendocrine cell hyperplasia（DIPNECH）　10
DNR（do not resuscitate）　319
dose constraint　194

droplet digital PCR 84
drowned lobe 50
DTX 213
dystrophic calcification 46

E

EBUS-TBNA 92, 94
EGFR（epidermal growth factor receptor） 13, 77
EGFR T790M変異検査 254
EGFR-TKI 77, 149, 201, 236
　――と血管新生阻害薬併用療法 220
　――のbeyond PD 260
　――の耐性獲得 254
EGFR-TKI耐性 203
*EGFR*遺伝子変異 13, 149, 201, 248
　――検査 77, 118
　――の診断法 118
　――陽性の1次治療 236
electromagnetic navigation（EMN） 94, 97
*EML4-ALK*融合遺伝子 151
endobronchial biopsy（EBB） 92, 93
enteric adenocarcinoma 7
EPID（electronic portal imaging device） 198
ETP 214
*EWSR1-CREB1*転座肺粘液腫様肉腫 10

F

Fagerstrom test for nicotine dependence（FTND） 330
favor 73
FDG-PET/CT検査 55
feeding vessel sign 43
fetal adenocarcinoma 7
*FGFR*変異 206
field cancerisation/carcinogenesis 336
FISH検査 78
frail 164

G

GEM 210

gloved finger sign 43
Golden S sign 48

H

Horner症候群 305
Hospital Anxiety And Depression Scale（HADS） 311
humoral hypercalcemia of malignancy（HHM） 179
hypoxia inducible factor（HIF） 216

I

IARC Monograph 18
idiopathic interstitial pneumonias（IIPs） 169
IHC検査 78
illness trajectory 303
immune-related adverse events（irAE） 174, 181, 227, 258
IMRT（intensity modulated radiation therapy） 193
Intensive Care Delirium Screening Checklist（ICDSC） 314
International Agency for Research on Cancer（IARC） 18
interstitial pneumonia（IP） 169
invasive adenocarcinoma 7
invasive mucinous adenocarcinoma 7

K

keratinizing squamous cell carcinoma 8
*KRAS*遺伝子変異 151

L

large cell carcinoma with no special stains available 9
large cell carcinoma with rhabdoid phenotype 9
large cell neuroendocrine carcinoma（LCNEC） 9, 10
LC-SCRUM-Japan 152
lepidic adenocarcinoma 7

lepidic growth 127
lepidic predominant adenocarcinoma, suspect adenocarcinoma in situ 5
lepidic predominant adenocarcinoma, suspect minimally invasive adenocarcinoma 6
limited resection 187
liquid biopsy 83
　――によるバイオマーカー検出法 120
local osteolytic hypercalcemia（LOH） 179
lymphoepithelioma-like carcinoma 9

M

M因子 131
MBP-QP法 84
medical thoracoscopy 100
MET exon14変異 206
*MET*遺伝子増幅 206
micropapillary adenocarcinoma 7
minimally invasive adenocarcinoma（MIA） 6, 127
MRI 61
multiplexed diagnostics 122
mutation-biased PCR and quenched probe 84

N

N因子 131
nab-PTX 154, 212, 242
Napsin A 11
NCCNガイドライン 142
Nd：YAGレーザー 282
NDP 210
next generation sequencing（NGS） 80, 122
NGT 213
NK細胞療法 233
NKT細胞療法 233
non-keratinizing squamous cell carcinoma 8
non-small cell lung cancer（NSCLC） 157

NRS（numerical rating scale） 306
NSE（neuron specific enolase） 113, 115
NUT carcinoma 10

O

oligometastasis 246
oncologic emergency 174

P

p40 11
p63 11
papillary adenocarcinoma 7
parathyroid hormone-related protein（PTHrP） 179
part solid type 44, 51
PD-1 224
PD-L1 152, 224
―― 強陽性 139
―― 陽性率 236
PD-L1 IHC検査 119, 121, 225
PDT（photodynamic therapy） 273
PEACEプロジェクト 303
PEI療法 269
PEM 211
PET検査 57, 59
photodynamic diagnosis（PDD） 275
*PIK3CA*変異 206
pit-fall sign 43
precision medicine 82, 161
preinvasive lesions 5
primary chemoprevention 336
ProGRP（pro-gastrin releasing peptide） 113, 115
prophylactic cranial irradiation（PCI） 199
pseudo progression 227
PTX 212
pulmonary hamartoma 10
pulmonary myxoid sarcoma with EWSR1-CREB1 translocation 10
pure ground glass type 44, 51

Q

QALY（quality adjusted life year） 340

R

RAM 220
refractory relapse 147, 268
relative biological effectiveness（RBE） 293
*RET*融合遺伝子 206
ROS1 16, 205
*ROS1*融合遺伝子 79, 151, 205, 239, 248
―― 検査 79
―― 変異 122
RT-PCR法 78

S

S-1 211, 242
SCC（squamous cell carcinoma-related antigen） 113, 114
sclerosing pneumocytoma 10
second biopsy 89, 104
secondary chemoprevention 337
sensitive relapse 147, 268
SHAREプログラム 304
signet ring adenocarcinoma 7
skeletal related event（SRE） 287
SLX（sialyl SSEA-1, sialyl Lewis X-i） 113, 114
small cell carcinoma 10
small cell lung cancer（SCLC） 268
solid adenocarcinoma 7
solid type 44, 51
spiculation 42
SPIKES 319
stereotactic body radiation therapy（SBRT） 195
sublobar resection 187
superior sulcus tumor 47
syndrome of inappropriate secretion of antidiuretic hormone（SIADH） 178

T

T790M変異 252
T因子 127
T細胞移入療法 232
TDS（tobacco dependence screener） 330
tertiary chemoprevention 337
TG4010 232
TNM分類 126
TPA（tissue polypeptide antigen） 113
transbronchial lung biopsy（TBB/TBLB） 92, 93
trimodality therapy 160
TS-1 252
TTF-1 11, 74
typical/atypical carcinoid 10

U

UFT 211
UICC（Union for International Cancer Control） 126
uncommon mutation 238

V

VAS（visual analogue scale） 306
vascular endothelial growth factor（VEGF） 216
video-assisted thoracic surgery（VATS） 188
video-assisted thoracoscopic surgery（VATS） 100
virtual bronchoscopic navigation（VBN） 93, 96
VMAT 200
VNB 212
VP-16 214

W

WHO 2015分類 5
World Cancer Research Fund/American Institute for Cancer Research（WCRF/AICR） 18

β, γ

β-カロテン 23
γδT細胞療法 233

中山書店の出版物に関する情報は，小社サポートページを
御覧ください．
https://www.nakayamashoten.jp/support.html

呼吸器疾患 診断治療アプローチ

肺癌

2018年2月20日　初版第1刷発行 ⓒ

〔検印省略〕

専門編集 ──── 髙橋和久

発 行 者 ──── 平田　直

発 行 所 ──── 株式会社 中山書店
　　　　　　　〒112-0006 東京都文京区小日向 4-2-6
　　　　　　　TEL 03-3813-1100（代表）
　　　　　　　振替 00130-5-196565
　　　　　　　https://www.nakayamashoten.jp

装丁 ──────── 花本浩一（麒麟三隻館）

印刷・製本　　株式会社 真興社

Published by Nakayama Shoten Co.,Ltd.
ISBN 978-4-521-74527-5　　　　　　　　　　　　　　　Printed in Japan
落丁・乱丁の場合はお取り替え致します．

・本書の複製権・上映権・譲渡権・公衆送信権（送信可能化権を含む）は株式会社中山書店が保有
　します．
・ JCOPY 〈（社）出版者著作権管理機構 委託出版物〉
　本書の無断複写は著作権法上での例外を除き禁じられています．複写される場合は，そのつど
　事前に，（社）出版者著作権管理機構（電話 03-3513-6969, FAX 03-3513-6979, e-mail: info@
　jcopy.or.jp）の許諾を得てください．

本書をスキャン・デジタルデータ化するなどの複製を無許諾で行う行為は，著作権法上での限ら
れた例外（「私的使用のための複製」など）を除き著作権法違反となります．なお，大学・病院・
企業などにおいて，内部的に業務上使用する目的で上記の行為を行うことは，私的使用には該当
せず違法です．また私的使用のためであっても，代行業者等の第三者に依頼して使用する本人以
外の者が上記の行為を行うことは違法です．

呼吸器診療のスタンダードとアドバンスをきわめる

呼吸器疾患
診断治療アプローチ

◉B5判／並製／4色刷／各300〜400頁／本体予価10,000〜12,000円

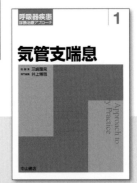

◉総編集
三嶋理晃
（大阪府済生会野江病院）

◉編集委員（50音順）
吾妻安良太
（日本医科大学）

井上博雅
（鹿児島大学）

金子 猛
（横浜市立大学）

髙橋和久
（順天堂大学）

藤田次郎
（琉球大学）

シリーズの特徴

▶ 呼吸器診療における主要疾患の臨床をサポートする実践書であるとともに，専門医のニーズに応える学術性をも備える．

▶ 診療ガイドラインをふまえたスタンダードのうえに，臨床現場からの新たな提言や最新のエビデンスの紹介など，先進性を併せもつ幅広い情報を提供．

▶ 写真・イラスト・フローチャート・表を多用し，視覚的にも理解しやすい構成．

▶ コラムやサイドノートなどの補足情報を充実させ，呼吸器病学の「面白さ」を伝える．

シリーズの構成と専門編集

1	気管支喘息	井上博雅	定価（本体11,000円＋税）
2	呼吸器感染症	藤田次郎	定価（本体11,000円＋税）
3	肺癌	髙橋和久	定価（本体11,000円＋税）
4	間質性肺炎・肺線維症と類縁疾患	吾妻安良太	（2018年刊行予定）
5	COPD	金子 猛	（2019年刊行予定）

※配本順，タイトルなど諸事情により変更する場合がございます．

中山書店 〒112-0006 東京都文京区小日向4-2-6　TEL 03-3813-1100　FAX 03-3816-1015
https://www.nakayamashoten.jp/